科学出版社“十四五”普通高等教育本科规划教材

医学统计学

（基础篇）

第2版

主　编　姜晶梅
副主编　徐　涛　薛　芳
主　审　韩少梅
编　委（按姓氏汉语拼音排序）
陈王跃　陈雅丽　杜　瑾　顾文涛
郭晓波　韩　伟　韩少梅　胡耀达
姜晶梅　李　宁　申郁冰　王　蕾
王子兴　吴　鹏　徐　涛　薛　芳
杨翠红　张璐雯　赵玉洁

科学出版社
北　京

内 容 简 介

全书共18章，系统地介绍了医学统计学中必备的随机变量及其概率分布的基础理论，常用的统计分析方法及研究设计。为增强本书的实用性，本书还纳入了诊断试验和生存分析的部分内容，以满足临床需求。本书的主要特点是深入浅出地介绍了基础统计理论方法，且例题大部分基于笔者主持和参与的医学科研项目，贴近医学科研实践。本书内容编排紧凑，注重逻辑，强调学生统计思维方式的培养和统计方法运用能力的训练。本书与将要出版的《医学统计学（多元篇）》（第2版）在内容及风格上形成配套教材。

本书定位于医学院校统计学基础教材，适用于基础、临床和预防医学等医学相关专业的本科生、研究生及医学科研工作者。

图书在版编目（CIP）数据

医学统计学. 基础篇 / 姜晶梅主编. —2版. —北京：科学出版社，2022.10
科学出版社“十四五”普通高等教育本科规划教材
ISBN 978-7-03-073200-2

Ⅰ. ①医… Ⅱ. ①姜… Ⅲ. ①医学统计－统计学－高等学校－教材
Ⅳ. ①R195.1

中国版本图书馆CIP数据核字（2022）第170717号

责任编辑：王 颖 / 责任校对：宁辉彩
责任印制：赵 博 / 封面设计：陈 敬

科学出版社 出版
北京东黄城根北街16号
邮政编码：100717
http://www.sciencep.com

中煤（北京）印务有限公司印刷
科学出版社发行 各地新华书店经销
*
2018年3月第一版 开本：787×1092 1/16
2022年10月第二版 印张：21 1/4
2025年8月第七次印刷 字数：556 000

定价：99.00元
（如有印装质量问题，我社负责调换）

第 2 版前言

本书是 2018 年 3 月科学出版社出版的《医学统计学基础》的第 2 版。尽管 2018 年版的教材自使用以来，学生和相关任课老师普遍反映良好，但也存在一些问题。教学过程中的反馈和思考、北京协和医学院教育教学改革要求都促使我们进一步对教材进行修订。2019 年《医学统计学基础》被遴选为“北京市高校优质本科教材”后，我们对本书的第 2 版修订再版深感责任重大。

此版除对上版的内容（包括文字、公式、例题及习题的核查，图表的制作和附录）进行了拉网式的排查，对诸如措辞表达不妥的地方进行订正之外，还重点做了如下调整：

1. 与即将出版的《医学统计学（多元篇）》一起作为统计学系列教材，使得在内容上的衔接上更加系统、流畅。

2. 对书中例题进行部分调整，使其在内容上不但利于读者对基础理论知识的消化吸收，而且更贴近于医学实践；本版保持多数例题内容形式不变是同时考虑了和第一版的良好衔接。

3. 对每一章节后的案例讨论进行了增删和改写，加强了以问题为导向的讨论与思考；并将习题部分使其由过去的单一计算设计形式改为目前的分析和计算融为一体的模式。

4. 增加各章节客观题的参考答案（主要基于 SPSS 软件结果，扫描封底二维码获取），便于学生和相关人员学习时参考。

本书案例及例题数据主要来自以下科研项目：公益性行业科研专项（项目编号：201402017；200802030）、国家自然科学基金（项目编号：81273181）、科技部科技基础性工作专项（项目编号：2006FY110300）、美国国家癌症研究学会基金（项目编号：1156002259A3）、国家“十五”科技攻关项目（项目编号：2004BA719A10）、中国医学科学院创新工程（2017-I2M-W9）以及多项临床试验研究。在此，对上述项目参与人员特表示衷心的感谢！

本书的编写和修订由北京协和医学院基础学院流行病与统计学系统计学教研室全体教师和研究生共同完成。为确保教材质量，再次邀请北京师范大学统计学院张淑梅教授及研究生团队进行审核。

本书的编写得到了北京协和医学院的“北京协和医学院精品课程建设”和中国医学科学院基础医学研究所的“协和基础医学实用教材建设”的项目资助，在此衷心地感谢院、所的大力支持。

教材的编写不能急于求成，慢工出细活，保证教材的质量是我们首要的目的。教材的建设是长期的，通过教材出版的系列化来提升我们整体的教学水平，并且教材编写过程中的创造性工作也能不断提升我们的教学质量。

限于编者水平，不足之处在所难免，恳请广大读者及同行提出宝贵意见。

编　者

2021 年 8 月 22 日于北京协和医学院

目　　录

第 1 章　绪论······1
1.1　医学统计学······1
1.2　统计学中几个基本概念······2
1.3　统计学在医学科研中的基本步骤······4
1.4　统计学与相关学科的关系······5
1.5　关于统计学在应用中的思考······5
1.6　小结······5
思考与练习······6
第 2 章　描述性统计······7
2.1　频数分布······8
2.2　计量资料的描述性指标······10
2.3　分类资料的描述性指标······19
2.4　统计表与统计图制作······24
2.5　小结······30
案例讨论······31
思考与练习······32
第 3 章　随机事件与概率······35
3.1　随机事件和样本空间······35
3.2　事件的运算······36
3.3　概率的定义······38
3.4　概率的加法公式······39
3.5　概率的乘法公式······40
3.6　全概率公式与 Bayes 公式······41
3.7　小结······42
思考与练习······42
第 4 章　离散型随机变量······44
4.1　随机变量的概念······44
4.2　离散型随机变量的概率分布······45
4.3　离散型随机变量的数字特征······46
4.4　常用的离散型概率分布······48
4.5　小结······55
案例讨论······56
思考与练习······56
第 5 章　连续型随机变量······58
5.1　概念及分布······58
5.2　连续型随机变量的数字特征······59
5.3　正态分布······60

5.4 正态分布的应用 ······ 65
5.5 小结 ······ 69
案例讨论 ······ 69
思考与练习 ······ 70
第 6 章 参数估计 ······ 72
6.1 统计量 ······ 72
6.2 抽样分布 ······ 73
6.3 一个正态总体参数的估计 ······ 80
6.4 两个正态总体的参数估计 ······ 86
6.5 小结 ······ 91
案例讨论 ······ 91
思考与练习 ······ 92
第 7 章 一个正态总体参数的假设检验 ······ 95
7.1 假设检验的基本概念 ······ 95
7.2 单样本检验的效能评价 ······ 101
7.3 对假设检验的进一步思考 ······ 105
7.4 小结 ······ 106
案例讨论 ······ 106
思考与练习 ······ 106
第 8 章 两个正态总体参数的假设检验 ······ 109
8.1 配对样本均数的 t 检验 ······ 109
8.2 两独立样本均数比较的 t 检验 ······ 111
8.3 两独立样本率比较的 u 检验 ······ 116
8.4 小结 ······ 117
案例讨论 ······ 118
思考与练习 ······ 119
第 9 章 单因素方差分析 ······ 121
9.1 基本思想 ······ 121
9.2 模型结构 ······ 122
9.3 方差分析过程 ······ 123
9.4 均数间的多重比较 ······ 128
9.5 考察方差分析的应用条件 ······ 132
9.6 数据变换 ······ 136
9.7 小结 ······ 137
案例讨论 ······ 137
思考与练习 ······ 138
第 10 章 多因素方差分析 ······ 140
10.1 随机区组设计资料的方差分析 ······ 140
10.2 析因设计资料的方差分析 ······ 145
10.3 重复测量资料的方差分析 ······ 153
10.4 2×2 交叉设计资料的方差分析 ······ 165
10.5 小结 ······ 170

案例讨论……170
思考与练习……171
第 11 章 χ^2 检验……175
11.1 列联表及其对应的概率结构……175
11.2 四格表资料的 χ^2 检验……178
11.3 多个独立样本 $R\times C$ 列联表资料的 χ^2 检验……186
11.4 χ^2 拟合优度检验……190
11.5 小结……194
案例讨论……195
思考与练习……195
第 12 章 基于秩次的非参数检验……199
12.1 顺序统计量的概念……199
12.2 配对设计的 Wilcoxon 符号秩检验……200
12.3 两个独立样本的 Wilcoxon 秩和检验……204
12.4 多个独立样本的 Kruskal-Wallis H 检验……207
12.5 随机区组设计的 Friedman M 检验……210
12.6 小结……212
案例讨论……213
思考与练习……213
第 13 章 一元线性回归……216
13.1 基本概念……216
13.2 回归方程的建立……218
13.3 直线回归方程的区间估计……223
13.4 模型拟合效果的评价……226
13.5 小结……228
案例讨论……229
思考与练习……230
第 14 章 相关分析……232
14.1 Pearson 相关……232
14.2 Spearman 秩相关……238
14.3 小结……240
案例讨论……240
思考与练习……241
第 15 章 观察性研究设计……243
15.1 概述……243
15.2 样本量的估算……247
15.3 小结……248
案例讨论……248
思考与练习……249
第 16 章 实验性研究设计……250
16.1 实验设计的基本要素……250
16.2 实验设计的基本原则……251

16.3　常见的实验设计方法 …… 254
16.4　优效试验、等效性试验、非劣效性试验 …… 258
16.5　临床试验中的统计分析数据集 …… 259
16.6　临床试验中样本量的估算 …… 260
16.7　小结 …… 263
案例讨论 …… 263
思考与练习 …… 263
第 17 章　诊断试验的评价 …… 265
17.1　诊断试验的准确性评价 …… 265
17.2　观察结果的一致性 …… 274
17.3　诊断试验的 ROC 分析 …… 278
17.4　小结 …… 283
案例讨论 …… 283
思考与练习 …… 284
第 18 章　生存分析基础 …… 287
18.1　生存分析概述 …… 287
18.2　生存数据的描述方法 …… 290
18.3　生存过程的比较 …… 294
18.4　小结 …… 297
案例讨论 …… 297
思考与练习 …… 298
参考文献 …… 300
附录 …… 301
附表 1　随机数字表 …… 301
附表 2　随机排列表 …… 302
附表 3　标准正态分布 Φ（u）表（u 分布界值表） …… 303
附表 4　χ^2 分布界值表 …… 304
附表 5　t 分布界值表 …… 305
附表 6　F 分布界值表（方差分析用） …… 306
附表 7　F 分布界值表（方差齐性检验用） …… 311
附表 8　百分率的置信区间（上行 95%，下行 99%置信区间） …… 317
附表 9　q 界值表（Student-Newman-Keuls 检验用） …… 320
附表 10　q'界值表（Dunnett-t 检验用） …… 322
附表 11　Pearson 相关系数 r 界值表 …… 324
附表 12　Spearman 相关系数 r_s 界值表 …… 325
附表 13　T 界值表（配对设计的秩和检验用） …… 326
附表 14　T 界值表（两独立样本比较的秩和检验用） …… 327
附表 15　H 界值表（三独立样本比较的秩和检验用） …… 328
附表 16　M 界值表（随机区组设计的 Friedman 秩和检验用） …… 328
中英文对照 …… 329

第 1 章 绪　　论

学习目标： 了解统计学作为方法学在医学研究领域中的作用。

1.1 医学统计学

统计学（statistics）是当今世界上最重要的认识论和方法论之一，几乎所有的科学问题最终都要转化为数据问题，并通过统计方法加以描述与分析。那么作为一门学科，统计学又是如何定义的呢?Merriam-Webster 国际大词典中，“Statistics is a science dealing with the collection，analysis，interpretation，and presentation of masses of numerical data”。大多数统计专业教科书对统计学定义也有类似的表达，即“统计学是应用数学的原理与方法，研究数据的搜集、整理与分析，对不确定性数据作出科学推断的学科”。上述定义不难看出，统计学是关于数据的科学，其基本特点就是它的数量性。将统计学的原理与方法应用于医学（或生物）科研与实践，就衍生出了医学统计学（medical statistics），或更广泛意义上称为生物统计学（biostatistics）。

统计学的任务包括两大方面：①探索、概括和描述数据，致力于这些应用的统计学分支称为描述性统计学（descriptive statistics）；②利用样本数据信息来推断总体分布的特征，以此为目的的统计学分支称为推断性统计学（inferential statistics）。在科研活动中，统计描述与统计推断不能分离且相辅相成，其共同目的是探讨客观事物的数量规律性，以达到对客观事物的认识。

简要回顾医学统计学的发展史，它几乎与统计学理论的发展并行：1603 年英国伦敦教会每周一次发表的死亡公报（*Bills of Mortality*），标志着生物统计发展的起点。19 世纪中后期到 20 世纪上半叶是统计学发展过程中的一个非常重要的时期。现代遗传学之父孟德尔（G. J. Mendel，1822—1884）利用豌豆实验，于 1865 年发现了生物遗传学的基本定律，被视为是将数学应用于生物学的第一人；现代统计学之父卡尔·皮尔逊（K. Pearson，1857—1936）提出了相关和卡方分布的概念，创办了著名的杂志 *Biometrika*，并于 1911 在伦敦大学建立了世界上首个统计学系；1908 年，戈塞（W. S. Gosset，1876—1937）以笔名“Student”在 *Biometrika* 上发表论文，提出 t 分布和 t 检验，创立了小样本理论和方法论；1922 年，费希尔（R. A. Fisher，1890—1962）发展了显著性检验和估计理论，创立了实验设计方法和统计分析技术，并将其汇集于 1935 年编著的 *The Design of Experiments*（1928—1933）；奈曼（J. Neyman，1894—1981）和皮尔逊（E. S. Pearson，1895—1980）从数学角度完备了“假设检验”和“区间估计”的理论框架。

我国对生物统计学的研究始于 20 世纪 20 年代。汪厥明（1897—1978）率先开设生物统计学课程，是我国生物统计学创始人；1948 年，郭祖超（1912—1999）编著了我国第一部医学统计方法的教科书《医学与生物统计方法》。经过几代人的努力，目前我国生物统计学的研究和应用在为医学研究提供方法学支撑的同时，其自身也得到了长足的发展与完善。

1.2 统计学中几个基本概念

1. 总体与样本 统计学的核心任务是研究如何通过样本去推断总体。因此，总体和样本是统计学中两个最基本的概念。

总体（population）是根据研究目的确定的研究对象的某个（或某些）数量特征的全体，或称某个（或某些）指标的数据集合。这些数量特征一般都是以随机变量（随机变量的介绍见第4~5章）的形式出现，故对于总体的某个数量特征，自然就可以用一个随机变量X来描述。构成总体的每一个基本单位称为个体（individual）。

在总体中，如果包含个体的数目是有限的，我们称之为有限总体（finite population）。例如，调查2020年北京市高校入学新生的身高，则全体新生的身高就构成了一个有限总体，而每个新生的身高就是个体。这里的总体是明确了时间、地点和人群范围的有限个体集合，尽管有时数量非常大；相比之下，新生儿体重、某种药物治疗高血压的疗效，这里的总体是没有时空限制的，只在理论上存在，因而被称为无限总体（infinite population）。本书中，我们假定所有所研究的总体是无限总体（上述有限总体的例子，因为个体数量很大，也可近似地视为无限总体）。无限总体广泛用于统计推断，将在后续章节陆续涉及。

样本（sample）是指从总体中抽取的一部分个体，是总体数据集X中的数据子集。用（X_1，X_2，…，X_n）表示样本量为n的样本，其中，X_1，X_2，…，X_n相互独立且与总体X同分布。样本（X_1，X_2，…，X_n）的观测值表示为（x_1，x_2，…，x_n），这里采用的小写字母x_i（i=1，2，…，n）是表示样本的一次具体的实现。从总体中获得样本的过程称为抽样（sampling）。在实践中，根据研究目的和可及性通常采用两类抽样方式来获得样本：随机抽样和非随机抽样。由于后者往往凭借研究者的主观判断，故本书仅限于对随机抽样的讨论。

在随机抽样过程中，鉴于总体数量特征的不确定性，为保证样本对总体的代表性，抽样时应遵循随机化（randomization）原则。通常有两种方式：①在抽样过程中，如果总体中的每个个体都有已知非零的概率（可能）被抽取到，则所获得的样本称为随机样本（random sample）；②在抽样过程中，如果总体中的每个个体都有相同的概率（可能）被抽取到，则获得的样本称为简单随机样本（simple random sample）。本书今后提及的样本均为简单随机样本，为方便起见均称为随机样本。关于概率的定义将在第3章叙述。

总体与样本的关系　总体与样本的关系就是整体与部分的关系。一方面，样本来自总体，是总体的一部分，因此，样本的特征在某种程度上可以反映总体的特征；另一方面，我们通常感兴趣的是总体，而我们往往仅能通过样本的信息来推断总体的特征，因此，获得有代表性的样本这一过程就变得十分重要，是合理推断总体的基础。

2. 同质与变异 总体中的个体具有共性，统计上称为同质性（homogeneity）。事实上，没有同质性，就无总体可言。这里的同质也是一个相对的概念，在同质的总体中存在的个体差异称为变异（variation）。

举例1：调查2020年北京市高校入学新生的身高

同质：2020年北京市高校入学新生

变异：身高不同

举例2：研究某降压药的疗效

同质：用该药治疗的高血压患者

变异：疗效不同

上述例子可以看出，同质是指同一个总体中个体的性质、影响条件或背景相同或非常相似，是研究问题的基础；变异是指同质的个体之间存在的差异，是研究问题的前提。统计学的任务是在变异的背景下描述同一总体的同质性，揭示不同总体的异质性（heterogeneity）。由于变异是生物学现象的固有属性，因此，医学研究人员要学会在有变异存在的前提下运用统计学方法来揭示生命现象中的规律。

3. 参数与统计量 参数（parameter）是用来描述总体特征的概括性数字度量，如欲了解 2020 年北京市高校入学新生的平均身高，这里的均数（平均身高）即为总体参数（通常用希腊字母 μ 表示）。统计量（statistic）是描述样本特征的概括性数字度量，如在上述总体中随机抽取 130 名新生所计算的平均身高，即为统计量（通常用字母 $\bar{x}$ 表示）。关于统计量的数学定义及功能以后还将进一步叙述。

由于研究总体通常是理论层面的，故参数通常未知且为固定常数；而统计量是由样本数据计算而来的，因此它会随着样本的变化而发生改变。

4. 数据类型 在研究总体和样本的过程中，我们会专注于研究对象的一个（或多个）数量特征，统计上称其为变量（variable），实践中常称为指标。在研究人群中，对某个指标的观察和测量得到的结果可以是定量的，也可以是定性的，相应的资料（数据）通常分为计量资料和分类资料。

（1）计量资料：计量资料（measurement data）是通过测量每个研究对象某项（或多项）指标的大小所获得的资料，表示事物的数量。例如，对儿童生理发育状况的调查，测得北京市 7 岁男童的身高（cm）、体重（kg）、脉搏（次/分）、血红蛋白（g/L）等所获得的资料；又如观察北京市某幼儿园儿童一年内患感冒的次数，可以是 0 次，1 次，2 次，……所获得的资料。

（2）分类资料：分类资料（categorical data）包含两类：

1）无序分类资料：无序分类资料（unordered categorical data）是将观察单位按某种属性或类别分组（包括二分类和多分类），然后清点汇总各组的频数而得到的资料。对于无序分类资料，其对应的变量称为名义变量（nominal variable）。例如，性别可赋值为男 = 1、女 = 2；同理可以将四种血型 A、B、O、AB 分别赋值为 1、2、3、4。相比于计量资料，这里所赋予的数值无任何数量意义，观测值在同一组内没有量的差别，但在组间有质的不同。

2）有序分类资料：有序分类资料（ordinal categorical data）是将观察单位按某种属性的不同程度分组，然后清点汇总各组的频数而得到的资料。例如，临床上治疗某病的疗效可分为治愈、显效、好转、无效、恶化；实验室对患者的尿蛋白测定的结果分为 −，±，+，++，+++等。其特点是变量的分组是有序的，通常以数字 1，2，3，……表示，但这些数值只表示潜在的等级次序，并不真正具有数量关系。

需要注意的是，计量资料和分类资料有时因研究目的以及所使用的统计方法不同而相互转换。例如，抽样调查我国成年人的血压情况所获得的血压测量值是计量资料；若希望了解人群高血压患病情况，按照是否患有高血压将人群进行分组所形成的资料是二分类资料；若要继续了解高血压的分级情况，则可根据相应标准将血压值整理为有序分类资料；反之，分类资料根据研究目的也可以向计量资料转换，如在上述抽样调查中拟了解不同地区人群高血压的患病情况，由个体是否患有高血压计算得到不同地区高血压患病率进行描述和比较，这个患病率就属于计量资料的范畴。当然，在研究设计中，对于能够测量数值大小的指标，应尽可能以计量资料的形式获得而不损失信息，同时也可为在分析中根据研究目的灵活转化带来方便。

5. 误差 误差（error）是指实际观测值与总体真值（参数）之差。由于生物医学领域所研究的变量通常是随机变量，不能获得真值，因此所获数据的准确度（accuracy）是必须要考虑的。

准确度是指观测值与真值符合的程度。观测值、真值和误差的关系可由下式表示：

$$x_i = \mu + e_i \tag{1.1}$$

其中，误差项 e_i 按其产生的原因和性质可分为随机误差和非随机误差，后者又称为系统误差。

（1）随机误差：随机误差（random error）是一类不恒定、随机变化的误差，受多种不确定因素的影响，其特点是误差的大小及方向均不确定，满足 $E(e_i)=0$，$e_i \in (-\infty, +\infty)$。

随机误差是客观存在且无法避免的。例如，实验过程中在相同条件下对同一对象重复进行测量，尽管努力控制系统误差，但每一次测量的结果仍会出现一些随机变化，即随机测量误差；抽样误差（sampling error）也是一种随机误差，是指由抽样引起的统计量和参数之间存在的差异。抽样误差是统计推断研究的主要内容，在第 6 章中会继续讨论。尽管随机误差在形式上显得杂乱无章，但在大量重复的条件下，这种变化的随机性就会呈现出一定的规律性。研究和应用随机误差的规律是统计学的重要内容之一。

（2）系统误差：系统误差（systematic error）是在实际观测过程中受某些确定因素的影响而产生的误差，流行病学中称之为偏倚（bias）。如由于仪器未校正、测量者感官的某种障碍、医师掌握疗效标准偏高或偏低等，使观测值不是随机分散在真值两侧，而是有固定大小、有方向性的系统性偏离真值。反映在式（1.1）中有 $E(e_i)=a$（$a \neq 0$）。实践中，尽管系统误差不可能完全消除，但可以通过严密的实验设计和技术措施使之降到最低程度。

本书今后所涉及的统计分析中，如不加特别标注，式（1.1）中的误差均指随机误差，以符号 ε 表示，以示区别。

1.3 统计学在医学科研中的基本步骤

统计学分析的过程是归纳（induction）（从数据出发建立模型）和演绎（deduction）（用模型进行推断）的过程，其本质是通过在随机现象中寻找分布规律回答现实问题的科学过程。为达到此目的，统计在科研实践中的下述四个步骤不可或缺：

1. 统计设计（statistical design） 统计设计是在科研过程中应用医学统计学的起点，也是高质量地完成整个研究的重要基础。统计设计包括调查设计与实验设计，其设计的质量直接影响着研究结果的准确性和可靠性。一个完整的科研设计应包括专业设计和统计设计，两者相互结合，缺一不可。关于统计设计将在第 15 和 16 章详细介绍。

2. 数据收集（data collection） 收集有代表性的数据是得到正确结论的前提。收集资料就是通过合理可靠的手段与渠道获得研究所需要的原始数据，无论通过何种手段收集资料，都应该强调数据的准确性和完整性。

3. 统计分析（statistical analysis） 在研究设计基础上，根据研究目的和资料类型，对整理出的基础数据作进一步分析，包括统计描述，统计推断及统计建模，充分挖掘数据所隐含的潜在信息，并用适当的统计图表展现出来。

4. 统计报告（statistical report） 在数据分析的基础上以图、表形式形成统计报告，同时依据相应的专业知识最终给出专业性结论和建议。

学习医学统计学最好的方法是在研究过程中，从最开始的研究设计直到最终完成研究报告全程参与。

1.4 统计学与相关学科的关系

统计学是在应用中不断发展的，它与其他学科的发展具有密切关系。

统计学与医学：根据研究目的收集数据、进行量化分析及总结并对结果进行科学的解释，是医学科研的核心任务，统计学为其提供了不可或缺的方法学支持，同时医学科研的不断发展也为统计学自身的提升提供了应用发展的空间。

统计学与数学：统计是基于数据的，其数学基础是概率论和数理统计，但这并不意味着学习统计一定要具备高深的数学知识。事实上，统计的学习可以回避许多复杂的数学证明过程，其主要目的是运用统计学的思维方式解决医学科研实践中的问题。

统计学与计算机：当今统计学的发展与计算机学科的发展密不可分，从原始的手工计算到计算机运算，统计越来越依赖于计算机技术的进步，可以说计算机和信息科学工具至少和概率论一样重要。随着计算机技术的迅速发展，计算机软件可以完成几乎所有的统计分析任务，已成为统计分析的重要辅助工具。目前常用的统计软件有 SAS、SPSS、R、Stata 以及 Excel 等。

1.5 关于统计学在应用中的思考

统计思想包括应用理性思维和统计科学对数据批判性地评估及推断，那么，以医学研究领域为例，它又是如何在科研实践中发挥其作用的呢?

医学研究中的总体通常是理论层面的、概念性的，是研究者感兴趣的一种现象。统计学试图建立一个方法学的流程和框架，即基于一种假设，利用有限的样本数据对总体进行推断，该过程就构成了统计学方法的重要组成部分。

基于样本的推断是有误差的，如何量化和评估误差?统计学将误差的量化与推断可靠性的度量——概率有机相连，从而使统计推断有了理论的支撑和依据。

统计学完成了一个从抽象概念出发向解决具体问题方向的转化，这样可使科研人员能够在同一标准（概率）下对所研究的结论有一个明确的把握，进而提供一种理性与批判性的思维方式。

最后，我们用当代著名统计学家拉奥（C. R. Rao，1920—）对统计学的定位来作为本章的结束语：

在终极的分析中，一切知识都是历史。

在抽象的意义下，一切科学都是数学。

在理性的基础上，所有的判断都是统计学。

1.6 小　　结

本章内容是为了让读者了解统计学中的某些基本概念及统计学在医学研究中的作用，其中，特别强调以下几点：

统计学是关于数据的科学，其基本特点就是它的数量性。

统计学的两大分支，即描述性统计和推断性统计，构成了统计学的主体内容。

统计学中的几个基本概念是进一步学习统计的基础。

统计学在医学科研中的应用主要包括以下四个步骤：统计设计、数据收集、统计分析和统计报告，学习医学统计学的最好方法是全程参与。

统计学的思想包括应用理性思维和统计科学对数据批判性地评估及推断。

思考与练习

一、最佳选择题

1. 为了解某地 30~49 岁健康男子的血清胆固醇水平（mmol/L），现随机调查该地 628 名 30~49 岁健康男子，对其血清胆固醇进行测量，其调查总体为________。

A. 该地所有 30~49 岁健康男子

B. 该地所有 30~49 岁健康男子的血清胆固醇测量值

C. 调查的这 628 名 30~49 岁健康男子

D. 调查的这 628 名 30~49 岁健康男子的血清胆固醇测量值

2. 参数是指________。

A. 描述总体特征的指标　　B. 根据样本计算的统计指标

C. 总体的全部特征　　D. 总体中研究的个体特征

3. 关于简单随机抽样，下列说法正确的是________。

A. 抽样时应使得总体中的每一个个体都有同等的机会被抽取

B. 抽样时应精心选择个体，并且样本量足够大以使得样本更好地代表总体

C. 抽样时应使得总体中的每个个体都有非零的概率被抽取到

D. 选择总体中最具有典型性的样本

4. 医学研究资料中关于系统误差和随机误差表述正确的是________。

A. 随机误差既有大小又有方向　　B. 系统误差与随机误差不可并存

C. 随机误差大于系统误差　　D. 随机误差客观存在，系统误差有固定原因

5. 下面属于分类资料的是________。

A. 红细胞计数　　B. 住院费用

C. 急诊科某日接诊人数　　D. 肿瘤临床分期

6. 医学统计的研究任务是________。

A. 统计分析科研记录，寻找发生错误的根源

B. 计算研究医疗卫生领域内的数字资料

C. 通过收集、整理、分析资料来探索随机现象的规律

D. 分析、对比某现象在数量上的变动趋势及规律

二、思考题

根据一项你知道或了解的医学科研活动（基础、临床、公共卫生），结合自己的体会思考并试回答以下问题：

（1）该研究中关于研究总体是如何定义的?

（2）一般来说，统计分析都是围绕样本展开的，该研究样本是否为随机样本?请思考在什么情境下可以获得随机样本？在什么情境下无法获得？如若不是随机样本，现有的研究结果就不能真正意义上代表研究总体，那么目前的研究是如何处理这个局限性的?

（3）结合该研究怎样理解统计学中总体和样本二者间的关系？怎样理解同质和变异的概念和二者的关系?

（4）该研究中哪些因素可能导致系统误差，怎样理解随机误差，你是如何加以区分的？你认为在研究中应当采用何种措施来控制这些误差?

（5）该研究涉及哪些数据？是如何收集的？其资料类型是什么？资料类型与信息提取量有关吗？你认为收集阶段和分析阶段对数据的主要考虑是什么?

（6）在科研实践中应用统计学的基本步骤主要包括哪些？结合你的经历理解各步骤的作用及其联系。

第 2 章　描述性统计

学习目标： 掌握用于计量资料和分类资料的描述性分析方法，包括统计图、表方法及量化指标的计算。

第 1 章中我们已经叙述了统计学的任务——描述和推断，而统计描述是统计推断的基础。用图、表形式或少量数字（量化指标）概括数据信息，以反映其基本特征和分布规律的统计方法称为描述性统计。本章主要介绍描述性统计的各种方法，包括图、表法和指标的计算。先看以下例子。

例 2.1　2009 年某项关于中国人生理常数的流行病学现场调查中，研究者在某市随机抽取 153 名 10 岁女童进行生理功能的测试，获得多项测量指标的数据，其中身高数据见表 2.1。

表 2.1　2009 年某市 153 名 10 岁女童身高（cm）

139.9	141.6	150.5	146.0	143.0	148.0	142.5	152.0
131.3	147.9	147.6	145.0	150.0	149.0	138.0	137.8
128.8	143.8	138.7	142.0	138.0	142.0	151.0	134.9
128.6	141.8	143.3	131.8	139.0	140.0	149.0	135.1
130.5	140.1	139.8	132.0	142.6	144.0	147.0	147.0
142.2	135.9	149.1	136.7	140.0	137.0	138.2	137.0
144.0	141.3	148.5	132.0	146.0	148.0	148.0	149.6
129.4	143.8	153.5	143.0	145.2	134.6	146.7	146.8
138.5	146.6	143.3	137.4	145.0	143.0	149.0	142.0
140.8	138.0	144.2	126.7	130.0	154.0	138.0	**158.0**
136.5	141.3	154.0	146.0	154.0	140.0	156.0	129.0
135.1	135.0	146.0	148.5	141.2	145.0	139.0	151.0
140.2	139.5	140.0	157.0	149.0	137.0	152.0	143.0
138.2	141.2	135.0	131.9	134.0	142.9	140.5	142.0
139.0	138.7	138.0	148.0	134.7	153.0	146.0	137.6
143.3	143.6	**125.3**	132.0	139.5	135.0	154.0	131.0
137.6	142.7	131.0	146.0	132.4	151.0	152.0	147.0
140.5	143.8	138.0	152.0	141.0	157.7	149.0	143.0
134.2	142.0	140.0	134.0	139.0	154.4	134.1	141.3
145.0							

表 2.1 显示的数据是在自然状态下呈现的形式，感觉上是杂乱无章的。尽管观察这些数据可以得到一些显见的事实，如身高大多在 140.0cm 左右，最小观测值为 125.3cm，最大观测值为 158.0cm 等。然而，如果不借助一些总结数据的方法，很难从该组数据中提取

更多的有用信息。加工整理较大数据量的常用方法包括频数分布表（简称频数表）和频数分布图，这里首先给予介绍。

2.1 频数分布

无论计量资料还是分类资料，当观测值数目较多时，为了解其分布特征，可将其适当分组，清点各组的数目（称为频数），其相应的表格称为频数分布表，所对应的图形称为频数分布图。

2.1.1 计量资料的频数分布

由于计量资料的取值通常可看成是连续的，我们首先需要将其取值范围划分成若干个互不相交的小区间，然后计算落入各小区间内观测值的数目，即可形成频数分布表及分布图。

下面以表 2.1 中的数据为例，说明频数分布表的编制步骤：

（1）计算极差：极差（range，R）表示一组观测值中最大值与最小值之差，为

$$R = x_{\max} - x_{\min} \tag{2.1}$$

如在表 2.1 数据中，身高最大值 $x_{\max} = 158.0$，最小值 $x_{\min} = 125.3$，则极差为

$$R = 158.0 - 125.3 = 32.7$$

说明这组女童身高的最大差异约为 33cm。

（2）确定组距：通常将极差分成若干个等间距的组（也可不等距），组数可依观测值的个数多少而定。个数较少，组数就相对少；对 100 例以上的大样本，通常可分 10～15 个组。实践中，也常用极差的 1/10 取整作为组距，如表 2.1 数据的组距为 32.7/10=3.27≈3cm。

（3）确定组段：一般取略小于最小观测值的数作为第一组段的下限，以保证其包含数据的最小值（如本例第一组下限取 125，略低于最小值 125.3），同时保证最后一个组段包含数据的最大值（本例最后一组上限为 158），并根据组距依次写出变量各组段的下限及短波浪线（见表 2.2 中第 1 列），即以左闭右开区间形式表示变量的各组段（最后一个组段为闭区间）。

（4）分组计数：对落入各组段的观测值进行计数，称为组频数。至此，频数分布表编制完成。它由变量的组段和该组段对应的频数组成，即由表 2.2 中的前 2 列构成。

为方便比较，通常还将各组段频率列入表中。某组段的频率表示该组段的频数占全部观测值个数的百分比。由于计算频率的分母（全部测量值个数 n）是共同的，故频数的分布特征也就是频率的分布特征。

表 2.2　2009 年某市 153 名 10 岁女童身高（cm）的频数分布表

组段 （1）	频数 （2）	频率（%） （3）	组段 （1）	频数 （2）	频率（%） （3）
125.0～	2	1.3	143.0～	20	13.1
128.0～	6	3.9	146.0～	20	13.1
131.0～	9	5.9	149.0～	12	7.8
134.0～	15	9.8	152.0～	11	7.2
137.0～	26	17.0	155.0～158.0	4	2.6
140.0～	28	18.3	合计	153	100.0

表 2.2 显示出身高测量值的频数、频率分布情况，峰值在“140.0~ ”组段内，所对应的频数和频率最大，且两侧基本呈对称的特征。

将表 2.2 中的数据绘制成相应的频数分布图（也称直方图）则显示更为直观，见图 2.1。

直方图的横轴表示女童的身高，纵轴表示数据落入每个身高组段内的频数，可以看出图形在“140.0~”处最高，两侧近似对称。随着身高数值的增加或减少，两侧长方形的高度也呈近似对称性下降，相应的频数也逐渐减少。

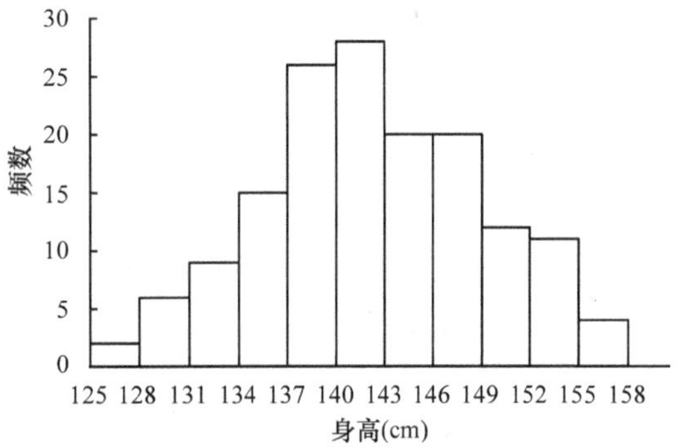

图 2.1　2009 年某市 153 名 10 岁女童身高的直方图

例 2.2　继续对例 2.1 中样本人群的其他检测指标进行描述，表 2.3 显示了其甘油三酯数据的分布。

表 2.3　2009 年某市 153 名 10 岁女童甘油三酯（mmol/L）的频数分布表

组段 (1)	频数 (2)	频率（%） (3)	累积频率（%） (4)	组段 (1)	频数 (2)	频率（%） (3)	累积频率（%） (4)
0.3 ~	22	14.4	14.4	1.8 ~	4	2.6	98.0
0.6 ~	42	27.4	41.8	2.1 ~	2	1.3	99.3
0.9 ~	45	29.4	71.2	2.4 ~ 2.7	1	0.7	100.0
1.2 ~	26	17.0	88.2	合计	153	100.0	—
1.5 ~	11	7.2	95.4				

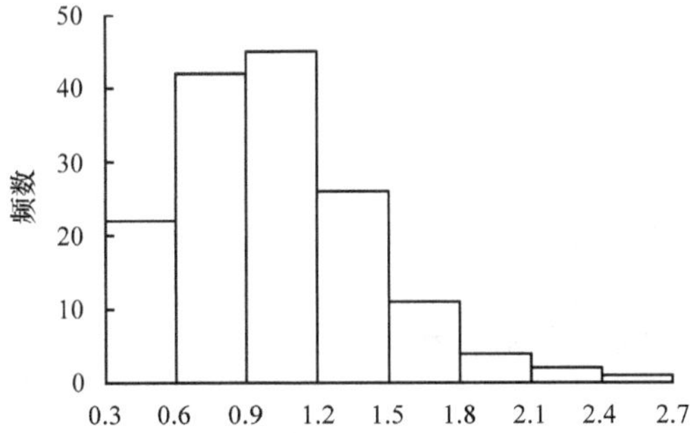

图 2.2　2009 年某市 153 名 10 岁女童甘油三酯的直方图

频数分布表的制作过程完全同表 2.2。在表 2.3 中，增加了累积频率（cumulative relative frequency）一项，它是各组的累积频数（将各组的频数逐级累加起来）占所有测量值个数的百分比。频率及累积频率将在以后的分析中经常用到。

表 2.3 显示，超过 2/3（71.2%）女童的甘油三酯水平<1.2mmol/L，另外还有 4.6%女童的甘油三酯水平≥1.8mmol/L，数据分布呈现明显的“头重脚轻”。将频数分布表转化为对应的直方图，见图 2.2。

图 2.2 显示的女童甘油三酯分布特征是数据分布的峰值向左偏移，长尾向右侧延伸，这一点与频数表分布相一致，我们称具有这种特征的分布为正（或右）偏态分布；相反，如果分布的峰值向右偏移，长尾向左侧延伸，则称为负（或左）偏态分布。

2.1.2　分类资料的频数分布

对于分类资料，由于变量的取值是离散的，我们首先要根据研究目的和数据的特点定义分类，每个观测值能且只能落入某一类，然后清点每一类观测值的数目，即可形成频数分布表和分布图。

例 2.3　对某地区 1668 名成年居民按《中国高血压防治指南（2018 年修订版）》标准分为五组（不单独考虑单纯收缩期高血压），即正常血压，正常高值血压，1、2、3 级高血压，根据数据构建该人群血压状况的频数分布表。

这里分类的定义是明确的，将调查对象按其分类标准分配到各组，分别计算频数，即可得到频数分布表，见表 2.4。

表 2.4　某地区 1668 名成年居民血压的频数分布表

血压分组 （1）	频数 （2）	频率（%） （3）	累积频数 （4）	累积频率（%） （5）
正常血压	353	21.2	353	21.2
正常高值血压	580	34.8	933	56.0
1 级高血压	389	23.3	1322	79.3
2 级高血压	212	12.7	1534	92.0
3 级高血压	134	8.0	1668	100.0
合计	1668	100.0	—	—

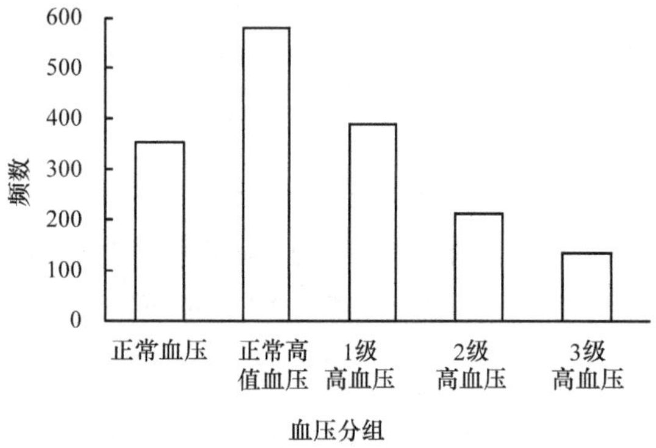

图 2.3　某地区 1668 名成年居民血压分组的频数分布图

表 2.4 显示，参与调查的 1668 名成年居民中 1/3 以上（34.8%）人群处于正常高值血压，并累积有 44.0%的人患有高血压。

将上述频数表转化为对应的频数分布图，见图 2.3。

图 2.3 称为条图（bar chart），常用来表示分类资料的频数分布。它以各等宽长方形直条的高度表示各组频数（或频率）的大小，条图分为纵向条图（图 2.3）和横向条图，两者含义一致，但纵向条图更为常见。

频数分布表和图是研究报告中呈现数据资料的主要形式。在描述大样本数据上具有明显的优势，包括：

（1）可以快速直观地揭示数据的分布情况。

（2）可以观察到数据分布具有的两个重要特征：集中趋势和离散程度，并易于发现数据中的极端值。

（3）当样本量足够大时，各组段的频率可近似作为概率的估计值（有关概率的知识将在第 3 章中介绍）。

2.2　计量资料的描述性指标

2.2.1　集中趋势的描述

前述的频数分布表和直方图只能对数据直观地展示，我们还需要采用量化指标对分布的集中趋势（central tendency）和离散程度（dispersion）进行定量描述。平均数（average）是统计学中应用最为广泛、最为重要的一个指标体系，用来说明某种现象或事物数量的集中趋势、中心位置或平均水平。常用的平均数指标有三种：算术均数、几何均数和中位数。

1. 算术均数　算术均数（arithmetic mean），简称均数，用 $\bar{x}$ 表示，是反映数据平均水平最常用的指标。均数的计算可分为直接法和加权法。

（1）直接法：直接将原始观测值求和，再除以观测值的个数。此法常用于观测值较少的情形。

设样本量为 n ，观测值分别为 $x_1, x_2, \cdots, x_n$ ，则样本均数的计算公式为

$$\bar{x} = \frac{1}{n}(x_1 + x_2 + \cdots + x_n) = \frac{1}{n}\sum_{i=1}^{n} x_i \tag{2.2}$$

其中，$\sum$ 为求和符号，本书在不引起误解的情况下，以后将简写为

$$\bar{x} = \frac{1}{n}\sum_{i} x_i$$

式（2.2）可以看出，均数易受极端值的影响，致使最终结果偏向极端值的一侧，这在实际应用中应引起注意。

例 2.4　对某医院心内科 10 名住院患者首次血红蛋白浓度（g/L）进行测定，其值分别为：139，158，120，112，122，132，97，104，159，129。试计算血红蛋白浓度平均水平。

解　据题意，有

$$\bar{x} = \frac{1}{n}\sum_{i} x_i = \frac{1}{10} \times (139 + 158 + \cdots + 129) = \frac{1272}{10} = 127.2$$

即这 10 名住院患者首次血红蛋白浓度的平均水平为127.2 g/L。

（2）加权法：对于观测值个数较多，整理为频数表的数据，除式（2.2）外，还可以采用加权法计算样本均数，公式为

$$\bar{x} = \frac{f_1 x_{m1} + f_2 x_{m2} + \cdots + f_k x_{mk} + \cdots + f_g x_{mg}}{f_1 + f_2 + \cdots + f_k + \cdots + f_g} = \frac{\sum_{k=1}^{g} f_k x_{mk}}{\sum_{k=1}^{g} f_k} = \frac{\sum_{k=1}^{g} f_k x_{mk}}{n} \tag{2.3}$$

其中，x_{mk} 为第 k 组段（$k = 1, 2, \cdots, g$）的组中值，即该组段的（上限+下限）/2。

从式（2.3）中可以看出，第 k 组段的频数 f_k 越大，则该组段的组中值 x_{mk} 对均数 $\bar{x}$ 的贡献就越大，在此 f_k 起到了“权重”的作用，频率（f_k/n）为权重系数，故本法也称为加权法。事实上，直接法的计算可视为加权法的特例，在那里观测值的权重系数为 $1/n$ 。

例 2.5　根据例 2.1 中的频数分布表，采用加权法求 153 名 10 岁女童的平均身高(表 2.5)。

表 2.5　加权法计算身高（cm）均数用表

组段 k (1)	频数 f_k (2)	组中值 x_{mk} (3)	$f_k x_{mk}$ (4)
125.0～	2	126.5	253.0
128.0～	6	129.5	777.0
131.0～	9	132.5	1192.5
134.0～	15	135.5	2032.5

续表

组段 k (1)	频数 f_k (2)	组中值 x_{mk} (3)	$f_k x_{mk}$ (4)
137.0～	26	138.5	3601.0
140.0～	28	141.5	3962.0
143.0～	20	144.5	2890.0
146.0～	20	147.5	2950.0
149.0～	12	150.5	1806.0
152.0～	11	153.5	1688.5
155.0～158.0	4	156.5	626.0
合计	153	—	21 778.5

解　首先确定身高各组段的组中值，见表中第（3）列，然后根据式（2.3）计算均数，有

$$\overline{x}=\frac{\sum_k f_k x_{mk}}{\sum_k f_k}=\frac{2\times126.5+6\times129.5+\cdots+4\times156.5}{2+6+\cdots+4}=\frac{21778.5}{153}=142.3$$

即这组女童的平均身高为 142.3cm。

如果本例按直接法计算，则均数为 142.0，两者结果相差 0.3，其原因是在加权法计算中，我们假设频数表中各组段的组中值就是该组的平均数，而实际上只是近似值，运算中的这种微小误差可忽略不计。此外，加权计算结果还受分组方式和分组数目的影响，其结果造成的差异也属于可接受的误差范畴。

2. 几何均数　几何均数（geometric mean），简记为 G 。生物医学研究中许多数据的分布并不对称，如实验室检测的抗体滴度、细菌计数及某些药物浓度、某些传染病的潜伏期、疾病发生率的变化速度等，这些数据往往呈等比级数或呈明显的偏态。此种情况下如继续使用均数进行描述，则反映平均水平的能力就会变差。常用的改进策略是将数据进行适当转换，而对数转换就是最常用的方法之一。由于等比级数资料和绝大多数右偏态分布的资料经对数转换后可近似于正态分布，我们称之为对数正态分布。对于这种资料，往往用几何均数表示其平均水平更为适合。几何均数的计算也分为两种方式：直接法和加权法。

（1）直接法：设样本量为 n ，观测值分别为 $x_1,\ x_2,\ \cdots,\ x_n$，$x_i>0\ (i=1,\ 2,\ \cdots,\ n)$ ，几何均数的计算公式为

$$G=\sqrt[n]{x_1\times x_2\times\cdots\times x_n} \tag{2.4}$$

对数转换后的计算公式为

$$G=\log^{-1}\left(\frac{\log x_1+\log x_2+\cdots+\log x_n}{n}\right)=\log^{-1}\left(\frac{\sum_{i=1}^{n}\log x_i}{n}\right) \tag{2.5}$$

其中，对数的底通常取 e 或 10，相应的对数称为自然对数（ $\ln x$ ）和常用对数（ $\lg x$ ），它们在实践中可酌情选用。

例 2.6　某医师对 8 名乙型肝炎患者检测血清乙肝表面抗体（HBsAb）滴度，测量值分别为：1∶8，1∶16，1∶16，1∶32，1∶64，1∶128，1∶256，1∶512。求其平均滴度。

解　由于抗体滴度的倒数值呈等比级数式的增加，为计算方便，将滴度值的倒数代入式（2.4）计算，有

$$G=\sqrt[8]{x_1\times x_2\times\cdots\times x_8}=\sqrt[8]{8\times 16\times 16\times 32\times 64\times 128\times 256\times 512}=53.8$$

或代入式（2.5）计算，有

$$G=\lg^{-1}\left(\frac{\sum_i \lg x_i}{n}\right)=\lg^{-1}\left(\frac{\lg 8+\lg 16+\cdots+\lg 512}{8}\right)$$

$$=\lg^{-1}\left(\frac{13.8474}{8}\right)=\lg^{-1}(1.7309)=53.8$$

其计算结果一致。该 8 名乙型肝炎患者的血清 HBsAb 平均滴度约为 1∶54。

（2）加权法：同理，当观测值个数较多时，通常先将其整理成频数分布表，然后再按下式计算。

$$G=\log^{-1}\left(\frac{\sum_{k=1}^{g} f_k \log x_{mk}}{\sum_{k=1}^{g} f_k}\right) \tag{2.6}$$

式（2.6）不难理解，服从对数正态分布的原始数据经对数转换后近似呈正态分布，此时就可按正态分布数据处理了，即首先计算对数均数，得到的结果再取反对数即得到几何均数，读者可自行验证。

例 2.7　根据例 2.2 中的频数分布表计算 153 名 10 岁女童甘油三酯的平均水平。

解　从频数分布表上看，该数据呈右偏态分布，应计算几何均数。其求解过程见表 2.6。

表 2.6　加权法计算 153 名女童甘油三酯（mmol/L）几何均数用表

组段 k （1）	频数 f_k （2）	组中值 x_{mk} （3）	$\ln x_{mk}$ （4）	$f_k\ln x_{mk}$ （5）
0.3～	22	0.45	−0.799	−17.567
0.6～	42	0.75	−0.288	−12.083
0.9～	45	1.05	0.049	2.196
1.2～	26	1.35	0.300	7.803
1.5～	11	1.65	0.501	5.509
1.8～	4	1.95	0.668	2.671
2.1～	2	2.25	0.811	1.622
2.4～2.7	1	2.55	0.936	0.936
合计	153	—	—	−8.913

将表 2.6 中的运算数据代入式（2.6），有

$$\ln G=\frac{1}{n}\sum_k f_k\ln x_{mk}=\frac{1}{153}\times(-17.567-12.083+\cdots+0.936)$$

$$=-8.913/153=-0.0583$$

取反对数得

$$G = \ln^{-1}(-0.0583) = 0.9434$$

即这组女童甘油三酯的平均水平约为 0.94mmol/L。

应该指出的是，尽管目前计算机软件对大样本量数据均数（包括几何均数）的计算均采用直接法，这样可使计算精度大大提高，但频数分布表或图却不能省略，因为了解分布形式对后续分析方法的选择是非常重要的。

3. 中位数 中位数（median），简记为 M 。是反映一组数据中心位置的指标。将一组观测值从小到大按顺序排列，位次居中的数值就是中位数。该定义确保在样本中位数的两侧具有相同频数的观测值。当一组数据呈现明显的偏态且不能有效地经过对数转换变成近似正态分布时，或观测值中有个别极大或极小值存在时，使用中位数比均数反映集中趋势更为合理。中位数的计算也分为两种方式。

（1）直接法：当观测值 n 较少时，可直接将其从小到大顺序排列，并按式（2.7）或式（2.8）计算。

n 为奇数时，

$$M = x_{(n+1)/2} \tag{2.7}$$

n 为偶数时，

$$M = \frac{1}{2}(x_{n/2} + x_{n/2+1}) \tag{2.8}$$

显然，当 n 为奇数时，位次居中的观测值就是中位数；当 n 为偶数时，中位数就是位次居中的两个观测值的平均数。

例 2.8 记录某传染病在 11 名患者中的潜伏期（天），其值分别为：4，2，3，6，17，8，4，15，2，10，8。求其平均潜伏期。

解 首先对该数据从小到大顺序排列为：2，2，3，4，4，6，8，8，10，15，17。

本例 $n=11$，为奇数，按式（2.7）计算，有

$$M = x_{(11+1)/2} = x_6 = 6$$

即该传染病在这组患者中的平均潜伏期为 6 天。

（2）频数表法：计算公式为

$$M = L + \frac{i}{f_M}\left(\frac{n}{2} - \sum f_L\right) \tag{2.9}$$

式中，i 表示组距，L 表示中位数所在组段的下限，f_M 表示该组段的频数，$\sum f_L$ 表示该组段之前的各组段的累积频数。

例 2.9 记录 84 例食物中毒患者的潜伏期，表 2.7 所示。试计算中位数。

表 2.7 84 例食物中毒患者的潜伏期（小时）

组段 k （1）	频数 f_k （2）	累积频数 $\sum f_k$ （3）	累积频率（%） （4）
4～	5	5	6.0
6～	12	17	20.2
8～	19	36	42.9
10～	7	43	51.2
12～	7	50	59.5
14～	6	56	66.7

续表

组段 k (1)	频数 f_k (2)	累积频数 $\sum f_k$ (3)	累积频率（%）(4)
16～	7	63	75.0
18～	5	68	81.0
20～	4	72	85.7
22～	4	76	90.5
24～	3	79	94.0
26～	1	80	95.2
28～	0	80	95.2
30～	1	81	96.4
32～	1	82	97.6
34～	0	82	97.6
36～	0	82	97.6
38～	0	82	97.6
40～	1	83	98.8
42～	0	83	98.8
44～	0	83	98.8
46～48	1	84	100.0
合计	84	—	—

解　在表 2.7 中，潜伏期已从小到大排序，故中位数应在累积频率 50%所对应的组段“10～”中。依题意，有

$$L=10,\ i=2,\ f_M=7,\ n=84,\ \sum f_L=36$$

代入式（2.9），得

$$M=L+\frac{i}{f_M}\left(\frac{n}{2}-\sum f_L\right)=10+\frac{2}{7}\times(\frac{84}{2}-36)\approx 11.7$$

即该组患者的中位潜伏期为 11.7 小时。

由式（2.9）可知，中位数的计算仅与位次居中的数值有关，不受极端值的影响。因此对于极度偏态的数据，中位数是唯一能较好描述数据分布“中心位置”的指标。对于同一组数据，算术均数与中位数之间的关系在于：对于正偏态分布，算术均数大于中位数；而对负偏态分布，算术均数小于中位数；如果数据分布是对称的，则算术均数与中位数几乎相等，利用这个特点可以判断数据分布的对称性。

上述例题表明，中位数可以将全部观测值等分为两部分，亦称二分位数，依此类推，我们也可以将观测值等分为四的分位数称为四分位数；等分为五的分位数称为五分位数；等分为一百的分位数称为百分位数。

2.2.2　离散程度的描述

先看以下例子。

例 2.10　分别检测甲、乙两病区各 6 名患者的血小板计数（$\times 10^9$/L），结果如下：

甲病区：186　191　199　200　209　215　$\bar{x}_{甲}=200$

乙病区：160　185　190　204　217　244　$\bar{x}_{乙}=200$

上述两组患者血小板计数均数都是 200×10^9/L，但进一步观察可发现，两组数值波动程度差别较大，乙病区患者的检测值较甲病区具有更大的变异性，或称离散性。本节将对数据的变异性进行量化评估，介绍几种常用的描述离散程度的指标，包括极差、四分位间距和百分位数、方差和标准差，以及变异系数。这些指标与描述集中趋势的指标相结合，就能很好地描述数据的分布特征。

1. 极差　极差是一组观测值中最大值与最小值之差，其计算式见式（2.1）。

对例 2.10 中血小板计数的数据有

甲病区的极差：$R_{甲}=x_{\max}-x_{\min}=215-186=29$

乙病区的极差：$R_{乙}=x_{\max}-x_{\min}=244-160=84$

表明乙病区患者血小板计数的变异明显较甲病区患者大。

极差的单位与原变量相同。极差值越大表示数据越分散，反之亦然。极差的一个显著的优点是计算简单，但其局限性也很明显：①除最大和最小值外，不能反映其他数据的变异程度；②极差值依赖于样本量，随着样本量 n 的增加，极差往往也增大，因此，当比较资料的样本量相差悬殊时，不宜采用极差进行变异程度的比较；③极差的抽样误差也较大，相对其他变异指标来说，极差的稳定性较差。

2. 四分位数间距与百分位数　极差的不稳定性主要是受数据两端极端值的影响，改进的方法之一是按一定比例去除两端的观测值，最为常用的是四分位数间距（interquartile range），计算公式为

$$Q=X_{75\%}-X_{25\%} \tag{2.10}$$

其中，Q 表示四分位数间距，$X_{25\%}$ 和 $X_{75\%}$ 分别表示将样本观测值 X 从小到大进行排序并等分为 100 份后的第 25 百分位数和第 75 百分位数。四分位数间距 Q 的意义是，按 25%的比例分别去掉上下两端的数值，仅取中间 50%的数值范围，这样既排除了数据两端极端值的影响，又能够比较稳定地反映数据的离散程度，尤其对于偏态分布具有独到的优势。

进一步，如果将样本观测值 X 从小到大进行排序并等分为 100 份，那么比例 P（$0\leqslant P\leqslant 100\%$）所对应的数值就叫第$100P$ 百分位数，以符号 X_P 表示。有

$$X_P=L+\frac{i}{f_P}\left(n\times P-\sum f_L\right) \tag{2.11}$$

其中，f_P 为累计频率为 P 对应组段的频数。

百分位数（percentile）也是一种位置指标。式（2.11）表明，对于任何 X_P，均有 P 比例的观测值小于或等于 X_P，有（1–P）比例的观测值大于或等于 X_P。显然，中位数是一个特殊的百分位数，即 $M=X_{50\%}$。

例 2.11　试计算表 2.7 中食物中毒患者潜伏期的四分位数间距。

解　依题意

（1）求 $X_{25\%}$，表 2.7 中第（4）列显示，第 25 百分位数值所在组对应的累积频率是 42.9%，故 $X_{25\%}$ 应在组段“8~”内，由此确定 $L=8$，$i=2$，$f_{25\%}=19$，$n=84$，$\sum f_L=17$，代入式（2.11）得

$$X_{25\%}=L+\frac{i}{f_{25\%}}\left(n\times 25\%-\sum f_L\right)=8+\frac{2}{19}(84\times 25\%-17)\approx 8.4$$

（2）同理求 $X_{75\%}$，第 75 百分位数所在组对应的累积频率为 75%，位于组段“16~”内，由此确定 $L=16$，$i=2$，$f_{75\%}=7$，$n=84$，$\sum f_L=56$，有

$$X_{75\%}=L+\frac{i}{f_{75\%}}\left(n\times 75\%-\sum f_L\right)=16+\frac{2}{7}(84\times 75\%-56)=18.0$$

四分位数间距为：$Q=X_{75\%}-X_{25\%}=18.0-8.4=9.6$
故 50%的患者的潜伏期在 8.4 小时至 18.0 小时之间。

实践中需要使用多少个百分位数常根据样本量大小和研究目的而定。通常使用四分位数（$X_{25\%}, X_{50\%}, X_{75\%}$）将观测值分为四等分，五分位数（$X_{20\%}, X_{40\%}, X_{60\%}, X_{80\%}$）将观测值分为五等分。由于百分位数的计算只由该位置附近的观测值所决定，故利用信息的能力仍然有限。

3. 方差与标准差

（1）方差：方差（variance）反映了个体观测值的平均离散程度。样本方差用 s^2 表示。对一个有 n 个观测值的样本，其样本方差的计算式为

$$s^2=\frac{\sum_{i=1}^{n}(x_i-\overline{x})^2}{n-1} \tag{2.12}$$

式（2.12）显示，当 n 固定时，观测数据的变异 $|x_i-\overline{x}|$ 越大，方差的值就越大。式中 $n-1$ 被称为自由度（degree of freedom），它描述了当 $\overline{x}$ 确定后，n 个观测值 x_i（$i=1,2,\cdots,n$）中能够自由取值的个数。显然，由于均数 $\overline{x}$ 固定，n 个观测值 x_i 只能有 $n-1$ 个可以自由取值，最后一个数值则可以通过均数计算出来。自由度在统计学中是一个重要的概念，后面还会反复提及。

然而，在使用方差时仍会有一些不便，就是其量纲的不合常理，以身高为例，原始数据的量纲为 cm，而方差的量纲为 cm^2，不易解释。因此，描述数据的离散程度时，实际上往往不用方差，而采用其算术平方根形式——标准差。标准差与均数的量纲相同，在应用中更具实际意义。

（2）标准差：标准差（standard deviation）用 s 表示。样本标准差的计算式为

$$s=\sqrt{\frac{\sum_{i=1}^{n}(x_i-\overline{x})^2}{n-1}} \tag{2.13}$$

标准差的计算与均数的计算类似，可采用直接法或加权法计算。

1）直接法：为方便计算，利用 $\sum_i (x_i-\overline{x})^2=\sum_i x_i^2-\left(\sum_i x_i\right)^2\Big/n$，将式（2.13）转化为下式

$$s=\sqrt{\frac{\sum_{i=1}^{n}x_i^2-\frac{\left(\sum_{i=1}^{n}x_i\right)^2}{n}}{n-1}} \tag{2.14}$$

例 2.12 根据例 2.4 中的数据，计算 10 名住院患者首次血红蛋白浓度（g/L）的标准差。

解 据题意，本例 $n=10$，

$$\sum_i x_i = 139 + 158 + \cdots + 129 = 1272$$

$$\sum_i x_i^2 = 139^2 + 158^2 + \cdots + 129^2 = 165684$$

按式（2.14）计算，有

$$s = \sqrt{\frac{\sum_i x_i^2 - \frac{\left(\sum_i x_i\right)^2}{n}}{n-1}} = \sqrt{\frac{165684 - (1272)^2/10}{10-1}} = \sqrt{431.7} = 20.8$$

即患者血红蛋白浓度的标准差为 20.8 g/L。

2）加权法：与计算均数的方法类似，对频数表资料采用加权法，计算公式为

$$s = \sqrt{\frac{\sum_{k=1}^{g} f_k x_{mk}^2 - \left(\sum_{k=1}^{g} f_k x_{mk}\right)^2 \Big/ \sum_{k=1}^{g} f_k}{\sum_{k=1}^{g} f_k - 1}} \tag{2.15}$$

其中，x_{mk} 是变量在第 k（$k = 1, 2, \cdots, g$）组段的组中值，f_k 为对应组段的频数，$\sum_{k=1}^{g} f_k = n$。

例 2.13 根据表 2.5 中的数据，求 153 名 10 岁女童身高的标准差。

解 据题意，有

$$s = \sqrt{\frac{\sum_k f_k x_{mk}^2 - \left(\sum_k f_k x_{mk}\right)^2 \Big/ \sum_k f_k}{\sum_k f_k - 1}}$$

$$= \sqrt{\frac{(32004.50 + \cdots + 97969.00) - (253.0 + \cdots + 626.0)^2/153}{153-1}}$$

$$= \sqrt{\frac{3107084.3 - 21778.5^2/153}{152}} = 6.82$$

故这 153 名 10 岁女童身高的标准差为 6.82cm。

与极差和四分位间距相比，方差及标准差的计算包括了样本中每一个观测值的信息，其信息量是充分的。

4. 变异系数 当需要比较两组数据离散程度大小的时候，有时直接使用标准差是不合适的，一般可以分为以下两种情况：

（1）均数相差太大：如两个样本均数分别为 100 和 1000，而标准差同时为 10，如何比较两个样本间的变异？

（2）数据量纲不同：如人体生理指标测量中，身高的量纲通常为 cm，体重的量纲通常为 kg，那么如何在一个人群中比较身高和体重这两个变量谁的变异更大？

上述两种情况可采用变异系数进行衡量。变异系数（coefficient of variation），简称 CV，是一个与均数和标准差都相关的量，其计算公式为

$$\text{CV} = \frac{s}{\bar{x}} \times 100\%, \quad \bar{x} > 0 \tag{2.16}$$

式（2.16）可以看出，CV 没有量纲，同时又将标准差按照其均数的大小进行了标化，这样不但可以比较均数相差悬殊的变量间的差异，而且还可以比较不同单位变量的标准差。

例 2.14　某地区 10 岁男童身高的均数为 140.8cm，标准差为 7.0cm；体重的均数为 35.6kg，标准差为 7.0kg。试比较其变异程度的大小。

解　据题意，$\overline{x}_1 = 140.8,\ s_1 = 7.0$；$\overline{x}_2 = 35.6,\ s_2 = 7.0$

该地男童身高的变异为：$\mathrm{CV}_1 = \dfrac{s_1}{\overline{x}_1} \times 100\% = \dfrac{7.0}{140.8} \times 100\% = 5.0\%$

该地男童体重的变异为：$\mathrm{CV}_2 = \dfrac{s_2}{\overline{x}_2} \times 100\% = \dfrac{7.0}{35.6} \times 100\% = 19.7\%$

由于 $\mathrm{CV}_2 > \mathrm{CV}_1$，故该地 10 岁男童体重的变异程度较身高大。

应用变异系数时应该注意：①只有对存在关联的指标进行比较才有意义；②均数小于标准差时应考虑其实际应用价值，此时，变异系数将大于 100%，尤其在均数接近 0 时不宜使用。

以上分别介绍了反映计量资料集中趋势和离散程度指标的计算方法。需要说明的是，集中趋势和离散程度反映数据分布的不同特征，二者结合使用才能很好地把握数据的整体特征，而均数和标准差是上述指标中最为常用的指标，其主要原因是，后面即将介绍的正态分布是由这两个参数完全确定，而正态分布广泛地出现在生物及医学领域。正态分布将在第 5 章讨论。

2.3　分类资料的描述性指标

2.3.1　几种常用相对数

本节集中讨论关于分类资料的统计描述方法。在处理分类变量时，由于其取值是定性的，因此对其数据特征的描述与记录方式也不同，常采用相对数指标对其进行描述及比较。相对数是两个有关联的指标之比，本节主要讨论的指标包括率和比。

1. 率　率（rate）可以用来说明某现象发生的频率或强度。根据分母中有无时间量纲，率又可分为频率型指标和强度型指标两种形式。

（1）频率型指标：描述某事件发生的频率，定义为

$$\text{率} = \frac{\text{某事件发生的观察单位数}}{\text{可能发生该事件的全部观察单位数}} \times k \tag{2.17}$$

其中，率的分母无时间量纲，k 为比例基数，可以取值百分率（100%）、千分率（1000‰）、万分率（10000/10000）等。结果中小数的有效位数的选择依据习惯选定，通常使得所计算得到的率保留一位到两位整数以便解读。

例 2.15　2015 年的一项调查显示，某地区 30 岁及以上成年男性人数共 103 497 人，这些人中共有 31 082 人患有高血压，那么该地区成年男性高血压患病率为

$$\text{高血压患病率} = \frac{31082}{103497} \times 100\% = 30.0\%$$

（2）强度型指标：反映某事件在单位时间内发生的频率，定义为

$$\text{率} = \frac{\text{某时期内发生某事件的观察单位数}}{\sum(\text{同期可能发生某事件的观察单位数} \times \text{观察时间})} \times k \tag{2.18}$$

其中，率的指标包含了 3 个要素：新发事件、暴露人群以及观察时间段，其本质上是单位

时间内某事件发生的频率。式中比例基数 k 的单位同前。

例 2.16　某医院普外科对 2019 年 7 月 1 日至 7 月 31 日肺炎的日发病率进行调查。对 150 个住院病人累计观察了 3210 人日，其中 6 人发生肺炎。计算该医院普外科该月肺炎的日发病率。

解　根据式（2.18），有

$$\text{肺炎日发病率}=\frac{6}{3210}\times 1000‰=1.9/1000$$

2019 年 7 月 1 日至 7 月 31 日肺炎日发病率为 1.9/1000 人日，即每千人日平均有 1.9 例住院病人发生肺炎。

需要注意的是，在计算式（2.18）形式的率时，由于新发事件数随着时间段的长短而变化，此时在计算前必须指定时间段长度，如上例中明确指定观察时间段为 2019 年 7 月 1 日至 2019 年 7 月 31 日。

“率”在医学研究分析中应用十分广泛，如表示疾病发病和患病指标的发病率、患病率等；表示疾病死亡和生存指标的死亡率、病死率、生存率等。在观察单位足够多时，常用“率”的大小表示某事件发生概率的估计值。

2. 比　一个量除以另一个量的指标称为比（ratio），比又可分为构成比和相对比。

（1）构成比：构成比（proportion）也称结构相对数，用于描述分布结构的比例，说明整体和部分之间的关系。其定义为

$$\text{构成比}=\frac{\text{事物内部某组成部分的观察单位数}}{\text{事物内部各组成部分的总观察单位数}}\times 100\% \qquad (2.19)$$

式（2.19）以 100%为比例基数，故又称百分比（percentage）。构成比是没有单位的，在计算构成比时需要注意分子是分母的一部分，因此构成比的取值范围从 0 到 100%。另外，构成比不具时间性。

例 2.17　某地区 2015 年乙类传染病构成情况见表 2.8。

表 2.8　某地区 2015 年乙类传染病构成

疾病名	病例数	比例（%）	疾病名	病例数	比例（%）
病毒性肝炎	124 984	33.6	细菌性和阿米巴性痢疾	6703	1.8
肺结核	95 151	25.6	麻疹	3341	0.9
梅毒	36 339	9.8	其他	89 731	24.2
淋病	8429	2.3	合计	371 537	100.0
猩红热	6859	1.8			

上述构成显示，病毒性肝炎和肺结核所占比重最大，占全部病例的 59.2%。

应该注意的是，由于构成比的和为 100%，某一组成部分的增减会影响其他部分的比重。另外构成比只能说明构成的情况，并不能表示疾病发生的频率和强度。

（2）相对比：相对比（ratio）为两个有联系的指标之比，常以百分数和倍数表示，其计算公式为

$$\text{相对比}=\frac{\text{甲指标}}{\text{乙指标}}(\text{或}\times 100\%) \qquad (2.20)$$

其中，甲、乙两指标可以是绝对数、相对数或平均数。两指标可以性质相同，如人口学中的性别比（男性/女性）和流行病学中的相对危险度 RR=p_2；也可以性质不同，如医疗资源

指标中的每千人口护士数。

例 2.18　某三级甲等医院 2016 年在职的医师人数为 1213 人，护士人数为 1779 人，试计算该医院 2016 年的医护比。

解　根据式（2.20）有 1779/1213=1.47，即 2016 年该医院医护比为 1∶1.47。

3. 使用相对数的注意事项

（1）要保证相对数的稳定性就必须保证观察具有足够的数量，即分母不应过小。这是因为过小的观察数目会导致较大的抽样误差，从而使得相对数不稳定且可靠性较差。

（2）构成比和率不能混淆，分析资料时尤其不能将构成比当成率来解释，如例 2.17 中，病毒性肝炎在各类传染病中所占比重最大（33.6%），这并不意味着肝炎在该地区最为严重，因为构成比并不能反映疾病发生的严重程度。

（3）要注意资料的同质性，这在纵向研究中尤其要注意。如欲比较同一地区 1985 年与 2015 年居民肺癌发病率时，应注意客观条件的变化，除考虑不良行为习惯、环境污染及职业暴露等情况外，诊断能力的提高也可能是影响肺癌发病率变化重要的原因之一。

2.3.2　率的标准化

上述介绍的率可用于描述人群中某种疾病发生的频率和强度，这些率又称为粗率。然而，若要对不同人群的率（两组或多组）进行比较时，采用粗率往往是不恰当的，这是因为不同人群中某些重要的特征，如年龄、性别、职业以及种族可能不同，而这些因素往往可能是潜在的混杂因素。因此，在进行率的比较时，通常采用标准化方法对率进行校正，其基本思想是采用统一标准，消除对比组之间因内部构成不同所造成的影响。经标准化校正后的率称为标准化率，也称标化率（standardized rate）或调整率（adjusted rate）。率的标准化法通常有两种：直接标化法和间接标化法。

1. 直接标化法　若欲比较的人群中各亚组率已知，计算时可采用一组标准人口结构数据来进行调整，求出标化率。我们以一个例子说明其标准化的过程。

例 2.19　表 2.9 是甲、乙两地区成人高血压的患病情况，试进行比较。

表 2.9　甲、乙两地区成人高血压患病情况

年龄组（岁）	甲地区			乙地区		
	调查人数	患病人数	患病率（%）	调查人数	患病人数	患病率（%）
18～	4105	394	9.6	4818	477	9.9
25～	3056	452	14.8	2507	444	17.7
35～	1730	446	25.8	2519	678	26.9
45～	1501	627	41.8	2584	1085	42.0
55～	1222	675	55.2	1100	623	56.6
65～	880	567	64.4	346	236	68.2
75～	411	292	71.0	74	55	74.3
合计	12 905	3453	26.8	13 948	3598	25.8

分析　从各年龄组患病率来看，甲、乙两地区高血压的患病率均随年龄的增长而升高。就年龄别而言，乙地区各年龄段的高血压患病率均略高于甲地区，说明事实上乙地区高血

压患病情况比甲地区略严重。但从总的患病率来看，甲地区却略高于乙地区（26.8% 对 25.8%）。为什么会出现这样矛盾的结果呢?进一步观察会发现甲地区人口的中老年人口比重高于乙地区，因高血压是增龄性疾病，故年龄结构的不同导致了与事实不符的最终结果。为消除其影响，应该采用标化率进行比较。

直接标准化计算公式为

$$p' = \frac{\sum_{k=1}^{g} N_k p_k}{N} \tag{2.21}$$

其中，p' 表示标化率，$N_k(k=1, 2, \cdots, g)$ 表示第 k 组的标准人口数，N 表示标准人口总数，p_k 表示第 k 组的实际发生率。

标准人口的选择通常有以下 3 种方式：

（1）可选一个具有代表性、内部构成相对稳定的较大人群作为共同标准，例如，应用全国人口普查得到的人口构成作为标准人口。

（2）可将欲比较的两组资料内部构成的各相应亚组人数相加，作为两组共同的标准人口。

（3）当欲比较的两组人口数均足够大时，可选其中任何一组的内部构成，作为两组共同的标准人口。

总之，无论采用哪一种方法，其目的是一致的，即均要求各亚组标准人口数足够多，以保证其结构的稳定性。

标准化计算过程见表 2.10。

表 2.10　两地区高血压患病率直接标准化计算表

年龄组（岁）k	标准人口数 N_k	甲地区		乙地区	
		原患病率（%）p_k	预期患病数 $N_k p_k$	原患病率（%）p_k	预期患病数 $N_k p_k$
18～	8923	9.6	857	9.9	883
25～	5563	14.8	823	17.7	985
35～	4249	25.8	1096	26.9	1143
45～	4085	41.8	1708	42.0	1716
55～	2322	55.2	1282	56.6	1314
65～	1226	64.4	790	68.2	836
75～	485	71.0	344	74.3	360
合计	26 853	26.8	6900	25.8	7237

具体步骤为：

1）确定标准人口数，本例标准人口数取自两地区年龄组人口数之和。

2）将第 $k(k=1, 2, \cdots, g)$ 年龄组标准人口数 N_k × 原患病率 p_k 就得到该年龄组预期患病人数。

3）将各亚组预期患病人数 $N_k p_k$ 相加，然后除以标准总人口数 N，就得到标化率。将表 2.10 中各年龄组人口数和患病率代入式（2.21），有

甲地区预期患病 $\sum_k N_k p_k = 6900$ 人，标化患病率 $p'_{甲} = \frac{\sum_k N_k p_k}{N} = \frac{6900}{26853} = 25.7\%$

乙地区预期患病 $\sum_k N_k p_k = 7237$ 人，标化患病率 $p'_{乙} = \frac{\sum_k N_k p_k}{N} = \frac{7237}{26853} = 27.0\%$

上述结果显示，当校正了年龄构成不同所带来的影响后，甲地区高血压患病率要略低于乙地区。

直接标化法要求各亚组率相对稳定，因此适合于高发病、慢性病的比较。类似地，直接标化法可推广应用到多组数据比较的情形。

2. 间接标化法　如果观察人群中各亚组的率未知，或各亚组的观察人数太少造成率不稳定，如肿瘤的发病率或各种罕见病的发病率，此种情况下可采用间接法进行标化。

间接法的计算公式为

$$p' = P \times \frac{r}{\sum_{k=1}^{g} n_k P_k} \tag{2.22}$$

其中，p' 表示标化率，P_k 表示标准人口中第 $k(k=1,2,\cdots,g)$ 年龄组某病发生率，P 表示标准人口某病总发生率，n_k 表示第 k 年龄组实际观察人数，r 表示观察人群中某病实际发生的总数。

将实际的某病发生总数 r 与某病总预期发生人数 $\sum_k n_k P_k$ 相比，即得到标化发病比（standardized incidence ratio，SIR），将其乘以标准人口某病总发生率，最终得出该人群的某病标化率。

事实上，式（2.22）是用标准人口某病的发生率替代了原亚组的发生率。标准人口某病的发生率需要根据大型人群的调查结果或到相关专业部门获取。

例 2.20　某年对甲、乙两县食管癌死亡情况进行调查，结果是：甲县调查 2 694 627 人，食管癌死亡 1162 人，死亡率为 43.12/100 000；乙县调查 2 622 826 人，食管癌死亡 1035 人，死亡率为 39.46/100 000。试比较甲、乙两县食管癌死亡率。

表 2.11 给出了甲、乙两县各年龄组人口数，并给出某大地区各年龄组食管癌死亡率及食管癌总死亡率作为标准死亡率。

表 2.11　两县食管癌死亡率间接标准化计算表

年龄组（岁）	标准死亡率（1/100 000）	甲县		乙县	
k	P_k	人口数 n_k	预期死亡人数 $n_k P_k$	人口数 n_k	预期死亡人数 $n_k P_k$
0～	0.00	1 756 897	0	1 725 819	0
30～	0.50	244 942	1	289 298	1
40～	6.53	251 678	16	250 480	16
50～	17.41	206 947	36	191 204	33
60～	35.94	143 893	52	114 355	41
70～	71.85	90 270	65	51 670	37
合计	6.60	2 694 627	170	2 622 826	128

解　根据表 2.11 的计算结果，代入式（2.22）有

甲县死亡比为：$\frac{1162}{170}=6.835$，标化死亡率为：$6.6\times6.835=45.11/100000$

乙县死亡比为：$\frac{1035}{128}=8.086$，标化死亡率为：$6.6\times8.086=53.37/100000$

间接标化后乙县的食管癌死亡率高于甲县，这与甲县的粗率高于乙县的结果正好相反。

3. 使用标化率的注意事项

（1）无论采用直接法还是间接法，标化率均不能真实反映某现象发生的实际水平，只能用于对比资料间的相对水平。因此在研究报告中，建议同时给出粗率和标化率。

（2）计算标化率时，选用的“标准”不同，所得的标化率也不同。因此，在对标化率进行比较时，应注意采用的标准是否相同，若标准不同，标化率之间不具有比较的基础。

（3）对比组内部各层率出现交叉，即对比组内部各层率的趋势不一致时，不宜采用标化法。

（4）标化率仍是样本标化率，对得到的标化率进行比较，仍需要进行假设检验才能最终下结论（假设检验内容见第 7 章）。

2.4　统计表与统计图制作

在描述性统计分析中，统计表（statistical table）和统计图（statistical graph）是呈现数据基本特征的常用工具，它们使数据的表达更为直观和清晰。统计表和统计图的制作应严格遵循一定的规范和要求，具体采用何种方式呈现取决于研究数据的类型、研究者希望表达的内容以及专业要求等。

2.4.1　统计表

1. 统计表的基本要素　统计表由标题、标目、线条和数字等基本要素构成，如下所示：

表序号. 总标题

	纵标目 1		纵标目 2	
	亚标目 a	亚标目 b	亚标目 a	亚标目 b
横标目 1				
横标目 2				
⋮				
合计				

顶线

底线

注释：XXX

（1）表序号：在分析结果报告中，对有序出现的统计表应按顺序依次编号，独立呈现的统计表可不用序号。

（2）总标题：位于表序号后的正上方，是统计表最重要的组成部分之一，简明扼要地概括表中的基本内容，包括所呈现数据的属性、来源、收集时间和地点等信息，如信息过多可在表下方的注释中说明。

（3）行列标题：也称为横纵标目，呈现数据名称和类型，反映横纵方向内容的属性，通常安排在统计表的第一行和第一列。

（4）线条：标准统计表仅使用横线，不使用竖线或斜线，一般只保留顶线、底线和纵标目下的横线，简称“三线表”，或根据具体情况进行相应调整，取决于具体内容和形式（如上表所示）。

（5）数字：全部数据应在横纵标目处标明统一计量单位，采用阿拉伯数字表示。同一属性的数据保留相同的小数位数。若数据不存在或不需要，用“—”表示；缺省用“…”表示。

（6）注释：统计表若有需要进一步解释的部分，一般用特殊符号标记并对应写在表的底线下方。

2. 统计表的类型　统计表分为简单表和复合表两大类。

（1）简单表：简单表（simple table）的表中内容只按单一特征或标志分组，即表中只含有一组横标目或一组纵标目分组，如前述的表 2.2~表 2.4 频数分布表均属这类表。现以表 2.12 进一步显示其特征。

表 2.12　某地成年男性教育水平的频数分布表

教育水平	频数	频率（%）	累积频率（%）
高中或中专及以上	158	20.4	20.4
初中	378	48.8	69.2
小学	206	26.6	95.8
不识字或识字很少	33	4.2	100.0
合计	775	100.0	—

表 2.12 横标目分组为教育水平，纵标目为发生频数、频率及累积频率。

（2）复合表：复合表（combinative table）由两组或两组以上横标目和纵标目结合而成，以表达它们之间的关系。分类资料和计量资料的统计表内容和形式一般也略有差别。分类资料的统计表包含不同组的频数和频率；而计量资料的统计表包含不同组的频数、均数及标准差（或中位数及四分位间距）等反映集中趋势和离散程度的统计指标，如表 2.13 和表 2.14 所示。

表 2.13　某地成年男性教育水平和职业的频数分布

教育水平	职业			合计
	牧民	农民	工人	
高中或中专及以上	29	66	63	158
初中	145	227	6	378
小学	109	96	1	206
不识字或识字很少	15	18	0	33
合计	298	407	70	775

表 2.14 某地成年男性不同教育水平的血压（mmHg）分布

教育水平	频数	收缩压		舒张压	
		$\bar{x}_1$	s_1	$\bar{x}_2$	s_2
高中或中专及以上	158	134.1	19.47	85.7	11.99
初中	378	136.4	22.25	86.2	13.37
小学	206	139.5	19.44	87.2	12.22
不识字或识字很少	33	150.8	28.36	89.7	20.03
合计	775	137.4	21.52	86.5	13.16

注：表中 $\bar{x}$，s 分别表示血压值的均数和标准差。

2.4.2 统计图

统计图是根据统计数字，利用点、线、面、体等特性绘制几何图形展现数据特征的表现形式。我们在此仅介绍常用图形，包括描述分类资料和计量资料的图形。这些统计图可用多种计算机软件实现。

1. 分类资料的统计图 分类数据的图形描述常用条图（或称柱状图）或饼图，现分述如下：

（1）条图：在例 2.3 中，我们就曾使用条图对高血压的患病人群进行分类描述（图 2.3）。现仍以该例说明条图的构建过程：

1）分组：首先将某地区成年居民的血压根据《中国高血压防治指南（2018 年修订版）》标准分为五组，即正常血压、正常高值血压、1 级高血压、2 级高血压、3 级高血压。

2）对每组构建一个长方形：长方形的高度应正比于该组的频数（如图 2.3 中长方形单位高度对应频数为 100）而宽度不变。

3）保持间隔：相邻长方形之间一般不接触且有相同的空间间隔。

条图按照组别的划分方式又分为单式和复式两种。图 2.3 是单式条图，复式条图如图 2.4 所示。

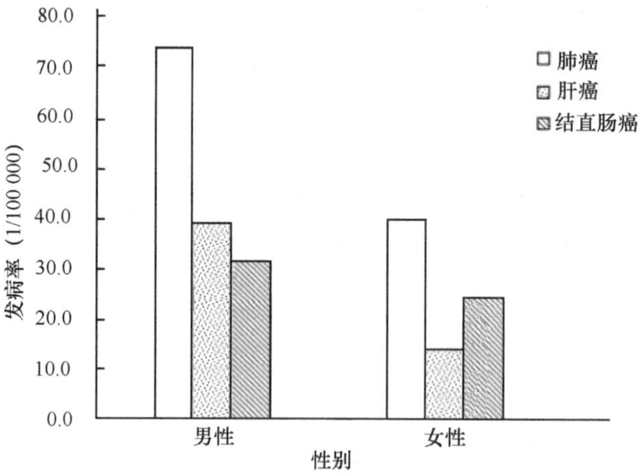

图 2.4 2015 年全国肿瘤登记不同性别间三种恶性肿瘤的发病率

复式条图由两个或多个直条组成，在单式条图基础上增加分组因素，如图 2.4 就增加了性别因素。直观上容易看出，男性三种癌症的发病率均高于女性。在复式条图中，要保证每组排列次序前后一致。

（2）百分条图和饼图：百分条图和饼图是用来表示事物各组成部分的构成情况。

百分条图（percentage bar chart）是以直条的总长度作为 100%，直条中各段长度表示事物的构成比例，并用不同颜色显示。图 2.5 显示的是某外科手术患者安全调查中不同性别患者的年龄构成情况。

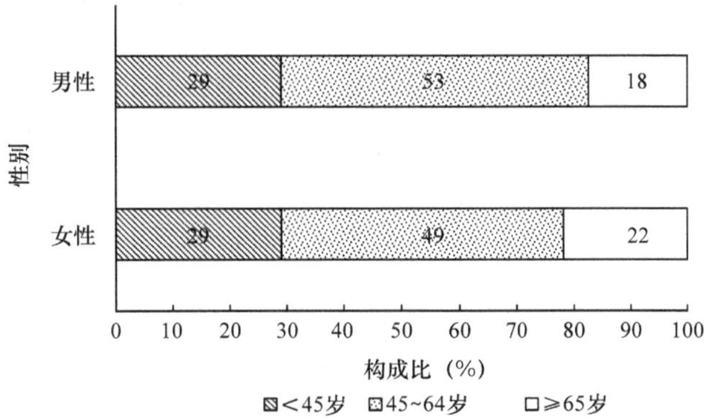

图 2.5　某外科手术患者安全调查中不同性别患者的年龄构成

饼图（pie chart）是以一个整圆（饼）作为 100%，将其分成几份，每份代表一个类，其大小与该类相对频率成正比，如图 2.6 是和图 2.5 的同一组数据用饼图表达的结果。

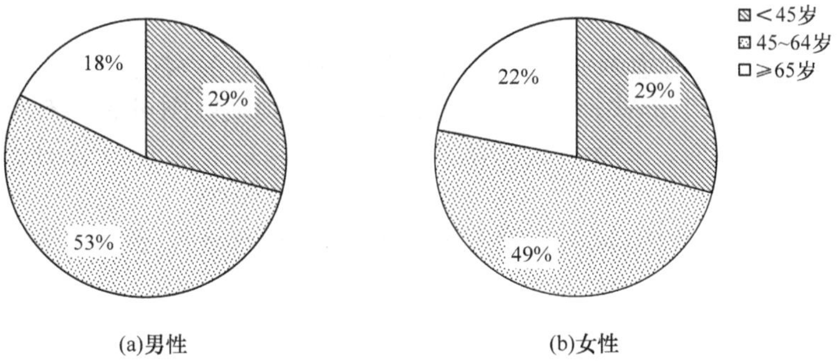

图 2.6　某外科手术患者安全调查中不同性别患者的年龄构成

2. 计量资料的统计图　计量资料的图形描述常用直方图、茎叶图、盒式图、散点图和线图，现分述如下：

（1）直方图（histogram）：适用于描述连续变量的频数（或频率）分布，其绘制基于频数分布表，即将感兴趣变量的取值范围分成若干组区间，然后以这些区间构成水平轴刻度，确定每一组区间中观测值的频数或相对频率，绘制系列长方形图。图 2.1 和图 2.2 频数分布图就是典型的直方图。

需要强调的是，应该用长方形面积而不是长方形的高度来表示区组的频数或频率。当组距不等时这一点尤为重要。

直方图有两个问题：①当样本数据少时不适合构建直方图；②在某些区间上可能没有样本点。如若用表 2.7 中食物中毒潜伏期的数据作直方图，则效果就不会很好，此时可使用茎叶图来克服这种局限。

（2）茎叶图（stem-and-leaf plots）：结合表 2.7 食物中毒患者的潜伏期数据，茎叶图的构建过程如下：

1）把每一个观测值分成茎（树干）及叶两部分：数字的最后一位为“叶”，而其他数字组成“茎”，如图 2.7 中观测值 15，这里的“叶”是 5，“茎”是 1。

频数	茎	叶
2	0	44
34	0	5556666667777778888888888889999999
18	1	000011122233334444
14	1	55666777788899
10	2	0011223344
2	2	56
2	3	13
2	4	17

茎宽：10

图 2.7　84 名食物中毒患者潜伏期（小时）茎叶图

2）将“茎”按顺序排在一列，从最小的“茎”开始到最大的“茎”结束，如本例中“茎”从最小数字 0 开始到最大数字 4 结束。

3）每一个测量值的“叶”放在相应“茎”的行上，有相同“茎”的观测值的“叶”在水平方向上按升序排列，如图 2.7 中，第二行观测值有相同的“茎”（0），“叶”是按 5～9 的数字依次排列的。

4）在“茎”列数的右边画一竖线，把“叶”写在竖线的右边。

5）茎宽一般为 10^m 形式，m 表示乘数因子，使得茎叶图可表示有小数点的数据；当乘数因子（m）出现时，实际数为“茎.叶”$\times 10^m$；当乘数因子 m=0 时，呈现的数字为实际值。

在软件绘制的茎叶图中，同时在最左端给出了频数分布列，表示“茎”所包含的“叶”的个数。

茎叶图的形状与功能和直方图非常相似，都可以对计量资料进行描述。但两者的使用范围不同，直方图对大数据集的概括和整理非常有效，但缺少细节；而茎叶图则完整地保留了原始资料的信息，显然只有在描述小数据集时才更具有优势。将茎叶图中的“茎”和“叶”按逆时针方向旋转 90°，就可得到近似的直方图。

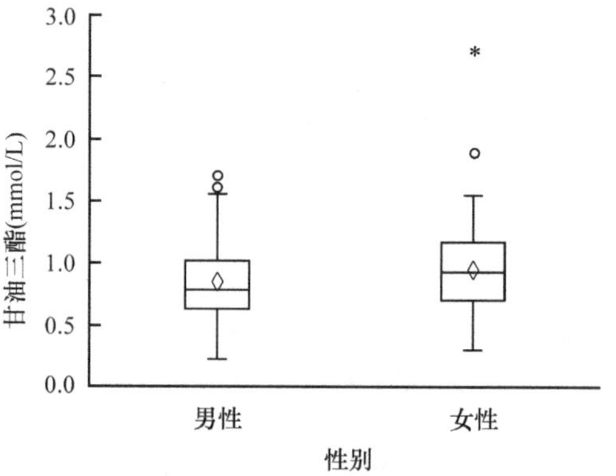

图 2.8　140 名 10 岁男童和 140 名 10 岁女童甘油三酯的盒式图

（3）盒式图：盒式图（boxplots）也称箱式图，和直方图一样都用于考察计量资料的分布情况。直方图是对一个连续变量的分布进行详细考察，而盒式图则是利用均数、中位数、上下四分位数去描述分布，因此它更注重展现统计上的重要信息，故盒式图更适用于进行多组计量资料分布的比较。

图 2.8 给出了某调查中 140 名 10 岁男童和 140 名 10 岁女童甘油三酯的盒式图。

如图 2.8 显示，盒式图是将观测数据从小到大排列后，呈现 6 个基本统计量：均数、最小值、$X_{25\%}$、中位数、$X_{75\%}$，以及最大值，并在长方形盒的两端外标出异常值点。盒式图主要由盒子及上下细线两部分组成，盒子的上、下底的距离代表该数据集的四分位间距，盒中的横线代表中位数，一般用符号“◇”表示算术平均数，盒子上下两端的细线分别代表除去异常值后的最大值和最小值。异常值一般用 2 种符号表示：“○”和“*”。符号“○”表示与上下四分位数超过 1.5 倍四分位间距；符号“*”表示与上下四分位数距离超过 3.0 倍四分位间距。

本例可以看出女童甘油三酯平均数略高于男童，且变异程度也略大于男童。男女童数据中各有 2 个异常值，分析时应当引起注意。

盒式图通过比较不同组间中位数与算术均数的关系，考察计量资料的分布形状。如果分布是对称的，则上下四分位数离中位数的距离应近似相等，且中位数和均数近似重合；如果上四分位数比下四分位数离中位数的距离远，则分布为正偏态；反之，分布为负偏态。

通过图 2.8 我们可以看出女童甘油三酯水平分布近似对称，男童甘油三酯水平分布略呈现正偏态。

（4）散点图：散点图（scatterplots）通过呈现数据点在直角坐标系中的分布情况来描述两个（或多个）变量之间的关系。特别当计量资料的观测值不是一一对应，无法采用线图绘制时，使用散点图却非常奏效。

以二维散点图为例，以一个变量的值为横坐标，另一个变量的值为纵坐标，在平面直角坐标系中画出每一对观测值的位置。散点图表示变量间变化的大致趋势。散点图的横纵坐标起点可视资料情况而定。

图 2.9 展现了某流行病学现场调查中 229 名成年男性的收缩压与舒张压变化的关系。

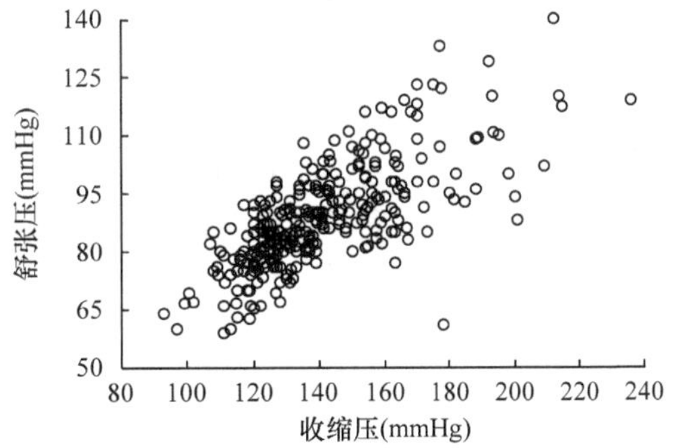

图 2.9　229 名成年男性收缩压和舒张压关系的散点图

（5）线图：线图（line graph）是用线段的升降来表示因变量随自变量的变化趋势，它的适用范围较广，既可以用于表达时间序列数据的走势，也可以用于描述两个计量资料之间的关系。

线图以自变量为横坐标，沿水平方向均匀分布；以因变量为纵坐标，沿垂直方向均匀分布。在平面直角坐标系中根据每个观察点的横纵坐标值确定观察点，并要求自变量与因变量的观测值必须一一对应，否则无法连接线图。根据连接观察点的线段形状发现其可分为折线图和曲线图。当需要进行多组数据比较时，可以在同一坐标系中绘制多个线图直观比较，如图 2.10 的线图描述了 2011~2015 年全国肿瘤登记男性三种恶性肿瘤发病率随时间变化的情况。

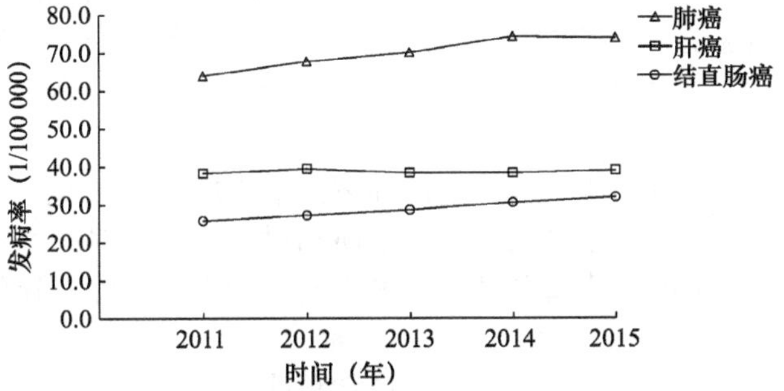

图 2.10　2011~2015 年全国肿瘤登记男性三种恶性肿瘤发病率线图

线图绘制方法：

1）画出横轴与纵轴：横轴表示变量组段，如年龄、时间、浓度等；纵轴必须等距，表示感兴趣变量的数值，如率、频数或均数等。线图横纵坐标的起点可不必从 0 开始。

2）同一图内不应有太多的折线，如有几条线作对比，则需要用不同的线型（或颜色）表示，并用图例说明。

3）为增强统计图示的功能，有时不仅绘出均数，还给出对应的置信区间，关于置信区间的概念将在第 6 章进行介绍，这种呈现方式更多地出现在科研论文中。

4）半对数线图（semi-logarithmic line graph）是线图的一种特例，适用于因变量呈正偏态分布的计量资料以减小数据的离散程度，也用于比较两个及以上变量的相对变化速度。当指标的不同类别间数量级相差较大时，普通线图往往难于表达，这时可用半对数图表示。

半对数线图以时间为横坐标，以对数变换后的因变量为纵坐标。与普通线图描述变量间变化趋势所不同的是，半对数线图主要用于反映因变量的变化速度，因此可以用于比较不同组间变量的变化速度。图 2.11 表示了某研究对三组艾滋病患者经不同药物组合治疗后的病毒载量的对数随时间变化的情况，结果显示各种药物组合对病毒载量的抑制趋势大体相同。

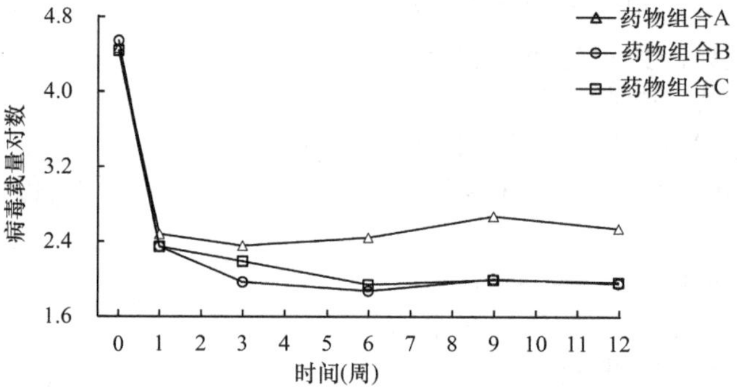

图 2.11　不同药物组合治疗后病毒载量的对数随时间的变化情况

2.5　小　　结

本章介绍了对计量资料和分类资料进行统计描述的频数图、表法，它们可以快速直观地揭示数据的分布类型，为统计分析方法的选择奠定了基础。

对于计量资料可对其集中趋势和离散程度进行定量描述，所采用的指标称为描述性指标。对于集中趋势，可以选择算数均数、几何均数、中位数；而离散程度的指标包括极差、四分位间距/百分位数、方差/标准差，以及变异系数。本章讨论了它们的适用场合，并强调应根据分布类型选择合适的集中和离散的指标组合，这样才能客观地描述计量资料的分布特征。

对于分类资料一般采用相对数进行统计描述。常用的相对数包括率和比，使用时要注意二者的区别，并保证具有足够的观察数量以使相对数稳定。对两组或多组率进行比较时通常先标准化后再进行比较，其基本思想是采用统一标准，消除对比组间因内部构成不同所造成的影响。

本章还简要介绍了统计表和统计图的制作和功能，并引进几个常用的图，如用于计量资料的直方图、茎叶图、盒式图、散点图和线图，以及用于分类资料的条图、百分条图和饼图。

如何基于本章中对样本的描述方法进行后续的统计推断?我们还需要了解概率和随机变量的基础知识，这些将在第 3~5 章中进行介绍。这些基础知识和本章内容可以为统计推断奠定“物质”基础。

案 例 讨 论

案例 1　为评价肥胖与血脂的关系，某医师收集了 100 名 30 ~ 40 岁成年男性体重指数（BMI）和甘油三酯数据，分别绘制了频数分布图，见图 2.12。

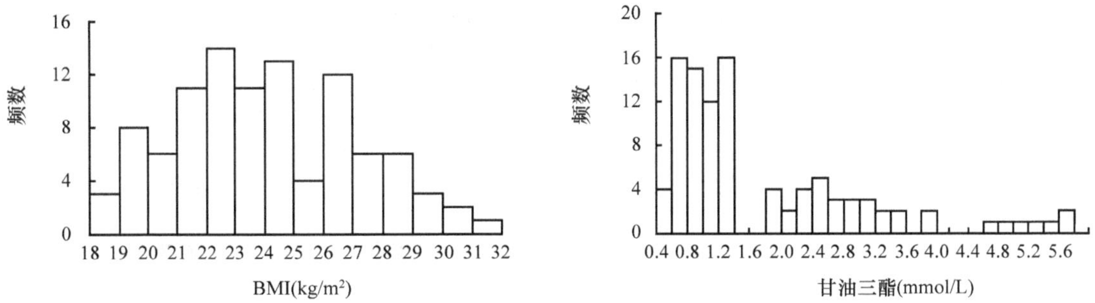

图 2.12　成年男性 BMI 和甘油三酯的频数分布直方图

请结合实践思考并回答以下问题：

（1）采用直方图描述上述两个指标的分布适合吗?为什么?是否可以采用其他图形?如果需要评价肥胖与血脂的关系，是否还需增加其他的图形进行描述?图形描述在统计分析中的角色和意义是什么?

（2）这里图形纵轴的单位是频数，是否可采用频率代替?两者的关系如何?试讨论它们的特点及适用场合。

（3）可以使用哪些统计量描述 BMI 和甘油三酯数据的分布特征?哪种统计量更适合?依据是什么?

（4）对于资料的描述可采用图、表形式和采用统计量形式，各自的特点是什么?二者联合应用的优势是什么?

（5）在概括数据的分布特征过程中，反映集中趋势与离散程度的指标是什么角色?对一组数据进行描述是否一定要联合使用这些指标?是否联合使用取决于什么?请举例说明。

案例 2　在一项多中心外科手术患者安全调查中，研究团队收集了 200 名术后发生肺部感染的患者资料，其性别、年龄分布见表 2.15。根据这些资料，某医生认为无论男性还是女性，55~64 岁患者术后发生肺部感染的风险最高，且在这一年龄段女性的风险高于男性，因此术后需要高度关注 55~64 岁的女性患者。对于这样的结论，请回答并评价以下问题：

表 2.15　200 名术后肺部感染患者的性别和年龄分布情况

年龄（岁）	男性		女性	
	感染人数	构成比（%）	感染人数	构成比（%）
14 ~ 29	21	19.1	11	12.2
30 ~ 54	29	26.4	15	16.7
55 ~ 64	35	31.8	39	43.3
65 ~	25	22.7	25	27.8
合计	110	100.0	90	100.0

（1）你认为上述结论是否正确?如有异议，如何根据现有的数据进行增加或调整表格内容得出正确结论?

（2）如何理解“55~64 岁年龄段患者术后发生肺部感染的风险最高”?构成比和率在解读、计算和应用上有哪些区别?应注意的事项是什么?请围绕此例展开讨论。

（3）如何进一步比较男、女性患者术后发生肺部感染风险的差异?

（4）如果将表 2.15 中的结果用统计图表达，你认为哪种图形最适合?请给出相应的图形。

思考与练习

一、最佳选择题

1. 均数和标准差适用于描述________资料的特征。

A. 正态分布和近似正态分布　　B. 任意分布
C. 正偏态分布　　D. 负偏态分布

2. 如果某样本观测值的标准差为 0，则________。

A. 样本例数为 0　　B. 样本的变异程度为 0
C. 样本的均数为 0　　D. 样本的中位数为 0

3. 测得 300 名正常成年女子的血红蛋白（mg/dL），假设该资料服从正态分布，为进行统计描述，下列说法不正确的是________。

A. 可用频数分布表计算均数和标准差　　B. 可用直接法计算均数和标准差
C. 可用条图表示频率分布　　D. 可用直方图表示频率分布

4. 对某资料进行分析，其算数均数大于中位数，则该资料很可能为________。

A. 正态分布　　B. 正偏态分布
C. 负偏态分布　　D. 对称分布

5. 在评价一组计量资料的平均水平时，几何均数常用于服从________的资料描述。

A. 正态分布　　B. 负偏态分布
C. 对数正态分布　　D. 任意分布均可

6. 在描述集中趋势的指标中，与算术均数相比，________不是中位数的优势。

A. 对数据信息利用更为充分　　B. 对极端值不敏感
C. 适用于末端分布不明确的数据　　D. 适用于未知分布的资料

7. 对一组偏态分布的资料，下列指标可能更适合描述其变异程度的是________。

A. 极差　　B. 标准差
C. 变异系数　　D. 四分位数间距

8. 某医生治疗了 9 例肝硬化患者，其治疗后存活天数分别为：128，215，79，243，784，65，49，162，215。则反映本组资料平均水平的取值应为______天。

A. 284　　B. 162　　C. 160.2　　D. 215

9. 某研究者根据某种副溶血性弧菌食物中毒患者 164 例的潜伏期资料，求其 95%分位数为 66.3 小时，其含义是________。

A. 大约有 95 人的潜伏期小于 66.3 小时　　B. 大约有 69 人的潜伏期大于 66.3 小时
C. 大约有 5 人的潜伏期小于 66.3 小时　　D. 大约有 8 人的潜伏期大于 66.3 小时

10. 变异系数是反映变异程度大小的指标，属于________。

A. 率　　B. 相对比　　C. 构成比　　D. 集中趋势指标

11. 对于相对数指标，下列说法正确的是________。

A. 计算相对比时必须保证分子、分母是同类指标
B. 构成比反映某事物现象发生的强度
C. 标化率已不能反映某现象发生的实际水平
D. 率反映某事物现象内部各组成部分的比重

12. 乙肝疫苗接种后血清检查阳转率的分母应为________。

A. 乙肝患者人数　　B. 乙肝易感人数

C. 获得乙肝终身免疫人数　　D. 乙肝疫苗接种人数

13. 关于构成比和率，以下说法正确的是________。
  A. 同一事物内部各组成部分的构成比之和一定为 100%
  B. 某一组成部分的率发生变化时，其他部分的率也必然会发生变化
  C. 可以用构成比代替率反映某种疾病的发生强度
  D. 同一事物内部各组成部分的发生率之和一定为 100%

14. 率的标准化目的是________。
  A. 对实际率的估计更准确　　B. 减少误差，增加估计精度
  C. 消除构成差异，进行比较　　D. 以上都不是

15. 关于率的标准化，错误的是________。
  A. 用直接法进行率的标准化，必须有标准组的内部构成和原对比组各层的发生率
  B. 率的标准化目的是消除对比组间内部构成不同的影响
  C. 可以采用不同的标准组进行率的标准化
  D. 采取不同的标准组进行率的标准化将获得相同的标化率

16. 甲市肺癌发病率高于乙市，经年龄标化后，乙市的肺癌发病率反而高于甲市，则可推测________。
  A. 甲市人口结构更年轻　　B. 乙市人口结构更年轻
  C. 两市人口构成相同　　D. 生活在乙市更容易得肺癌

17. 关于统计图的说法不正确的是________。
  A. 直方图一定是用等宽直方的高低表示统计指标数量的大小
  B. 条图纵轴的刻度必须从“0”开始，中间不宜间断
  C. 一般而言，线图应按照实际数字绘制成折线，不能随意改为光滑曲线
  D. 散点图可用于描述观测值不是一一对应的两个计量资料之间的关系

18. 描述某市 2000 ~ 2010 年乙型肝炎发病率的变化趋势，可绘制________。
  A. 直方图　　B. 散点图　　C. 饼图　　D. 半对数线图

二、计算分析题

1. 在 2000 年某省开展的一项少年儿童健康状况的调查中，研究者对一所小学的学龄儿童进行了体格检查，表 2.16 给出了 120 例 6 ~7 岁健康男童胸围测量数据。

表 2.16　120 例 6~7 岁健康男童胸围（cm）

51.6	54.1	51.3	56.6	51.2	53.6	56.0	58.3
54.0	56.9	55.5	57.7	56.0	57.4	55.2	53.6
57.7	55.5	57.4	53.5	56.3	54.0	57.5	55.4
58.3	55.4	55.9	53.3	54.1	55.9	57.2	56.1
53.8	57.7	56.0	58.6	57.6	56.0	58.1	49.1
51.3	53.8	50.5	53.8	56.8	56.0	54.5	51.7
57.3	54.8	58.1	56.5	51.3	50.2	55.5	53.6
52.1	55.3	58.3	53.5	53.1	56.8	54.5	56.1
54.8	54.7	56.2	53.7	52.4	58.1	56.6	56.7
53.4	57.1	54.4	53.7	54.1	59.0	56.2	55.7
53.1	55.9	56.6	56.4	50.4	53.3	56.7	50.8
51.4	54.6	56.1	58.0	54.2	53.8	55.3	55.9
56.1	61.8	56.7	52.7	52.4	51.4	53.5	56.6
59.3	56.8	58.1	59.0	53.1	54.2	54.0	54.7
59.8	53.9	52.6	54.6	52.7	56.4	55.5	54.4

据此回答以下问题（需要时给出计算过程）。

（1）你可以从哪些角度和使用何种方法来描述上述数据的分布特征?如果考虑选用描述统计量，请用你认为最适合的统计量给出描述分析的结果，并陈述理由。

（2）如果将胸围数据的单位由现在的 cm 转为 m，数据分布将如何变化，各描述指标会如何改变?

（3）如果进一步提供给你这 120 例男童的身高和体重测量数据，如何比较这三个指标的变异程度。

（4）上述数据对该省同年龄段健康学龄儿童的胸围情况代表性如何?试给出你的理由。

（5）对于上述数据可由统计软件直接计算得到精确的统计量值，请思考采用频数表法相对直接计算得到结果对本例分析具有哪些提示作用。

2. 某医师对 62 名儿童接种麻疹疫苗，1 个月后测量其血凝抑制抗体滴度，结果见表 2.17。试对该资料进行描述性分析。

表 2.17　62 名接种麻疹疫苗儿童的抗体滴度

抗体滴度	1∶4	1∶8	1∶16	1∶32	1∶64	1∶128	1∶256
例数	5	8	14	17	11	5	2

3. 根据地方统计年鉴，2018 年某地各年龄组人口数、死亡数及全部恶性肿瘤死亡数资料见表 2.18。

表 2.18　某地 2018 年各年龄组人口的死亡人数及恶性肿瘤死亡人数

年龄组（岁）	人口数	死亡人数	恶性肿瘤死亡人数
0～	82 920	138	4
20～	46 639	63	12
40～	28 161	172	52
60～	9370	342	42
合计	167 090	715	110

分析并回答以下问题：

（1）人口构成上哪一个年龄组的比例最高?恶性肿瘤死亡者中哪个年龄组的比例最高?分别给出各自的构成比。

（2）哪一个年龄组的死亡率最高?恶性肿瘤死亡率在哪一个年龄组最高?

（3）通过本例对构成比和死亡率的计算，说明它们在使用上的区别。

（4）如果进一步提供给你另一地区的年龄别人口和恶性肿瘤死亡数据，你认为应怎样比较两地的肿瘤死亡率?为什么?

4. 表 2.19 给出了某市 2000~2008 年流行性感冒与支气管炎发病率的变化情况，分别绘制普通线图和半对数线图，并评价两种图形描述该数据的效果差异和适用性。

表 2.19　某市 2000~2008 年流行性感冒与支气管炎的发病率

年份	流行性感冒（‰）	支气管炎（‰）	年份	流行性感冒（‰）	支气管炎（‰）
2000	126.27	6.63	2005	73.20	4.32
2001	92.19	6.37	2006	51.40	3.04
2002	107.59	5.90	2007	42.39	2.42
2003	101.93	5.69	2008	33.92	2.27
2004	92.60	5.49			

第 3 章　随机事件与概率

学习目标： 了解随机事件及概率论的基础知识。

前两章我们已经对总体和样本的概念，以及反映数据特征的描述方法做了介绍。样本仅是总体中的一部分，统计研究的目的不在于样本，而在于通过样本信息去推断总体的特征。然而，由于构成总体的元素具有不确定性，故基于样本数据作出的推断也是不确定的。一个样本很少能够给出它所来自的总体一个完美精确的叙述。因此关于推断不确定的程度在统计中就扮演着重要角色。概率论正是解决这一类问题的数学学科，它研究的是随机事件的数量规律性。一旦能度量所含的不确定性，则获得的知识尽管种类不同但相对是确定的。即

不确定的知识 + 所含不确定性度量的知识 = 可用的知识

本章我们将介绍概率论的一些基础知识，并给出一些在统计研究中常用的概率性质。

3.1　随机事件和样本空间

在自然界中，我们经常会遇到两类现象：一类是在一定条件下必然发生的现象。例如，向高空投掷的重物必然会落地，标准大气压下 100℃的水必然会沸腾等，我们称这类现象为确定性现象（deterministic phenomenon）；另一类现象是在同一条件下具有不确定结果的现象。例如，投掷一枚硬币，结果可能是正面朝上，也可能是反面朝上；某急救中心一小时内接到求助电话的次数等。将这些在相同条件下进行试验或观察，每次结果不尽相同的现象称为随机现象（random phenomenon）。尽管随机现象中出现何种结果不能事先确知，但全部可能出现的结果是事先已知的，如投掷一枚硬币只会有正面或反面两种结果，一小时电话呼叫次数必定是某个非负整数。

对随机现象获得一个观测或进行一次测量的过程称为随机试验，简称试验，用 E 表示。以 ω 表示试验 E 的一个可能的结果，则称 ω 为 E 的一个基本事件（elementary event），基本事件是指不能再分解为更简单结果的事件。所有基本事件的集合 $\Omega=\{\omega\}$ 就构成 E 的样本空间（sample space）。在样本空间中，定义在一定条件下可能发生也可能不发生的事件为随机事件（random event），简称为事件；在一定条件下必然发生的事件称为必然事件（certain event），用符号 Ω 表示；在一定条件下肯定不发生的事件称为不可能事件（impossible event），用符号 $\varnothing$ 表示。不可能事件与必然事件通常看成特殊的随机事件。

实践中，确定样本空间中的基本事件是重要的。我们用以下几个例子来说明。

表 3.1　基本事件和样本空间举例

试验 1：	E—投掷一枚硬币观测正面朝上的情况
基本事件	ω_1：H；ω_2：T（H 表示正面朝上，T 表示反面朝上）

续表

样本空间	$\Omega_1=\{\omega_1,\ \omega_2\}$
试验 2：	E—投掷两枚硬币观测正面朝上的情况
基本事件	ω_1：HH；ω_2：HT；ω_3：TH；ω_4：TT（H 表示正面朝上，T 表示反面朝上）
样本空间	$\Omega_2=\{\omega_1,\ \omega_2,\ \omega_3,\ \omega_4\}$
试验 3：	E—某急救中心一小时内接到求助电话的次数
基本事件	ω_0：0 次；ω_1：1 次；ω_2：2 次；…
样本空间	$\Omega_3=\{\omega_0,\ \omega_1,\ \omega_2,\ \cdots\}$
试验 4：	E—观察 2020 年北京市高校入学新生的身高（cm）
基本事件	ω_h：身高为 h
样本空间	$\Omega_4=\{\omega_h;\ 0<h<+\infty\}$

表 3.1 中所示，由于样本空间Ω为所有基本事件的集合，每个基本事件都可视为集合中的一个元素，这样如果集合Ω中的元素的个数是有限的，或元素的个数与自然数一一对应，则称该集合是可数的（countable），如上述的Ω_1，Ω_2，Ω_3都是可数集合；而Ω_4是不可数的（因为身高的取值是实数），事实上，Ω_4中很多点是取不到的，身高的取值只能在一个有限的范围之内。

表 3.1 给出了随机试验基本事件和样本空间的关系表达，我们可以看到随机试验必须满足以下三个条件：

（1）试验可以在相同的条件下重复进行。

（2）每次试验可能出现的结果不止一个，且全部可能出现的结果事先已知。

（3）进行一次试验前不能事先确定具体会出现哪一种结果。

基本事件只是事件中的一种，由若干个基本事件组成的事件称复合事件（composite event），简称事件，它是Ω的一个子集。例如，在表 3.1 的试验 2 中，如果我们感兴趣的事件是“接到的求助电话不超过 3 次”，那么，令事件 A 是由 4 个基本事件（ω_0：0 次，ω_1：1 次，ω_2：2 次，ω_3：3 次）组成的事件，则 $A=\{\omega_0,\ \omega_1,\ \omega_2,\ \omega_3\}$就是一个复合事件，$A$ 是Ω的一个子集。A 发生等价于构成 A 的基本事件必有一个发生。

3.2　事件的运算

随机事件的描述和运算是概率计算的基础。

由于事件间的关系与集合间的关系一致，这样，运用集合论的知识可以解释事件间的运算。下面以两个事件的关系为例，简要介绍事件的几种基本运算，并采用维恩图（Venn diagram）来表达这种关系。

1. 包含关系　对任意两事件 A 和 B，如果事件 B 发生，则事件 A 必发生，则称事件 A 包含事件 B，记作 $A\supseteq B$，或 $B\subseteq A$。其中，符号“$\supseteq$”和“$\subseteq$”分别表示包含和被包含。其维恩图见图 3.1。

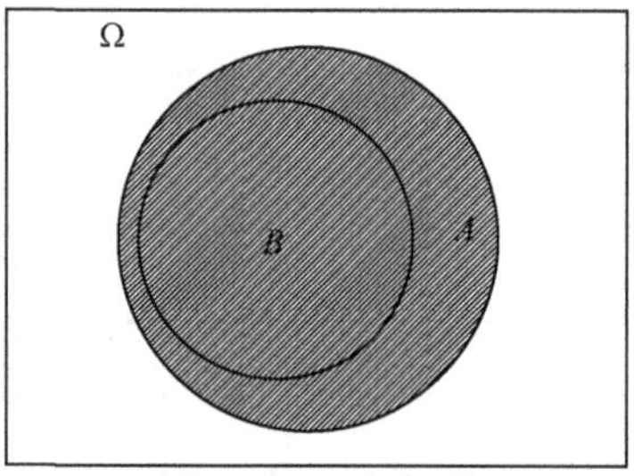

图 3.1　事件的包含关系

2. 相等关系　如果事件 A 和事件 B 满足以下关系

$$B\supseteq A\ \text{且}\ A\supseteq B$$

则称 A 和 B 相等，记作 $A=B$。

3. 事件的和　在一次试验中，对任意两事件 A 和 B，“A 和 B 中至少有一个发生”也是一个事件，称此事件为 A 和 B 的和或并，记为 $A\cup B$，也可表示为 $A+B$。这样，事件 $A\cup B$ 是由 A 和 B 所包含的一切基本事件构成的，包括仅 A 发生、仅 B 发生，以及 A 和 B 同时发生的事件，其维恩图见图 3.2。

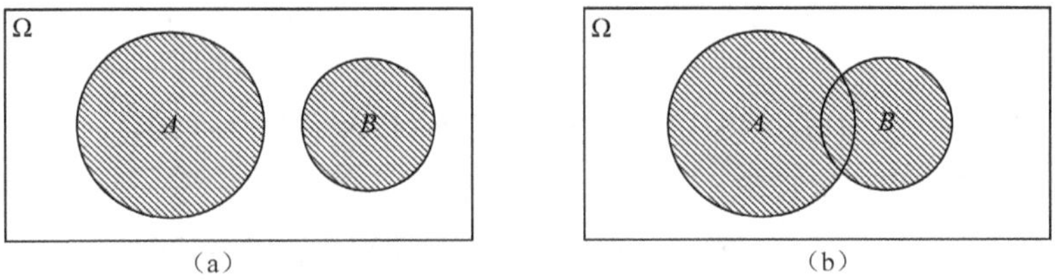

图 3.2　事件 A 和 B 的和

显然，$(A\cup B)\supseteq A$，$(A\cup B)\supseteq B$。两事件的和可以推广到多个事件的情形。

4. 事件的交　在一次试验中，对任意两事件 A 和 B，“A 和 B 同时发生”也是一个事件，称此事件为 A 和 B 的交，记为 $A\cap B$，也可表示为 AB，其维恩图见图 3.3。

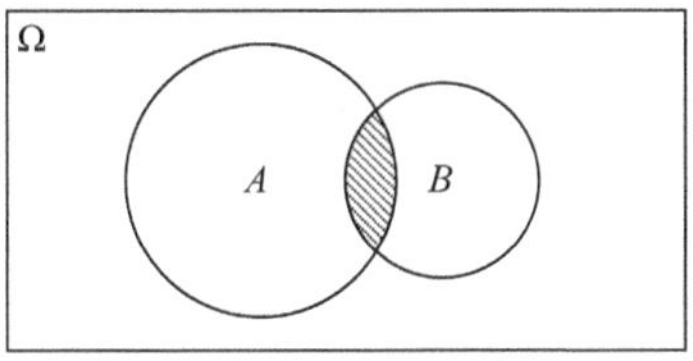

图 3.3　事件 A 和 B 的交

显然，$(A\cap B)\subseteq A$，$(A\cap B)\subseteq B$。两事件的交可以推广到多个事件的情形。

5. 事件的差　在一次试验中，“A 发生且 B 不发生”也是一个事件，此事件称为 A 和 B 的差，记为 $A-B$，其维恩图见图 3.4。

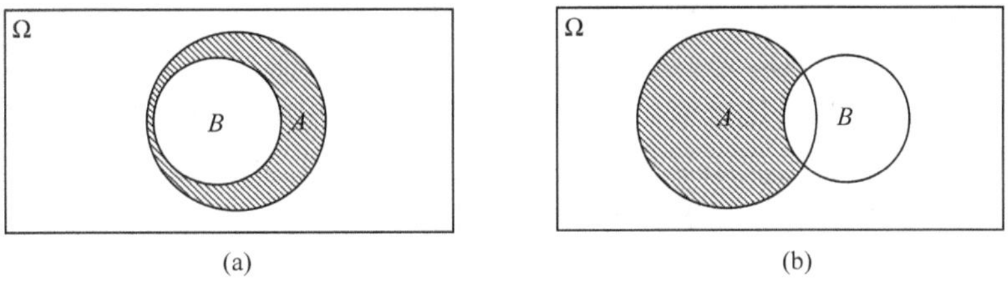

图 3.4　事件 A 和 B 的差

事件 $A-B$ 里的基本事件是只具有事件 A 特征并且不具有事件 B 特征的事件。

6. 互不相容事件　在一次试验中，若“事件 A 与事件 B 不能同时发生”，即 $A\cap B=\varnothing$，则称 A 与 B 为互不相容事件（mutually exclusive events），也称互斥事件，其维恩图如图 3.5。

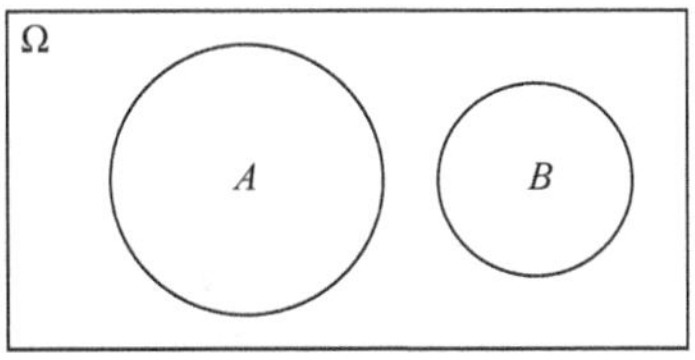

图 3.5　事件 A 和 B 互不相容

互不相容不仅适用于两个事件，还可以推广到多个的情形。从定义可知，任意样本空间 Ω 中所有的基本事件之间均互不相容。

7. 对立事件　对立事件是一种特殊的互不相容事件，若“事件 A 与事件 B 不能同时发生，且它们的和组成样本空间”，即 $A\cap B=\varnothing$ 且 $A\cup B=\Omega$，则称 A 与 B 互为对立事件（complementary events）。

事件 A 的对立事件也被称为事件 A 的逆，记为 $\overline{A}=\Omega-A$，称 A 与 $\overline{A}$ 为互逆事件，对应的维恩图见图 3.6。

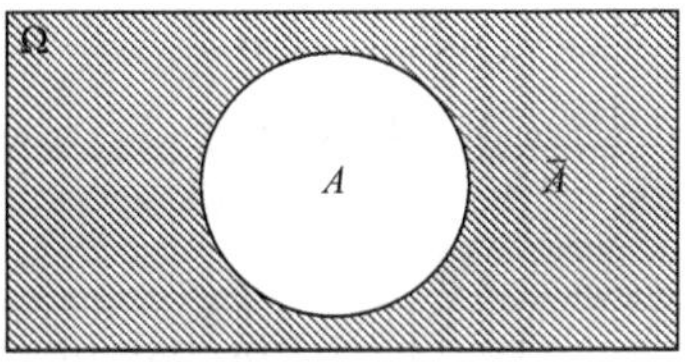

图 3.6　事件 A 与其互逆事件 $\overline{A}$

因此，对立事件与互逆事件等价，即 A 与 B 相互对立时，有 $\overline{A}=B$ 且 $\overline{B}=A$。

事件运算与代数运算类似，也有交换律、结合律与分配律等运算法则。

例 3.1　把成年男性收缩压（SBP，mmHg）的所有可能测量值定义为 Ω，事件 A={SBP；SBP≥140}，事件 B={SBP；120≤SBP≤170}。求：（1）A 和 B 的并；（2）A 和 B 的交；（3）A 和 B 的差；（4）A 和 B 是否互不相容；（5）A 和 B 是否对立。

解　据题意

（1）A 和 B 的并：$A\cup B$={SBP；SBP≥140 或 120≤SBP≤170}，

故 $A\cup B$={SBP；SBP≥120}。

（2）A 和 B 的交：$A\cap B$={SBP；SBP≥140 且 120≤SBP≤170}，

故 $A\cap B$={SBP；140≤SBP≤170}。

（3）A 和 B 的差：$A-B$={SBP；满足 SBP≥140 且不满足 120≤SBP≤170}，

故 $A-B$={SBP；SBP>170}。

（4）由于 $A\cap B$={SBP；140≤SBP≤170}$\neq\varnothing$，故事件 A 和 B 不是互不相容事件。

（5）由于 $\overline{A}$={SBP；SBP<140}$\neq B$，故事件 A 和 B 不是对立事件。

3.3　概率的定义

随机事件的发生具有不确定性，看似毫无规律，其实不然。当我们在同一条件下进行大量重复试验时，就会呈现一定的规律性，并且随着重复次数的增加，这种规律会更加明显。本节通过频率引入事件发生的概率，即概率的“统计定义”。先看以下例子。

例 3.2　投掷一枚质地均匀的硬币，由于硬币出手时的速度和角度、落地点的弹性和光滑程度、气流的运动等偶然因素的影响，我们无法预知单独投掷一次的结果。然而，随着投掷次数的增加，它会呈现出某种规律性。历史上有很多学者做过成千上万次投掷均匀硬币的试验，表 3.2 列出了部分学者的试验结果。

表 3.2　投掷硬币的试验结果

研究者	投掷次数（n）	正面的次数（m）	正面的频率（m/n）
A. De Morgan	4092	2048	0.5005
G.-L. Lecterc	4040	2048	0.5069
W. Feller	10 000	4979	0.4979
K. Pearson	24 000	12 012	0.5005

表 3.2 的试验结果显示，尽管出现正面次数的频率并不完全相同，但却在一个固定数值 0.5 附近摆动，呈现出一定的稳定性。

（1）频率（frequency）：设 E 为一随机试验，A 为其中一事件，在同样条件下把 E 重复地做 n 次，以 m 表示事件 A 在这 n 次试验中发生的次数，则称比值 m/n 为事件 A 发生的频率，记为 $F(A)$

$$F(A)=\frac{m}{n} \tag{3.1}$$

（2）概率（probability）：设在同一条件下，重复进行 n 次试验，随机事件 A 发生 m 次，若实验次数 n 无限大时，频率 m/n 将在某一确定值 p 的附近摆动，则称 p 为事件 A 的概率，

记为 $P(A)$

$$P(A)=p\approx\frac{m}{n} \tag{3.2}$$

这种频率的稳定值反映了随机事件 A 在一次试验中发生可能性的大小，并与人们的认识相一致，这就是概率产生的客观背景。因此概率有时也称相对频率方法(relative frequency approach)。

概率是事物固有的属性，不以人的主观意志为转移，在本质上依赖于相同条件下进行重复试验的事实。式(3.2)不仅说明了概率的客观性，而且还指出了求概率值的近似方法。了解这一点非常重要，因为在实践中，频率的概念简单直白，容易掌握，我们常可以根据频率的性质去推想概率的性质，这就是为什么我们在这里首先要引进频率的原因。

除了上述概率的统计性定义外，还有两种常见的概率的定义方法。

概率的描述性定义 随机事件 A 发生的可能性大小的度量称为事件 A 发生的概率，记为 $P(A)$。

概率的公理化定义

若 P 满足以下三个条件：

(1) 非负性：对任意事件 A，有 $P(A)\geqslant 0$。

(2) 规范性：$P(\Omega)=1$。

(3) 可列可加性：对于两两互不相容的事件列 $A_1,A_2,A_3,\dots$，有 $P(\bigcup_{i=1}^{\infty}A_i)=\sum_{i=1}^{\infty}P(A_i)$。

则可称 P 为样本空间上的概率。

3.4 概率的加法公式

以上小节中介绍了随机事件和概率的定义。由于事件运算后仍然是事件，因此我们总是可以通过事件概率的运算来计算它们的概率。

若 A 和 B 是样本空间 Ω 中两个互不相容的事件，则事件和的概率等于两事件概率之和，即

$$P(A+B)=P(A)+P(B) \tag{3.3}$$

式(3.3)称为概率的加法公式。

易知，A 的对立事件 $\overline{A}$ 的概率 $P(\overline{A})=1-P(A)$，加法公式可自然推广到多个事件的情形。

例 3.3 将 12 只大小、体重相近的小鼠放在同一笼中，其中有 4 只白鼠、2 只花斑鼠和 6 只黑鼠。现从中随机取一只，问取到白鼠或花斑鼠的概率是多大?

解 从笼中随机取一只小鼠，共有 12 种可能结果，且每只小鼠被取到的概率均为 1/12。

设事件 A 表示“取到白鼠”，事件 B 表示“取到花斑鼠”。则根据式(3.2)计算，有

$$P(A)=\frac{4}{12}=\frac{1}{3},\quad P(B)=\frac{2}{12}=\frac{1}{6}$$

由于事件 A 和 B 互不相容，故应用式(3.3)，有

$$P(A+B)=P(A)+P(B)=\frac{1}{3}+\frac{1}{6}=\frac{1}{2}$$

故取到白鼠或花斑鼠的概率为 0.5。

式(3.3)要求事件 A 和 B 互不相容。对于任意两个事件 A 和 B，更一般的有

$$P(A+B)=P(A)+P(B)-P(AB) \tag{3.4}$$

式（3.3）是式（3.4）的特例，因为当 A 和 B 互不相容时，有 $P(AB)=0$。

例 3.4　已知某地区成年男性的高血压患病率为 30%，从该地区随机抽取两名成年男性，求至少一人患高血压的概率。

解　设事件 A 表示“第 1 个人患高血压”，事件 B 表示“第 2 个人患高血压”，事件 C 表示“两人中至少 1 人患有高血压”，则 $C=A+B$。由于两名男性患高血压互不影响，故 $P(AB)=P(A)P(B)$（见 3.5 节）。

依据题意有

$$\begin{aligned}P(C)&=P(A+B)=P(A)+P(B)-P(AB)\\&=P(A)+P(B)-P(A)P(B)\\&=0.3+0.3-0.3\times 0.3\\&=0.51\end{aligned}$$

故两名成年男性中至少 1 人患高血压的概率为 0.51。

3.5　概率的乘法公式

第 3.3 节讨论的概率是定义在随机试验的基础上的，没有附加任何特殊的条件，称它们为无条件概率（unconditional probability）。当存在某些可能影响结果的条件时，事件发生的概率可能会改变，我们称此种情况下的概率为条件概率。

1. 条件概率　在已知事件 A 发生的条件下，事件 B 发生的概率称为条件概率（conditional probability），记为 $P(B|A)$，公式为

$$P(B|A)=\frac{P(AB)}{P(A)},\quad P(A)>0 \tag{3.5}$$

即条件概率等于事件 A 和 B 同时发生的概率除以事件 A 发生的概率。

式（3.5）的意义是，事件 B 发生的概率与事件 A 是否发生有关。因此，两事件之间是否有关联可以通过条件概率来研究。

2. 概率乘法公式　将式（3.5）稍加整理，可以得到概率的乘法公式

$$P(AB)=P(A)P(B|A),\quad P(A)>0$$

或

$$P(AB)=P(B)P(A|B),\quad P(B)>0 \tag{3.6}$$

即两事件交的概率等于其中一事件的概率（其概率不等于 0）乘另一事件在已知前一事件发生条件下的条件概率。式（3.6）可以推广到有限多个随机事件的情形。

例 3.5　已知某地区成年男性中高血压患病率为 30%，高血压的知晓率为 52%，若从该地区随机抽取一名成年男性，其为高血压患者且知晓自己患有高血压的概率是多少?

解　设事件 A 表示“成年男性患有高血压”，事件 B 表示“成年男性知晓其是否患有高血压”。依据题意，有：$P(A)=0.30$，成年男性高血压患者中知晓患有高血压的概率 $P(B|A)=0.52$，则从该地区随机抽取一名成年男性，其为高血压患者且知晓患有高血压的概率为 $P(AB)=P(A)P(B|A)=0.30\times 0.52=0.156$。

3. 独立事件　如果事件 B 发生的概率不受事件 A 发生概率的影响，即 $P(B|A)=P(B)$，则称事件 B 对事件 A 独立。由于两事件间的独立总是相互的，故也有 $P(A|B)=P(A)$。

根据式（3.6），若事件 A、B 独立，则有

$$P(AB)=P(A)P(B) \tag{3.7}$$

例 3.6　已知中国人群中男性比例为 53.9%，AB 血型的比例为 7.0%，据此估计中国人群中男性且为 AB 血型者的比例。

解　设事件 A 表示"男性"，事件 B 表示"AB 血型"。依据题意有：$P(A)=0.539$，$P(B)=0.070$。假设血型与性别没有关联，两个事件相互独立，则中国人群中男性且为 AB 血型者的概率为

$$P(AB)=P(A)P(B)=0.539\times 0.070=0.038$$

故中国人群中男性且为 AB 血型者的比例估计为 3.8%。

在医学研究中，可以根据试验条件及生物学知识判断事物之间的独立性。

3.6　全概率公式与 Bayes 公式

实践中，复杂的问题常被适当地分解为若干个简单的问题而逐一解决。同理，在解决复杂的求概率问题时，我们也希望把所涉及的复杂事件分解为若干个互不相容的事件之和，再分别计算这些事件的概率，最后利用加法公式或乘法公式得到最终结果。考虑下面的两个公式。

1. 全概率公式　如果事件组 $A_1, A_2, \cdots, A_n$ 满足以下两个条件：

（1）$A_1, A_2, \cdots, A_n$ 互不相容，且 $P(A_i)>0\ (i=1, 2, \cdots, n)$。

（2）$A_1+A_2+\cdots+A_n=\Omega$。

那么对任一事件 B，都有

$$P(B)=\sum_{i=1}^{n}P(A_i)P(B\mid A_i) \tag{3.8}$$

式（3.8）称为全概率公式（total probability formula），即 B 的概率可以表示为在给定 A_i 发生条件下 B 发生的条件概率的加权平均。

例 3.7　用某生物标志物在某特定人群中筛查肺癌，既往研究已知肺癌患者中有 90% 的人该生物标志物为阳性，但非肺癌患者中也有 3%的人该生物标志物为阳性。该人群中肺癌患者的比例为 0.3%。求在该人群中进行肺癌筛查时，该生物标志物结果为阳性的概率。

解　令事件 B 表示"该生物标志物出现阳性"，事件 A_1 表示"筛查对象为肺癌患者"，事件 A_2 表示"筛查对象为非肺癌患者"。

依题意，$P(A_1)=0.003$，$P(A_2)=1-P(A_1)=0.997$，$P(B\mid A_1)=0.90$，$P(B\mid A_2)=0.03$，

$$\begin{aligned}P(B)&=P(A_1)P(B\mid A_1)+P(A_2)P(B\mid A_2)\\&=0.003\times 0.90+0.997\times 0.03\\&=0.033\end{aligned}$$

故在该人群中进行肺癌筛查时该生物标志物结果为阳性的概率为 3.3%。

2. Bayes 公式　对于 n 个互不相容的事件 $A_1, A_2, \cdots, A_n$，且它们的和为必然事件，则在事件 B 发生的前提下事件 $A_k\,(k=1, 2, \cdots, n)$ 发生的概率为

$$P(A_k\mid B)=\frac{P(A_k)P(B\mid A_k)}{\sum_{i=1}^{n}P(A_i)P(B\mid A_i)}\quad (k=1, 2, \cdots, n),\ P(B)>0 \tag{3.9}$$

Bayes 公式的意义在于，它可以改变条件概率结论的方向，即在知道结果的情况下来推断原因，用式子 $P(A_k\mid B)$ 表示，称为后验概率（posterior probability），而 $P(A_k)$ 表示各种原因出现可能性的大小，一般是过去经验的总结，称为先验概率（prior probability）。

例 3.8 继例 3.7，若某人接受筛查时该生物标志物结果呈现阳性，求此人患有肺癌的概率。

解 依题意，有

$P(A_1)=0.003$， $P(A_2)=1-P(A_1)=0.997$， $P(B\mid A_1)=0.90$， $P(B\mid A_2)=0.03$

根据 Bayes 公式，有

$$P(A_1\mid B)=\frac{P(A_1)P(B\mid A_1)}{P(A_1)P(B\mid A_1)+P(A_2)P(B\mid A_2)}$$
$$=\frac{0.003\times 0.90}{0.003\times 0.90+0.997\times 0.03}=0.083$$

故当生物标志物结果呈现阳性时，此人患有肺癌的概率为 8.3%。

通常人们会认为，既然该生物标志物都呈现阳性，那么患肺癌的可能性一定很大。但仔细分析上式便知，由于筛查人群中肺癌发生率只有 $P(A_1)=0.003$，而另外一大部分不患肺癌的人，生物标志物呈阳性的概率达到 $P(B\mid A_2)=0.03$，使得筛查为阳性的人群中错检的概率较高，生物标志物呈现阳性时真正患肺癌的概率是很低的。

Bayes 公式由英国统计学家 T. Bayes 于 1763 年首先提出，经过多年的发展与完善，Bayes 公式以及由此发展起来的一整套理论与方法，已经形成概率统计中的一个冠以“Bayes”的学派，在自然科学和其他许多领域有着广泛应用。

3.7 小　　结

确定性现象是在一定条件下必然发生的现象，随机现象是在相同条件下每次观察结果具有不确定性的现象。

随机试验是对随机现象进行观察或进行测量的过程，试验中的每一个基本结果称为基本事件，而所有基本事件的集合则构成试验的样本空间。

概率是事件在试验结果中出现可能性大小的度量，是事物固有的属性，在相同条件下可以通过大量重复试验用频率近似估计，这使得概率从直观上更易于理解和计算，但也应同时注意它的使用条件。

可使用概率的加法公式或乘法公式对概率进行相应的计算，但应注意公式的条件。

全概率公式和 Bayes 公式的基本思想是：把一个复合事件分为若干个互不相容的事件之和，分别计算这些事件的概率，并利用概率的加法公式或乘法公式得到最终的概率结果。全概率公式将某事件的概率表示为另一互不相容事件组下条件概率的加权平均；Bayes 公式是在知道结果的前提下推断原因，用先验概率推断后验概率。

在后续两章中，概率的一般原理将被用于某些在生物医学研究中常会遇到的概率模型，其中最重要的有正态分布、二项分布及泊松分布，这些模型将会被广泛用于数据的统计推断。

思考与练习

一、最佳选择题

1. 设 A 、B 表示两个随机事件，下列表示事件 A 、B 都不发生的是________。

A. $A-B$　　B. $A\cap B$　　C. $\overline{A}\cap\overline{B}$　　D. $A\overline{B}\cup\overline{A}B$

2. 下列式子表示事件 A 、B 互斥的是________。

A. $A\cap B=\varnothing$　　B. $A\cup B=\Omega$

C. $A\cap B=\varnothing$ 且 $A\cup B=\Omega$　　D. $A\cup B=\varnothing$

3. 已知 $P(A)=0.3$ ， $P(B)=0.5$ ， $P(A\cup B)=0.6$ ，则 $P(AB)=$________。

A. 0.6　　B. 0.5　　C. 0.3　　D. 0.2

4. 设 A 、B 均为概率非零的事件，且有 $A\subseteq B$ ，则________。

A. $P(A\cup B)=P(A)+P(B)$　　B. $P(AB)=P(A)P(B)$

C. $P(A|B)=\dfrac{P(A)}{P(B)}$　　D. $P(A-B)=P(A)-P(B)$

5. 假设一个社区中现有 40%流感感染者和 60%的非感染者。感染者中表现出症状和无症状的人数相当，而非感染者均无症状。现随机检测一个无症状的社区居民，那么其感染概率是________。

A. 0.16　　B. 0.25　　C. 0.50　　D. 0.60

二、计算分析题

1. 糖尿病是常见的代谢性疾病，其具有一定的家族聚集性。在一项糖尿病家族聚集性临床特点研究中，以某位内分泌科住院的女性 2 型糖尿病患者为先证者，获得了其姐姐、弟弟、儿子和女儿共 4 名亲属糖尿病患病信息。定义以下事件：A_1 表示“姐姐患有糖尿病”；A_2 表示“弟弟患有糖尿病”；A_3 表示“女儿患有糖尿病”；A_4 表示“儿子患有糖尿病”。

请回答下列问题：

（1）$A_1\cup A_2$ 表示什么？

（2）$A_1\cap A_2$ 表示什么？

（3）A_3与A_4 是否是互不相容？

（4）$\overline{A}_1\cap\overline{A}_2$ 与 $A_1\cup A_2$ 的关系是什么？

（5）$A_1\cup A_2\cup A_3\cup A_4$ 表示什么？

2. 已知某地区男性吸烟率为 20%，而吸烟男性中有 0.4%患肺癌。试问：

（1）若该地区 0.1%的男性患肺癌，求不吸烟男性中患肺癌的比例。

（2）若不吸烟男性中有 0.025%患肺癌，求男性肺癌患者中吸烟的比例。

第 4 章　离散型随机变量

学习目标：了解离散型随机变量的概念及其数字特征，掌握一些常用的离散型概率分布，并学会运用它们解决实际问题。

在第 3 章介绍了随机事件及其概率的基础知识，为使用概率解决实际问题，需要首先引入随机变量的概念。本章和第 5 章将分别介绍离散型和连续型随机变量的概念、概率分布及数字特征，并给出一些常用的概率分布，这些将为后续章节统计推断的学习奠定基础。

4.1　随机变量的概念

在第 3 章中我们注意到，如果样本空间中的元素（随机事件）不用数字表达，则描述起来就会很麻烦。例如，在表 3.1 投掷一枚硬币的试验中，我们用符号 H 表示事件“正面朝上”、用符号 T 表示事件“反面朝上”，此时的样本空间是$\Omega=\{H,T\}$。但如果我们感兴趣的是连续投掷 50 次出现“正面朝上”的事件数，显然用符号 H 描述这样的样本空间是比较繁琐的。取而代之的是用 X 表示出现“正面朝上”的次数，则 X 是可能取值为 0, 1, …, 50 的一个变量；同理，观察 10 名患者术后发生并发症的人数，其结果可能是“0 人发生”，“1 人发生”，…，“10 人都发生”的不同事件，如果用 X 表示术后发生并发症的人数，那么 X 则是可能取值为 0, 1, …, 10 的一个变量。上述例子中我们可以看到这样的特点：样本空间中的每一个基本事件都可以唯一地使用变量 X 的某一个数值来对应表示。这样，样本空间中的基本事件和变量 X 的可能取值之间就存在着一种函数关系，下面我们给出随机变量的定义。

定义　设 E 为任一随机试验，它的样本空间是 $\Omega=\{\omega\}$，如果对每一个 $\omega\in\Omega$，有且仅有一个实数 X 与之对应，就得到定义在 Ω 上的实值函数 $X(\omega)$，称 $X(\omega)$ 为随机变量（random variable）。

本书中，我们将采用大写英文字母 $X, Y, Z, \cdots$ 表示随机变量。这样，对于上述投掷一枚硬币的试验，此时

样本空间是 $\Omega=\{\omega_1, \omega_2\}$，其中，$\omega_1$：正面朝上；$\omega_2$：反面朝上。随机变量 X 是定义在 Ω 上的函数，有

$$X=X(\omega)=\begin{cases}1, & 当\ \omega=\omega_1\\ 0, & 当\ \omega=\omega_2\end{cases}$$

对于连续投掷 50 次硬币出现“正面朝上”次数的试验，此时

样本空间是 $\Omega=\{\omega_k;\ k=0, 1, \cdots, 50\}$，$\omega_k$ 表示正面朝上的次数为 k，对于任意 $\omega_k\in\Omega$，随机变量 X 可表达为

$$X=X(\omega_k)=k,\ \ k=0, 1, \cdots, 50$$

上述例子显示，随机变量 X 取值表示随机现象的各种可能的结果，X 取不同的数值

就表示不同事件的发生，但 X 究竟取什么值预先是不知道的，具有不确定性。随机变量的一个重要特点是它的每一个取值都有对应的概率。因此，要完整地认识随机变量应把握以下两点：

（1）随机变量 X 可能取哪些值，或取值的范围是什么。

（2）随机变量 X 取这些值的概率是多少。

随机变量主要分为两种形式，如果随机变量可能取的数值为有限个或可数个，则称其为离散型随机变量（discrete random variable），否则称为连续型随机变量，后者我们将在第 5 章进行介绍。

4.2　离散型随机变量的概率分布

4.2.1　概率分布

由上节知，离散型随机变量的可能取值是有限个或可数个值，我们希望计算取每个值的概率，给出这些概率的分布。如前所述，我们采用英文大写字母（如 X ）表示随机变量，这里我们采用小写字母（如 x ）表示随机变量可能取到的具体数值，对于每个可能值 x ，相应概率 $P(X=x)$ 的表、图或公式就是我们希望求出的概率分布。先看以下例子。

例 4.1　在某项手术安全调查项目中，共有 1238 名手术患者发生了一种或多种术后感染（术后感染主要关注手术部位感染、血流感染、泌尿感染和肺部感染四类）。表 4.1 显示了这些患者具体的感染发生的数目及各数目相应的频率。

表 4.1　1238 名患者术后感染发生数目及各数目相应的频率

X	1	2	3	4
$P(X=x_k)$	0.807	0.105	0.056	0.032

表 4.1 中，随机变量 X 的取值 x_k 可以是1, 2, 3, 4 值中的任何一个，而每一种情况所对应的概率用频率近似。

如上例所示离散型随机变量的概率分布一般由表 4.2 所示。

表 4.2　离散型随机变量的概率分布表

X	x_1	x_2	…	x_k	…
$P(X=x_k)$	p_1	p_2	…	p_k	…

表 4.2 显示的离散型随机变量 X 的概率分布（probability distribution）也称 X 的分布列。它清楚地展现了 X 取值 $x_k(k=1, 2, \cdots)$ 与相应概率 $P(X=x_k)$ 所具有的规律性联系，这些概率值组成一个概率分布，用 p_k 表示。X 的概率分布也可以直接用一系列等式表示，为

$$P(X=x_k)=p_k\ (k=1,\ 2,\ \cdots) \tag{4.1}$$

概率分布具有两个基本性质：

（1）$0 \leqslant p_k \leqslant 1\ (k=1,\ 2,\ \cdots)$。

（2）$\sum_{k=1}^{\infty} p_k = 1$。

性质（1）是显然的，因为任何概率都具有非负性；对于性质（2），由于样本空间Ω中的每个基本事件有且仅有一个 X 值与之对应，当 X 取遍所有可能的值时，可得到所有基本事件就是一个必然事件，故性质（2）也是成立的。

4.2.2 累积分布函数

离散型随机变量的分布还可以用累积分布函数的形式表达。

定义 设随机变量 X，对任一实数 x，概率 $P(X\leqslant x)$ 为 X 的累积分布函数（cumulative distribution function），常用符号 $F(x)$ 表示，公式表示为

$$F(x)=P(X\leqslant x)=\sum_{x_k\leqslant x}P(X=x_k)\ (-\infty<x<+\infty) \tag{4.2}$$

例 4.2 根据例 4.1 中的数据，计算术后感染发生数目 X 的累积分布函数并用图形表示。

解 据题意，术后感染数目 X 的累积分布函数为

$F(x)=P(X<1)=0$，如果 $x<1$

$F(x)=P(X\leqslant 1)=P(X<1)+P(X=1)=0+0.807=0.807$，如果 $1\leqslant x<2$

$F(x)=P(X\leqslant 2)=P(X\leqslant 1)+P(X=2)=0.807+0.105=0.912$，如果 $2\leqslant x<3$

$F(x)=P(X\leqslant 3)=P(X\leqslant 2)+P(X=3)=0.912+0.056=0.968$，如果 $3\leqslant x<4$

$F(x)=P(X\leqslant 4)=P(X\leqslant 3)+P(X=4)=0.968+0.32=1.000$，如果 $x\geqslant 4$

对应的分布图如图 4.1 所示。

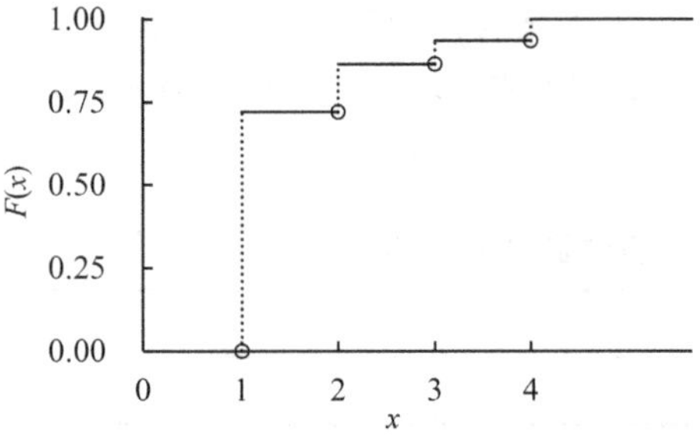

图 4.1　例 4.2 的累积分布函数

累积分布函数的图形可以用来识别离散型随机变量与连续型随机变量。对于离散型随机变量，其分布图形是一个阶梯函数，而对连续型随机变量则是一条光滑的曲线。但当变量可取的值增加时，离散型随机变量的累积分布函数也将逐渐近似于光滑曲线。

4.2.3 概率分布与频率分布的关系

在第 2 章中我们讨论了一个样本观测值的频率分布，本节介绍的离散型随机变量的概率分布，通常称前者为经验分布或统计分布，称后者为理论分布或总体分布。我们会发现，实践中通常是利用在大样本条件下经验分布对概率分布有着很好的近似性来解决问题的，即用频率来代替概率，例 4.1 就是这样的例子。这样就自然可以运用基于概率分布基础的统计规律来解决实际问题了，而检验概率分布的适用性是通过比较有限观察样本的频率分布和概率分布间的差异来实现的，这种比较称为拟合优度检验，具体介绍见第 11 章。

4.3 离散型随机变量的数字特征

研究随机变量的特征与研究样本特征的方式一样，往往并不需要对随机变量概率分布作详尽地描述，只需知道该变量的一些特征值就够了。随机变量也是通过变量的集中趋势

和离散程度来把握其分布的。描述随机变量概率分布特征的数值称为总体特征值（population characteristic value），包括数学期望（mathematical expectation，也称总体均数）、方差和标准差等。这些特征值在理论和实践中具有重要意义。

4.3.1　数学期望

离散型随机变量 X 的数学期望或总体均数（简称期望或均数），用 $E(X)$ 或 μ 表示。

定义　设 X 是一个离散型随机变量，则 X 的数学期望为

$$E(X) \equiv \mu = \sum_{k=1}^{\infty} x_k p_k \quad (k=1,\ 2,\ \cdots) \tag{4.3}$$

显然，期望值 $E(X)$ 是一种加权平均，这里的权重 p_k 是 $X = x_k$ 时的概率。

回顾第 2 章中样本频数资料均数的计算式（式 2.3），我们可以将其改写成以下形式

$$\bar{x} = \frac{\sum_k f_k x_{mk}}{n} = \sum_k \left(\frac{f_k}{n}\right) x_{mk}$$

当 n 充分大时，上式中某事件的相对频率 f_k/n 会逐渐稳定于相对应的概率 p_k，形如式（4.3）。仅有的区别是，式（2.3）的权是观察到的频率，而式（4.3）的权是理论上的概率。

例 4.3　根据表 4.1 中的数据，求患者术后感染发生数目的总体均数。

解　如上所述，事实上根据所给的数据我们是得不到总体均数 μ 的，而只能用样本均数 $\bar{x}$ 估计，因此，依据该组患者术后感染数估计其总体平均发生的感染数目为

$$\begin{aligned}\mu &= \sum_k x_k p_k \approx \bar{x} \\ &= 1\times 0.807 + 2\times 0.105 + 3\times 0.056 + 4\times 0.032 = 1.313\end{aligned}$$

本例中，由于我们是用样本频率代替概率来近似计算总体均数的，由此导致均数的结果就不唯一了。设想如果我们再调查一组手术人群，又可以得到另一组观察值，同样可以得到另一个平均数，而两次结果并不一定相同，但在大样本条件下由于频率稳定在概率附近，这些平均数 $\bar{x}$ 也都与 μ 相差不大。第 6 章将具体讨论统计量 $\bar{x}$ 对参数 μ 的估计问题。

除了使用频率近似概率外，我们还可以直接计算概率质量函数，稍后将会从二项分布和泊松分布概率模型中进一步学习。

4.3.2　方差与标准差

设 X 是一个离散型随机变量，X 的总体方差（简称方差）用符号 $Var(X)$ 或 σ^2 表示，计算公式为

$$Var(X) \equiv \sigma^2 = E(X-\mu)^2 = \sum_{k=1}^{\infty} x_k^2 p_k - \mu^2 \quad (k=1,\ 2,\ \cdots) \tag{4.4}$$

方差表示随机变量取值距均数的平均离散程度，其值越大说明取值越分散；反之说明取值越集中。

标准差是方差的算术平方根，用符号 σ 表示，计算公式为

$$\sigma = \sqrt{\sigma^2} \tag{4.5}$$

例 4.4　根据表 4.1 的数据，求术后感染发生数目的方差和标准差。

解　与总体均数的估计类似，我们无法得到总体方差，只能计算总体方差的估计值。方差为

$$\sigma^2=\sum_k x_k^2 p_k-\mu^2\approx s^2$$
$$=(1^2\times 0.807+2^2\times 0.105+3^2\times 0.056+4^2\times 0.032)-1.313^2=0.519$$

标准差为

$$\sigma=\sqrt{\sigma^2}\approx s$$
$$=\sqrt{0.519}=0.720$$

本节中我们均采用样本的均数和方差近似计算随机变量的均数和方差，这是基于在大样本条件下频率与概率有着很好的近似性，故其对应的分布就有很好的近似性这一特点。利用这种性质，我们会将理论上的分布和实践应用紧密结合，而后续将学习的统计推断就是依据量化方法去判断统计量和参数的差异是否是由于抽样误差造成的。

4.4　常用的离散型概率分布

本节将介绍几种常用的离散型随机变量的概率分布。其中，二项分布和泊松分布在生物医学研究中尤为重要。

4.4.1　二项分布

二项分布（binomial distribution）是在生物医学中应用非常广泛的一种分布，它可以描述很多生物医学现象，同时也是一种重要的理论分布。这里通过一个例子引进二项分布的概念。

例 4.5　已知某种毒物一定剂量下小鼠的死亡概率是 0.8，现用 4 只小鼠做试验，问 4 只小鼠中恰有 3 只死亡的概率是多少?

解　以甲、乙、丙、丁代表 4 只小鼠，根据题意，4 只小鼠中恰有 3 只死亡的事件见表 4.3。

表 4.3　4 只小鼠中恰有 3 只死亡的事件及其对应的概率

甲	乙	丙	丁	概率
死亡	死亡	死亡	存活	$0.8\times 0.8\times 0.8\times 0.2$
死亡	死亡	存活	死亡	$0.8\times 0.8\times 0.2\times 0.8$
死亡	存活	死亡	死亡	$0.8\times 0.2\times 0.8\times 0.8$
存活	死亡	死亡	死亡	$0.2\times 0.8\times 0.8\times 0.8$

表 4.3 的四种情形为互不相容事件，4 只小鼠中恰有 3 只死亡的概率为

$$C_4^3(0.8)^3(0.2)=4\times(0.8)^3\times 0.2=0.4096$$

式中，C_4^3 为组合的写法，即 $C_4^3=\dfrac{4!}{3!(4-3)!}=4$，符号“!”为阶乘符号。同理，可以计算 4 只小鼠中恰有 0, 1, 2, 3, 4 只死亡的概率，全部结果见表 4.4。

表 4.4　4 只小鼠死亡数的概率分布

小鼠死亡数 k	各项组合	概率 p_k	小鼠死亡数 k	各项组合	概率 p_k
0	$C_4^0(0.8)^0(0.2)^4$	0.0016	3	$C_4^3(0.8)^3(0.2)^1$	0.4096
1	$C_4^1(0.8)^1(0.2)^3$	0.0256	4	$C_4^4(0.8)^4(0.2)^0$	0.4096
2	$C_4^2(0.8)^2(0.2)^2$	0.1536			

表 4.4 的数据结果显示了一种结构：在相同条件下的 n 次独立试验（独立试验指各次试验的结果间相互独立），每一次试验具有相互对立的两种结果（如本例小鼠存活或死亡），且每次试验“成功”（本例是死亡）的概率是相同的（如本例 $\pi=0.8$），那么在 n 次独立试验中有 k 例“成功”的概率恰好是二项式展开式

$$[\pi+(1-\pi)]^n=C_n^0\pi^0(1-\pi)^n+C_n^1\pi^1(1-\pi)^{n-1}+\cdots+C_n^k\pi^k(1-\pi)^{n-k}+\cdots+C_n^n\pi^n(1-\pi)^0$$

中的 $C_n^k\pi^k(1-\pi)^{n-k}$ 项，即

$$p_k=C_n^k\pi^k(1-\pi)^{n-k}\quad(k=0,\ 1,\ \cdots,\ n)$$

系数 C_n^k 的计算公式为 $C_n^k=\dfrac{n!}{k!(n-k)!}$。

1. 二项分布的定义

如果随机变量 X 的概率可表达为

$$P(X=k)=p_k=C_n^k\pi^k(1-\pi)^{n-k}\quad(k=0,\ 1,\ \cdots,\ n;\ 0<\pi<1)\tag{4.6}$$

则称 X 服从参数为 $(n,\ \pi)$ 的二项分布，记为 $X\sim B(n,\ \pi)$。这里的 X 表示 n 次独立试验中“成功”发生的次数。

显然，这个分布满足两条基本性质：

（1）$0\leqslant p_k\leqslant 1$（$k=0,\ 1,\ \cdots,\ n$）。

（2）$\sum\limits_{k=0}^{n}p_k=\sum\limits_{k=0}^{n}C_n^k\pi^k(1-\pi)^{n-k}=[\pi+(1-\pi)]^n=1$。

二项分布的适用条件为：

（1）n 次试验是在相同条件下进行的，并且观察结果是相互独立的。

（2）每次试验只会发生两种对立的结果之一。

（3）每次试验“成功”的概率 π 是相同的。

在二项分布中，我们可以计算任意取值点的概率，还可以计算任意区间上的概率（累积概率）。例如，在例数为 n 的样本中，至多有 k_0 例为“成功”的概率，记作

$$P(X\leqslant k_0)=\sum_{k=0}^{k_0}p_k\tag{4.7}$$

至少有 k_0 例为“成功”的概率，记作

$$P(X\geqslant k_0)=\sum_{k=k_0}^{n}p_k\tag{4.8}$$

例 4.6　继例 4.5，在表 4.4 数据中，4 只小鼠中至多有 3 只死亡的概率为

$$P(X\leqslant 3)=\sum_{k=0}^{3}p_k=0.0016+0.0256+0.1536+0.4096=0.5904$$

至少有 2 只死亡的概率为

$$P(X \geqslant 2) = \sum_{k=2}^{4} p_k = 0.1536 + 0.4096 + 0.4096 = 0.9728$$

2. 二项分布的图形　图 4.2 显示了二项分布的图形特征。其中，图（a）~（c）中给出了保持 n 不变 π 值变化时的图形分布特征。可以看出，当 $\pi = 0.5$ 时的图形是对称的；当 $\pi \neq 0.5$ 时的图形是不对称的。其中，$\pi > 0.5$ 时的图形呈左偏态；当 $\pi < 0.5$ 时的图形呈右偏态。进一步，如图（d）~（f），当保持 π 不变 n 增大时，上述各种分布均趋近于对称分布，可见二项分布的形态由参数 n，π 共同决定。可以证明，当 $n\pi \geqslant 5$ 且 $n(1-\pi) \geqslant 5$ 时，二项分布对正态分布有着很好的近似。正态分布将在第 5 章中介绍。

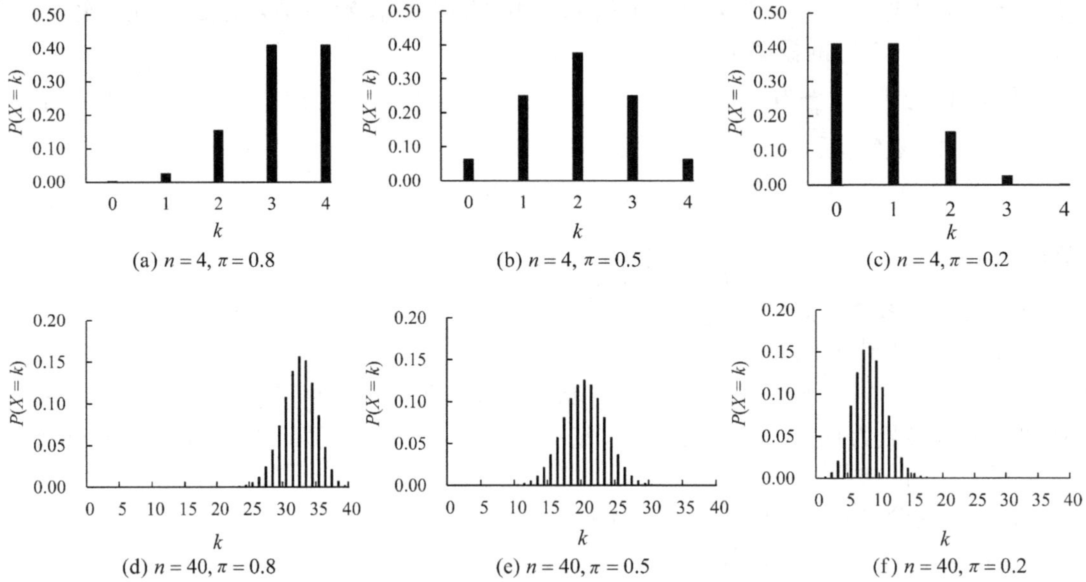

图 4.2　不同 n 和不同 π 时二项分布线条图

3. 均数、方差与标准差　在二项分布中，与随机变量 X 的取值 0, 1, …, k, …, n 相对应的概率分别为

$C_n^0\pi^0(1-\pi)^n$	$C_n^1\pi^1(1-\pi)^{n-1}$	…	$C_n^k\pi^k(1-\pi)^{n-k}$	…	$C_n^n\pi^n(1-\pi)^0$
p_0	p_1	…	p_k	…	p_n

这样，根据式（4.3）~式（4.5），有

均数
$$\mu = \sum_{k=0}^{n} k p_k = n\pi \tag{4.9}$$

方差
$$\begin{aligned}\sigma^2 &= E(X - n\pi)^2 = \sum_{k=0}^{n}(k - n\pi)^2 p_k \\ &= \sum_{k=0}^{n} k^2 p_k - (n\pi)^2 = n\pi(1-\pi)\end{aligned} \tag{4.10}$$

标准差
$$\sigma = \sqrt{n\pi(1-\pi)} \tag{4.11}$$

例 4.7　继例 4.5，已知小鼠死亡数 $X \sim B(4,\ 0.8)$，求小鼠死亡数的均数、方差和标准差。

解　由题意可知 $n = 4$，$\pi = 0.8$，则小鼠死亡数的

均数为
$$\mu = n\pi = 4 \times 0.8 = 3.2$$

方差为　　$\sigma^2 = n\pi(1-\pi) = 4\times 0.8\times 0.2 = 0.64$

标准差为　　$\sigma = \sqrt{\sigma^2} = \sqrt{0.64} = 0.80$

4.4.2　多项分布

实践中，我们经常会遇到试验结果属于多个无序分类的情况。例如，观察一组血液病患者的血型（A、B、AB、O）分布，对某种疾病所采用的不同治疗方法（物理治疗、药物治疗、手术），手术体位（仰卧位、侧卧位、俯卧位）等，显然，这些变量的分组是无序的。与二项分布类似，我们给出多项分布（multinomial distribution）的定义。

1. 多项概率分布的定义　假设试验由 n（样本量）次独立相同的试验组成，每次试验有 k（$k\geqslant 2$）种互不相容的结果 $A_1, \cdots, A_i, \cdots, A_k$，其对应的概率为 $\pi_1, \cdots, \pi_i, \cdots, \pi_k$ 在每次试验中保持不变，且满足 $\sum_{i=1}^{k}\pi_i = 1$。以随机变量 $X = (X_1, \cdots, X_i, \cdots, X_k)$ 表示在 n 次试验中 $A_1, \cdots, A_i, \cdots, A_k$ 可能发生的次数，则在 n 次独立试验中，出现各类结果的记数为 $n_1, \cdots, n_i, \cdots, n_k$ 的联合概率是

$$P(X_1 = n_1, \cdots, X_i = n_i, \cdots, X_k = n_k) = \frac{n!}{n_1!\cdots n_i!\cdots n_k!}\pi_1^{n_1}\cdots\pi_i^{n_i}\cdots\pi_k^{n_k} \qquad (4.12)$$

此时，称随机变量 $X = (X_1, \cdots, X_i, \cdots, X_k)$ 服从多项分布，记为 $X \sim M(n, \pi_1, \pi_2, \cdots, \pi_k)$，这里 $n = n_1 + \cdots + n_i + \cdots + n_k$。显然，二项分布即为 $k = 2$ 时的多项分布。

例 4.8　某大型流行病学现场调查中，已知成年女性患压力性尿失禁、急迫性尿失禁、混合性尿失禁和无尿失禁的概率分别为 $\pi_1 = 0.174$，$\pi_2 = 0.025$，$\pi_3 = 0.083$，$\pi_4 = 0.718$。现从该人群中随机选取 50 名成年女性，计算患有压力性尿失禁、急迫性尿失禁、混合性尿失禁和无尿失禁的人数分别为 8 人、1 人、4 人和 37 人的概率。

解　设 X_1 表示事件“患压力性尿失禁”发生的人数、X_2 表示事件“患急迫性尿失禁”发生的人数、X_3 表示事件“患混合性尿失禁”发生的人数、X_4 表示事件“无尿失禁”发生的人数，根据题意，有

$$\begin{aligned}&P(X_1 = 8, X_2 = 1, X_3 = 4, X_4 = 37)\\&= \frac{50!}{8!\times 1!\times 4!\times 37!}\times 0.174^8\times 0.025^1\times 0.083^4\times 0.718^{37}\\&= 0.011\end{aligned}$$

即该 50 名成年女性患有压力性尿失禁、急迫性尿失禁、混合性尿失禁和无尿失禁的人数分别为 8 人、1 人、4 人和 37 人的概率为 0.011。

2. 均数、方差与标准差　多项概率分布的数字特征的求法类似于二项分布。假如我们将结局事件 $A_1, A_2, \cdots, A_k$ 分成两组，为简单起见，假设感兴趣的一组称为 A_i 组（$i = 1, 2, \cdots, k$），该组只含一个基本事件，将剩余的 $k-1$ 个事件合并，称为 B_i 组。这样，多项试验可能出现的结果就变成了两种对立的结果 A_i 和 B_i。由二项分布的性质可知，A_i 类的均数、方差及标准差的计算公式可由二项分布直接给出：

均数　　$$\mu_{A_i} = n\pi_{A_i} \qquad (4.13)$$

方差　　$$\sigma_{A_i}^2 = n\pi_{A_i}(1-\pi_{A_i}) \qquad (4.14)$$

标准差　　$$\sigma_{A_i} = \sqrt{n\pi_{A_i}(1-\pi_{A_i})} \qquad (4.15)$$

其中，$i=1, 2, \cdots, k$。

例 4.9　继例 4.8，试计算“患压力性尿失禁”人数的均数、方差及标准差。

解　已知发生事件“患压力性尿失禁”的概率 $\pi_1=0.174$，$n=50$。据题意，则患“压力性尿失禁”人数的

均数为　$$\mu_1=n\pi_1=50\times 0.174=8.70$$

方差为　$$\sigma_1^2=n\pi_1(1-\pi_1)=50\times 0.174\times 0.826=7.186$$

标准差为　$$\sigma_1=\sqrt{\sigma_1^{\ 2}}=2.681$$

对事件“患急迫性尿失禁”和“患混合性尿失禁”的数字特征的计算过程与上述过程类似，读者可作为习题练习。

4.4.3　泊松分布

泊松分布（Poisson distribution）也是一个典型的离散分布，由法国数学家泊松（S. D. Poisson）于 1837 年首次提出，这个分布通常与稀有事件相联系，为在单位时间、面积、体积内稀有事件发生的个数提供了一个模型。例如，在人群肿瘤登记工作中，考察某地区一段时间（如 1 年）内某种恶性肿瘤发生的人数。由于个体发生肿瘤的随机性，且在该特定时间内诊断为该肿瘤的概率是非常小的，我们可以假定“发生该肿瘤”这一事件是独立的，那么，该人群中该肿瘤的年发病人数就可以认为近似服从泊松分布。

1. 泊松分布的定义　对于随机变量 X，如果在一个单位时间/空间内有 k 个事件发生的概率为

$$P(X=k)=p_k=\frac{\lambda^k}{k!}\mathrm{e}^{-\lambda}\quad(\lambda>0;\ k=0,\ 1,\ \cdots)\tag{4.16}$$

则称 X 服从参数为 λ 的泊松分布，记为 $X\sim P(\lambda)$。参数 λ 表示单位时间/空间中稀有事件发生的期望，e 是自然对数的底，e≈2.71828。

泊松分布也满足概率分布的两条基本性质：

（1）$0\leqslant p_k\leqslant 1$。

（2）$\sum\limits_{k=0}^{\infty}p_k=1$。

这两个性质是显然的。对于一切非负整数 k，泊松概率函数 $0<\frac{\lambda^k}{k!}\mathrm{e}^{-\lambda}\leqslant 1$，故性质（1）成立；由于 $\sum\limits_{k=0}^{\infty}\frac{\lambda^k}{k!}\mathrm{e}^{-\lambda}=\mathrm{e}^{-\lambda}\cdot\mathrm{e}^{\lambda}=1$，故性质（2）也成立。

泊松分布的适用条件为：

（1）稳定性：发生在给定时间/空间单位内的概率对所有单位全都相同。

（2）独立性：发生在给定时间/空间单位内的事件数与发生在其他单位内的事件数是独立的。

泊松分布不适用于传染病研究，因为一个新的发病或死亡常常会影响下一个时段内的发病或死亡数，即违背了事件之间独立性的假设。

例 4.10　已知北京市 2007 年肺癌的日发病人数服从均数为 11 的泊松分布，试计算该年某天肺癌发病人数至少 5 例和至多 15 例的概率。

解　本例中，假设 X 为肺癌日发病人数，由题意知，$X\sim P(\lambda)$，其中 $\lambda=11$。

根据式（4.16），首先计算 $X=0$ 的概率，有

$$P(X=0)=p_0=\frac{11^0}{0!}\mathrm{e}^{-11}=0.00002$$

类似地，所有计算结果见表 4.5。

表 4.5　参数 $\lambda=11$ 的泊松概率分布表

k	$P(X=k)$	k	$P(X=k)$
0	0.00002	6	0.04109
1	0.00018	⋮	⋮
2	0.00101	14	0.07275
3	0.00370	15	0.05335
4	0.01019	≥16	0.09260
5	0.02242		

则该年某天肺癌发病人数至少为 5 例的概率为

$$\begin{aligned}P(X\geqslant 5)&=\sum_{k=5}^{\infty}\frac{11^k}{k!}\mathrm{e}^{-11}=1-\sum_{k=0}^{4}\frac{11^k}{k!}\mathrm{e}^{-11}\\&=1-(0.00002+0.00018+\cdots+0.01019)\\&=1-0.01510=0.9849\end{aligned}$$

该年某天肺癌发病人数至多为 15 例的概率为

$$\begin{aligned}P(X\leqslant 15)&=\sum_{k=0}^{15}\frac{11^k}{k!}\mathrm{e}^{-11}\\&=0.00002+0.00018+\cdots+0.05335\\&=0.9074\end{aligned}$$

2. 泊松分布的图形　通过例 4.11 展示泊松分布的图形特征。

例 4.11　北京市 2007 年 4 种恶性肿瘤日平均发病人数为：淋巴癌 2 例、胃癌 4 例、结直肠癌 7 例、肺癌 11 例。试作对应参数下的泊松概率分布图。

解　由题意可知，本例 4 种肿瘤的日发病人数均服从泊松分布，对应的参数 λ 分别为 $\lambda_1=2,\ \lambda_2=4,\ \lambda_3=7$ 和 $\lambda_4=11$，相应的概率分布如图 4.3 所示。

图 4.3 显示，肿瘤日发病人数 k 集中在参数 λ 附近。图形形态的变化随 λ 值的变化而变化。λ 值愈小，分布愈呈偏态；随着 λ 值的增大，分布逐渐趋向对称，如图 4.3 在 $\lambda=11$ 时就显示出了很好的正态近似性。一般来说，当 $\lambda\geqslant 10$ 时，泊松分布就可按正态分布近似处理。

3. 均数、方差和标准差　由式（4.3）~式（4.5），泊松分布的

均数为
$$\mu=\sum_{k=0}^{\infty}kp_k=\lambda \tag{4.17}$$

方差为
$$\sigma^2=E(X-\lambda)^2=\sum_{k=0}^{\infty}(k-\lambda)^2p_k=\sum_{k=0}^{\infty}k^2p_k-\lambda^2=\lambda \tag{4.18}$$

标准差为
$$\sigma=\sqrt{\sigma^2}=\sqrt{\lambda} \tag{4.19}$$

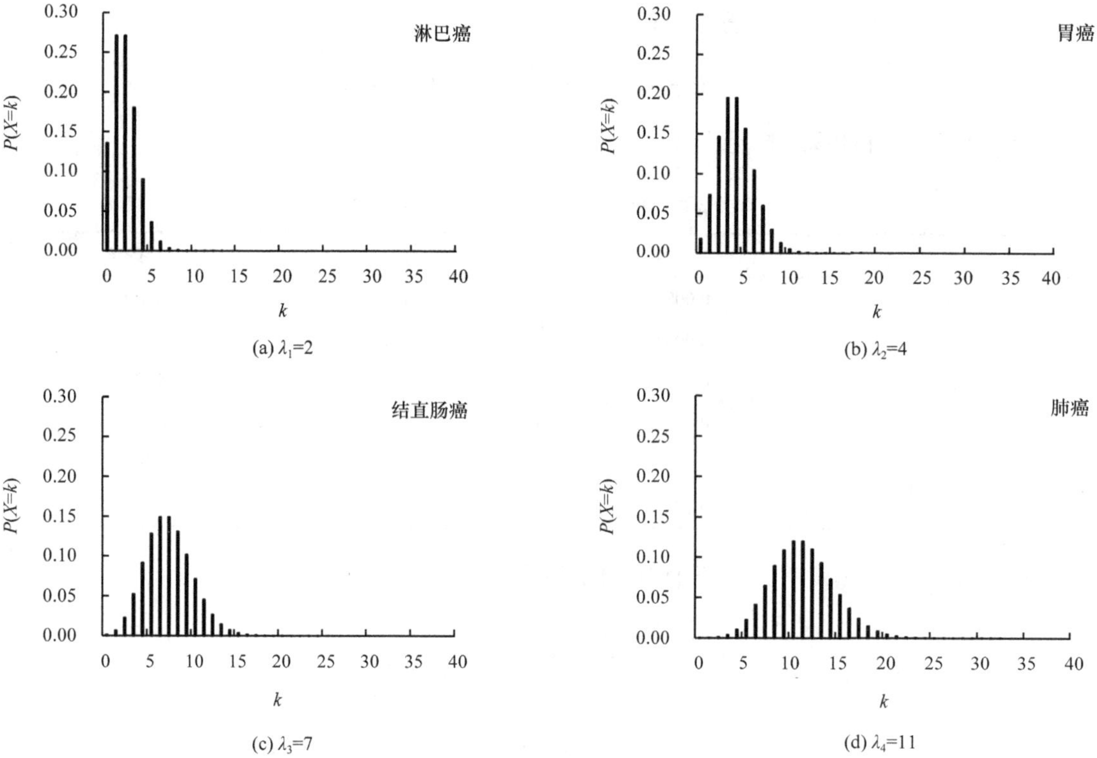

图 4.3　不同参数 λ 下的泊松分布线条图

由此可知，泊松分布中的参数 λ 既是均数，又是方差。该性质在实践中非常有用。如果一个样本的均数和方差近似相等，那么这个样本数据可能近似服从泊松分布。

例 4.12　表 4.6 为北京市 2007 年某一周内 4 种恶性肿瘤发病人数，请评价该批数据泊松分布的适用性。

表 4.6　北京市 2007 年某一周内 4 种恶性肿瘤发病人数

癌症类型 （1）	周一 （2）	周二 （3）	周三 （4）	周四 （5）	周五 （6）	周六 （7）	周日 （8）	均数 （9）	方差 （10）
肺癌	14	9	11	10	13	6	16	11.29	11.24
结直肠癌	5	6	7	8	12	7	4	7.00	6.67
胃癌	3	4	2	5	7	4	1	3.71	3.90
淋巴癌	1	4	2	2	0	1	3	1.86	1.81

计算结果见表中最后两列。4 种恶性肿瘤发病数的均数和方差近似相等，提示此数据泊松分布的近似性良好。

4. 泊松分布与二项分布的近似　泊松分布的一个重要特征是在一定条件下可以近似二项分布。考虑一个有很大 n 与很小 π 的二项分布，这个分布的均数是 $n\pi$，方差是 $n\pi(1-\pi)$。当 π 值很小时，有 $1-\pi\approx 1$，这时 $n\pi(1-\pi)\approx n\pi$。此种情况下，二项分布的均数和方差近似相等。也就是说，此时的二项分布能够很好地用参数为 $\lambda = n\pi$ 的泊松分布予以近似，其近似公式为

$$P(X=k)=p_k=C_n^k\pi^k(1-\pi)^{n-k}\approx\frac{\lambda^k}{k!}\mathrm{e}^{-\lambda} \tag{4.20}$$

这样，我们可以省去用二项分布计算过程的麻烦，用泊松分布来近似二项分布。那么应该有多大的 n 及多小的 π 才能使上述的近似合适?一个保守的做法是当 $n\geqslant 100$ 且 $\pi\leqslant 0.01$ 时可以使用上述近似式。

例 4.13　设小白鼠接受一定剂量下的某种毒物时，存活概率为 $\pi=0.01$ 。求 100 只接受该剂量毒物的小白鼠中存活数的概率分布。

解　（1）使用二项分布计算： $n=100,\ \pi=0.01$ ，有

$$P(X=0)=C_{100}^0(0.01)^0(0.99)^{100}=0.3660$$

$$P(X=1)=C_{100}^1(0.01)^1(0.99)^{99}=0.3697$$

……

$$P(X=6)=C_{100}^6(0.01)^6(0.99)^{94}=0.0005$$

$$P（X\geqslant 7）=1-\sum_{k=0}^{6}p_k=1-0.3660-\cdots-0.0005=0.0001$$

（2）使用泊松分布近似计算：则 $\lambda=100\times 0.01=1$ ，有

$$P(X=0)=\frac{1^0}{0!}\mathrm{e}^{-1}=0.3679$$

$$P(X=1)=\frac{1^1}{1!}\mathrm{e}^{-1}=0.3679$$

……

$$P(X=6)=\frac{1^6}{6!}\mathrm{e}^{-1}=0.0005$$

$$P（X\geqslant 7）=1-\sum_{k=0}^{6}p_k=1-0.3679-\cdots-0.0005=0.0001$$

全部结果列于表 4.7。

表 4.7　100 只小白鼠存活数的概率分布

k （1）	二项分布 p_k （2）	泊松分布近似 p_k （3）	k （1）	二项分布 p_k （2）	泊松分布近似 p_k （3）
0	0.3660	0.3679	4	0.0149	0.0153
1	0.3697	0.3679	5	0.0029	0.0031
2	0.1849	0.1839	6	0.0005	0.0005
3	0.0610	0.0613	≥7	0.0001	0.0001

表 4.7 结果显示，表中的两个分布的值是非常接近的，但从上述计算过程来看，泊松分布就显得简单很多。

4.5　小　结

本章在引入随机变量定义的基础上，介绍了离散型随机变量的概率分布及其累积分布

函数，以及分布的数字特征：期望、方差和标准差。这些概念与第 2 章样本的对应概念非常近似，特别地，样本频率实际上是概率分布在有限样本中的实现。另外，第 2 章介绍的样本均数 $\bar{x}$ 和方差 s^2 实际上是随机变量总体均数 μ 和总体方差 σ^2 的样本形式。

本章还介绍了一些重要的离散型随机变量概率模型，尤其是二项分布和泊松分布，二者在医学研究中占有重要地位。

案例讨论

案例　表 4.8 给出了某地区 2005~2014 年间 3~10 岁幼儿的白血病死亡人数的资料。

表 4.8　2005 ~ 2014 年某地区 3~10 岁幼儿白血病死亡数据（/100 000 人）

年份	2005	2006	2007	2008	2009	2010	2011	2012	2013	2014
死亡人数	25	12	33	17	30	12	9	33	15	24

（1）有研究人员计划使用泊松分布来描述白血病死亡人数的时间规律，你如何评价?

（2）如果你来对这个数据进行描述性分析，从二项分布和泊松分布的原理来看，上述数据更适合哪种方法分析?给出你的理由。

思考与练习

一、最佳选择题

1. 下面关于二项分布说法错误的是________。
   A. 二项分布的参数有两个，分别为 π 和 $1-\pi$
   B. 二项分布的均数为 $n\pi$，方差为 $n\pi(1-\pi)$
   C. 当 n 很大且 π 很小时，二项分布近似泊松分布
   D. 二项分布在 π=0.5 时是对称分布；$\pi\neq0.5$ 时，随着 n 的增大二项分布逐渐趋于正态分布

2. 已知注射破伤风抗毒素后异常反应发生率为 5‰，现某医院一年中共接种破伤风抗毒素 600 人次，无 1 例发生异常反应，该情况发生的概率可计算为________。
   A. 0.005^{600}　　B. $e^{-3}\times3^0/0!$　　C. $0/600$　　D. $1-0.005^{600}$

3. 已知某人群中糖尿病患病人数 X 服从二项分布，则从该人群中随机抽取 n 人，患病的人数 X 不少于 k 人的概率为________。
   A. $p_k+p_{k+1}+\cdots+p_n$　　B. $p_{k+1}+p_{k+2}+\cdots+p_n$
   C. $p_0+p_1+\cdots+p_{k-1}$　　D. $p_1+p_2+\cdots+p_k$

4. 当 n 很大且 π 很小时，二项分布可用泊松分布近似，满足________。
   A. $n\pi\approx\lambda$　　B. $X/n\approx\lambda$　　C. $\pi(1-\pi)\approx\lambda$　　D. $\pi(1-\pi)/n\approx\pi$

5. 下列说法错误的是________。
   A. 泊松分布的参数只有一个 λ
   B. 服从泊松分布的随机变量，取值为 0 到无穷的概率之和为 1
   C. 泊松分布主要用于描述在单位时间/空间中稀有事件的发生数
   D. 服从泊松分布的随机变量 X 可看作大量独立试验的结果，每次试验只能发生两种对立的结果之一，且每次试验产生某种结果的概率固定不变

6. 下列说法不正确的是________。
   A. 当 $n\pi$ 且 $n(1-\pi)$ 大于等于 5，服从二项分布的资料可按正态分布来处理
   B. 泊松分布的期望等于标准差
   C. 当 λ 增大时，泊松分布趋近正态分布

D. 当 n 很大且 π 很小时，二项分布近似泊松分布

7. 总体均数为 λ 的泊松分布，当 λ 较大时近似正态分布，这时________。

A. 均数为 λ，标准差为 λ　　B. 均数为 λ，方差为 λ

C. 均数为 λ，标准差为 λ^2　　D. 均数为 λ，方差为 λ^2

二、计算分析题

1. 为探讨建立基于大数据的门诊患者集中预约体系，对某大型医院门诊一天内申请多项检查的患者（患者检查项目数≥2）现状进行调查。对于常见的 8 项检查（CT、病理、超声、磁共振、X 线、核医学、胃肠镜和心电图），获得此类患者检查项目数的概率分布见表 4.9。求多项检查的患者检查项目数的均数和方差。

表 4.9　门诊患者接受检查项目数分布表

X	2	3	4	5	6	7	8
$P(X=x_k)$	0.582	0.237	0.112	0.043	0.018	0.006	0.002

2. 在某医院就诊的欲使用头孢菌素类药物的患者中，应用快速过敏皮试仪进行头孢菌素类药物过敏试验，结果显示阳性率为 8%，问 20 人做头孢菌素类药物过敏试验后：

（1）出现阳性的人数服从什么分布?决定其分布的参数是什么?

（2）求出现阳性人数的期望和方差。

（3）请写出出现阳性人数的概率质量函数，并计算出现 2 个人阳性的概率是多少?

（4）请写出出现阳性人数的累积分布函数，并计算至多有 2 个人阳性的概率是多少?

（5）请描述出现阳性的人数概率分布的图形特征。假设药物过敏试验人数改为 100 人，则分布的图形将如何变化?

（6）假设另一类药物过敏试验显示有 1%的人出现阳性，100 人进行过敏试验后，出现阳性人数的概率分布还可以用哪种分布来近似，请说明这两种分布的联系。

3. 已知某地白血病的发病率为 0.1‰，某研究随机调查 40 000 人，回答以下问题：

（1）你认为白血病发病人数服从什么分布?决定其分布的参数是什么?

（2）求发病人数的均数和方差，并对二者的关系进行描述。

（3）计算没有发现白血病患者的概率。

（4）计算白血病发病不超过 2 人的概率。

（5）请描述白血病发病人数概率分布的图形特征。假设随机调查改为 100 000 人，则分布的图形将如何变化?白血病发病人数还可以用什么分布来拟合?请说明理由。

第 5 章　连续型随机变量

学习目标： 了解连续型随机变量的概念及其数字特征，掌握正态分布及其应用。

5.1　概念及分布

在实际生活中观测到的许多随机变量，它们可能取值的个数是不可数的，如表 2.1 中 10 岁女童的身高测量值，虽然在实际测量中身高保留了一位小数取值是离散的，但如果提高测量精度，理论上身高测量值可以取到位于某个区间内一切可能的值；同理，如果没有仪器的测量误差，对体重、肺活量等生理指标，以及实验室血生化指标的测量值，理论上都可以视为在某个区间内无穷不可数个点的集合。对比离散型随机变量，此类变量称为连续型随机变量（continuous random variable）。由于连续型随机变量的一切可能取值充满某个区间$[a,b]$，这样把有限的概率指派给一个区间中不可数个点是不可能做到的，故它的概率分布不可能再以分布列的形式表示，而要改用密度函数表示。我们首先介绍密度函数。

在例 2.1 中，我们用频率分布描述了 153 名 10 岁女童身高的特点，如果以这组数据获得的样本均数（142.3）和样本方差（6.82^2）作为正态总体的参数模拟一个抽样总体，从中抽取 5000 个数值并绘制频率直方图，其结果见图 5.1。从图中可以看出，每个矩形的面积就是 X 取值范围内的频率，由于此处 n 足够大，可用频率近似概率 P。此处矩形的高 = 概率 P /矩形的宽 $=P/\Delta x$，这就意味着该图的纵坐标已不是概率 P，而是 $P/\Delta x$。可以设想让 Δx 尽可能的小，如图 5.1 中的 (a) $\Delta x=5$；(b) $\Delta x=0.5$；(c) $\Delta x\to 0$，其组成概率直方图的矩形就越多，宽度就越窄，其顶端中点的连线也越光滑。当 $\Delta x\to 0$ 时，上述直方图序列就趋向于一条光滑曲线了。用 $f(x)$ 表示 $P/\Delta x$ 当 $\Delta x\to 0$ 的极限形式，称为密度函数（density function），其对应的这条曲线称为密度曲线[图 5.1（c）]。

密度函数 $f(x)$ 的意义在于：对于连续型随机变量 X 的任意两点取值 a 与 b，如果 $f(a)>f(b)$，则说明 X 在 a 附近取值的机会比在 b 附近取值的机会大；对任意两点 a 与 b $(a<b)$ 之间及与函数 $f(x)$ 对应的曲线下的面积等于随机变量 X 落在 a 与 b 之间的概率。显然，与离散型随机变量仅考虑在某个点发生的概率不同的是，连续型随机变量 X 是考虑事件在某个区间$[a,b]$上的概率。

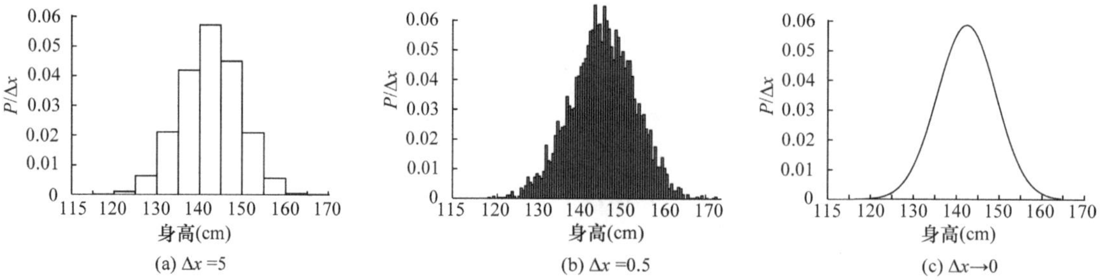

图 5.1　模拟 10 岁女童身高分布

有了密度函数的概念，我们就可给出连续型随机变量的定义了。

定义　设 X 为随机变量，如果在区间 $(-\infty, +\infty)$ 上存在非负可积函数 $f(x)$，对任意实数 $a, b\ (a<b)$，都有

$$P(a \leqslant X \leqslant b)=\int_a^b f(x)\mathrm{d}x \tag{5.1}$$

则称 X 为连续型随机变量，$f(x)$ 为 X 的密度函数。

显然在式（5.1）中，对于 X 精确取某一点的概率是 0，而在区间 $(-\infty, +\infty)$ 对应的曲线下总面积必定是 1。

对任意实数 x，随机变量 X 的分布函数（distribution function）定义为

$$F(x)=P(X \leqslant x)=\int_{-\infty}^{x} f(t)\mathrm{d}t \quad (-\infty < x < +\infty) \tag{5.2}$$

它表示事件"$X \leqslant x$"发生的概率。在图形上，$F(x)$ 为在 x 左侧 $f(x)$ 曲线下的面积，见图 5.2。

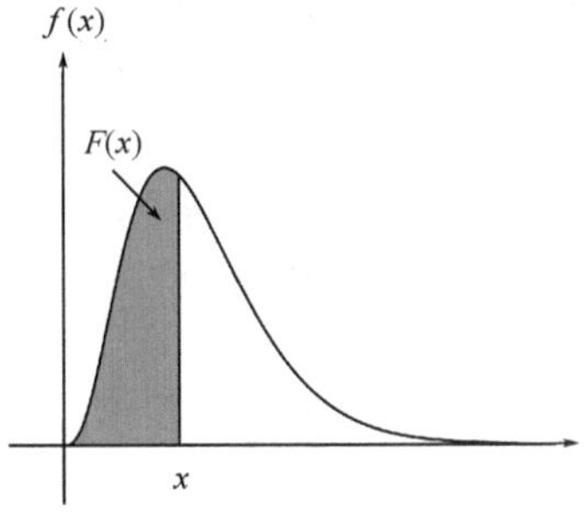

图 5.2　连续型随机变量 X 的分布函数示意图

分布函数 $F(x)$ 具有以下基本性质：

（1）$F(x)$ 是不减函数，即对任意实数 $x_1 < x_2$，都有 $F(x_1) \leqslant F(x_2)$，

因为 $F(x_2)-F(x_1)=\int_{-\infty}^{x_2} f(t)\mathrm{d}t-\int_{-\infty}^{x_1} f(t)\mathrm{d}t=\int_{x_1}^{x_2} f(t)\mathrm{d}t=P(x_1 \leqslant X \leqslant x_2) \geqslant 0$。

（2）$0 \leqslant F(x) \leqslant 1$，且 $F(-\infty)=\lim\limits_{x\to-\infty} F(x)=0$，$F(+\infty)=\lim\limits_{x\to+\infty} F(x)=1$。

（3）右连续 $F(x+0)=\lim\limits_{\Delta x\to 0^+} F(x+\Delta x)=F(x)$。

事实上，上述三个性质对离散型和连续型随机变量均成立，只是相对于连续变量，离散变量是将积分换成对应的累加求和，其含义不变。

5.2　连续型随机变量的数字特征

连续型随机变量数字特征的定义和含义类似于离散型随机变量，只是在连续型随机变量的定义中用密度函数 $f(x)$ 替代分布列 $\{p_k\}$，用积分代替求和式。

设连续型随机变量 X 的密度函数为 $f(x)$，则

X 的数学期望或总体均数为

$$E(X) \equiv \mu=\int_{-\infty}^{+\infty} x f(x)\mathrm{d}x \tag{5.3}$$

X 的方差为

$$Var(X) \equiv \sigma^2=E(X-\mu)^2=\int_{-\infty}^{+\infty}(x-\mu)^2 f(x)\mathrm{d}x \tag{5.4}$$

为计算简便，方差通常采用下式计算

$$\sigma^2 \equiv E(X^2)-\mu^2=\int_{-\infty}^{+\infty} x^2 f(x)\mathrm{d}x-\left[\int_{-\infty}^{+\infty} x f(x)\mathrm{d}x\right]^2 \tag{5.5}$$

X 的标准差为

$$\sigma=\sqrt{\sigma^2} \tag{5.6}$$

5.3 正态分布

正态分布（normal distribution）的概念由法国数学家棣莫弗（A. de Moivre）于 1733 年首次提出，由于高斯（J. C. F. Gauss）率先将其应用于天文学研究，故正态分布也称高斯分布，是连续型随机变量中应用最广泛的分布。在生物统计学中，正态分布占有极其重要的地位，很多医学测量指标，如成年人的身高、体重、肺活量、红细胞数目等都近似服从正态分布。由于生物界符合这种分布规律的现象十分普遍，所以正态分布就成为生物统计学习的理论基础。中心极限定理表明，在一定条件下，很多随机现象的叠加都可以用正态分布近似，统计推断中常用的三大分布 χ^2 分布、t 分布、F 分布也都是由正态分布推导出的。可以说，概率论与数理统计的基础部分是以正态分布为核心建立和发展起来的。

5.3.1 正态分布的概念

若随机变量 X 的密度函数是

$$f(x)=\frac{1}{\sqrt{2\pi}\sigma}\mathrm{e}^{-\frac{(x-\mu)^2}{2\sigma^2}}\quad(-\infty<x<+\infty)\tag{5.7}$$

则称 X 服从正态分布，记为 $X\sim N(\mu,\ \sigma^2)$。其中，μ 和 σ^2 是正态分布的两个参数，μ 为总体均数，也称位置参数（location parameter），决定正态分布的中心位置或平均水平；σ^2 为总体方差，也称尺度参数（scale parameter），决定分布的形态。通常使用 σ 代替 σ^2 描述离散程度，以使其与 μ 的单位统一。

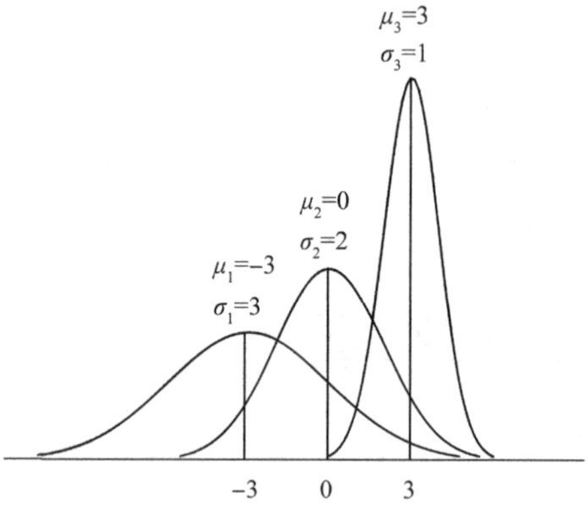

图 5.3　正态密度曲线示意图

正态密度曲线 $f(x)$ 具有以下 3 个特征（图 5.3）：

（1）曲线关于 $x=\mu$ 对称，并在 $x=\mu$ 处曲线达到最高点，说明变量在 μ 附近取值最为密集。

（2）曲线在 $x=\mu\pm\sigma$ 处有拐点，所谓拐点是指曲线的凹凸性发生变化的点。

（3）x 轴是它的渐近线，即曲线无论怎样向两侧延伸都不会与 x 轴相交，曲线和横轴所围的总面积等于 1。

图 5.3 显示了不同参数 μ 和 σ 下曲线变化的规律，可以看出，较小的 σ 值对应的正态曲线高而窄；较大的 σ 值对应的正态曲线低而宽。然而，无论 μ 和 σ 的取值如何，正态分布密度函数的图形永远保持人们所熟悉的“钟形”形态。

服从正态分布的随机变量 X 的分布函数表示为

$$F(x)=P(X\leqslant x)=\frac{1}{\sqrt{2\pi}\sigma}\int_{-\infty}^{x}\mathrm{e}^{-\frac{(t-\mu)^2}{2\sigma^2}}\mathrm{d}t\quad(-\infty<x<+\infty)\tag{5.8}$$

由于变量 X 在任一区间 $[x_1,\ x_2]$ 内取值的概率等于该区间上密度曲线下的面积 $F(x_2)-F(x_1)$，可以得出统计上 X 在最常用的 3 个区间上所对应的概率

$$P(\mu-\sigma\leqslant X\leqslant\mu+\sigma)=0.68$$

$$P(\mu-1.96\sigma\leqslant X\leqslant\mu+1.96\sigma)=0.95$$

$$P(\mu-2.58\sigma\leqslant X\leqslant\mu+2.58\sigma)=0.99$$

即正态密度曲线在 $\mu-\sigma \leqslant X \leqslant \mu+\sigma$ 之间的面积（概率）约 68%；在 $\mu-1.96\sigma \leqslant X \leqslant \mu+1.96\sigma$ 之间的面积（概率）约 95%；在 $\mu-2.58\sigma \leqslant X \leqslant \mu+2.58\sigma$ 之间的面积（概率）约 99%。

事实上，根据不同的参数 μ 和 σ，理论上可以对应有无穷多个正态分布，那么，对于任意一个正态分布 $N(\mu, \sigma^2)$，如何求区间 $[a, b]$ 上的曲线下面积 P（$a \leqslant X \leqslant b$）?一个自然的想法就是把不同的正态分布转换到一个统一的标准下进行计算，即转化为均数为 0，方差为 1 的标准正态分布。

5.3.2 标准正态分布

对任一随机变量 $X \sim N(\mu, \sigma^2)$，都可以进行线性变换

$$U = \frac{X-\mu}{\sigma} \qquad (5.9)$$

称 U 为标准正态随机变量，表示正态随机变量 X 和它的均数 μ 之间以标准差 σ 为单位的距离。U 服从均数为 0 和方差为 1 的正态分布，此分布称为标准正态分布（standard normal distribution），记为 $N(0, 1)$。

为进一步熟悉 $N(0,1)$ 分布，我们将重新叙述某些性质。首先，标准正态随机变量 U 的密度函数用 $\varphi(u)$ 表示，为

$$\varphi(u) = \frac{1}{\sqrt{2\pi}} e^{-\frac{u^2}{2}} \quad (-\infty < u < +\infty) \qquad (5.10)$$

相应图形见图 5.4。

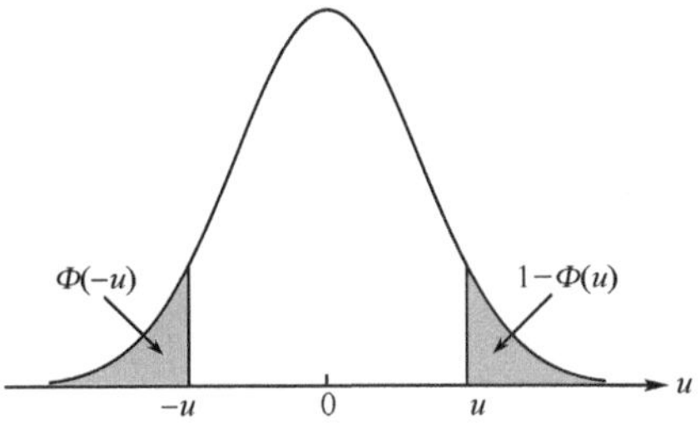

图 5.4 标准正态分布密度函数图

相应地，标准正态密度函数 $\varphi(u)$ 具有以下 3 个特征：

（1）曲线关于 $u=0$ 对称，即 $\varphi(u)=\varphi(-u)$，并在 $u=0$ 处，$\varphi(u)$ 达到最大值。

（2）曲线在 $u=\pm 1$ 处有拐点。

（3）曲线和横轴之间的总面积等于 1。

标准正态分布的分布函数用 $\Phi(u)$ 定义为

$$\Phi(u)=P(U \leqslant u)=\frac{1}{\sqrt{2\pi}}\int_{-\infty}^{u} e^{-\frac{v^2}{2}} dv \quad (-\infty < u < +\infty) \qquad (5.11)$$

$\Phi(u)$ 是计算正态分布概率的基础。由 X 与 U 的关系可知，$U=(X-\mu)/\sigma$，任一正态随机变量 X 经标准化变换后都是标准正态随机变量 U，因此，自然就存在 $N(\mu, \sigma^2)$ 与 $N(0, 1)$ 之间的一一对应关系了。例如，在图 5.5 中，X_1 与 X_2 是两个正态总体的随机变量，经过各自的标准化后，$U_1=[X_1-(-1)]/2$ 与 $U_2=(X_2-1)/0.5$ 均转化为服从标准正态分布 $N(0, 1)$ 的随机变量。

这样，服从正态分布的随机变量 X 的值落入任意区间 $[a, b]$ 的概率 $P(a \leqslant X \leqslant b)$，都可以通过计算标准正态分布下的概率获得，即

$$\begin{aligned} P(a \leqslant X \leqslant b) &= P(u_a \leqslant U \leqslant u_b) \\ &= P\left(\frac{a-\mu}{\sigma} \leqslant U \leqslant \frac{b-\mu}{\sigma}\right) = \Phi\left(\frac{b-\mu}{\sigma}\right) - \Phi\left(\frac{a-\mu}{\sigma}\right) \end{aligned} \qquad (5.12)$$

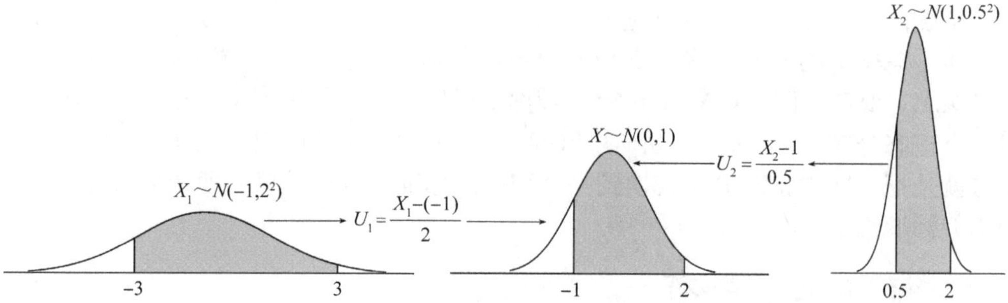

图 5.5　正态随机变量的标准化示意图

因为 $\Phi(u)$ 是标准正态分布的分布函数，人们对 $\Phi(u)$ 已编制了分布表，它的数值可以由附表 3 $(u<0)$ 查出；对于 $u>0$ 的值，可通过以下公式计算获得。

$$\Phi(u)=1-\Phi(-u) \tag{5.13}$$

例 5.1　已知某地区 30 岁及以上成年男性的收缩压 X（SBP，mmHg）服从正态分布 $N(135.2, 19.2^2)$，试分别计算该地成年男性患 1 级（140≤SBP<160）、2 级(160≤SBP<180)和 3 级(SBP≥180)高血压的人群占该地成年男性总数的比例。

解　依题意，已知 $X\sim N(135.2, 19.2^2)$，欲求患 1 级高血压人群所占比例，就是求随机变量 X 落在区间[140,160)上的概率，根据式（5.12），有

$$\begin{aligned}P(140\leqslant X<160)&=\Phi\left(\frac{160-135.2}{19.2}\right)-\Phi\left(\frac{140-135.2}{19.2}\right)\\&=\Phi(1.29)-\Phi(0.25)\\&=1-\Phi(-1.29)-[1-\Phi(-0.25)]\\&=(1-0.0985)-(1-0.4013)=0.3028\end{aligned}$$

即该地区 30 岁及以上成年男性 1 级高血压的人数占总体的比例为 30.28%；

类似地，X 在区间[160,180)上的概率为

$$\begin{aligned}P(160\leqslant X<180)&=\Phi\left(\frac{180-135.2}{19.2}\right)-\Phi\left(\frac{160-135.2}{19.2}\right)=\Phi(2.33)-\Phi(1.29)\\&=1-\Phi(-2.33)-[1-\Phi(-1.29)]\\&=(1-0.0099)-(1-0.0985)=0.0886\end{aligned}$$

即该地区 30 岁及以上成年男性 2 级高血压的人数占总体的比例为 8.86%；

$X\geqslant 180$ 的概率为

$$\begin{aligned}P(X\geqslant 180)&=1-P(X<180)=1-\Phi\left(\frac{180-135.2}{19.2}\right)\\&=1-\Phi(2.33)=\Phi(-2.33)=0.0099\end{aligned}$$

即该地区 30 岁及以上成年男性 3 级高血压的人数占总体的比例为 0.99%。

在标准正态分布下，统计上 U 在最常用的 3 个区间上所对应的概率仍然适用，它们是

$$P(-1\leqslant U\leqslant 1)=0.68$$
$$P(-1.96\leqslant U\leqslant 1.96)=0.95$$
$$P(-2.58\leqslant U\leqslant 2.58)=0.99$$

5.3.3　数据正态性的判定

在后续章节中，我们将学习如何基于样本信息对总体特征进行推断，其中很多方法是基于总体近似服从正态分布的假设。因此，在讨论这些方法之前，判断一组经验数据（样本）的分布是否近似于一个正态分布很重要。在此我们介绍 3 种简单实用的方法。

（1）频数（频率）直方图或茎叶图：若数据是近似正态的，则图的形状会与正态曲线相似。

（2）正态概率图：若数据是近似正态的，则在 *P-P* 图或 *Q-Q* 图上散点将会近似地落在一条直线上。所谓的 *P-P* 图是以实际观测值的累积频率为横坐标，理论分布累积概率为纵坐标绘制的散点图；*Q-Q* 图则是以实际观测值分位数值为横坐标，理论分位数值为纵坐标绘制的散点图。

（3）矩法（动差法）：根据矩的原理推导出偏度系数 g_1 和峰度系数 g_2，它们是判定正态分布的两个专用统计指标。

1）偏度（skewness）系数 g_1：是用来描述变量取值分布形态的统计量，反映分布不对称的方向和程度。对于 n 个观测值 $x_1, x_2, \cdots, x_n$，$\bar{x}$ 为其均数，偏度系数 g_1 的计算公式为

$$g_1 = \frac{\dfrac{n^2 m_3}{(n-1)(n-2)}}{\left(\dfrac{n}{n-1}m_2\right)^{3/2}} = \frac{n}{(n-1)(n-2)}\sum_{i=1}^{n}\left[\frac{(x_i-\bar{x})}{s}\right]^3 \tag{5.14}$$

其中，$m_3 = \sum_{i=1}^{n}(x_i-\bar{x})^3 \Big/ n$，称三阶中心矩；$m_2 = \sum_{i=1}^{n}(x_i-\bar{x})^2 \Big/ n$，称二阶中心矩（即方差）；$s = \sqrt{\sum_{i=1}^{n}(x_i-\bar{x})^2 \Big/ (n-1)}$ 为样本标准差。当 $g_1 > 0$ 分布为正偏态或右偏态；当 $g_1 < 0$ 分布为负偏态或左偏态；当 $g_1 = 0$ 分布为对称。

2）峰度（kurtosis）系数 g_2：是用来描述变量取值分布形态陡缓程度的统计量，反映分布图形的尖峭程度或平阔程度。峰度系数 g_2 的计算公式为

$$\begin{aligned} g_2 &= \frac{\dfrac{n^2(n+1)m_4}{(n-1)(n-2)(n-3)}}{\left(\dfrac{n}{n-1}m_2\right)^2} - \frac{3(n-1)^2}{(n-2)(n-3)} \\ &= \frac{n(n+1)}{(n-1)(n-2)(n-3)}\sum_{i=1}^{n}\left[\frac{(x_i-\bar{x})}{s}\right]^4 - \frac{3(n-1)^2}{(n-2)(n-3)} \end{aligned} \tag{5.15}$$

其中，$m_4 = \sum_{i=1}^{n}(x_i-\bar{x})^4 \Big/ n$，称四阶中心矩。当 $g_2 > 0$ 分布呈尖峭峰，即比正态分布的峰要陡峭；当 $g_2 < 0$ 分布呈平阔峰，即比正态分布的峰要平坦；$g_2 = 0$ 分布为正态峰。

由于 g_1 和 g_2 均为样本统计量，存在抽样误差，其标准误计算公式分别为

$$\sigma_{g_1} = \sqrt{\frac{6n(n-1)}{(n-2)(n+1)(n+3)}} \tag{5.16}$$

$$\sigma_{g_2}=\sqrt{\frac{24n(n-1)^2}{(n-3)(n-2)(n+3)(n+5)}} \tag{5.17}$$

标准误可用于进行统计推断。应注意只有当 g_1 和 g_2 均不显著地偏离 0 时，才可认为资料近似服从正态分布。关于统计推断的方法将在后续章节进行介绍。

有些统计软件会在正态检验中自动给出偏度系数和峰度系数，并给出检验结果。

例 5.2　判断例 2.1 中 153 名 10 岁女童身高数据的正态性。

解　对于第一种方法，我们可以查看数据的频数直方图（图 2.1），很明显身高数据分布近似“钟形”，是以均数 142.0cm 为中心的对称分布。

对于第二种方法，图 5.6(a) 和图 5.6(b) 给出了正态概率图。可以看出，*P-P* 图和 *Q-Q* 图呈直线趋势，说明 153 名 10 岁女童身高数据近似服从正态分布。

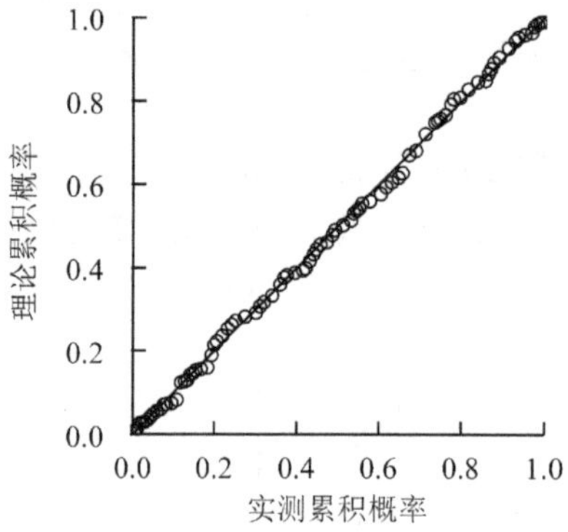

(a) *P-P* 图

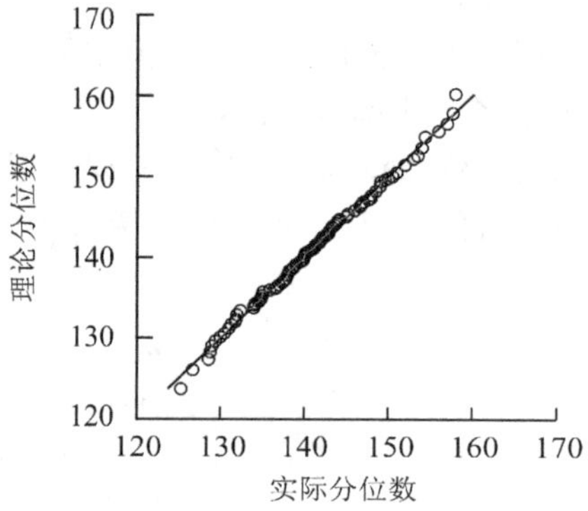

(b) *Q-Q* 图

图 5.6　153 名 10 岁女童身高（cm）的正态概率图

对于检查正态性的第三种方法矩法，通过对原始数据计算可得

偏度系数

$$g_1=\frac{n}{(n-1)(n-2)}\sum_{i=1}^{n}\left[\frac{(x_i-\bar{x})}{s}\right]^3=\frac{153}{(153-1)(153-2)}\sum_{i=1}^{n}\left[\frac{(x_i-142.0)}{6.90}\right]^3=0.046$$

其标准误为

$$\sigma_{g_1}=\sqrt{\frac{6n(n-1)}{(n-2)(n+1)(n+3)}}=\sqrt{\frac{6\times153\times(153-1)}{(153-2)(153+1)(153+3)}}=0.196$$

峰度系数

$$\begin{aligned}g_2&=\frac{n(n+1)}{(n-1)(n-2)(n-3)}\sum_{i=1}^{n}\left[\frac{(x_i-\bar{x})}{s}\right]^4-\frac{3(n-1)^2}{(n-2)(n-3)}\\&=\frac{153(153+1)}{(153-1)(153-2)(153-3)}\sum_{i=1}^{n}\left[\frac{(x_i-142.0)}{6.90}\right]^4-\frac{3(153-1)^2}{(153-2)(153-3)}\\&=-0.364\end{aligned}$$

其标准误为

$$\sigma_{g_2}=\sqrt{\frac{24n(n-1)^2}{(n-3)(n-2)(n+3)(n+5)}}=\sqrt{\frac{24\times153\times(153-1)^2}{(153-3)(153-2)(153+3)(153+5)}}=0.390$$

上述偏度系数 g_1 和峰度系数 g_2 的值均与 0 的差距不大，且对应的标准误亦不大，故

可认为该数据近似服从正态分布。

上述三种方法的结果一致，支持该数据近似服从正态分布。

尽管实践中这些判定方法简单有效，但本质上它们只是描述性质的。即使当条件合理满足时，数据也可能不是正态（尽管概率很小）。因此我们对它进行解释时必须小心，不能说数据实质上服从正态分布，只能说有理由相信数据来自正态分布。

5.4　正态分布的应用

5.4.1　二项分布的正态近似

回顾第 4 章中介绍的二项分布，是在 n 次独立试验中估计发生 k 次成功的概率，那里的参数是 n 和 π ，并且知道，当 $n\pi\geqslant 5$ 和 $n(1-\pi)\geqslant 5$ 时，二项分布近似正态分布。由于随着 n 的增大，二项分布的概率 P 的计算将变得十分繁琐，而正态分布的处理方式相对简单，因此，实践中常用正态分布的近似计算而不是求二项分布的精确概率。

例 5.3　设随机变量 X 服从参数 $n=15$ ， $\pi=0.5$ 的二项分布。

（1）作概率 p_k 分布图，并在图上添加正态分布曲线。

（2）利用二项分布，求 $P(X\leqslant 5)$。

（3）利用正态近似求 $P(X\leqslant 5)$ 的近似值。

解　由于 $n\pi=7.5$ 和 $n(1-\pi)=7.5$ 均超过 5，可认为该二项分布近似正态分布。

计算二项分布的均数和标准差

$$\mu=n\pi=15\times 0.5=7.5,$$

$$\sigma=\sqrt{n\pi(1-\pi)}=\sqrt{15\times 0.5\times 0.5}=1.94$$

故可用正态分布 $N(7.5, 1.94^2)$ 近似表示。

具体求解过程如下：

（1）作图：二项分布为离散型分布，变量值只取正整数，欲要使用正态分布函数近似计算概率，需将二项分布连续化，故把概率图中的线条图改成直方图，同时以参数 $\mu=7.5$ ， $\sigma^2=1.94^2$ 为参数作正态分布曲线，见图 5.7。

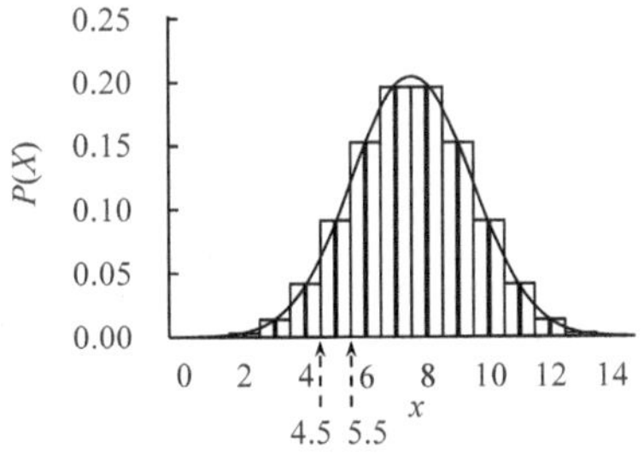

图 5.7　二项分布 $B(15, 0.5)$ 近似正态分布 $N(7.5,1.94^2)$

（2）根据二项分布定义计算 $P(X\leqslant 5)$：

$$\begin{aligned}P(X\leqslant 5)&=\sum_{k=0}^{5}P(X=k)\\&=C_{15}^{0}0.5^{0}0.5^{15}+C_{15}^{1}0.5^{1}0.5^{14}+\cdots+C_{15}^{5}0.5^{5}0.5^{10}\\&=p_0+p_1+\cdots+p_5\\&=0.0000+0.0005+\cdots+0.0916\\&=0.1509\end{aligned}$$

（3）根据正态分布近似计算：二项分布上 $P(X\leqslant 5)$ 是在正态曲线下 $x=5.5$ 的左端面积。为了校正，我们需要计算正态分布上 $P(X\leqslant 5.5)$。值 0.5 称作二项分布正态近似的连续性校正因子。这样，相应的 u 值是

$$u=\frac{x-\mu}{\sigma}=\frac{5.5-7.5}{1.94}=-1.03$$

查附表 3，$\Phi(-1.03)=0.1515$，与二项分布的结果非常接近。

下面给出二项分布正态近似连续性校正的一般形式。

如果 $X\sim B(n,\pi)$，$n\pi\geqslant 5$ 且 $n(1-\pi)\geqslant 5$，则概率 $P(a\leqslant X\leqslant b)$ 可以被正态分布 $N\left(n\pi,\ n\pi(1-\pi)\right)$ 曲线下从 $a-0.5$ 到 $b+0.5$ 的面积所近似，设 X 是服从二项分布的随机变量，U 是服从标准正态分布的随机变量，那么

$$P(X\leqslant b)\approx P\left(U\leqslant\frac{(b+0.5)-n\pi}{\sqrt{n\pi(1-\pi)}}\right) \tag{5.18}$$

$$P(X\geqslant a)\approx P\left(U\geqslant\frac{(a-0.5)-n\pi}{\sqrt{n\pi(1-\pi)}}\right) \tag{5.19}$$

$$P(a\leqslant X\leqslant b)\approx P\left(\frac{(a-0.5)-n\pi}{\sqrt{n\pi(1-\pi)}}\leqslant U\leqslant\frac{(b+0.5)-n\pi}{\sqrt{n\pi(1-\pi)}}\right) \tag{5.20}$$

上述连续性校正对任何离散分布用正态近似时都适用。

进一步，为了更加形象直观地理解二项分布近似正态分布的原理，表 5.1 分别给出了二项分布 $B(15, 0.5)$和相应的正态分布 $N(7.5, 1.94^2)$近似法计算的概率。

表 5.1　二项分布 B（15，0.5）和正态分布 N（7.5，1.94^2）概率计算结果

$X=k$ (1)	二项分布 p_k (2)	正态近似 $f(k)$ (3)	$X=k$ (1)	二项分布 p_k (2)	正态近似 $f(k)$ (3)
0	0.0000	0.0001	8	0.1964	0.1989
1	0.0005	0.0008	9	0.1527	0.1525
2	0.0032	0.0037	10	0.0916	0.0896
3	0.0139	0.0140	11	0.0417	0.0404
4	0.0417	0.0404	12	0.0139	0.0140
5	0.0916	0.0896	13	0.0032	0.0037
6	0.1527	0.1525	14	0.0005	0.0008
7	0.1964	0.1989	15	0.0000	0.0001

相应结果绘制散点图见图 5.8。上述结果显示，由于 $\pi=0.5$，尽管 n 较小（$n=15$），二项分布的正态性近似还是很好的。

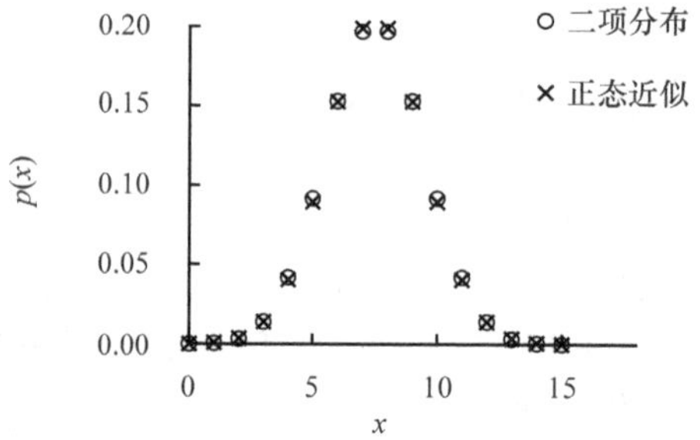

图 5.8　二项分布 $B(15, 0.5)$ 与正态分布 $N(7.5, 1.94^2)$ 的近似

5.4.2　泊松分布的正态近似

泊松分布在参数λ值较大时，计算起来是非常不方便的，而当$\lambda \geqslant 10$时，泊松分布对正态分布有着很好的近似性，利用这个特点可使计算得到简化。此时，泊松分布的均数及方差可作为近似正态分布的均数和方差。

例 5.4　已知某市甲状腺癌年发病率 10/100 000，若对该市的 10 万人随访观察一年，试计算甲状腺癌年发病人数分别为 0, 1, …, 20 的概率。

解　设X为每 10 万人的年发病人数，由题意可知，X服从参数$\lambda=10$的泊松分布。

（1）使用泊松分布精确计算：由$\lambda=10$，有

$$P(X=0)=\frac{10^0}{0!}\mathrm{e}^{-10}=0.0000$$

$$P(X=1)=\frac{10^1}{1!}\mathrm{e}^{-10}=0.0005$$

$$\cdots\cdots$$

$$P(X=20)=\frac{10^{20}}{20!}\mathrm{e}^{-10}=0.0019$$

（2）使用正态分布近似计算：$\mu=10,\ \sigma^2=10$，则

$$f(0)=\frac{1}{\sqrt{10}\times\sqrt{2\pi}}\mathrm{e}^{\frac{-(0-10)^2}{2\times10}}=0.0009$$

$$f(1)=\frac{1}{\sqrt{10}\times\sqrt{2\pi}}\mathrm{e}^{\frac{-(1-10)^2}{2\times10}}=0.0022$$

$$\cdots\cdots$$

$$f(20)=\frac{1}{\sqrt{10}\times\sqrt{2\pi}}\mathrm{e}^{\frac{-(20-10)^2}{2\times10}}=0.0009$$

全部计算结果列于表 5.2，相应结果见图 5.9。

表 5.2　某市甲状腺癌年发病人数（/100 000 人）的概率

k (1)	泊松分布 p_k (2)	正态近似 $f(k)$ (3)	k (1)	泊松分布 p_k (2)	正态近似 $f(k)$ (3)	k (1)	泊松分布 p_k (2)	正态近似 $f(k)$ (3)
0	0.0000	0.0009	7	0.0901	0.0804	14	0.0521	0.0567
1	0.0005	0.0022	8	0.1126	0.1033	15	0.0347	0.0361
2	0.0023	0.0051	9	0.1251	0.1200	16	0.0217	0.0209
3	0.0076	0.0109	10	0.1251	0.1262	17	0.0128	0.0109
4	0.0189	0.0209	11	0.1137	0.1200	18	0.0071	0.0051
5	0.0378	0.0361	12	0.0948	0.1033	19	0.0037	0.0022
6	0.0631	0.0567	13	0.0729	0.0804	20	0.0019	0.0009

以上两小节的讨论表明，无论是二项分布的正态近似，还是泊松分布的正态近似，都是在一定条件下中心极限定理的应用特例。中心极限定理将在第 6 章讨论，理解这一点对后续的统计推断学习是非常有帮助的。

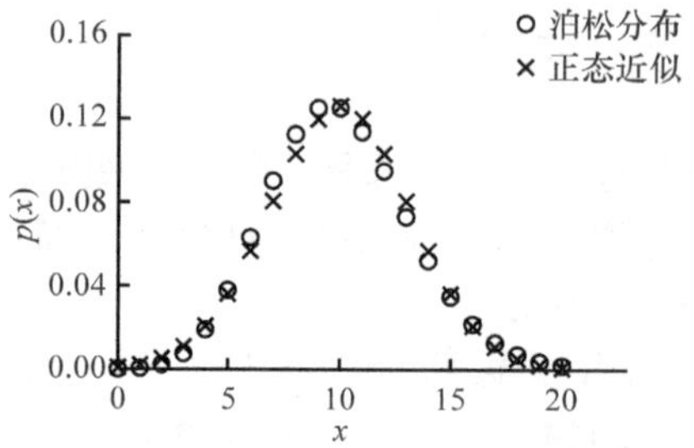

图 5.9　泊松分布 P（10）与正态分布 N（10，10）的近似

5.4.3　医学参考值范围的制定

正态分布在医学实践中的一个重要应用是制定医学参考值范围。

1. 基本概念　医学上常要确定某特定的“正常”人群的解剖、生理、生化指标等数据中大多数个体取值的波动范围，称为医学参考值范围，这里“正常”人群指排除了对所研究指标有影响的疾病和有关因素的特定人群。同一“正常”人群中，由于个体差异的客观存在，其医学测量指标的结果也会有大有小，即使是同一个体，其测量指标也会随着机体内外环境的变化而波动变化。因此，制定医学参考值范围作为临床上划分某项指标正常与异常的参考依据是十分必要的。而在实践中，人们常用某项指标 95%个体的取值范围作为该指标的医学参考值范围。

2. 制定方法　抽取足够例数的观察数据，根据资料的分布类型选择以下两种主要计算方法：

（1）正态分布法：适用于正态或近似正态分布资料。

双侧 $(1-\alpha)\times 100\%$ 的界限值为

$$\bar{X} \pm u_{1-\alpha/2}S \tag{5.21}$$

单侧 $(1-\alpha)\times 100\%$ 的界限值为

$$\bar{X} - u_{1-\alpha}S \quad \text{或} \quad \bar{X} + u_{1-\alpha}S \tag{5.22}$$

其中，$\bar{X}$ 和 S 分别为观察数据的均数和标准差，$u_{1-\alpha/2}$ 和 $u_{1-\alpha}$ 分别为标准正态分布的 $(1-\alpha)\times 100\%$ 双侧和单侧临界值（附表 3），实践中 α 通常取 0.05，此时 $(1-0.05)\times 100\%$ 的范围即是 95%观测值所在的范围。

例 5.5　继例 2.1，根据某地 153 名 10 岁女童身高的均数 142.3cm，标准差 6.82cm，估计该地 10 岁女童身高的 95%参考值范围。

解　根据医学常识可知 10 岁女童身高服从正态分布，且身高过低或过高都视为异常，故按正态分布法估计该地 10 岁女童身高的 95%参考值范围的双侧界值。已知均数 $\bar{x}=142.3$，$s=6.82$，查附表 3 得 $u_{1-0.05/2}=1.96$，故 95%双侧参考值范围

下限为：$\bar{x}-u_{1-0.05/2}s=142.3-1.96\times 6.82=128.9$

上限为：$\bar{x}+u_{1-0.05/2}s=142.3+1.96\times 6.82=155.7$

即该地 10 岁女童身高的 95%参考值范围是128.9~155.7 cm。

（2）百分位数法：适用于任意分布的连续性资料，因此在实践中有广泛的应用。双侧 95%的医学参考值范围是$[X_{2.5\%}，X_{97.5\%}]$，单下侧界值是 $X_{5\%}$，单上侧界值是 $X_{95\%}$。

例 5.6　继例 2.2，根据某地 153 名 10 岁女童的甘油三酯数据（见表 2.3），估计该地 10 岁女童甘油三酯的 95%参考值范围。

解　由于10岁女童甘油三酯的分布为右偏态，且过高过低都为异常，故用百分位数法计算10岁女童甘油三酯的95%参考值范围的双侧界值，即95%双侧参考值范围

下限为：$X_{2.5\%}=L+\dfrac{i}{f_{2.5\%}}(n\times 2.5\%-\sum f_L)=0.3+\dfrac{0.3}{22}(153\times 2.5\%-0)=0.35$

上限为：$X_{97.5\%}=L+\dfrac{i}{f_{97.5\%}}(n\times 97.5\%-\sum f_L)=1.8+\dfrac{0.3}{4}(153\times 97.5\%-146)=2.04$

即该地10岁女童甘油三酯的95%参考值范围为0.35~2.04 mmol/L。

需要注意的是，医学参考值范围涉及采用单侧界值还是双侧界值的问题，是依据专业知识来确定的。例如，血清总胆固醇无论过低还是过高均属异常，应采用双侧参考值范围制定上、下侧界值；血铅过高为异常，应采用单上侧界值制定参考值范围；而肺活量过低为异常，应采用单下侧界值制定参考值范围，这一点在具体应用时要给予重视。

5.5 小　　结

本章主要讨论了连续型随机变量，并引入了密度函数的概念。对于连续型随机变量的概率分布，同样可以用数学期望描述集中趋势，用方差和标准差描述离散程度。

正态分布是连续型随机变量中最重要的分布，因为生物界符合这种分布规律的现象十分普遍，特别是许多随机变量之和常近似正态分布，所以被广泛地应用于统计分析。正态分布由参数μ和σ^2完全决定。任何正态分布的概率计算问题都可以等价地转化为标准正态分布进行，进而使用标准正态分布表来完成。

判断样本资料是否近似服从正态分布很重要，常用的三种方法为：频率/频数直方图或茎叶图，正态概率P-P图或Q-Q图，矩法计算偏度系数g_1和峰度系数g_2及标准误。

由于正态分布使用方便，所以常将其他分布近似正态后进行计算。本章介绍了二项分布和泊松分布的正态近似计算方法，在满足一定条件下（即二项分布在$n\pi\geqslant 5$且$n(1-\pi)\geqslant 5$时，泊松分布在$\lambda\geqslant 10$时），两个分布均对正态分布有着很好的近似性，可按正态分布近似处理，这是中心极限定理运用的一个特例（详见第6章）。

此外，我们还讨论了正态分布在医学实践中的一个重要应用—— 制定医学参考值范围。在后续的章节中我们会看到，正态分布是统计推断的重要基础。

案 例 讨 论

案例　为了解2019年某地区居民发汞的基础水平，某研究者测量了215名在该地居住一年以上，无明显肝、肾疾病，无汞作业接触史的居民的发汞含量，并将测量结果整理成频数分布表，见表5.3。

表5.3　2019年某地区215名居民发汞含量（μmol/kg）频数分布表

发汞值	1.5 ~	3.5 ~	5.5 ~	7.5 ~	9.5 ~	11.5 ~	13.5 ~	15.5 ~	17.5 ~	19.5 ~
人数	18	75	65	20	15	14	4	2	1	1

该研究者采用加权法计算得到发汞的均数为6.69μmol/kg，标准差为8.91μmol/kg，计算发汞95%参考值范围为$6.69\pm u_{1-0.05/2}\times 8.91=6.69\pm 1.96\times 8.91=[-10.77,\ 24.15]$，由于发汞值不能为负值，故该研究者重新给出95%参考值范围应为[0，24.15] μmol/kg。

（1）你认为该研究者对资料的描述是否合理?如不妥，应如何描述?依据是什么?

（2）该研究者计算参考值范围的方法和结果是否正确?请给出你的评价。如不妥，请给出改进方案。

（3）如何理解该研究中 95%参考值范围的具体含义?如何理解另外的 5%?

思考与练习

一、最佳选择题

1. 下列描述中不是正态分布特征的是________。

A. 曲线位于横轴上方，在均数处达到最高点　　B. 曲线两侧延伸至无限远处与横轴相交

C. 均数为其位置参数　　D. 方差为其尺度参数

2. 正态分布取决于两个参数 μ 与 σ^2，________对应的正态曲线的形态越趋扁平。

A. μ 越大　　B. μ 越小　　C. σ^2 越大　　D. σ^2 越小

3. 正态分布的曲线下 $(-\infty, \mu+1.96\sigma)$ 范围内的面积为________。

A. 95%　　B. 97.5%　　C. 45%　　D. 47.5%

4. 某地 6 岁男孩的身高（cm）服从正态分布，其均数为 115.0，标准差为 4.5，则该地 6 岁男孩中身高在 103.4cm 以下者占________。

A. 5%　　B. 2.5%　　C. 1%　　D. 0.5%

5. 已知某地 12 岁男孩身高（cm）服从正态分布，均数为 138.0，标准差为 4.12，现从该总体中随机抽取一名男孩的身高为 128.0，$u=(128.0-138.0)/4.12=-2.43$。$\Phi(u)$ 是标准正态分布的分布函数，$1-\Phi(u)=1-\Phi(-2.43)=0.9925$，结论是________。

A. 理论上身高低于 138.0cm 的 12 岁男孩占 99.25%

B. 理论上身高高于 128.0cm 的 12 岁男孩占 99.25%

C. 理论上身高在 128.0~138.0cm 的 12 岁男孩占 99.25%

D. 理论上身高低于 128.0cm 的 12 岁男孩占 99.25%

6. 健康成人血清总胆固醇参考值范围一般是指________。

A. 所有健康成人血清总胆固醇的波动范围

B. 绝大多数健康成人血清总胆固醇的波动范围

C. 所有成人血清总胆固醇的波动范围

D. 所有健康人血清总胆固醇的波动范围

7. 计算医学参考值范围最合适的方法是________。

A. 百分位数法

B. 正态分布法

C. 结合原始数据分布选择医学参考值范围的计算公式

D. 以上说法均不正确

8. 某地健康成年男性红细胞数呈正态分布，其均数为 5.4×10^{12}/L，标准差为 0.43×10^{12}/L，则该地男性红细胞数在 $(4.1\sim4.8)\times10^{12}$/L 之间的人所占的比例为________。

A. 15.4%　　B. 8.0%　　C. 18.6%　　D. 5.1%

二、计算分析题

1. 某研究组测得某地 120 名健康女大学生的收缩压，并编制频数表见表 5.4。

表 5.4　120 名女大学生的收缩压（mmHg）频数分布表

组段	频数	频率（%）	累积频数	累积频率（%）
80 ~	3	2.50	3	2.50
85 ~	7	5.83	10	8.33
90 ~	15	12.50	25	20.83
95 ~	19	15.83	44	36.67

续表

组段	频数	频率（%）	累积频数	累积频率（%）
100 ~	38	31.67	82	68.33
105 ~	16	13.33	98	81.67
110 ~	12	10.00	110	91.67
115 ~	7	5.83	117	97.50
120 ~ 125	3	2.50	120	100.00
合计	120	100.00	—	—

请回答以下问题，必要时通过计算。

（1）收缩压为连续型随机变量，对其概率分布进行描述时与离散型随机变量有何不同?

（2）采用什么指标描述上述收缩压分布特征比较合适，请对其进行计算并说明理由。

（3）试估计该地健康女大学生收缩压的 95%参考值范围。

2. 已知某地 5 岁男童的体重服从正态分布，其均数为 19.5kg，标准差为 2.3kg。现从该地随机抽取 1 名 5 岁男童测量其体重，计算以下概率：

（1）其体重小于 16.1kg。

（2）其体重大于 22.9kg。

（3）其体重在 16.1~22.9kg。

3. 已知某地区 35 ~ 39 岁男性的胆固醇水平服从正态分布，现从该地区随机选取 5000 名该年龄段的男性测量其胆固醇水平（mg/dL），均值为 183.6 mg/dL，标准差为 27.5 mg/dL。试回答以下问题：

（1）若理想的胆固醇水平是小于 200mg/dL，则该地区 35 ~ 39 岁男性中胆固醇处于理想水平的人所占比例是多少?

（2）假设抽取样本中有 10%的男性高于某胆固醇水平，请给出该胆固醇水平的具体值。

（3）若胆固醇水平≥240mg/dL 即可认为是血栓发生的风险因素，那么在该地区 35 ~ 39 岁男性中具有此风险因素的人所占比例是多少?

（4）若针对（3）中胆固醇水平≥240mg/dL 的人进行干预，3 个月后这些接受干预的人胆固醇水平与接受干预前相比平均下降了 32.5mg/dL，胆固醇变化的标准差为 40.8mg/dL，若假定干预前后胆固醇的变化服从正态分布，那么在干预对象中干预后胆固醇水平低于其干预前胆固醇水平的比例是多少?

第 6 章 参数估计

学习目标：了解统计量及抽样分布的概念，在此基础上掌握几种常用参数的估计方法。

在第 4、5 章中，我们对随机变量及其概率分布进行了介绍，知道要完整地认识一个随机变量必须掌握其分布，或至少需要掌握分布的某些数字特征。然而，这在实际应用中通常是非常困难的，有时甚至是不可能实现的，如欲研究 2016 年我国活产女婴的体重分布，假设其出生体重服从均数为 μ 和方差为 σ^2 的正态分布，我们很难将总体中的每一个活产女婴的出生体重列出来直接计算参数 μ 和 σ^2，取而代之的方法是随机抽样，即随机选取一个样本，记其出生体重为 $X_1, X_2, \cdots, X_n$，提炼并加工这个样本信息去设法估计 μ 和 σ^2。事实上，前两章的例子中我们已经有了类似的体验，即用经验分布来近似理论分布，用统计量来代替参数。由于样本数据是有限的，且具有随机性，为此需要尽可能克服随机性的干扰以对总体的某个（或某些）参数进行估计，或在一定的风险下对总体参数有关的一些假设进行检验，这两项任务统称为统计推断。

从本章开始，我们将系统地介绍统计推断方法，统计推断的学习是基于两个密不可分的环节：首先，由已知的总体出发，研究样本的抽样分布规律；然后，基于此规律研究如何通过样本的信息去推断总体的参数。显然，前者对后者是不可或缺的。换句话说，由样本推断总体是以样本统计量的抽样分布为前提的。

本章将沿着这个顺序，首先讨论样本统计量及其分布，继而讨论样本统计量对总体参数的估计，包括点估计和区间估计。假设检验将在第 7 章及后续章节中进行介绍。

6.1 统 计 量

样本统计量及其抽样分布是进行统计推断的核心要素。在第 1 章中我们已经对统计量进行了初步介绍，现在给出正式的定义。

定义 设 $X_1, X_2, \cdots, X_n$ 是来自总体 X，样本量为 n 的一个随机样本，$X_i (i=1, 2, \cdots, n)$ 相互独立。如果 $f(X_1, X_2, \cdots, X_n)$ 是关于样本的函数，且不依赖于未知总体的参数，则称该函数为统计量。如

样本均数 $$f_1(X_1, X_2, \cdots, X_n) = \bar{X} = \sum_{i=1}^{n} X_i \bigg/ n$$

和样本方差 $$f_2(X_1, X_2, \cdots, X_n) = S^2 = \sum_{i=1}^{n} (X_i - \bar{X})^2 \bigg/ (n-1)$$

均为统计量，而函数 $$f_3(X_1, X_2, \cdots, X_n) = \sum_{i=1}^{n} (X_i - \mu)^2 \bigg/ n$$

和函数 $$f_4(X_1, X_2, \cdots, X_n) = \sum_{i=1}^{n} (X_i - \mu) \bigg/ n$$

都不是统计量，因为这些函数含有未知参数 μ 或 σ。显然，统计量也是随机变量。

上述定义不难看出，统计量实际上是一种对样本数据信息的压缩。一个好的统计量，应该能把样本中包含总体的信息全部提炼出来，而不损失任何信息，这样的统计量称为充分统计量（sufficient statistic）。例如，从正态总体中获得的随机样本，其样本均数和样本方差就是充分统计量。而样本的中位数和四分位间距就不是充分统计量，因为它们只提炼了数据的部分信息。

6.2 抽样分布

生物医学中大多数现象服从正态分布，对于来自正态总体的样本，可以经过数理推导得到确切的样本统计量的概率分布。统计量的概率分布也称统计量的抽样分布（sampling distribution of statistics）。本节将限于讨论正态分布下的样本统计量的抽样分布，或满足中心极限定理条件下所述的样本统计量的抽样分布。其中，最重要的是样本均数 $\bar{X}$ 和样本方差 S^2 的分布。

6.2.1 样本均数 $\bar{X}$ 的抽样分布

样本均数 $\bar{X}$ 的抽样分布根据总体方差是否已知以及样本量的大小分为两种不同形式，在此之前，我们需要进一步介绍抽样误差的概念。

例 6.1 已知某地 10 岁女童身高近似服从参数 μ=142.3cm，σ^2=6.82^{2}cm^2 的正态分布，以此为抽样总体进行随机抽样，重复抽取 100 个样本，每次抽取的样本量均为 30，分别计算这 100 个样本的均数、方差和其相关统计量，部分结果见表 6.1。

表 6.1 从正态总体 $N(142.3, 6.82^2)$ 随机抽取的 100 个样本的部分计算结果

样本号 （1）	均数 （2）	方差 （3）	均数标准误 （4）	95%置信区间 （5）
1	143.2	27.48	0.96	[141.4, 145.1]
2	142.2	62.14	1.44	[139.4, 145.0]
3	140.2	46.89	1.25	[137.8, 142.7]
4	141.0	44.95	1.22	[138.7, 143.5]
5	141.6	25.47	0.92	[139.8, 143.4]
6	142.6	43.08	1.20	[140.3, 145.0]
7	140.6	60.35	1.42	[137.9, 143.4]
8	142.8	82.59	1.66	[139.6, 146.1]
9	144.2	63.35	1.45	[141.4, 147.1]
10	141.8	38.03	1.13	[139.6, 144.0]
11	143.5	52.06	1.32	[140.9, 146.1]
12	144.0	47.88	1.26	[141.5, 146.4]
13	142.4	39.54	1.15	[140.1, 144.6]
14	141.9	51.28	1.31	[139.3, 144.5]

续表

样本号 （1）	均数 （2）	方差 （3）	均数标准误 （4）	95%置信区间 （5）
15	142.2	46.86	1.25	[139.8, 144.7]
⋮	⋮	⋮	⋮	⋮
90	143.7	58.72	1.40	[141.0, 146.4]
91	141.6	48.48	1.27	[139.1, 144.1]
92	141.8	42.74	1.19	[139.5, 144.2]
93	142.1	26.44	0.94	[140.2, 143.9]
94	143.7	46.65	1.25	[141.2, 146.1]
95	142.4	27.49	0.96	[140.5, 144.3]
96	141.6	33.76	1.06	[139.5, 143.6]
97	142.6	29.92	1.00	[140.6, 144.6]
98	144.5	38.97	1.14	[142.2, 146.7]
99	142.6	55.94	1.37	[140.0, 145.3]
100	142.5	54.65	1.35	[139.9, 145.2]

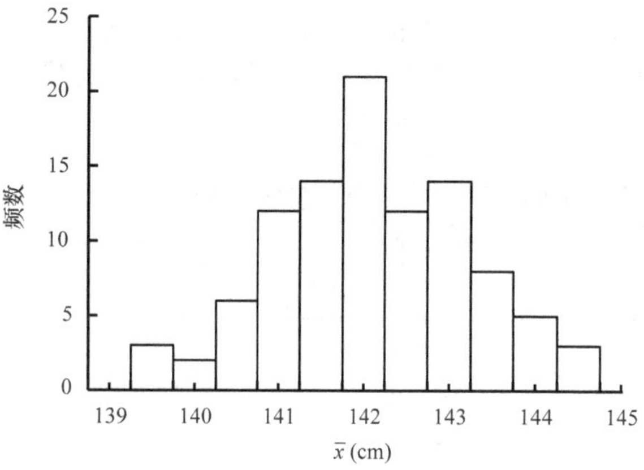

图 6.1　100 个样本均数的频数直方图

表 6.1 中 100 个样本的样本均数，其值大小不等，这主要是受抽样误差的影响。如果将这些均数视为个体观测值，绘制频数直方图可显示出它的分布规律，见图 6.1。

与原始随机变量 X 的分布特征类似，这里的 100 个样本均数 $\bar{x}$ 的分布也显示出两个特征：①样本均数 $\bar{x}$ 围绕在总体均数 μ=142.3 的周围，离总体均数越近，样本均数越密集，越远越稀疏，分布近似正态；②计算 100 个样本均数 $\bar{x}$ 的标准差，有 $s_{\bar{x}}=1.13$，显然，它的值明显小于随机变量 X 的标准差（ $\sigma=6.82$ ）。

与第 2 章类似，这里我们采用 $\bar{x}$ 表示一次实际抽样中所计算的样本均数，它是随机变量 $\bar{X}$ 的一次可能取到的具体数值，可以说随机变量 $\bar{X}$ 的分布就是指大量 $\bar{x}$ 值的分布。

样本均数 $\bar{X}$ 的标准差称为均数的标准误（standard error，SE），简称标准误，用来反映均数抽样误差的大小，定义为

$$\sigma_{\bar{X}}=\frac{\sigma}{\sqrt{n}} \tag{6.1}$$

显然，标准误 $\sigma_{\bar{X}}$ 与总体标准差 σ 成正比，与样本量 n 的算术平方根成反比。

总体标准差 σ 通常未知，可由样本标准差 S 来估计，这样，标准误的估计值计算式为

$$S_{\bar{X}}=\frac{S}{\sqrt{n}} \tag{6.2}$$

在实际抽样中，标准误越大，均数的抽样误差就越大，分布就越离散，样本均数对总体均数的代表性就越差；反之，标准误越小，均数的抽样误差越小，分布就越集中，样本均数对总体均数的代表性就越好。

抽样误差是抽样研究固有的属性，不可避免，它是由个体变异和抽样共同引起的。

例 6.2　计算表 6.1 中 1 号样本均数标准误的估计值。

解　由题意及表 6.1 第一行可知，对于 1 号样本，有

$$n = 30,\ \bar{x} = 143.2,\ s = \sqrt{27.48} = 5.24$$

代入式（6.2）可得标准误的估计值为

$$s_{\bar{x}} = \frac{s}{\sqrt{n}} = \frac{5.24}{\sqrt{30}} = 0.96$$

即 1 号样本均数的抽样误差估计值为 0.96，见表 6.1 中第（4）列。

至此，有了统计量 $\bar{X}$ 及其抽样误差 $\sigma_{\bar{X}}$ 的定义，我们就可以得出样本均数抽样分布的一般规律了。

1. 总体方差已知，或总体方差未知但样本量足够大时　从均数为 μ，方差为 σ^2 的正态总体中独立随机抽样，样本量为 n，则样本均数 $\bar{X}$ 的抽样分布服从均数为 μ，方差为 $\sigma_{\bar{X}}^2$ 的正态分布，记为

$$\bar{X} \sim N\left(\mu,\ \sigma_{\bar{X}}^2\right) \tag{6.3}$$

将 $\bar{X}$ 标准化，有

$$U = \frac{\bar{X} - \mu}{\sigma_{\bar{X}}} = \frac{\bar{X} - \mu}{\sigma/\sqrt{n}} \tag{6.4}$$

U 为标准化随机变量，$U \sim N(0,\ 1)$。

那么，若从一个非正态总体中随机抽样，且样本量足够大（$n \geqslant 30$），样本均数 $\bar{X}$ 的抽样分布又将如何呢?

中心极限定理（central limit theorem）：无论一个总体 X 的分布如何，只要存在有限的方差 $\sigma^2(\sigma^2 \neq 0)$，则当样本量 n 足够大时，样本均数 $\bar{X}$ 的抽样分布将近似地服从均数为 μ 和方差为 $\sigma_{\bar{X}}^2$ 的正态分布

$$\bar{X} \dot{\sim} N\left(\mu,\ \frac{\sigma^2}{n}\right) \tag{6.5}$$

符号“$\dot{\sim}$”表示“近似服从”的意思。在大样本量条件下，由于样本方差 S^2 对总体方差 σ^2 的估计误差非常小，实践中我们可以直接用 S^2 替代 σ^2 进行计算。

图 6.2 的数据模拟直观地显示了中心极限定理的这一规律。从 4 个非正态总体（A：均匀分布、B：三角分布、C：指数分布、D：双峰分布）中分别按照样本量 n 为 5、10、30 进行随机抽样，每种情况下重复 2000 次，由此获得的样本均数的抽样分布显示，无论最初的分布是何种形式，随着样本量 n 的增大，抽样分布的变异随之减小，并逐渐趋近于正态分布，且在这一趋近过程中样本均数的期望值始终保持不变，与原始数据的总体均数相等。在实践中，样本量 n 需要多大才能得到这样的结果呢?有学者建议当 $n \geqslant 30$ 时即可满足要求，而图 6.2 也证实了这种情况。

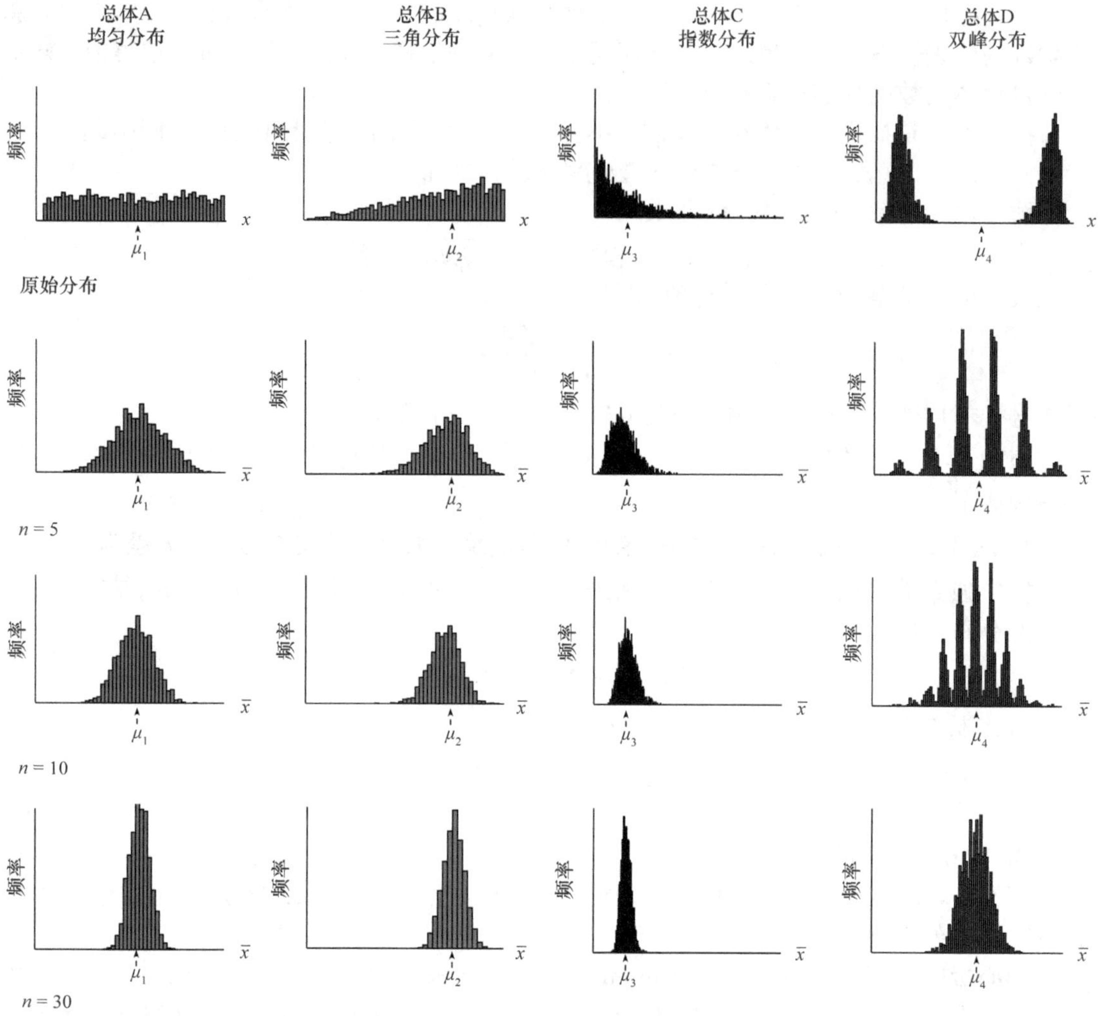

图 6.2　模拟 4 种非正态总体分布不同样本量下样本均数的抽样分布

2. 总体方差未知且样本量不够大时　从正态总体中抽样，当样本量不够大时，用样本方差 S^2 估计总体方差 σ^2 的估计误差就会变大，且估计误差会随样本量的变化而不同，此种情况下，其标准化变量 $(\bar{X}-\mu)/(S/\sqrt{n})$ 不再服从标准正态分布，而是服从自由度为 v 的 t 分布了，即

$$t=\frac{\bar{X}-\mu}{S/\sqrt{n}}\sim t(v) \tag{6.6}$$

其中，$v=n-1$。

在 v 确定时，t 分布的密度函数是

$$f_v(t)=\frac{\Gamma\left(\frac{v+1}{2}\right)}{\sqrt{v\pi}\,\Gamma\left(\frac{v}{2}\right)}\left(1+\frac{t^2}{v}\right)^{-\frac{v+1}{2}} \quad (-\infty<t<+\infty) \tag{6.7}$$

其中，$\Gamma(v)=\int_0^{+\infty}t^{v-1}\mathrm{e}^{-t}\mathrm{d}t \ (v>0)$。$f_v(t)$ 是偶函数，其分布依赖于参数（自由度 v），不同的 v 对应着不同的 t 分布曲线，如图 6.3。

图 6.3 显示，t 分布与标准正态分布一样，也是以 0 为中心的对称分布，但 t 分布较 $N(0,1)$ 分布有更大的离散性，其大小取决于自由度 $v=n-1$。当 v 较小时，样本方差 S^2 对总体方差 σ^2 的估计误差较大，表现为 t 分布有更大的离散性；随着 v 的增大，S^2 对 σ^2 估计的误差减小；当 v 足够大时，t 分布趋近于标准正态分布，此时可按 $N(0,1)$ 分布处理。t 分布主要用于总体均数的区间估计和 t 检验。

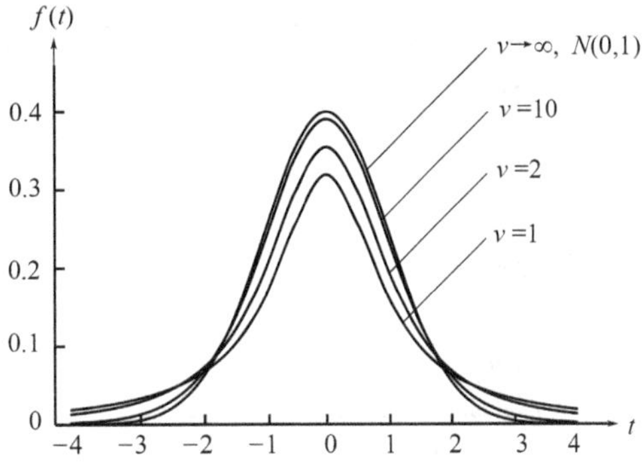

图 6.3 不同自由度下 t 分布的密度曲线

6.2.2 样本方差 S^2 的抽样分布

回顾表 6.1 中 100 个样本的方差值，由于受抽样误差的影响，彼此也不相同，同样需要知道样本方差 S^2 的抽样分布。

设从正态总体 $N(\mu, \sigma^2)$ 中随机抽一个样本量为 n 的样本，X_i (i=1, 2, …, n)相互独立，样本方差为 S^2，可以证明它的抽样分布满足

$$\frac{(n-1)S^2}{\sigma^2} \sim \chi^2(v) \tag{6.8}$$

其中，$v=n-1$。

式（6.8）显示与均数 $\bar{X}$ 的抽样分布通常采用其标准化形式（U 和 t）类似，在探讨样本方差的抽样分布时，通常也不直接用 S^2，而是用它的标准化形式来展开的。

χ^2 分布（Chi-squared distribution）是赫尔默特（F. R. Helmert）于 1875 年在研究来自正态总体的样本方差的抽样分布时得出的，其密度函数为

$$f_v(\chi^2) = \begin{cases} \dfrac{1}{2^{\frac{v}{2}}\Gamma\left(\dfrac{v}{2}\right)}\left(\chi^2\right)^{\frac{v}{2}-1} e^{-\frac{\chi^2}{2}}, & \chi^2 > 0 \\ 0, & \chi^2 \leqslant 0 \end{cases} \tag{6.9}$$

函数图形见图 6.4。

显然，χ^2 分布与 t 分布一样，是依赖于参数(自由度 v)的一簇分布。当 $v=1$ 和 $v=2$ 时，曲线呈 L 形；当 $v \geqslant 3$ 时，分布呈正偏态；随着自由度的增加，其分布曲线由正偏态分布趋近正态分布。

为了对样本方差的抽样分布服从 χ^2 分布有更直观的认识，再次从例 6.1 的正态总体 $N(142.3, 6.82^2)$ 中随机抽取样本量分别为 $n=10$, $n=30$, $n=50$, $n=100$ 的各 500 个样本，计算样本方差 S^2 后再计算 $\chi^2=(n-1)S^2/\sigma^2$ 的值，绘制相应的频率直方图，见图 6.5。

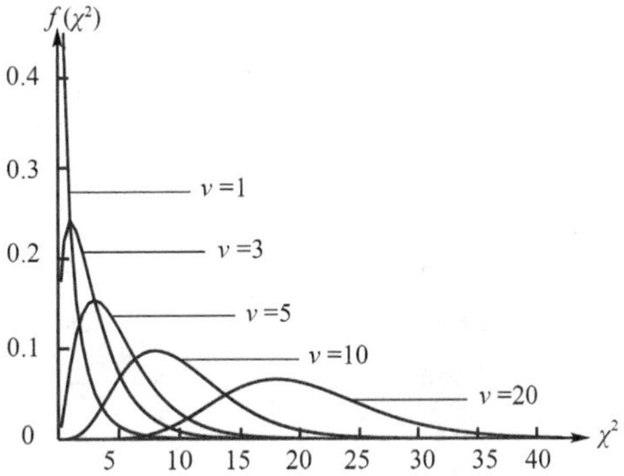

图 6.4 不同自由度下 χ^2 分布的密度曲线

可以看出，χ^2 频率分布（图 6.5）与 χ^2 概率分布（图 6.4）的趋势具有良好的一致性。

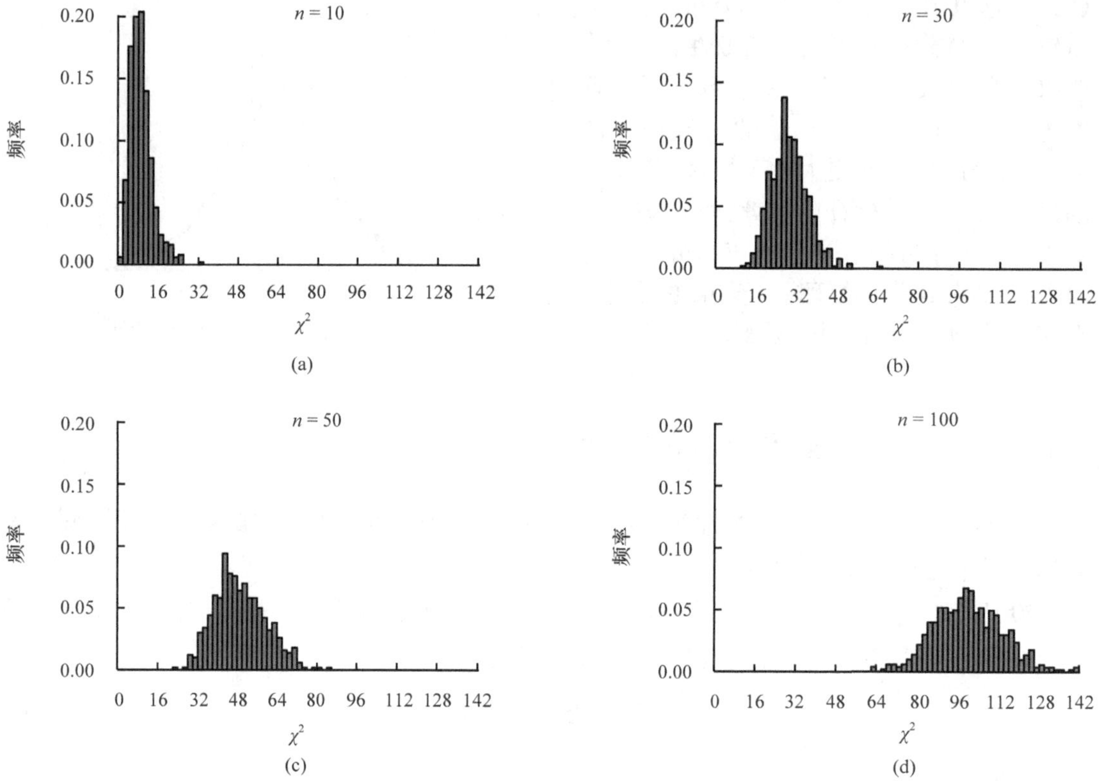

图 6.5　不同样本量下随机抽样重复 500 次所得 $(n-1)S^2/\sigma^2$ 的频率分布图

6.2.3　样本率 p 的抽样分布

在上两小节中，对计量资料，我们都是通过构造一个统计量来呈现样本均数和样本方差的抽样分布形式，这对于分类资料同样适用。首先看下例。

例 6.3　已知某种毒物一定剂量下小鼠的死亡概率 $\pi = 0.6$，现从该总体中重复随机抽样 1000 次，每次抽样样本量 $n = 50$，计算每个样本的死亡率 $p = x/n$，汇总的频数分布表见表 6.2。

表 6.2　从 $\pi = 0.6$ 的总体中随机抽取 1000 个样本死亡率频数分布表

样本死亡率 （1）	频数 （2）	频率（%） （3）	累积频率（%） （4）
0.40	5	0.5	0.5
0.42	6	0.6	1.1
0.44	12	1.2	2.3
0.46	24	2.4	4.7
0.48	28	2.8	7.5
0.50	44	4.4	11.9
0.52	65	6.5	18.4
0.54	80	8.0	26.4

续表

样本死亡率 (1)	频数 (2)	频率(%) (3)	累积频率(%) (4)
0.56	87	8.7	35.1
0.58	97	9.7	44.8
0.60	112	11.2	56.0
0.62	100	10.0	66.0
0.64	85	8.5	74.5
0.66	72	7.2	81.7
0.68	65	6.5	88.2
0.70	50	5.0	93.2
0.72	30	3.0	96.2
0.74	15	1.5	97.7
0.76	9	0.9	98.6
0.78	10	1.0	99.6
0.80	4	0.4	100.0
合计	1000	100.0	—

样本死亡率对应的频数分布见图 6.6。

表 6.2 及图 6.6 结果显示，在 1000 份样本中，样本死亡率彼此大小也不相同，样本率在总体死亡概率 0.6 时的频数达到峰值，且围绕 0.6 呈对称分布。这些大小不等的样本率都是从概率为 0.6 的总体中随机抽取的，与上节类似，这种样本率与样本率之间、样本率与总体概率之间的差异也是由抽样误差造成的。

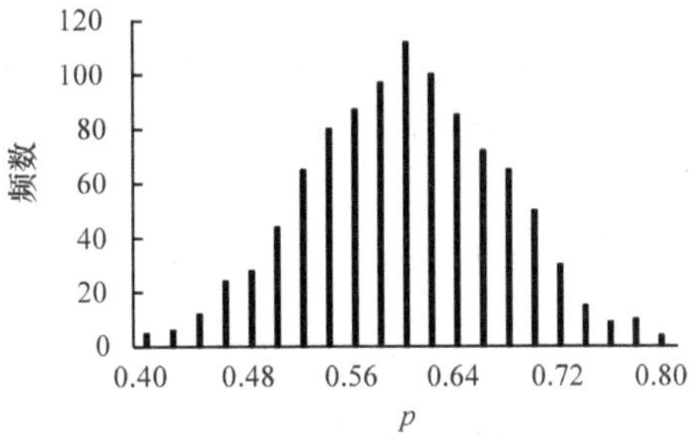

图 6.6 从 $\pi=0.6$ 的总体中随机抽样 1000 个样本死亡率的频数分布图

若随机变量 X 服从参数为 n 和 π 的二项分布，即 $X \sim B(n,\ \pi)$，则样本率 $p=X/n$ 的抽样误差，即标准误的定义为

$$\sigma_p=\sqrt{\frac{\pi(1-\pi)}{n}} \tag{6.10}$$

标准误越小，用样本率估计总体率的精度越好；反之，用样本率估计总体率的精度越差。在实际中，一般用样本率 p 来代替总体概率 π，其标准误的估计值为

$$S_p=\sqrt{\frac{p(1-p)}{n}} \tag{6.11}$$

例 6.4 计算表 6.2 中第 1 行中样本率为 0.4 时的标准误。

解 由题意可知，$n=50,\ p=0.4,\ 1-p=0.6$，代入式（6.11），可得到此样本率标准误的估计值为

$$s_p=\sqrt{\frac{p(1-p)}{n}}=\sqrt{\frac{0.4\times0.6}{50}}=0.07$$

即从 $\pi=0.6$ 的总体中随机抽取 $n=50$ 的样本，其样本率为 0.4 时的抽样误差的估计值为 0.07。

表 6.2 中样本率的频数分布仅是从总体概率 $\pi=0.6$ 中抽样的情形，其抽样分布很好地趋近正态分布。事实上，样本率 p 的抽样分布形状取决于二项分布的两个参数 n 和 π 。当 π 越靠近 0 时，抽样分布越呈现右偏态；反之，当 π 越靠近 1 时，抽样分布越呈左偏态；当 π 在 0.5 左右时，分布近似对称。此外，当样本量小的时候，样本率的波动范围是较大的，样本量越大，波动范围越小。因此，我们有以下结论：

从二项分布的总体中抽样，如果 n 适中，π 不太小也不太大，且满足 $n\pi\geqslant 5$ 和 $n(1-\pi)\geqslant 5$ 时，样本率 p 的抽样分布可近似服从总体均数为 π，方差为 $\pi(1-\pi)/n$ 的正态分布，即

$$p \dot{\sim} N\left(\pi, \frac{\pi(1-\pi)}{n}\right) \qquad (6.12)$$

式（6.12）可以由中心极限定理证明。

应该说明的是，由于这里的条件 $n\pi\geqslant 5$ 和 $n(1-\pi)\geqslant 5$ 中的 π 是未知的，实践中通常采用样本率 p 来代替 π 进行评估，即只要满足 $np\geqslant 5$ 和 $n(1-p)\geqslant 5$ 时就可以使用正态近似。

6.3　一个正态总体参数的估计

实践中，生物界的许多现象的分布形式往往是已知的，但其中的一个或几个参数是未知的，而这个分布将完全由这些参数所决定，正态分布就是这样一种最为普遍的分布形式。

6.3.1　点估计

点估计（point estimation）是直接利用样本统计量的数值来估计总体参数，如表 6.1 显示的部分样本的统计量（均数、方差），它们当中的任何一个取值都是对相应总体参数的一个点估计值。点估计的计算简单，易于理解。衡量其优良性最常用的准则有三个。

1. 无偏性（unbiasedness）　设参数由 θ 表示，其对应的统计量，也称估计量（estimator），由 $\hat{\theta}$ 表示。如果参数 θ 的估计量 $\hat{\theta}$ 满足

$$E(\hat{\theta})=\theta$$

则称此估计量 $\hat{\theta}$ 是无偏的，否则称为是有偏的。

这个性质不难理解，尽管估计量不太可能刚好等于总体参数，但无偏性保证了在大量重复试验中，估计量在参数附近随机摆动，其抽样分布是以被估参数为中心的，也就是说估计量在对参数的估计时没有系统偏差。

我们在前面章节中所学到的统计量，如样本均数 $\bar{X}$ 和样本方差 S^2 分别是总体均数 μ 和总体方差 σ^2 的无偏估计量，因为它们分别满足 $E(\bar{X})=\mu$ 和 $E(S^2)=\sigma^2$ 。

然而，参数 θ 的无偏估计量可能有很多，如正态分布下样本均数 $\bar{X}$ 和中位数 M 都是总体均数 μ 的无偏估计量，如何进一步比较他们的优劣？自然想到估计量应以对 θ 的平均偏差较小的为更好。

2. 有效性（efficiency）　设 $\hat{\theta}_1$ 和 $\hat{\theta}_2$ 分别是 θ 的两个无偏估计量，若

$$Var(\hat{\theta}_1) < Var(\hat{\theta}_2)$$

则称 $\hat{\theta}_1$ 比 $\hat{\theta}_2$ 有效。

从一个正态总体中随机抽取容量为 n 的样本，如前所述，$\bar{X}$ 和 M 都是总体均数 μ 的无偏估计量，而样本均数的方差为

$$\sigma_{\bar{X}}^2 = \frac{\sigma^2}{n}$$

当 n 足够大时，样本中位数的方差为

$$\sigma_M^2 = \frac{\pi\sigma^2}{2n}$$

中位数的方差是均数方差的 $\pi/2$ 倍，因此，作为 μ 的估计量，样本均数是比中位数更有效的估计量。

无偏性和有效性是在 n 固定的情况下讨论的，我们自然希望样本量 n 越大时对 θ 的估计越精确，由此引进一致性的定义。

3. 一致性（consistency） 设 $\hat{\theta}_n$ 是未知参数 θ 的一个估计量，n 为样本量，若对任意 $\varepsilon > 0$，都有

$$\lim_{n\to\infty} P(|\hat{\theta}_n - \theta| < \varepsilon) = 1$$

则称 $\hat{\theta}_n$ 为 θ 的一致估计量。

例如，由样本均数 $\bar{X}$ 估计 μ，$\bar{X}$ 的方差为 $\sigma_{\bar{X}}^2 = \sigma^2/n$，当 $n \to \infty$ 时，有 $\sigma_{\bar{X}}^2 \to 0$，这时 $\bar{X}$ 唯一可能的值就是 μ，满足

$$\lim_{n\to\infty} P(|\bar{X} - \mu| < \varepsilon) = 1$$

我们可以说 $\bar{X}$ 是总体 μ 的一致估计量。同理可证，样本方差 S^2 也是总体方差 σ^2 的一致估计量。

事实上样本均数 $\bar{X}$ 和样本方差 S^2 分别满足上述三准则。

应该说明的是，上述这些准则一般都是大量重复试验时的平均效果，属于理论层面的讨论。在实践中通过一次抽样获得的唯一样本，由于抽样误差使得点估计对其参数估计的精度却无法回答。因此，需要根据样本统计量及其抽样分布规律，给出总体参数的一个合理的估计区间，并给出区间的可靠程度，从而可以弥补点估计不足。

6.3.2 区间估计

定义 设 θ 是未知参数，$X_1, X_2, \cdots, X_n$ 是总体的一个随机样本，如果有两个统计量 $\hat{\theta}_1 = \hat{\theta}_1(X_1, X_2, \cdots, X_n)$，$\hat{\theta}_2 = \hat{\theta}_2(X_1, X_2, \cdots, X_n)$，对于给定的 α $(0 < \alpha < 1)$，满足

$$P(\hat{\theta}_1 \leqslant \theta \leqslant \hat{\theta}_2) = 1-\alpha \qquad (6.13)$$

其中，$(1-\alpha)\times 100\%$ 称为置信水平（也称置信度），随机区间[$\hat{\theta}_1$，$\hat{\theta}_2$]称为参数 θ 的 $(1-\alpha)\times 100\%$ 置信区间（confidence interval，CI），$\hat{\theta}_1$ 和 $\hat{\theta}_2$ 分别称为置信区间的下限和上限。

置信水平是置信区间可靠度（reliability）的度量。α 需要预先设定，通常 α 取 0.05，即置信水平 $(1-0.05)\times 100\% = 95\%$。95%置信区间的含义可以这样理解：从参数为 θ 的某个总体取无限多的样本量为 n 的样本，可以获得参数 θ 无限多的置信区间，理论上平均有95%的置信区间包含参数 θ，有 5%的区间未包含参数 θ。而在实际中通常仅能获得一个样

本计算一个置信区间，那么该区间包含总体参数 θ 的可能性就为 95%。

6.3.2.1　总体均数 μ 的置信区间估计

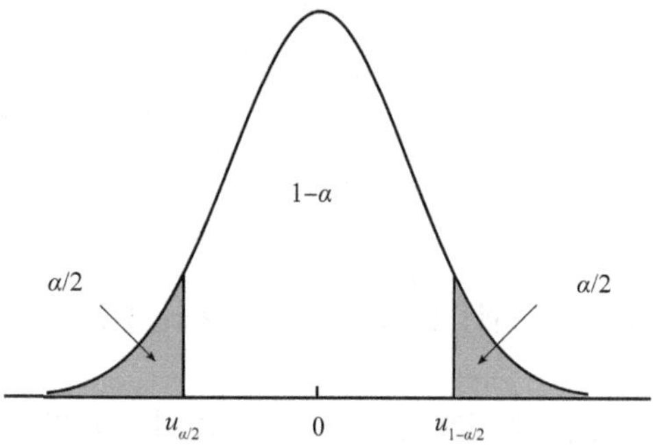

图 6.7　标准正态分布临界值示意图

总体均数 μ 的置信区间估计根据抽样分布类型分为以下两种。

1. 正态（或正态近似法）　当 σ^2 已知，或当 σ^2 未知但样本量 n 足够大（$n \geqslant 30$）时，此时样本均数 $\bar{X}$ 服从或近似服从正态分布 $N(\mu, \sigma_{\bar{X}}^2)$，标准化随机变量 $U=(\bar{X}-\mu)/\sigma_{\bar{X}}$ 服从或近似服从标准正态分布 $N(0,1)$。对给定的 α，根据标准正态分布表，我们可以从左至右查到一个与尾部面积 $\alpha/2$ 和 $1-\alpha/2$ 相对应的随机变量 U 值的分位数（也称临界值）$u_{\alpha/2}$ 和 $u_{1-\alpha/2}$，见图 6.7 示意图，使得

$$P\left(u_{\alpha/2} \leqslant \frac{\bar{X}-\mu}{\sigma_{\bar{X}}} \leqslant u_{1-\alpha/2}\right)=1-\alpha \tag{6.14}$$

根据标准正态分布的对称性，有 $u_{\alpha/2}=-u_{1-\alpha/2}$。

式（6.14）可整理为

$$P\left(\bar{X}-u_{1-\alpha/2}\sigma_{\bar{X}} \leqslant \mu \leqslant \bar{X}+u_{1-\alpha/2}\sigma_{\bar{X}}\right)=1-\alpha$$

这样，总体均数 μ 的 $(1-\alpha)\times 100\%$ 置信区间（或近似置信区间）可表达为

$$[\bar{X}-u_{1-\alpha/2}\sigma_{\bar{X}},\ \bar{X}+u_{1-\alpha/2}\sigma_{\bar{X}}] \tag{6.15}$$

上述区间以 $\bar{X}$ 为对称中心，其区间宽度为 $2u_{1-\alpha/2}\sigma_{\bar{X}}$，反映了点估计 $\bar{X}$ 的估计精度。在医学研究中，最常用的置信度 $(1-\alpha)\times 100\%$ 是 95%，此时取 $\alpha=0.05$。

置信区间有两个特征，即可靠度和精度。在样本量固定时它们是一对矛盾体：区间越宽，估计的可靠度越好，如 99%的可靠度比 95%的可靠度要好；区间越窄，估计的精度越高，这样，提高估计的可靠度势必会降低估计的精度。实践中，由于 α 是事先设定的，σ 表示个体间的变异，而总体中个体的变异是客观存在的，因此，若想同时提高估计的可靠度和精度，需考虑增加样本量。此外，95%的置信区间之所以在实践中普遍使用，是因为它能较好地兼顾区间估计的可靠度和精度。

例 6.5　继例 2.1，测量某市 153 名 10 岁女童的身高，均数为 142.3cm，标准差为 6.82cm，试估计该市 10 岁女童平均身高的 95%置信区间（假设服从正态分布）。

解　本例 $n=153$，均数 $\bar{X}$ 的抽样分布服从正态分布。由 $\bar{x}=142.3,\ s=6.82$，计算标准误的估计值有

$$s_{\bar{x}}=\frac{s}{\sqrt{n}}=\frac{6.82}{\sqrt{153}}=0.55$$

取 $\alpha=0.05$，查 u 分布表（附表 3），$u_{1-0.05/2}=1.96$，代入式（6.15）可得身高均数 95%置信区间为

$$\begin{aligned}&[\bar{x}-u_{1-0.05/2}s_{\bar{x}},\ \bar{x}+u_{1-0.05/2}s_{\bar{x}}]\\&=[142.3-1.96\times0.55,\ 142.3+1.96\times0.55]\\&=[141.22,\ 143.38]\end{aligned}$$

即该市 10 岁女童身高均数 95%置信区间为[141.22, 143.38]cm，也就是说在 95%的置信度下，用该样本估计总体均数的最大误差为 1.96×0.55=1.08cm。

2. *t* 分布法 当总体正态但方差未知且样本量不够大时，我们已经知道，此时的标准化随机变量$(\bar{X}-\mu)/(S/\sqrt{n})$服从自由度为 v 的 t 分布，有

$$t=\frac{\bar{X}-\mu}{S_{\bar{X}}}=\frac{\bar{X}-\mu}{S/\sqrt{n}}\sim t(v),\quad v=n-1$$

类似于正态分布法，对给定的α及自由度 v，由t_v分布界值（附表 5）查到与尾部面积$\alpha/2$和$1-\alpha/2$相对应的t_v值的分位数（临界值）$t_{v,\alpha/2}$和$t_{v,1-\alpha/2}$，使得

$$P\left(t_{v,\alpha/2}\leqslant\frac{\bar{X}-\mu}{S_{\bar{X}}}\leqslant t_{v,1-\alpha/2}\right)=1-\alpha \tag{6.16}$$

由 t 分布的对称性，有 $t_{\alpha/2}=-t_{1-\alpha/2}$。

式(6.16)可整理为

$$P\left(\bar{X}-t_{v,1-\alpha/2}S_{\bar{X}}\leqslant\mu\leqslant\bar{X}+t_{v,1-\alpha/2}S_{\bar{X}}\right)=1-\alpha$$

此时，总体均数μ的$(1-\alpha)\times100\%$置信区间为

$$\left[\bar{X}-t_{v,1-\alpha/2}S_{\bar{X}},\ \bar{X}+t_{v,1-\alpha/2}S_{\bar{X}}\right] \tag{6.17}$$

例 6.6 从某企业随机抽取 10 名健康男性员工测量血红蛋白浓度（g/L），计算其均数为 127.2，标准差为 20.8。试估计该企业男性员工平均血红蛋白浓度的 95%置信区间。

解 依题意，$n=10$，$\bar{x}=127.2$，$s=20.8$，
标准误的估计值为

$$s_{\bar{x}}=\frac{s}{\sqrt{n}}=\frac{20.8}{\sqrt{10}}=6.58$$

根据$v=10-1=9$，$\alpha=0.05$，查t_9分布界值（附表 5），得临界值$t_{9,1-0.05/2}=2.262$。代入式（6.17）可得μ的 95%置信区间为

$$\begin{aligned}&\left[\bar{x}-t_{9,1-0.05/2}s_{\bar{x}},\ \bar{x}+t_{9,1-0.05/2}s_{\bar{x}}\right]\\&=[127.2-2.262\times6.58,\ 127.2+2.262\times6.58]\\&=[112.3,\ 142.1]\end{aligned}$$

即该企业健康男性员工的平均血红蛋白浓度的 95%置信区间为[112.3, 142.1] g/L。

有两点需要强调：①在实践中，很少能够明确地知道抽样总体服从正态分布，但经验告诉我们，适当偏离该假定是不会严重影响小样本下置信区间的可信度的。故在实践中，只要估计总体是单峰分布的，即使适度偏离正态，仍然可以用上述方法得到较好的区间估计。②实践中很少能够知道σ^2的值，因此总是用S^2来代替σ^2，这样读者可以根据样本量的大小决定置信区间的估计方法是采用正态近似法还是 t 分布法，在大样本（$n\geqslant30$）条件下有 t 分布近似标准正态分布。现在很多统计软件给出了σ未知时根据 t 分布给出精确的置信区间结果。

6.3.2.2 总体方差 σ^2 的置信区间估计

我们已经知道，对于来自正态总体 $N(\mu, \sigma^2)$ 的样本量为 n 的随机样本 X_1，X_2，…，X_n，μ 未知，样本方差

$$S^2 = \frac{\sum_i (X_i - \bar{X})^2}{n-1}$$

是总体 σ^2 的一个优良估计量，又已知 S^2 的抽样分布服从 χ^2 分布，即

$$\frac{(n-1)S^2}{\sigma^2} \sim \chi^2(v)$$

其中，$v = n-1$。这样，对于给定的 v 及置信度 $(1-\alpha)\times 100\%$，我们可以在 χ_v^2 分布界值（附表 4）上从左至右查到与尾部面积 $\alpha/2$ 和 $1-\alpha/2$ 相对应的分位数（临界值）$\chi^2_{v,\alpha/2}$ 和 $\chi^2_{v,1-\alpha/2}$，见图 6.8，使得

$$P\left(\chi^2_{v,\alpha/2} \leqslant \frac{(n-1)S^2}{\sigma^2} \leqslant \chi^2_{v,1-\alpha/2}\right) = 1-\alpha \quad (6.18)$$

整理得

$$P\left(\frac{(n-1)S^2}{\chi^2_{v,1-\alpha/2}} \leqslant \sigma^2 \leqslant \frac{(n-1)S^2}{\chi^2_{v,\alpha/2}}\right) = 1-\alpha$$

于是，σ^2 的 $(1-\alpha)\times 100\%$ 置信区间为

$$\left[\frac{(n-1)S^2}{\chi^2_{v,1-\alpha/2}}, \frac{(n-1)S^2}{\chi^2_{v,\alpha/2}}\right] \quad (6.19)$$

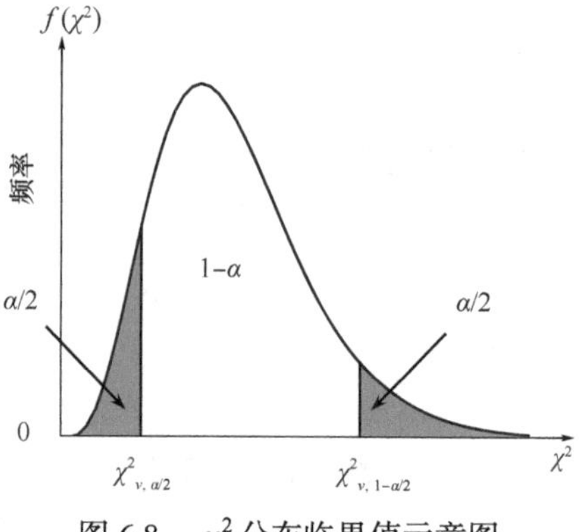

图 6.8 χ^2 分布临界值示意图

与均数 μ 的置信区间不同，式（6.19）中总体方差 σ^2 的置信区间并不是关于 S^2 对称。

由于在 $[0, +\infty)$ 上 σ 是 σ^2 的严格增函数，将式（6.19）开方，可得到 σ 的 $(1-\alpha)\times 100\%$ 置信区间

$$\left[\frac{\sqrt{n-1}\,S}{\sqrt{\chi^2_{v,1-\alpha/2}}}, \frac{\sqrt{n-1}\,S}{\sqrt{\chi^2_{v,\alpha/2}}}\right] \quad (6.20)$$

需要强调的是：相比均数而言，方差的置信区间估计对总体正态性的要求更严格，如果潜在的抽样分布非正态，则区间的置信度不会是 $(1-\alpha)\times 100\%$，即使在大样本中也不会得到纠正，这一点在使用时要特别注意。

例 6.7 根据表 6.1 中第 1 个样本的方差 $s^2 = 27.48$，计算其总体方差 σ^2 的 95%置信区间。

解 据题意，$v = 30-1 = 29$，$s^2 = 27.48$，以 $v = 29$，$\alpha = 0.05$，查 χ^2_{29} 分布界值（附表 4），得 $\chi^2_{29,0.05/2} = 16.05$ 和 $\chi^2_{29,1-0.05/2} = 45.72$，代入式（6.19）可得 σ^2 的 95%置信区间

下限：$(n-1)s^2 / \chi^2_{29,1-0.05/2} = 29 \times 27.48/45.72 = 17.43$

上限：$(n-1)s^2 / \chi^2_{29,0.05/2} = 29 \times 27.48/16.05 = 49.65$

故总体方差的95%置信区间为[17.43, 49.65] cm^2。

6.3.2.3 总体率 π 的置信区间估计

对于服从二项分布的数据，可根据样本量 n 及样本率 p 的大小选用查表法或正态近似法来估计总体率 π 的 $(1-\alpha)\times 100\%$ 置信区间。

1. 查表法 对于小样本资料（如 $n<30$），或 p 接近 1 或 0 时，可通过查表直接确定总体率的（$1-\alpha$）×100%置信区间。

查表法实际上是直接利用二项分布的原理进行置信区间的精确估计，其基本做法是求区间 $[\pi_1, \pi_2]$，使得 π_1 和 π_2 满足下面等式

$$P(X\geqslant x\,|\,\pi=\pi_1)=\frac{\alpha}{2}=\sum_{k=x}^{n}\mathrm{C}_n^k\pi_1^k(1-\pi_1)^{n-k} \tag{6.21}$$

$$P(X\leqslant x\,|\,\pi=\pi_2)=\frac{\alpha}{2}=\sum_{k=0}^{x}\mathrm{C}_n^k\pi_2^k(1-\pi_2)^{n-k} \tag{6.22}$$

事实上，计算上述的置信区间是很困难的，统计学家专门计算并制成了表格（附表 8），根据 n 及 x 即可得到总体率 π 的 95%或 99%置信区间。

例 6.8 某研究者对 15 只小鼠注射一定剂量的某种毒物，其中有 6 只小鼠死亡，试估计该剂量某种毒物对小鼠致死率的 95%置信区间。

解 根据 $n=15,\ x=6$，找出附表 8 样本量为 15 的那一行和观测频数为 6 的那一列的交叉单元格 16~68，表示该毒物对小鼠总体致死率的 95%置信区间为 $16\%\sim 68\%$。

2. 正态近似法 当 n 适中，且满足 $np\geqslant 5$ 和 $n(1-p)\geqslant 5$ 时，样本率 p 的抽样分布可近似服从正态分布，故可采用正态近似法对其参数进行区间估计。

对于给定的置信度 $1-\alpha$，有

$$P\left(u_{\alpha/2}\leqslant\frac{p-\pi}{S_p}\leqslant u_{1-\alpha/2}\right)=1-\alpha \tag{6.23}$$

其中，$S_p=\sqrt{p(1-p)/n}$ 为样本率 p 标准误的估计值。由于标准正态分布的对称性，有 $u_{\alpha/2}=-u_{1-\alpha/2}$。

这样，

$$P\left(p-u_{1-\alpha/2}\sqrt{p(1-p)/n}\leqslant\pi\leqslant p+u_{1-\alpha/2}\sqrt{p(1-p)/n}\right)=1-\alpha$$

因此，总体率 π 的 $(1-\alpha)\times 100\%$ 近似置信区间为

$$\left[p-u_{1-\alpha/2}\sqrt{p(1-p)/n},\ p+u_{1-\alpha/2}\sqrt{p(1-p)/n}\right] \tag{6.24}$$

例 6.9 如果将例 6.8 中实验小鼠的数量增至到 80 只，此时的死亡数为 48 只，试估计该剂量下毒物对小鼠致死率的 95%置信区间。

解 据题意有 $n=80$，$p=x/n=48/80=0.6$，此时的 np 和 $n(1-p)$ 均大于 5，因此可采用正态近似法计算致死率的 95%置信区间。

样本率标准误的估计值为

$$s_p=\sqrt{\frac{p(1-p)}{n}}=\sqrt{\frac{0.6\times(1-0.6)}{80}}\approx 0.05$$

代入式（6.24），有

$$\left[p-u_{1-0.05/2}\,s_p,\ p+u_{1-0.05/2}\,s_p\right]=[0.6-1.96\times 0.05,\ 0.6+1.96\times 0.05]=[0.5,\ 0.7]$$

故该毒药对小鼠致死率 95%近似置信区间为[50%, 70%]。

6.4　两个正态总体的参数估计

6.4.1　两个正态总体均数差 $\mu_1-\mu_2$ 的估计

与 6.3 节类似，讨论两个样本均数差 $\bar{X}_1-\bar{X}_2$ 也包括点估计及区间估计这两个方面。

1. 点估计　设有两个独立的正态总体，分别为 $X_1\sim N(\mu_1,\sigma_1^2)$ 和 $X_2\sim N(\mu_2,\sigma_2^2)$，现从 X_1 中获得样本量为 n_1 的随机样本，均数为 $\bar{X}_1$，方差为 S_1^2；从 X_2 中获得样本量为 n_2 的随机样本，均数为 $\bar{X}_2$，方差为 S_2^2。与单样本均数的点估计类似，可用两独立样本均数差 $\bar{X}_1-\bar{X}_2$ 作为两总体均数差 $\mu_1-\mu_2$ 的点估计值。同时，可以计算在不同条件下总体均数差 $\mu_1-\mu_2$ 的置信区间。

2. 区间估计　在一定的置信度下，两个总体的均数的差值至多相差多少，至少相差多少，其估计的方法因两总体方差是否已知、是否相等及样本量情况而定。

（1）当两总体方差已知时

对于上述来自两个独立正态总体的随机样本 X_1 和 X_2，其样本均数 $\bar{X}_1\sim N(\mu_1,\ \sigma_{\bar{X}_1}^2)$ 和 $\bar{X}_2\sim N(\mu_2,\ \sigma_{\bar{X}_2}^2)$，有 $\bar{X}_1-\bar{X}_2$ 服从正态分布，即

$$\bar{X}_1-\bar{X}_2\sim N\left(\mu_1-\mu_2,\ \frac{\sigma_1^2}{n_1}+\frac{\sigma_2^2}{n_2}\right) \tag{6.25}$$

将 $\bar{X}_1-\bar{X}_2$ 标准化，有

$$U=\frac{(\bar{X}_1-\bar{X}_2)-(\mu_1-\mu_2)}{\sqrt{\dfrac{\sigma_1^2}{n_1}+\dfrac{\sigma_2^2}{n_2}}}\sim N(0,\ 1) \tag{6.26}$$

可得总体均数差 $\mu_1-\mu_2$ 的 $(1-\alpha)\times 100\%$ 置信区间是

$$\left[\bar{X}_1-\bar{X}_2-u_{1-\alpha/2}\sqrt{\frac{\sigma_1^2}{n_1}+\frac{\sigma_2^2}{n_2}},\ \bar{X}_1-\bar{X}_2+u_{1-\alpha/2}\sqrt{\frac{\sigma_1^2}{n_1}+\frac{\sigma_2^2}{n_2}}\right] \tag{6.27}$$

（2）当方差未知但样本量足够大（$n_1\geqslant 30$ 且 $n_2\geqslant 30$）时

采用样本方差 S_1^2 和 S_2^2 估计总体方差 σ_1^2 和 σ_2^2 的误差很小，由中心极限定理，总体均数差 $\mu_1-\mu_2$ 的 $(1-\alpha)\times 100\%$ 近似置信区间为

$$\left[\bar{X}_1-\bar{X}_2-u_{1-\alpha/2}\sqrt{\frac{S_1^2}{n_1}+\frac{S_2^2}{n_2}},\ \bar{X}_1-\bar{X}_2+u_{1-\alpha/2}\sqrt{\frac{S_1^2}{n_1}+\frac{S_2^2}{n_2}}\right] \tag{6.28}$$

（3）当两总体方差未知，但 $\sigma_1^2=\sigma_2^2$，且样本量较小时

此时，可令 $\sigma_1^2=\sigma_2^2=\sigma^2$，由于 S_1^2 和 S_2^2 均是同一总体方差 σ^2 的无偏估计，其加权平均

$$S^2=\frac{(n_1-1)S_1^2+(n_2-1)S_2^2}{n_1+n_2-2}$$

也是 σ^2 的无偏估计。

与单样本均数抽样分布类似，标准化后的均数差 $\bar{X}_1-\bar{X}_2$ 也服从自由度为 v 的 t 分布，有

$$t=\frac{(\bar{X}_1-\bar{X}_2)-(\mu_1-\mu_2)}{S_{\bar{X}_1-\bar{X}_2}}\sim t(v) \tag{6.29}$$

其中，$v=n_1+n_2-2$，$S_{\bar{X}_1-\bar{X}_2}$ 为均数差的标准误估计值，

$$S_{\bar{X}_1-\bar{X}_2}=S\sqrt{\frac{1}{n_1}+\frac{1}{n_2}}=\sqrt{\frac{(n_1-1)S_1^2+(n_2-1)S_2^2}{n_1+n_2-2}}\times\sqrt{\frac{1}{n_1}+\frac{1}{n_2}} \tag{6.30}$$

对自由度 v 和给定的置信度 $(1-\alpha)\times 100\%$，可从 t 分布界值表（附表 5）上查到相应自由度下对应于尾部面积 $\alpha/2$ 的 t_v 值的临界值，使得

$$P\left(t_{v,\alpha/2}\leqslant\frac{(\bar{X}_1-\bar{X}_2)-(\mu_1-\mu_2)}{S_{\bar{X}_1-\bar{X}_2}}\leqslant t_{v,1-\alpha/2}\right)=1-\alpha \tag{6.31}$$

因此，总体均数差 $\mu_1-\mu_2$ 的 $(1-\alpha)\times 100\%$ 置信区间为

$$\left[\bar{X}_1-\bar{X}_2-t_{v,1-\alpha/2}S_{\bar{X}_1-\bar{X}_2},\ \bar{X}_1-\bar{X}_2+t_{v,1-\alpha/2}S_{\bar{X}_1-\bar{X}_2}\right] \tag{6.32}$$

例 6.10 欲比较甲、乙两地区 10 岁女童的平均身高是否有差别，从两地区中分别随机抽取一个样本，资料如表 6.3 所示。试计算两地区 10 岁女童身高均数差的 95%置信区间（假设身高服从正态分布且两组样本的总体方差相等）。

表 6.3 两地区 10 岁女童身高（cm）的样本资料

地区	n	$\bar{x}$	s
甲	15	138.5	8.21
乙	15	140.3	7.82

解 据题意 $n_1=15$，$\bar{x}_1=138.5$，$s_1=8.21$；$n_2=15$，$\bar{x}_2=140.3$，$s_2=7.82$。分别计算两样本均数差 $\bar{x}_1-\bar{x}_2=138.5-140.3=-1.8$

合并方差 $s^2=\dfrac{(n_1-1)s_1^2+(n_2-1)s_2^2}{n_1+n_2-2}=\dfrac{14\times 8.21^2+14\times 7.82^2}{15+15-2}=64.28$

均数差标准误的估计值 $s_{\bar{x}_1-\bar{x}_2}=\sqrt{s^2\left(\dfrac{1}{n_1}+\dfrac{1}{n_2}\right)}=\sqrt{64.28\times(1/15+1/15)}=2.93$

根据自由度 $v=15+15-2=28$，$\alpha=0.05$，查 t_{28} 分布界值（附表 5）得临界值 $t_{28,1-0.05/2}$=2.048，代入式（6.32），得两地女童身高之差的 95%置信区间为

$$\left[\bar{x}_1-\bar{x}_2-t_{28,1-0.05/2}s_{\bar{x}_1-\bar{x}_2},\ \bar{x}_1-\bar{x}_2+t_{28,1-0.05/2}s_{\bar{x}_1-\bar{x}_2}\right]$$

$$=[-1.8-2.048\times 2.93,\ -1.8+2.048\times 2.93]$$

$$=[-7.8,\ 4.2]$$

即甲、乙两地 10 岁女童身高均数差的 95%置信区间为 $[-7.8,\ 4.2]$cm，也就是说，甲乙两地女童身高平均相差 $-7.8\sim 4.2$cm，这种估计的置信度为 95%。

（4）当两总体方差未知，且 $\sigma_1^2\neq\sigma_2^2$，且样本量又不够大时

此时可构造一个近似服从 t 分布的统计量 t'，

$$t' = \frac{(\bar{X}_1 - \bar{X}_2) - (\mu_1 - \mu_2)}{\sqrt{\dfrac{S_1^2}{n_1} + \dfrac{S_2^2}{n_2}}} \dot{\sim} t(v'), \tag{6.33}$$

$$v' = \frac{\left(\dfrac{S_1^2}{n_1} + \dfrac{S_2^2}{n_2}\right)^2}{\dfrac{\left(\dfrac{S_1^2}{n_1}\right)^2}{n_1 - 1} + \dfrac{\left(\dfrac{S_2^2}{n_2}\right)^2}{n_2 - 1}} \quad \text{(按四舍五入取整数)} \tag{6.34}$$

总体均数差 $\mu_1 - \mu_2$ 的 $(1-\alpha)\times 100\%$ 近似置信区间为

$$\left[\bar{X}_1 - \bar{X}_2 - t_{v',1-\alpha/2}\sqrt{\frac{S_1^2}{n_1} + \frac{S_2^2}{n_2}},\ \bar{X}_1 - \bar{X}_2 + t_{v',1-\alpha/2}\sqrt{\frac{S_1^2}{n_1} + \frac{S_2^2}{n_2}}\right] \tag{6.35}$$

例 6.11 在某项社区健康调查项目中，随机调查了 20 位老年女性的血清总胆固醇（mmol/L），得 $\bar{x}_1 = 5.36$，$s_1 = 1.44$；同时随机调查了 30 位青年女性的血清总胆固醇，得 $\bar{x}_2 = 3.25$，$s_2 = 0.71$。试计算该社区老年女性和青年女性血清总胆固醇均数差的 95%置信区间（假设血清胆固醇服从正态分布但两组样本的总体方差不等）。

解 据题意 $n_1 = 20$，$\bar{x}_1 = 5.36$，$s_1 = 1.44$；$n_2 = 30$，$\bar{x}_2 = 3.25$，$s_2 = 0.71$。自由度为

$$v' = \frac{\left(\dfrac{s_1^2}{n_1} + \dfrac{s_2^2}{n_2}\right)^2}{\dfrac{\left(\dfrac{s_1^2}{n_1}\right)^2}{n_1 - 1} + \dfrac{\left(\dfrac{s_2^2}{n_2}\right)^2}{n_2 - 1}} = \frac{\left(\dfrac{1.44^2}{20} + \dfrac{0.71^2}{30}\right)^2}{\dfrac{\left(\dfrac{1.44^2}{20}\right)^2}{19} + \dfrac{\left(\dfrac{0.71^2}{30}\right)^2}{29}} = 25.2 \approx 25$$

根据 $v' = 25,\ \alpha = 0.05$，查 t_{25} 分布界值（附表 5）得临界值 $t_{25,1-0.05/2} = 2.060$，代入式（6.35），血清总胆固醇均数差 $\mu_1 - \mu_2$ 的 95%近似置信区间为

$$\left[\bar{x}_1 - \bar{x}_2 - t_{25,1-0.05/2}\sqrt{\frac{s_1^2}{n_1} + \frac{s_2^2}{n_2}},\ \bar{x}_1 - \bar{x}_2 + t_{25,1-0.05/2}\sqrt{\frac{s_1^2}{n_1} + \frac{s_2^2}{n_2}}\right]$$

$$= \left[5.36 - 3.25 - 2.060 \times \sqrt{\frac{1.44^2}{20} + \frac{0.71^2}{30}},\ 5.36 - 3.25 + 2.060 \times \sqrt{\frac{1.44^2}{20} + \frac{0.71^2}{30}}\right]$$

$$= [1.39,\ 2.83]$$

即该社区老年女性和青年女性血清总胆固醇均数差的 95%近似置信区间为 $[1.39,\ 2.83]$ mmol/L，也就是说，老年和青年女性血清胆固醇平均相差 1.39 ~ 2.83mmol/L，这种估计的置信度为 95%。

6.4.2 两个正态总体方差比 σ_1^2/σ_2^2 的估计

设 S_1^2 是来自正态总体 $X_1 \sim N(\mu_1,\ \sigma_1^2)$ 的随机样本的样本方差，S_2^2 是来自正态总体 $X_2 \sim N(\mu_2,\ \sigma_2^2)$ 的随机样本的样本方差，$\mu_1,\ \sigma_1,\ \mu_2,\ \sigma_2$ 均未知，两样本独立，则方差比 S_1^2/S_2^2 就是 σ_1^2/σ_2^2 的点估计值。

由于 S_1^2 和 S_2^2 的抽样分布可表达为 $\dfrac{(n_1-1)S_1^2}{\sigma_1^2}\sim\chi_1^2(v_1)$ 和 $\dfrac{(n_2-1)S_2^2}{\sigma_2^2}\sim\chi_2^2(v_2)$，它们之间相互独立，那么，$S_1^2/S_2^2$ 的抽样分布可以由随机变量 F 来表达，有

$$F=\frac{\chi_1^2/v_1}{\chi_2^2/v_2}=\frac{\dfrac{(n_1-1)S_1^2}{\sigma_1^2}\Big/(n_1-1)}{\dfrac{(n_2-1)S_2^2}{\sigma_2^2}\Big/(n_2-1)}=\left(\frac{S_1^2}{S_2^2}\right)\left(\frac{\sigma_2^2}{\sigma_1^2}\right)\sim F(v_1, v_2) \tag{6.36}$$

其中，自由度 $v_1=n_1-1$ 和 $v_2=n_2-1$。

不同自由度下 F 分布的密度函数曲线见图 6.9。

图 6.9 显示，F 分布由两个参数（v_1，v_2）决定，当 v_1 和 v_2 同时增大时，F 分布的图形逐渐趋近正态分布。

为了求 σ_1^2/σ_2^2 的置信区间，需要根据自由度（v_1，v_2）和给定的 α 确定 F 分布双侧尾部面积的临界值（图 6.10）。

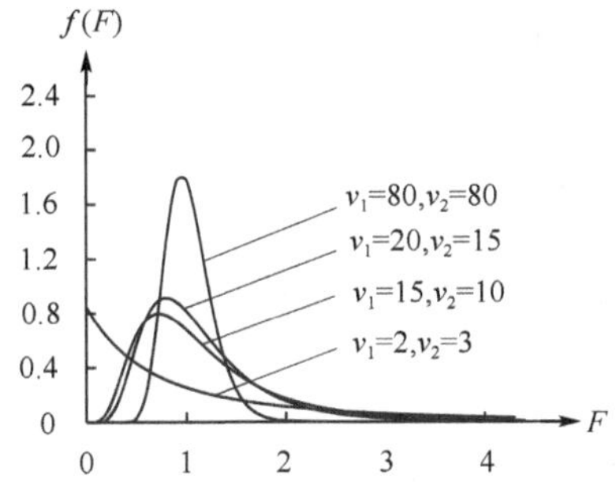

图 6.9　不同自由度下的 F 分布密度函数图

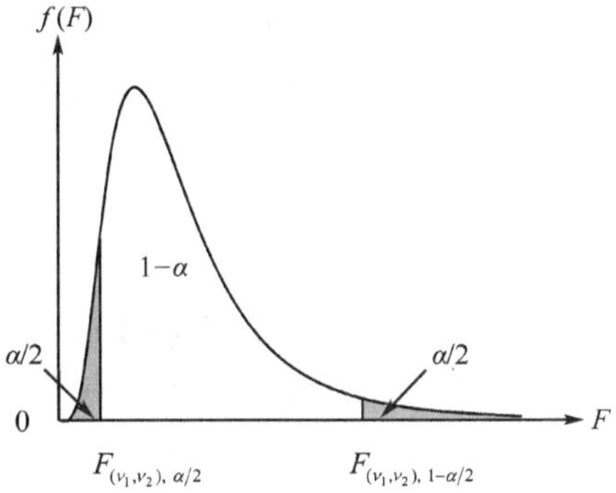

图 6.10　F 分布临界值示意图

根据式（6.36），并进行简单的代数运算可以得到

$$P(F_{(v_1,v_2),\ \alpha/2}\leqslant F\leqslant F_{(v_1,v_2),\ 1-\alpha/2})=1-\alpha$$

$$\Leftrightarrow P(F_{(v_1,v_2),\ \alpha/2}\leqslant\left(\frac{S_1^2}{S_2^2}\right)\left(\frac{\sigma_2^2}{\sigma_1^2}\right)\leqslant F_{(v_1,v_2),\ 1-\alpha/2})=1-\alpha$$

$$\Leftrightarrow P\left(\frac{S_1^2}{S_2^2}\times\frac{1}{F_{(v_1,v_2),\ 1-\alpha/2}}\leqslant\frac{\sigma_1^2}{\sigma_2^2}\leqslant\frac{S_1^2}{S_2^2}\times\frac{1}{F_{(v_1,v_2),\ \alpha/2}}\right)=1-\alpha$$

于是，正态总体方差之比 σ_1^2/σ_2^2 的 $(1-\alpha)\times100\%$ 置信区间为

$$\left[\frac{S_1^2}{S_2^2}\times\frac{1}{F_{(v_1,v_2),\ 1-\alpha/2}},\ \frac{S_1^2}{S_2^2}\times\frac{1}{F_{(v_1,v_2),\ \alpha/2}}\right] \tag{6.37}$$

我们可通过附表 7 得到其右侧尾部面积的临界值 $F_{(v_1,v_2),1-\alpha/2}$，而对于左侧临界值，则可通过 $F_{(v_1,v_2),\alpha/2}=\dfrac{1}{F_{(v_2,v_1),1-\alpha/2}}$ 的比例关系计算获得（注意：这里需要交换 F 的分子和分母的自由度）。

例 6.12　继例 6.10，试计算两地区 10 岁女童身高总体方差比的 95%置信区间。

解　据题意，$v_1 = 14, s_1 = 8.21, v_2 = 14, s_2 = 7.82$。

查 F 分布界值表（附表 7）中获得（$v_1 = 14, v_2 = 14$）对应下的临界值 $F_{(14,14),1-0.05/2} = 2.98$，进而由关系式可得 $F_{(14,14),\,0.05/2} = \dfrac{1}{F_{(14,14),\,1-0.05/2}} = \dfrac{1}{2.98} = 0.34$。这样，由式（6.37）得 σ_1^2/σ_2^2 的 95%置信区间

下限：
$$\frac{s_1^2}{s_2^2} \times \frac{1}{F_{(14,14),1-0.05/2}} = \frac{8.21^2}{7.82^2} \times \frac{1}{2.98} = 0.37$$

上限：
$$\frac{s_1^2}{s_2^2} \times \frac{1}{F_{(14,14),0.05/2}} = \frac{8.21^2}{7.82^2} \times \frac{1}{0.34} = 3.24$$

即甲、乙两地区 10 岁女童身高方差比的双侧 95%置信区间为 $[0.37, 3.24]$。

6.4.3　两总体率差 $\pi_1 - \pi_2$ 的估计

设 p_1 和 p_2 是分别来自两个独立二项分布总体的样本率，直观地，我们期望样本率的差值 $p_1 - p_2$ 可以作为总体率差值 $\pi_1 - \pi_2$ 的估计值。可以证明以下两个式子成立。

$$E(p_1 - p_2) = \pi_1 - \pi_2$$
$$Var(p_1 - p_2) = \frac{\pi_1(1-\pi_1)}{n_1} + \frac{\pi_2(1-\pi_2)}{n_2}$$

当 n_1 和 n_2 均适中，且分别满足 $np \geqslant 5$ 和 $n(1-p) \geqslant 5$ 时，由中心极限定理可知，$p_1 - p_2$ 的抽样分布近似服从正态分布，有

$$p_1 - p_2 \dot{\sim} N\left(\pi_1 - \pi_2,\ \frac{\pi_1(1-\pi_1)}{n_1} + \frac{\pi_2(1-\pi_2)}{n_2}\right) \tag{6.38}$$

将 $p_1 - p_2$ 标准化后，有

$$U = \frac{(p_1 - p_2) - (\pi_1 - \pi_2)}{S_{p_1 - p_2}} \dot{\sim} N(0, 1) \tag{6.39}$$

其中，$S_{p_1 - p_2} = \sqrt{\dfrac{p_1(1-p_1)}{n_1} + \dfrac{p_2(1-p_2)}{n_2}}$ 为率差的标准误估计值。

对于给定的 $1-\alpha$，有

$$P\left(p_1 - p_2 - u_{1-\alpha/2}S_{p_1-p_2} \leqslant \pi_1 - \pi_2 \leqslant p_1 - p_2 + u_{1-\alpha/2}S_{p_1-p_2}\right) = 1 - \alpha \tag{6.40}$$

参数 $\pi_1 - \pi_2$ 近似 $(1-\alpha)\times 100\%$ 的近似置信区间为

$$\left[p_1 - p_2 - u_{1-\alpha/2}S_{p_1-p_2},\ p_1 - p_2 + u_{1-\alpha/2}S_{p_1-p_2}\right] \tag{6.41}$$

例 6.13　对某地区 707 名男性居民的高血压状况进行调查，在 299 名牧民中高血压患者人数为 162，在 408 名农民中高血压患者人数为 195。试估计该地区男性牧民与农民高血压患病率差的 95%置信区间。

解　以 n_1 和 n_2 分别代表进行调查的男性牧民与农民的人数，p_1 和 p_2 分别代表男性牧民与农民中高血压患病率，则

$$p_1 = \frac{162}{299} \times 100\% = 54.2\%,\quad p_2 = \frac{195}{408} \times 100\% = 47.8\%$$

由于 $n_1 p_1$，$n_1(1-p_1)$，$n_2 p_2$ 和 $n_2(1-p_2)$ 均大于 5，可采用正态近似法计算置信区间。

率差标准误的估计值为

$$s_{p_1-p_2}=\sqrt{\frac{p_1(1-p_1)}{n_1}+\frac{p_2(1-p_2)}{n_2}}$$

$$=\sqrt{\frac{54.2\%\times(1-54.2\%)}{299}+\frac{47.8\%\times(1-47.8\%)}{408}}=0.038$$

按式（6.41），参数 $\pi_1-\pi_2$ 的 95%近似置信区间为

$$\left[p_1-p_2-u_{1-0.05/2}\,s_{p_1-p_2},\ p_1-p_2+u_{1-0.05/2}\,s_{p_1-p_2}\right]$$

$$=[0.542-0.478-1.96\times0.038,\ 0.542-0.478+1.96\times0.038]$$

$$=[-0.010,\ 0.138]$$

即调查地区男性牧民与农民高血压患病率差 95%的近似置信区间为[−1.0%, 13.8%]。

6.5 小　　结

本章介绍的统计量及其抽样分布是构成参数估计的基础，下一章的假设检验也是建立在这个基础之上的。

实践中我们获得的仅是一个随机样本，它是样本量为 n 的无数可能的随机样本当中的一个。可以证明一些重要的统计量（如样本均数 $\bar{X}$ 、样本方差 S^2 ）均是它们各自总体参数的优良估计量。了解这一点很重要，它将为假设检验提供理论基础，而其根据就是中心极限定理。

本章在点估计的基础上引进区间估计。区间估计将样本统计量与标准误结合起来，确定具有一定置信度的包含总体参数的置信范围。

本章点估计和区间估计应用于：

1. 一个总体

（1）估计正态分布中的均数 μ 和方差 σ^2 。

（2）估计二项分布中的参数 π 。

2. 两个总体

（1）估计均数差 $\mu_1-\mu_2$ 和率差 $\pi_1-\pi_2$ 。

（2）估计方差比 σ_1^2/σ_2^2 。

上述参数的区间估计是建立在随机变量及其概率分布基础上的，并以 $(1-\alpha)\times100\%$ 的置信度进行区间估计，再次说明了为什么概率知识在统计学的研究中如此重要。

在第 7~12 章，我们将继续讨论统计推断，但目标集中于假设检验。从某种视角看，假设检验的观点和方法与置信区间有着某种平行关系。

案例讨论

案例 已知高密度脂蛋白浓度近似服从正态分布。某医师测得 20 例冠心病患者高密度脂蛋白浓度（g/L），结果如下：

0.30，0.43，0.26，0.34，0.57，0.49，0.35，0.22，0.33，0.37，0.28，0.35，0.40，0.36，0.42，0.28，0.41，0.30，0.45，0.57。

其样本均数为 $\bar{x}$ =0.37g/L，标准差 s=0.10 g/L。为估算冠心病患者高密度脂蛋白浓度总体均数的 95%

置信区间，该研究者采用公式 $\bar{x} \pm u_{1-\alpha/2}s$，计算得到 95%置信区间为 $\bar{x} \pm u_{1-\alpha/2}s = 0.37 \pm 1.96 \times 0.10$，即[0.17，0.57]g/L。故该研究者认为，冠心病患者平均高密度脂蛋白浓度落在该区间内的可能性为 95%。

（1）你认为该研究者所采用的方法是否合理?其得到的结果和结论是否正确?若不正确，请给予更正，并说明理由。

（2）总体均数的置信区间和上一章介绍的个体参考值范围的异同点是什么?是否可由本例数据计算个体参考值范围?为什么?

思考与练习

一、最佳选择题

1. 统计量是________。
   A. 由总体数据得到的量
   B. 根据总体特征计算的量
   C. 根据总体中全部数据计算出的统计指标
   D. 由样本数据计算，不含未知总体参数的统计指标
2. 抽样误差产生的根本原因是________。
   A. 样本不是随机样本　　B. 测量误差的存在
   C. 总体中个体的变异　　D. 抽样方法不合理
3. 要减小抽样误差，通常的做法是________。
   A. 适当增加样本量　　B. 提高测量精度
   C. 严格挑选观察对象　　D. 以上均不正确
4. 关于标准差和标准误，下列说法中不正确的是________。
   A. 标准误越大，抽样误差越大
   B. 标准误表示用样本统计量估计总体参数的可靠性
   C. 置信区间的宽度与标准误有关，参考值范围与标准差有关
   D. 随着样本量的增大，标准差和标准误都将趋向于 0
5. 抽样研究中，样本量越大，________。
   A. 样本标准差越大　　B. 估计的总体均数置信区间越宽
   C. 估计的总体均数置信区间越窄　　D. 样本均数越小
6. 不管总体 X 服从什么分布，只要抽样样本量 n 足够大，则________。
   A. $\dfrac{X_i - \bar{X}}{S}$ 近似服从标准正态分布　　B. $\dfrac{\bar{X} - \mu}{\sigma}$ 近似服从标准正态分布
   C. $\dfrac{\bar{X} - \mu}{S}$ 近似服从标准正态分布　　D. $\dfrac{\bar{X} - \mu}{\sigma / \sqrt{n}}$ 近似服从标准正态分布
7. 关于 t 分布的图形，下列说法中错误的是________。
   A. t 分布图形是一簇曲线，其形状随着自由度 ν 的不同而不同
   B. t 分布是以 0 为对称中心的单峰分布
   C. 当自由度 $\nu \to \infty$ 时，t 分布的极限分布是标准正态分布
   D. t 分布是标准正态分布的特例
8. 总体均数的 95%置信区间表示________。
   A. 各样本均数的分布范围是 95%　　B. 区间包含总体均数的可能性是 95%
   C. 个体变量的分布范围是 95%　　D. 标准差的可信程度是 95%

9. 测定某地 100 名正常成年男子的血红蛋白含量（g/dL），估计该地正常男子血红蛋白含量均数的 95%置信区间是________。

A. $\mu \pm 1.96\sigma_{\bar{x}}$　　B. $\bar{x} \pm 1.96\sigma_{\bar{x}}$　　C. $\bar{x} \pm 1.96s_{\bar{x}}$　　D. $\bar{x} \pm 2.58s_{\bar{x}}$

10. 为了解某城市女婴出生体重情况，经随机抽样得到该市 120 名新生女婴的平均出生体重为 3.10kg，标准差为 0.50kg。用 $3.10 \pm 1.96 \times 0.50 / \sqrt{120}$ 计算得到区间的上、下限，可以解释为________。

A. 此范围包含了该市女婴的平均出生体重，其可信程度为95%
B. 该市95%的女婴平均出生体重在此范围内
C. 该市女婴出生体重在此范围内的可能性为95%
D. 95%的可能性认为此范围包含了该市女婴的出生体重

11. 总体率95%置信区间的含义是________。
A. 95%的样本率落在此范围内　　B. 95%的总体率落在此范围内
C. 此范围包含总体率的可能性为95%　　D. 此范围包含样本率的可能性为95%

12. 在参数的区间估计中，α 值越大________。
A. 置信度越高　　B. 置信度越低　　C. 抽样误差越大　　D. 抽样误差越小

13. 从一正态总体中随机抽取一个样本计算样本均数，当其他条件保持不变，样本量越大，则________。
A. 95%参考值范围越宽　　B. 95%参考值范围越窄
C. 总体均数的95%置信区间越窄　　D. 总体均数的95%置信区间越宽

14. 用正态近似法进行总体率的区间估计时，应满足________。
A. 对 n 不限定　　B. p 或 $p(1-p)$ 不太小
C. n 适中，且 np 和 $n(1-p)$ 均≥5　　D. 以上均不对

二、计算分析题

1. 某市通过随机抽样调查了部分14岁男、女学生的体重，资料见表6.4。

表6.4 某市14岁男、女学生的体重（kg）资料

性别	n	$\overline{x}$	s
男	230	53.2	6.37
女	261	47.9	8.08

假设上述资料服从正态分布，试计算并回答：

（1）该市14岁男、女学生体重的95%参考值范围，以及总体均数的95%置信区间。

（2）计算男、女学生体重的总体均数的99%置信区间。相对于95%置信区间，哪一个估计的准确度好？哪一个估计的精度好？若要两者均好，可采取何种措施？

（3）该市14岁男、女学生体重均数差的95%置信区间。如何解读？

（4）该市14岁男、女学生体重方差比的95%置信区间。

2. 已知某地健康人群中糖化血红蛋白（HbA1c）水平服从均数为5.73%，标准差为0.46%的正态分布，试回答下列问题：

（1）若从该地健康人群中随机抽取一名健康成年人，其HbA1c高于6.0%的概率是多少？

（2）若从该地健康人群中随机抽取25名健康成年人，其HbA1c的均数高于6.0%的概率是多少？

（3）若从该地健康人群中随机抽取64名健康成年人，其HbA1c的均数高于6.0%的概率是多少？

（4）请讨论（1）~（3）计算结果变化的规律及其原因。

（5）假设从该地区随机抽取健康男性、女性各30人，得男性的HbA1c均数为5.79%，女性的HbA1c均数为5.70%，两者的标准差均为0.45%。计算该地男性、女性HbA1c均数之差的95%置信区间。

3. 为比较阴道分娩与剖宫产产后出血率，某医院调查了阴道分娩318人，剖宫产169人，资料见表6.5。试计算该医院阴道分娩与剖宫产产后出血率差的95%置信区间。

表6.5 不同生产方式出血情况

生产方式	总例数	出血例数	出血率（%）
阴道分娩	318	68	21.4
剖宫产	169	24	14.2

4. 为探究一种新型安眠药对睡眠时间（h）的影响，研究者从已经确诊的神经衰弱患者中获得了两个样本，一份样本是 20 例患者服用新药，计算得到平均睡眠时间为 6.39h，标准差为 2.24h。另一份样本是 93 例患者也服用新药，计算得到平均睡眠时间为 6.45h，标准差为 2.51h（假设睡眠时间服从正态分布）。

（1）分别基于两组样本计算这种新安眠药的平均睡眠时间的 95%置信区间。

（2）比较这两个置信区间有何不同，用哪一个估计总体参数的精度更高?为什么?

第 7 章　一个正态总体参数的假设检验

学习目标： 掌握假设检验的基本原理和一个正态总体参数的假设检验方法。

第 6 章中，我们介绍了几种重要统计量的抽样分布，并在此基础上给出了相关参数的估计方法，本章起我们讨论参数的假设检验。事实上，与参数估计一样，假设检验也是通过样本信息对总体的某些特征进行推断，且两者均以统计量的抽样分布为基础，但目的不同。参数估计主要针对总体参数解决“量”的估计问题；而假设检验是要针对总体参数的假设给出一个“是”或“否”的决策问题。例如，某药厂研发的一种新药的疗效是否优于某上市药物的疗效?贫困地区出生的婴儿的各种生理参数是否不同于全国婴儿的平均水平?这些都是有关假设检验的问题。假设检验的意义在于，其使用概率方法而不依赖于主观想象去作决策。人们可以对同一批数据形成不同的观点，但假设检验却提供一种始终如一的判断——依靠相同的标准去作决策。本章重点介绍假设检验的基本概念以及一个正态总体参数的假设检验方法。

7.1　假设检验的基本概念

7.1.1　原理与步骤

先看以下例子。

例 7.1　已知健康成人的脉搏均数是 72 次/分。现从成年甲状腺功能亢进（甲亢）患者中随机选取 20 名患者，测得其脉搏均数为 80 次/分，标准差为 20 次/分。假设成人脉搏分布服从正态分布，问成年甲亢患者脉搏的总体均数是否不同于健康成人?

上述例子涉及两个正态总体：一个是健康成人的脉搏构成的总体，假设其分布为 $N(\mu_0, \sigma^2)$，这里的 $\mu_0=72$；一个是成年甲亢患者的脉搏构成的总体，假设其分布为 $N(\mu, \sigma^2)$，这里的 μ 未知。假设两总体的方差 σ^2 未知但相等。现在我们仅得到后一个总体的一个随机样本，其样本均数 $\bar{x}=80$，可作为未知总体参数 μ 的一个估计值。如果 $\bar{x}$ 与 μ_0 很接近，我们就有理由相信甲亢患者脉搏总体均数和健康成人的脉搏总体均数相同，即 $\mu=\mu_0$；否则就有理由怀疑甲亢患者的脉搏总体均数和健康成人的脉搏总体均数是不相同的，即 $\mu\neq\mu_0$。这个过程会使我们获得这样的结论：为解决问题，需要首先对待估的总体参数（这里是 μ）提出一个假设，假设这个总体的均数 μ 等于某个已知总体参数（$\mu=\mu_0$），然后通过样本数据的 $\bar{x}$ 去推断这个假设是否可以接受。如果可以接受，则样本很有可能是来自这个总体；否则，就不太可能来自这个总体。

假设检验（hypothesis testing）亦称显著性检验（significance testing），是对这一类问题作出判断的一种方法。它是根据研究目的，对样本所属的总体参数或性质提出一个假设对于参数假设检验需通过选择合适的样本统计量（称检验统计量，test statistic），并基于该统计量的分布，在一定的置信水平上，作出是否拒绝该假设的判断的推断过程。

假设检验一般按以下步骤进行：

1. 建立检验假设和确定检验水准 提出假设是进一步分析的基础。首先，该假设必须与要分析的问题紧密相连，不管未来拒绝还是不拒绝该假设，都可能成为所讨论问题的结论；其次，该假设必须与某个统计量有关（如前述的样本均数 $\bar{X}$ ），这样，就可以根据该统计量的抽样分布来计算现有样本观测结果出现的概率。

如在例 7.1 中，为评估成年甲亢患者的脉搏均数是否与健康成人不同，首先需要建立一个命题："成年甲亢患者与健康成人的脉搏均数之间没有差异"。这个命题称为无效假设或零假设（null hypothesis），记为 H_0，即 H_0：$\mu=\mu_0=72$。在 H_0 假设下，这 20 名患者的脉搏均数 $\bar{x}$ 被视为是来自健康人总体均数 μ_0 的一个随机样本，这样，它们之间的差异 $|\bar{x}-\mu_0|=|80-72|=8$ 就只可能是由抽样误差引起的，是随机变异。如果 H_0 假设不成立，我们将面临下述三个可选择的命题，称为备择假设（alternative hypothesis），记为 H_1。H_1 是和 H_0 相联系的、对立的假设。仍以例 7.1 为例，它们是：

命题 1：成年甲亢患者的脉搏均数高于健康成人，即 H_1：$\mu>\mu_0=72$

命题 2：成年甲亢患者的脉搏均数低于健康成人，即 H_1：$\mu<\mu_0=72$

命题 3：成年甲亢患者的脉搏均数和健康成人的不等，即 H_1：$\mu\neq\mu_0=72$

命题 1 和命题 2 称为单侧假设，命题 3 称为双侧假设（即 $\mu>\mu_0$ 或 $\mu<\mu_0$），三个命题不能同时存在，根据无效假设并与其中一个命题共同构成假设。实践中以与命题 3 组合的双侧假设最为常用。

无效假设 H_0 和备择假设 H_1 体现了反证法的思想，命题1～3是指一个抽样观察到的差异是真实存在的情形，即成年甲亢患者的脉搏均数与健康成人不同，这也是研究者感兴趣的命题，通常我们将这样的命题作为备择假设 H_1，而假设检验却从其对立面 H_0 出发，通过是否拒绝 H_0 来间接判断是否接受 H_1。

需要注意的是：在一次假设检验中只能接受一个假设，要么不拒绝 H_0；要么拒绝 H_0，接受 H_1。假设检验是在 H_0 成立的假设条件下进行的。

检验水准（significance level），也称显著性水平，记为 α ，是指假设检验作推断结论时提前设定允许发生 I 类错误的概率（见 7.1.2 小节），其取值大小依据小概率事件原则来确定。在实际中，α 常取 0.05，0.01 或 0.10，其中以 $\alpha=0.05$ 最为普遍。所谓小概率事件是指一次实验中几乎不太可能发生的事件，如果发生了就认为这个现象是不合理的。

2. 确定检验方法并计算检验统计量 假设检验的任务是要判断无效假设 H_0 是否成立，为达到此目的，首先要依据研究目的、数据类型和样本量来选择合适的检验方法。统计学检验方法很多，各种方法常用其相应的检验统计量命名，如本章即将学习的单样本 t 检验、u 检验就是用检验统计量 t 和 u 分别命名的，后续章节中我们还要学到的 χ^2 检验和 F 检验，分别是以 χ^2 和 F 检验统计量来命名的。检验统计量与我们在第 2 章中所学的样本均数 $\bar{X}$ 和样本方差 S^2（也称描述统计量）一样，都是根据样本数据计算出的指标，但两者作用不同，描述统计量重点是对样本数据特征进行描述，而检验统计量则是在描述的基础上对总体分布的参数进行推断。尽管假设检验方法各异，但其基本原理一致，都是先假设 H_0 成立，然后再在这个假设下构造一个检验统计量，通过检验统计量的分布去推断其真伪。

以例 7.1 为例，如果假设 $H_0:\mu=\mu_0$ 成立，则 $\bar{x}-\mu_0$ 的差异仅由抽样误差引起。在第 6 章中已经知道，从正态总体中随机抽样获得的样本，当方差未知且样本量不够大时，其样

本均数 $\bar{X}$ 的标准化值 t 服从自由度 $v=n-1$ 的 t 分布，有

$$t=\frac{\bar{X}-\mu_0}{S_{\bar{X}}}\sim t(v) \tag{7.1}$$

在假设 H_0 下，未知参数 μ 变成了已知参数 μ_0，此时的 t 值称为检验统计量，因为检验过程是建立在这个统计量上的，相应的检验方法称为 t 检验。

如果 H_0 成立，则 $\left|\bar{X}-\mu_0\right|$ 或者 $|t|$ 一般来说不会太大，$\bar{X}$ 与 μ_0 的差异属于抽样误差的可能性就大；相反，$\bar{X}$ 越远离 μ_0，$|t|$ 就越大，属于抽样误差的可能性就越小，我们越有理由相信总体之间确实存在系统差异。

本例中，$\mu=\mu_0=72$，$\bar{x}=80$，$s=20$，$v=n-1=20-1=19$，检验统计量 t 值根据式（7.1）计算，有

$$t=\frac{\bar{x}-\mu_0}{s_{\bar{x}}}=\frac{80-72}{20/\sqrt{20}}=1.79$$

上述分析可知，t 值服从自由度 $v=19$ 的 t 分布。据此，我们就可以根据这个确定的 t_{19} 分布来对假设进行统计推断了。

3. 作出统计推断结论　通常使用以下两种方法来确定假设检验的结果是否具有统计学显著性（statistical significance）。

（1）临界值法：在事先确定的检验水准 α 条件下，通过比较检验统计量的值与临界值，从而判断检验结果的方法称为假设检验的临界值法。

以双侧 t 检验为例，在 H_0 成立时，根据确定的检验水准 α 和自由度 v 就确定了一个 t_v 分布及其对应于双侧 $\alpha/2$ 面积下的临界值 $t_{v,\alpha/2}$ 和 $t_{v,1-\alpha/2}$，此时的检验统计量 t 值被临界值分为两个集合，所有 $|t|>t_{v,1-\alpha/2}$（由于 $t_{v,\alpha/2}=-t_{v,1-\alpha/2}$）的部分将意味着拒绝 H_0，接受 H_1，检验统计量 t 值的这个集合称为检验的拒绝域（rejection region），否则将不拒绝 H_0，相对应的集合称为不拒绝域（non-rejection region），见图 7.1。

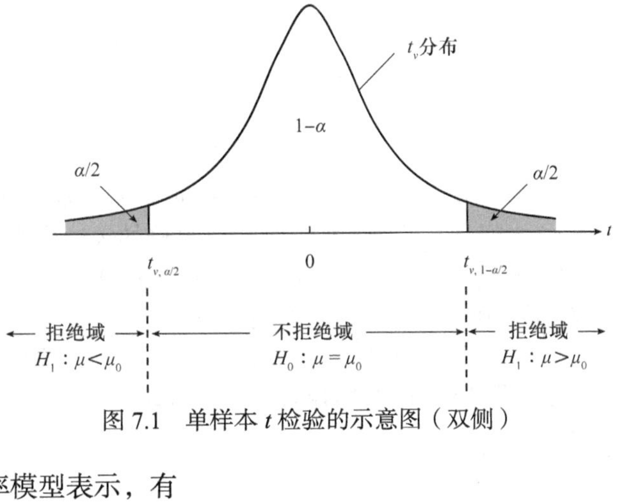

图 7.1　单样本 t 检验的示意图（双侧）

将图 7.1 用概率模型表示，有

不拒绝域：
$$P(|t|\leqslant t_{v,1-\alpha/2})=1-\alpha \tag{7.2}$$

式（7.2）即是我们第 6 章介绍的参数估计模型；

拒绝域：
$$P(|t|>t_{v,1-\alpha/2})=\alpha \tag{7.3}$$

式（7.2）和（7.3）共同构成 t 检验的概率模型。显然，显著性检验就具体落实到对计算出

来的统计量 t 值和临界值 $t_{\nu,1-\alpha/2}$ 之间的比较了。这个不难理解，当 H_0 成立时，一般来说 $|t|$ 不会太大，在一次实验中取得大值 $|t|$ 的概率是比较小的，比如我们把 α 定得足够小，如 $\alpha=0.05$，此时如果出现 $|t|>t_{\nu,1-0.05/2}$，即 $|t|$ 落到了拒绝域，则认为这个 $|t|$ 取值的概率一定小于 0.05（双侧）（即 $p<0.05$），因此拒绝 H_0，称结果具有统计学显著性；反之如果出现 $|t|\leqslant t_{\nu,1-\alpha/2}$，则不拒绝 H_0，称结果没有统计学显著性（即 $p\geqslant0.05$）。

在例 7.1 中，取 $\nu=n-1=19$，$\alpha=0.05$，查 t_{19} 分布界值（附表 5）得相应的临界值 $t_{19,1-0.05/2}=2.093$，由于检验统计量值 $|t|=1.79<t_{19,1-0.05/2}=2.093$，$p>0.05$，不拒绝 H_0，尚不能认为成年甲亢患者脉搏的总体均数与健康成人不同。

对于单侧检验的检验过程是完全类似的，只是调整对应的临界值，见 7.1.3 节。

（2）p 值法：目前很多统计软件给出的检验结果直接用 p 值表示，研究报告也是更多倾向于使用 p 值直接表达，而不是事先选择 α。事实上，任何检验中的 p 值就是 α 水平（即事先定义的检验水准），也就是说由检验统计量（如 t 统计量）计算出来的 p 值就是拒绝域或不拒绝域的边界上的 α 水平。

以 t 检验为例，对于一个来自正态分布的样本量为 n 的随机样本，检验统计量为 t，在 H_0 成立时，t 统计量就是 t_ν 上的随机变量，此时的 p 值可用以下形式表达：

对于单侧检验：仅考虑上侧，$p=P(t_\nu>t)$；仅考虑下侧，$p=P(t_\nu<t)$。

对于双侧检验：$p=P(t_\nu>|t|)$。

上述关系式可以看出，p 值实际上是在 H_0 成立条件下的检验统计量（t_ν）出现在由样本计算出来的检验统计量（如 t 值）的末端或更末端的概率值。

p 值的重要性在于，它可以精确地告诉我们检验结果是如何显著的，而不必重复地采用不同的 α 水平。尽管 p 值法没有给出确定的答案，通常需要由研究者自己判断结果的显著性，但某些常用的准则是具有共识的。

如果 $p<0.05$，则结果是显著的；

如果 $p<0.01$，则结果是高度显著的。

继续分析例 7.1 的结果，由于 $t=1.79$，则双侧检验的 p 值为

$$p=P(t_{19}>1.79)+P(t_{19}<-1.79)=0.0894$$

由上述准则有 $p>0.05$，因此我们仍没有充分证据拒绝 H_0，结论同前。

事实上，临界值法与 p 值法等价，但 p 值法更为精确。

有两点需要强调：① 如上所述，当我们拒绝 H_0 时，称“差异有统计学显著性”，这里不是指样本均数 $\bar{x}$ 与 μ_0 之间具有差异，这一结论更严格的表达应当是“由样本推断出的总体均数 μ 与 μ_0 之间的差异具有统计学显著性”。因此，假设是对总体参数的假设，而不是对样本统计量和参数之间的假设。②拒绝 H_0 还是不拒绝 H_0 与样本量有关，因为样本量直接影响着标准误的大小，其对统计推断起重要作用。因此，如何确定合适的样本量是实验设计的重要任务，这将在第 16 章的实验设计中详细介绍。

7.1.2　假设检验的两类错误

假设检验的两类错误在统计推断中是不可避免的。首先，由于我们一般是通过有限的样本信息去推断总体特征，而样本仅是总体的一部分；其次，统计推断是基于“小概率事件原理”拒绝无效假设 H_0 的，但是在一次试验中小概率事件是不是真的不可能发生呢?答案是否定的。由于样本的随机性，这个现象当然也可能发生，因此，当拒绝

H_0 时，并不能认为 H_0 肯定不成立，只表明在 H_0 成立的条件下，获得这样一个样本的概率很小而已；同理，不拒绝 H_0 也不能说明 H_0 肯定成立，只表明在 H_0 假设的条件下，获得该样本不是一个小概率事件。所以统计推断结论是具有概率性质的，无论是拒绝或不拒绝 H_0，都会存在决策错误的风险，将这种错误分成两类，分别命名为 I 类错误和 II 类错误，见表 7.1。

表 7.1 假设检验的两类错误（概率）

客观现实（未知）	假设检验结论	
	拒绝 H_0	不拒绝 H_0
H_0 成立	I 类错误（α）	推断正确（$1-\alpha$）
H_0 不成立	推断正确（$1-\beta$）	II 类错误（β）

将表 7.1 内容用图展示（图 7.2），有

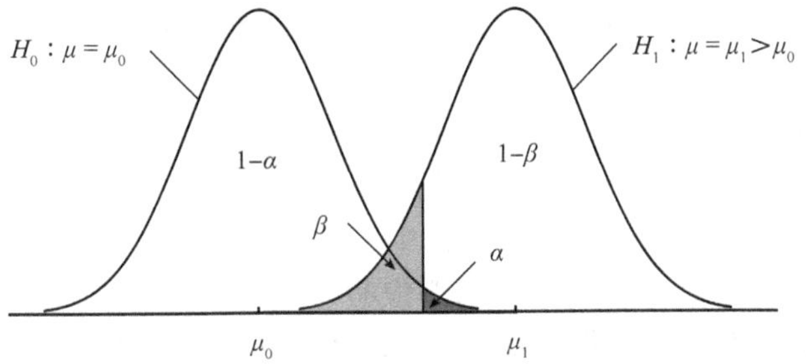

图 7.2 假设检验中的两类错误示意图

1. I 类错误（type I error） 拒绝实际上成立的 H_0 所犯的错误称为 I 类错误，其概率用 α 表示，如这里的 $\alpha=0.05$，说明在作统计推断时有 5%的风险把原本正确的 H_0 给否定了，故我们是冒着 5%犯错误的风险来下结论的。在假设检验中，α 的取值越小，置信度 $1-\alpha$ 就会越大。

2. II 类错误（type II error） 不拒绝实际上不成立的 H_0 所犯的错误称为 II 类错误，其概率用 β 表示。由于我们仅知道 H_0 的确切分布，故当不拒绝 H_0 时并不知道 β 的实际大小（图 7.2 只是情形之一），因此从本章一开始，我们就使用一个更加确切的说法“不拒绝无效假设 H_0”，而不是“接受无效假设 H_0”。

可以从两个方面来叙述 α 和 β 的关系：① 假设检验中，若样本量 n 固定，α 与 β 一定是此消彼长，较小的 α 一定对应着较大的 β。故在实践中，α 也不宜定得太小，否则必然增加 β。一个好的检验方法总是希望犯两类错误的概率 α 与 β 均很小。在假设 H_0 成立时，通过控制概率 α 达到同时减小 β 的办法只能是增大样本量 n，使其样本标准误变小，分布就会变得窄而高耸，从而提高统计推断的把握度。②事实上，各种统计检验方法，对于犯 I 类错误的概率 α 都是人为给定的，相反，对于某个备择假设的 β 通常很难计算，这就是为什么我们总是努力由数据不支持 H_0 来证明 H_1 为真，用样本作为证据来支持备择假设，这样就可以只关心可人为控制的 I 类错误 α 的大小了。

7.1.3 单侧检验和双侧检验

1. 单侧检验（one-sided test） 在 H_1 下所研究的参数 μ 只允许大于或小于 H_0 的参数

值 μ_0，但不能同时成立。如图 7.3 所示。注意，图 7.3 中任意一侧的尾部面积是 0.05，即单侧检验只关心差别的单侧方向。

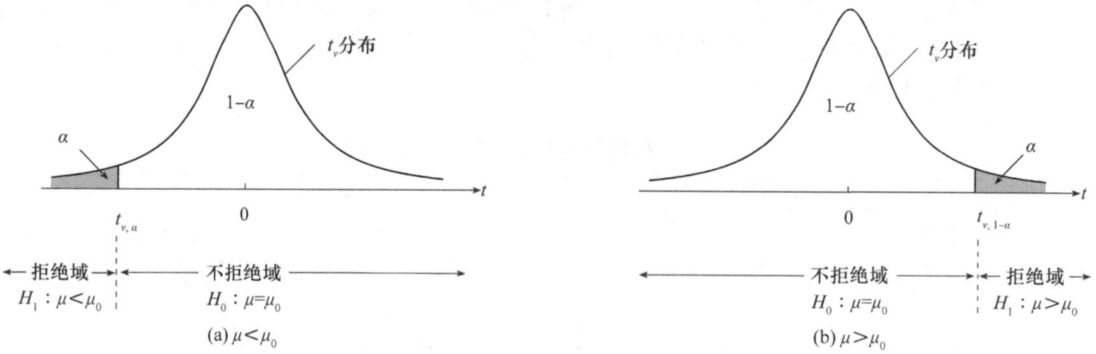

图 7.3　备择假设 $\mu<\mu_0$ 或 $\mu>\mu_0$ 时单样本 t 检验示意图

2. 双侧检验（two-sided test）　在 H_1 下所研究的参数 μ 允许大于或小于 H_0 的参数值 μ_0，如图 7.1 所示。

在生物学研究中，有时只需要考虑 μ 是否等于 μ_0，并不关心 μ 究竟是大于 μ_0 还是小于 μ_0，或是没有充分的依据断言“μ 不可能大于 μ_0”或“μ 不可能小于 μ_0”，此情况下应该使用双侧检验。例如，在例 7.1 的数据中，研究者只希望知道甲亢患者的脉搏均数和健康人脉搏均数是否不同时，就采用了双侧检验；又如，根据已有文献知，由于生活习惯等原因，亚洲人的胆固醇水平一般低于欧洲人，运动员的心率低于普通人，高原居民的血红蛋白水平高于平原居民等，在这些情况中，使用单侧检验则更为适合。

需要强调的是：采用单侧还是双侧检验应该根据专业知识和研究目的在数据分析之前就决定，而不是在计算检验统计量后才考虑。通常情况下认为双侧检验较为稳妥，故在实践中多为采用。但如果从专业知识判断应该采用单侧检验，则会比双侧检验有更大的检验效能（检验效能的介绍见“7.2 单样本检验的效能评价”）。

例 7.2　已知健康成年男性血红蛋白浓度服从正态分布。根据某大型人群调查测得平原地区的成年男性血红蛋白浓度均数为 152.5g/L，现获得 20 例移居高原地区的成年男性血红蛋白浓度均数为 173.2g/L，标准差为 24.2g/L，试问移居高原地区的成年男性血红蛋白浓度是否高于平原地区的成年男性？

解　依题意，此处采用单侧检验。

（1）建立检验假设，确定检验水准 α

$H_0:\mu=\mu_0=152.5$，即移居高原地区的成年男性血红蛋白浓度与平原地区的成年男性相同

$H_1:\mu>\mu_0=152.5$，即移居高原地区的成年男性血红蛋白浓度高于平原地区的成年男性

$\alpha=0.05$（单侧）

（2）计算检验统计量 t 值

已知 $\mu_0=152.5$，$n=20$，$\bar{x}=173.2$，$s=24.2$，有

$$t=\frac{\bar{x}-\mu_0}{s_{\bar{x}}}=\frac{173.2-152.5}{24.2/\sqrt{20}}=3.83,\quad \nu=20-1=19$$

（3）作出推断结论

根据 $v=19$，$\alpha=0.05$，查 t_{19} 分布单侧界值（附表 5），得上侧临界值 $t_{19,1-0.05}=1.729$。由于 $t=3.83>1.729$，$P<0.05$，按 $\alpha=0.05$ 的水准拒绝 H_0，接受 H_1，差异具有统计学显著性，可认为移居高原地区的成年男性血红蛋白平均浓度高于平原地区的成年男性。

7.1.4　假设检验与置信区间的关系

在第 6 章中讨论了参数的区间估计，本章中介绍了参数的假设检验，从前面的讨论中不难看出，区间估计和假设检验是统计推断的不同表现形式。很自然联想它们之间是否有紧密的联系呢?事实上在很多情形下它们的结论是一致的。以检验假设 $H_0:\mu=\mu_0$ 为例，我们有：

假设检验 $H_0:\mu=\mu_0$，$H_1:\mu\neq\mu_0$，双侧检验水准为 α，当且仅当 μ 的双侧 $(1-\alpha)\times100\%$ 置信区间不包含 μ_0 时，我们拒绝 H_0，否则不拒绝 H_0。

回忆 μ 的双侧 $(1-\alpha)\times100\%$ 置信区间 $[\bar{X}-t_{v,1-\alpha/2}S/\sqrt{n},\ \bar{X}+t_{v,1-\alpha/2}S/\sqrt{n}]$，假设在 α 水准下拒绝 H_0，则必有 $t<t_{v,\alpha/2}$ 或 $t>t_{v,1-\alpha/2}$。

如果 $t=\dfrac{\bar{X}-\mu_0}{S/\sqrt{n}}<t_{v,\alpha/2}$，则有

$$\bar{X}<\mu_0+t_{v,\alpha/2}S/\sqrt{n}，\ 令\ \mu_0>\bar{X}-t_{v,\alpha/2}S/\sqrt{n}\triangleq C_1$$

同理，如果 $t>t_{v,1-\alpha/2}$，则有

$$\bar{X}>\mu_0+t_{v,1-\alpha/2}S/\sqrt{n}，\ 令\ \mu_0<\bar{X}-t_{v,1-\alpha/2}S/\sqrt{n}\triangleq C_2$$

符号“$\triangleq$”表示“定义”的意思。

当拒绝 H_0 时，必有 $\mu_0>C_1$ 或 $\mu_0<C_2$ 之一成立，就是说 μ_0 必在 $(1-\alpha)\times100\%$ 置信区间的上下两端点之外；类似地，可以证明，如果不拒绝 H_0，则 μ_0 必被包含在 $(1-\alpha)\times100\%$ 置信区间上下两端点之内。因此，在实践中有时用区间估计回答假设检验的问题是有其道理的。

那么，两方法各自的优点又是什么呢?假设检验依靠的统计学显著性（在 α 水平下）告诉我们在陈述某个发现时的有效性。这个方法的优点是对所有研究者在作出推断结论时都用一个统一的标准，但是统计学显著性在实际工作中并不一定是很重要的，因为对于大样本，微小的差异都可获得具有统计学显著性的结论，而这种差异实际意义并不很大。而置信区间法往往提供更多的信息，它可以给出 μ 可能存在的数值范围，因此实际工作中尽可能联合使用两种方法，以实现二者的优势互补。

7.2　单样本检验的效能评价

在假设检验中，检验效能（power of a test）这个概念之所以引起我们的关注，是因为它能比 p 值决策提供更多的信息。相比 p 值是否小于 0.05 或者别的阈值来作个非此即彼的决策，检验效能的大小会告诉我们有多大程度支持发现所感兴趣的结论。当给出统计分析结果时，除了 p 值再加上检验效能大小等相关信息，能为解读结果带来很大的帮助。

检验效能，亦称把握度，由概率 $1-\beta$ 表示。

$$1-\beta=P(\text{拒绝}\,H_0 \mid H_1\,\text{成立}) \tag{7.4}$$

式（7.4）表示，当 H_1 成立，即两总体确有差别时，按检验水准 α 拒绝 H_0 发现其差别的能力。检验效能 1–β 越大，其发现总体参数存在差别的概率就越大。

7.2.1　单样本均数检验的效能

本小节我们讨论正态分布单样本均数检验效能的概念及计算方法。

1. 单侧检验下的情形　检验假设：$H_0: \mu=\mu_0$，$H_1: \mu=\mu_1<\mu_0$（假定两总体方差未知但相等）

以下为检验效能的示意图，见图 7.4。

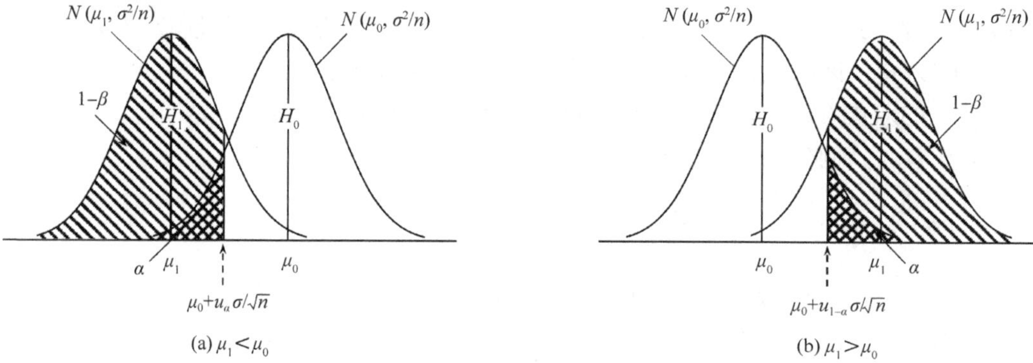

图 7.4　正态分布方差已知并相等时均数的单侧检验效能示意图

在 H_0 下，$\bar{X} \sim N(\mu_0, \sigma^2/n)$，当拒绝 H_0 时，求满足以下条件的边界点

$$\begin{aligned} & P(U<u_\alpha \mid \mu=\mu_1) \\ & =P\left(\frac{\bar{X}-\mu_0}{\sigma/\sqrt{n}}<u_\alpha \mid \mu=\mu_1\right) \\ & =P\left(\bar{X}<\mu_0+u_\alpha\sigma/\sqrt{n} \mid \mu=\mu_1\right) \end{aligned}$$

在 H_1 下，即 $\bar{X} \sim N(\mu_1, \sigma^2/n)$ 时，对上述边界点（$\mu_0+u_\alpha\sigma/\sqrt{n}$）进行标准化，得

$$\begin{aligned} 1-\beta & =\Phi\left[(\mu_0+u_\alpha\sigma/\sqrt{n}-\mu_1)/(\sigma/\sqrt{n})\right] \\ & =\Phi\left[u_\alpha+\frac{\mu_0-\mu_1}{\sigma}\sqrt{n}\right] \end{aligned} \tag{7.5}$$

图 7.4（a）显示，在 H_0 分布下临界点 $\mu_0+u_\alpha\sigma/\sqrt{n}$ 所对应直线左边的面积即是检验水准 α，而在 H_1 分布下临界点 $\mu_0+u_\alpha\sigma/\sqrt{n}$ 所对应直线左边的面积就是检验效能 $1-\beta$ [图 7.4（a）中的阴影部分]。

当检验假设关注的是 $H_1: \mu_1>\mu_0$ 时，其检验效能的计算公式类似于式（7.5），有

$$\begin{aligned} 1-\beta & =\Phi\left[(\mu_1-\mu_0-u_{1-\alpha}\sigma/\sqrt{n})/(\sigma/\sqrt{n})\right] \\ & =\Phi\left[-u_{1-\alpha}+\frac{\mu_1-\mu_0}{\sigma}\sqrt{n}\right]=\Phi\left[u_\alpha+\frac{\mu_1-\mu_0}{\sigma}\sqrt{n}\right] \end{aligned} \tag{7.6}$$

从公式和图中不难看出影响检验效能 1–β 的 4 个因素为 α，σ，$|\mu_1-\mu_0|$ 及 n。在其

他因素不变时：

（1）如果 α 增大，临界点所对应直线往 μ_0 方向移动，则检验效能 $1-\beta$ 增加。

（2）如果 σ 减小，两条分布曲线变得高而窄，则检验效能 $1-\beta$ 增加。

（3）如果 $|\mu_1-\mu_0|$ 增大，两条分布曲线中心位置的间距增大，则检验效能 $1-\beta$ 增加。

（4）如果样本量 n 增大，两条分布曲线变得高而窄，则检验效能 $1-\beta$ 增加。

例 7.3　继例 7.2，在 $\alpha=0.05$ 的检验水准下，问移居高原成年男性血红蛋白浓度高于平原成年男性（即 $\mu_1>\mu_0$）的检验效能是多少？

解　已知 $\mu_0=152.5$，单侧 $u_{0.05}=-1.645$，$s=24.2$，$n=20$，用 $s=24.2$ 作为 σ 的估计值，用 $\bar{x}=173.2$ 作为 μ_1 的估计值，此时的检验效能为

$$
\begin{aligned}
1-\beta &= \Phi\left[u_\alpha+\frac{(\mu_1-\mu_0)}{\sigma}\sqrt{n}\right]\\
&= \Phi\left[-1.645+\frac{(173.2-152.5)\times\sqrt{20}}{24.2}\right]\\
&= \Phi(2.18)=0.9854
\end{aligned}
$$

即该检验有 98.54%的可能检测出差异有显著性，这个结果与例 7.2 发现差异具有统计学显著性的结论相一致。

2. 双侧检验下的情形　检验假设：$H_0:\mu=\mu_0$，$H_1:\mu=\mu_1\neq\mu_0$（假定两总体方差未知但相等）

检验效能的精确计算公式为

$$
1-\beta=\Phi\left[u_{\alpha/2}+\frac{(\mu_0-\mu_1)}{\sigma}\sqrt{n}\right]+\Phi\left[u_{\alpha/2}+\frac{(\mu_1-\mu_0)}{\sigma}\sqrt{n}\right] \tag{7.7}
$$

而相应的近似计算公式为

$$
1-\beta\approx\Phi\left[u_{\alpha/2}+\frac{|\mu_0-\mu_1|}{\sigma}\sqrt{n}\right] \tag{7.8}
$$

事实上，式（7.8）与式（7.6）形式相似，只不过是在双侧中用 $u_{\alpha/2}$ 代替单侧的 u_α 而已。双侧检验效能对应关系见图 7.5。

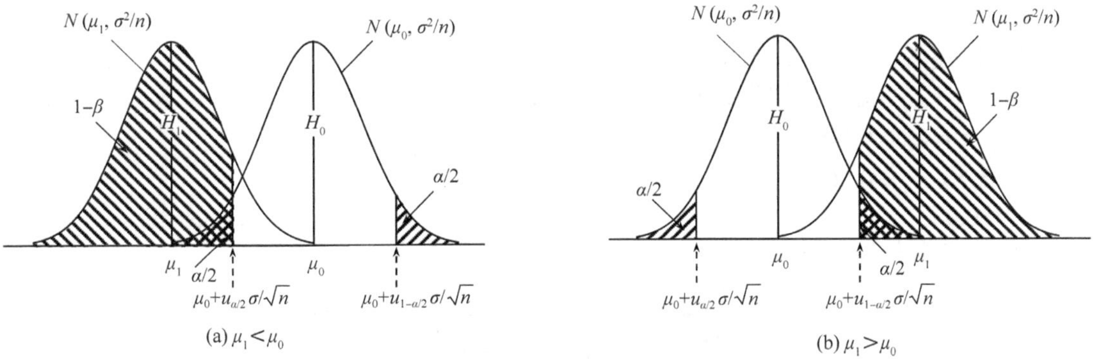

图 7.5　正态分布方差已知并相等时均数的双侧检验效能示意图

例 7.4　继例 7.1，在 $\alpha=0.05$ 的检验水准下，问成年甲亢患者与健康成人相比较，其脉搏均数的差异具有统计学显著性的检验效能是多少？

解　此处 $\mu_0=72$，$u_{0.05/2}=-1.96$，$s=20$，$n=20$，用 $\bar{x}=80$ 作为 μ_1 的估计值，其检验

效能为

$$1-\beta \approx \Phi\left[u_{\alpha/2}+\frac{|\mu_0-\mu_1|}{s}\sqrt{n}\right]$$

$$=\Phi\left[-1.96+\frac{|72-80|\times\sqrt{20}}{20}\right]$$

$$=\Phi(-0.17)=0.4325$$

即此情形中能发现有显著性差异的机会仅有 43.25%。这个结果并不奇怪，在例 7.1 中也未发现有显著性差异，可能的原因是样本量太少。

7.2.2　单样本率的检验效能

在介绍单样本率的检验效能之前，我们先介绍单样本率的假设检验方法。

例 7.5　已知 2018 年中国成人烟草调查显示我国 15 岁及以上男性吸烟率为 50.5%，而一项针对某地区吸烟状况的调查研究通过分层多阶段随机抽样调查了 3113 名 15 岁及以上的男性，吸烟率为 47.3%。该地区此次调查中 47.3%的吸烟率与 50.5%的全国水平相一致吗?

分析　在第 5 章中，我们已知二项分布中当 n 适中，且 $np \geqslant 5$ 和 $n(1-p) \geqslant 5$ 时，样本率 p 近似服从均数为 π，方差为 $\pi(1-\pi)/n$ 的正态分布。

在 H_0 成立的条件下，即当 $\pi=\pi_0$ 时，有

$$p \dot{\sim} N\left(\pi_0, \frac{\pi_0(1-\pi_0)}{n}\right) \tag{7.9}$$

此时，检验统计量为

$$U=\frac{p-\pi_0}{\sqrt{\pi_0(1-\pi_0)/n}} \dot{\sim} N(0, 1) \tag{7.10}$$

于是有

$$P(U<u_{\alpha/2})=P(U>u_{1-\alpha/2})=\alpha/2$$

如果 $U<u_{\alpha/2}$ 或 $U>u_{1-\alpha/2}$，则拒绝 H_0；

如果 $u_{\alpha/2} \leqslant U \leqslant u_{1-\alpha/2}$，则不拒绝 H_0。

解　（1）建立检验假设，确定检验水准 α

$H_0: \pi=\pi_0=0.505$

$H_1: \pi \neq \pi_0=0.505$

$\alpha=0.05$

（2）计算检验统计量

$$u=\frac{p-\pi_0}{\sqrt{\frac{\pi_0(1-\pi_0)}{n}}}=\frac{0.473-0.505}{\sqrt{\frac{0.505\times(1-0.505)}{3113}}}=-3.57$$

（3）作出推断结论

查 u 分布界值表，有 $u_{1-0.05/2}$=1.96，$|u|$=3.57 > 1.96，$p<0.05$。故在 $\alpha=0.05$ 的水准下拒绝 H_0，认为该地区男性吸烟率低于全国水平。

单样本率的 u 检验也可以计算检验效能。假设我们在 α 水平下用双侧检验，检验假设

为 $H_0:\pi=\pi_0$，$H_1:\pi=\pi_1\neq\pi_0$。

在 H_1 下，正态近似法检验效能的近似计算公式为

$$1-\beta\approx\Phi\left\{\sqrt{\frac{\pi_0(1-\pi_0)}{\pi_1(1-\pi_1)}}\left[u_{\alpha/2}+\frac{|\pi_1-\pi_0|\sqrt{n}}{\sqrt{\pi_0(1-\pi_0)}}\right]\right\} \tag{7.11}$$

注意，式（7.11）只在当 n 适中，且 $np\geqslant 5$ 和 $n(1-p)\geqslant 5$ 时才能使用。

例 7.6　继例 7.5。问在双侧检验 $\alpha=0.05$ 下，该地区男性吸烟率与全国水平存在系统性差异的检验效能是多少?

解　此处 $u_{0.05/2}=-1.96,\ \pi_0=0.505,\ n=3113$，用 $p=0.473$ 作为 π_1 的估计值，代入式（7.11）有

$$\begin{aligned}1-\beta&\approx\Phi\left\{\sqrt{\frac{\pi_0(1-\pi_0)}{\pi_1(1-\pi_1)}}\left[u_{\alpha/2}+\frac{|\pi_1-\pi_0|\sqrt{n}}{\sqrt{\pi_0(1-\pi_0)}}\right]\right\}\\&=\Phi\left\{\sqrt{\frac{0.505\times(1-0.505)}{0.473\times(1-0.473)}}\left[-1.96+\frac{|0.473-0.505|\times\sqrt{3113}}{\sqrt{0.505\times(1-0.505)}}\right]\right\}\\&=\Phi(1.61)=0.9463\end{aligned}$$

即在样本量为 3113 的情况下，此检验有 94.63%的把握可以发现该地区男性吸烟率与全国水平存在系统性差异。

检验效能的意义在于当备择假设 H_1 为真时，能够否定 H_0 的把握度。如果检验效能太低，即使真实的 μ 与 μ_0 有差别，也很难被所用的检验方法发现，通常样本量过少是其最主要的原因。应该强调的是，检验效能应该在数据收集之前的设计阶段确定下来，在设计阶段设定充分合理的样本量以确保检验效能不低于 80%已形成共识。而在实际应用中，由于计算样本量所需要的总体均数 μ 、总体方差 σ^2 或总体率 π 通常是未知的，我们可以从先前的工作、类似的研究或预试验中获得 μ 、σ^2 和 π 的近似估计。关于样本量的计算见第 15、16 章。

7.3　对假设检验的进一步思考

首先，我们应该如何看待统计学显著性。从前述内容已知，我们通常将 $p<0.05$ 或 $p<0.01$ 作为拒绝原假设的唯一判别准则，大多数刊物也更愿意发表那些“统计显著”的结果。然而在实践中有可能和不大可能的结果之间并没有明确的界限，如 p 值为 0.051 和 0.049 实际上没有差别，但这两个 p 值在统计推断上可能受到完全不同的对待。因此，在实践中应谨慎看待 p 值在界值附近的结果，强调报告中应尽量给出具体 p 值。

其次，统计上显著的结果并不总是具有实际意义。一个研究结果有统计学显著性，并不表明此结果在专业上有多么重要，这种情形特别容易发生在大样本条件下，因为我们作统计推断的 p 值依赖于样本量，对于大样本，即便是很小的差异也可能是“统计显著”的；相反地，某些统计学上不显著的差异结果可能在专业上是重要的，这一点在医学研究中要给予足够的认识，应根据其他标准、专业的知识和所研究的现象保持客观性。

最后，假设检验只能推断差异是因随机抽样误差引起还是真实的存在，它不能回答“什么原因导致的这个差异”。因此，一个合理的假设检验应该以科学有效的研究设计为前提，这是保证假设检验结论有效的基础。

7.4 小　结

本章介绍了假设检验的基本要素：无效假设 H_0 、备择假设 H_1 、检验水准 α 、检验统计量、临界值和 p 值；并同时给出几个基本概念：检验假设的两类错误（Ⅰ类错误 α 和Ⅱ类错误 β ）、检验效能（ $1-\beta$ ）、单侧检验和双侧检验。

我们还将这些基本概念应用于单样本（均数、率）的假设检验，无论哪种检验，都可以运用以下两个方法中任意一个作结论：

（1）使用临界值法去决定拒绝及不拒绝域，该方法需要事先指定Ⅰ类错误 α 。

（2）使用 p 值法直接经过统计软件计算得出。

两种方法等价，但 p 值法更为精确。

接下来的章节中，我们将介绍不同设计下的假设检验，其原理均与单样本检验类似，因而不再过多地对其假设检验思想进行介绍。

案 例 讨 论

案例　为研究某新药能否减小心肌梗死患者的梗死面积，某医生对 10 名在过去 24 小时内发生了急性心肌梗死的患者采用了该药物治疗，治疗后梗死面积（ck-g-EQ/m^2）的均数为 16，标准差为 6。而既往研究显示接受某常规药物治疗后患者平均梗死面积是 20。为研究该新药的疗效与常规药物疗效是否存在差异，该研究者进行了单样本 t 检验，得到 t=–2.108，查 t 分布界值表，有双侧 $t_{9,1-0.05/2}$=2.262，故作结论“尚不能认为该新药与常规药的疗效存在差别”。因此该医生决定由双侧检验改为单侧检验，单侧临界值 $t_{9,1-0.05}$=1.833，认为“该新药与常规药物的疗效存在差异”。但该医生的同事认为其做法不合理，建议在检验后适当放宽Ⅰ类错误水准至 0.1，此时查表有 $t_{9,1-0.1/2}$=1.833，在此临界值下得到新药与常规药物的效果有差异的结论。

请评价并回答以下问题：

（1）请你判断这两名医生的做法是否合理，其主要的不足点是什么?

（2）上述案例在研究设计上存在什么不足?应当如何改进?

（3）在统计推断中，结论随着检验的类型（单、双侧）不同而不同，随着检验水准的不同而不同，应如何处理此类问题?

（4）如何就此例将置信区间和假设检验结合，这样的联合评价在临床研究的意义在哪里?

思考与练习

一、最佳选择题

1. 关于假设检验，下列说法中错误的是________。
   A. 假设检验是针对总体，而不是针对样本而言的
   B. H_0 和 H_1 是基于反证法的思想提出的，缺一不可
   C. 假设检验通常把希望肯定的命题作为无效假设
   D. 假设检验通常把感兴趣的命题作为备择假设
2. 在单样本均数的 t 检验中，双侧检验的备择假设是________。
   A. 样本所来自总体的均数不等于已知的总体均数
   B. 样本所来自总体的均数等于已知的总体均数
   C. 样本均数不等于已知的总体均数
   D. 样本均数等于已知的总体均数
3. 假设检验中，下列关于检验水准 α 和 p 值的说法中正确的是________。
   A. α 只能取 0.05 或 0.01

B. p 和 α 都是小概率

C. p 是根据实际样本计算得到的对应概率，α 是预先设定的

D. $p \geqslant \alpha$ 时可证明原假设是成立的

4. 关于单双侧检验，下列说法正确的是________。

A. 单侧检验优于双侧检验，因此也更为常用

B. 采用单侧检验还是双侧检验取决于 p 的大小

C. 检验的单双侧必须依据专业知识和研究目的在设计时来确定

D. 对同一份资料，若单侧检验得 $p < \alpha$，则双侧检验必有 $p < \alpha$

5. 假设检验中的Ⅰ类错误是指________所犯的错误。

A. 拒绝了实际上成立的 H_0　　B. 不拒绝实际上成立的 H_0

C. 拒绝了实际上不成立的 H_0　　D. 不拒绝实际上不成立的 H_0

6. 某假设检验中如应采用单侧检验，但实际用了双侧检验，会出现________。

A. Ⅰ类错误增大　　B. Ⅱ类错误增大　　C. Ⅰ类错误不变　　D. Ⅱ类错误减小

7. 在假设检验中，若 $p < \alpha$，可认为________。

A. 不拒绝 H_0，判断错误的可能性小于 α　　B. 拒绝 H_0，判断错误的可能性小于 α

C. 拒绝 H_0，判断错误的可能性未知　　D. 拒绝 H_0，判断错误的可能性大于 α

8. 若检验结果 $p > 0.05$，事先估计并确定合适的样本量的主要作用是________。

A. 控制Ⅰ类错误概率的大小　　B. 消除Ⅱ类错误

C. 控制Ⅱ类错误概率的大小　　D. 同时消除Ⅰ类错误和Ⅱ类错误

9. 在固定的样本量下，以下检验水准中Ⅱ类错误最小的是________。

A. $\alpha = 0.10$　　B. $\alpha = 0.06$　　C. $\alpha = 0.05$　　D. $\alpha = 0.01$

10. 单样本均数的 t 检验时，得到 p=0.88，按照 $\alpha = 0.05$ 的检验水准，不拒绝 H_0，此时如果该推断有错误，则犯错误的概率________。

A. 大于 0.05　　B. 等于 0.88

C. 等于 β，而 β 未知　　D. 等于 $1-\beta$，而 β 未知

11. 假设检验的检验效能为________。

A. H_0 成立时，接受它的能力

B. H_0 成立时，不接受它的能力

C. H_0 不成立时，拒绝它的能力

D. H_0 不成立时，不拒绝它的能力

二、思考题

1. 假设检验时，若 $p < a$，则拒绝 H_0，其依据是什么?

2. 假设检验中检验水准 α 和 p 值的关系是什么?

3. 为什么假设检验的结论不能绝对化?

4. 假设检验的两类错误之间的区别与联系是什么?

5. 简述假设检验与区间估计的区别与联系。

6. 简述检验效能的概念及其主要影响因素。

三、计算分析题

1. 为探讨开放二胎后某地女性医护人员生育二胎的意愿及其影响因素，某研究随机调查了该地某三甲医院 40 名已婚育龄的女性医护人员。参加调查人员的年龄见表 7.2。接受调查的 40 名医护人员中有 10 人具有二胎生育的意愿，试回答以下问题：

表 7.2　某三甲医院 40 名已婚育龄的女性医护人员年龄（岁）频数分布表

年龄组（岁）	频数	频率（%）	累积频率（%）
20 ~	11	27.5	27.5
25 ~	12	30.0	57.5

续表

年龄组（岁）	频数	频率（%）	累积频率（%）
30～	10	25.0	82.5
35～	6	15.0	97.5
40～45	1	2.5	100.0
合计	40	100.0	—

（1）请指出该研究的总体。

（2）根据样本数据估算年龄的总体均数、二胎生育意愿的总体率，以及其各自的95%置信区间。

（3）假设根据一项大规模调查，一般人群中女性二胎生育意愿为42.5%，请进行假设检验判断女性医护人员二胎生育意愿与一般人群是否不同，并对结果进行解读。

（4）试阐述问题（3）中检验所必需的假设。

（5）若在上述检验中，检验水准取$\alpha=0.01$，则拒绝原假设所犯的错误的概率是多少？

2. 某地10年前调查数据显示该地10岁女童身高（cm）服从正态分布，均数为142.0cm。今随机抽取该地160名10岁女童，其平均身高为149.0cm，标准差为6.30cm，试问当地目前10岁女童身高是否比10年前更高?

3. 已知西部地区6岁以下儿童血清维生素A缺乏的患病率为16.3%。现调查西部某省6岁以下儿童1257人，血清维生素A缺乏的患病率为8.4%。试问该省6岁以下儿童血清维生素A缺乏的总体患病率是否与西部地区总体水平不同?

第 8 章 两个正态总体参数的假设检验

学习目标： 掌握不同实验设计下两个正态总体参数的假设检验方法。

在第 7 章中介绍了假设检验的基本原理和一个正态总体参数的假设检验方法。单样本的假设需要事先能够提出合理的参数假设值和对参数有某种意义的备择范围，因而在实践中的应用往往受限。在接下来的章节中，我们将把假设检验从一个正态总体推广到两个乃至多个正态总体的情形。尽管检验方法会随着实验设计类型不同而异，但其基本步骤和整体思路与第 7 章所介绍的类似。本章讨论两个正态总体参数的假设检验。

举例 为研究左金丸在抗肿瘤作用方面的效果，研究者拟选用同一种系 S180 荷瘤小鼠进行药物疗效评价。对于该问题，我们可以采用两种不同的设计方法：

设计一 对 S180 荷瘤小鼠进行药物治疗，并于给药前及给药 10 天后测量小鼠血清中酸性磷酸酶水平（ACP，U/100mL），通过其变化来评价药物的疗效。实验中的每只小鼠均被全程观察，且都有两次（给药前，给药后）观察和测量记录。

设计二 将 S180 荷瘤小鼠随机分配到实验组和对照组，实验组接受左金丸治疗，对照组不进行任何处理，10 天后测得两组小鼠血清 ACP 水平来分析左金丸对小鼠血清 ACP 水平的影响是否存在。全部小鼠仅在某一个时点上被观察，即每只小鼠仅有一次观察和测量记录。

上述两种设计的主要区别在于第一种设计代表了一种非独立样本的设计（配对设计），每一只小鼠均以自身作对照，其两次测量记录是相关的；而第二种设计代表了独立样本的设计（亦称完全随机设计），因为比较的是两组独立的数据。本章将分别讨论如何对配对样本和两独立样本的总体参数进行假设检验。

8.1 配对样本均数的 t 检验

在生物医学研究中，配对设计是常用的一种方法。研究者通常根据研究目的将具有相似特征的实验对象配成若干个对子，包括自身配对和非自身配对，如举例中的设计一采用的就是自身配对；如果对同窝别的两只小鼠分别施以不同的处理，这两只小鼠可以是一个对子，属于非自身配对。由于同一对子中的两个个体除所研究因素（处理因素）以外的其他条件（非处理因素）非常接近，而且同一对子内的系统误差又可以通过对这一对数据求差值予以消除，因此，配对设计可以有效地降低非处理因素的影响，提高实验的效率。

例 8.1 采用举例中的设计一。选择 14 只 S180 荷瘤小鼠进行左金丸抗肿瘤作用效果的评估，其血清 ACP 数据结果见表 8.1。假设给药前、给药后的 ACP 水平差值呈正态分布，试评价小鼠血清 ACP 水平治疗前后有无差异?

表 8.1　小鼠左金丸给药前、后的血清 ACP 水平（U/100mL）

小鼠编号 i (1)	给药前 x_{i1} (2)	给药后 x_{i2} (3)	差值 d_i (4)=(3)－(2)	小鼠编号 i (1)	给药前 x_{i1} (2)	给药后 x_{i2} (3)	差值 d_i (4)=(3)－(2)
1	58.27	120.61	62.34	9	66.45	121.40	54.95
2	59.51	126.33	66.82	10	59.31	134.81	75.50
3	53.84	108.35	54.51	11	63.48	130.73	67.25
4	54.70	139.99	85.29	12	67.19	118.37	51.18
5	54.03	115.29	61.26	13	52.92	129.28	76.36
6	61.29	146.96	85.67	14	71.99	117.40	45.41
7	54.72	115.64	60.92	总计	—	—	901.65
8	70.43	124.62	54.19				

表 8.1 中两组 ACP 水平的观测值 $(x_{i1}, x_{i2})(i=1, 2, \cdots, 14)$ 是一对相关数据，因此我们考虑其差值 d_i。数据显示，14 只小鼠在给药后血清中 ACP 水平都上升（$d_i>0$），只是上升的幅度不同，提示这个药物可能有效。反之，如果这个药物无效，小鼠血清中 ACP 水平的变化应该是随机的，即 d_i 值出现正负及大小都应是偶然的，此时这种变化被视为是个体间的变异和各种随机因素独立影响的结果，故 d_i 视为服从正态分布。这样，若给药前后 ACP 水平无差异，则实验结果的差值 d 的总体均数 μ_d 应该为零。于是问题就变成检验样本均数 $\bar{d}$ 的总体均数 $\mu_d=0$ 是否成立的问题了。

配对样本均数的 t 检验简称配对 t 检验（paired *t*-test）。该设计下研究者关心的变量常常是处理前、后效应的差值而不是各自的效应值，并且通过差值将两组相关的数据转换成了一组独立的数据，满足了对数据独立性的要求。因此可以说，本质上配对设计的两样本 t 检验就是一个独立样本的 t 检验，配对 t 检验的假设条件是配对数据的差值是来自正态总体的一个独立随机样本。

假设检验的具体步骤如下：

（1）建立检验假设，确定检验水准 α

$H_0: \mu_{\bar{d}}=0$

$H_1: \mu_{\bar{d}} \neq 0$

确定 α

（2）计算检验统计量

由第 6 章已知，当总体方差未知且样本量不够大时，标准化后的样本均数（这里的均数是 $\bar{d}$）

$$t=\frac{\bar{d}-\mu_{\bar{d}}}{S_{\bar{d}}} \tag{8.1}$$

服从自由度 $\nu=n-1$ 的 t 分布。

在 H_0 成立时，检验统计量为

$$t=\frac{\bar{d}}{S_{\bar{d}}} \tag{8.2}$$

其中，$S_{\bar{d}}=S_d/\sqrt{n}$ 是标准误的估计值，n 为对子数。

（3）作出推断结论

对给定的检验水准 α，如果 $t < t_{v,\alpha/2}$ 或 $t > t_{v,1-\alpha/2}$，则拒绝 H_0；如果 $t_{v,\alpha/2} \leqslant t \leqslant t_{v,1-\alpha/2}$，则不拒绝 H_0。

解例 8.1

（1）建立检验假设，确定检验水准 α

$H_0: \mu_{\bar{d}} = 0$，即小鼠血清 ACP 水平在给药前、后无差异

$H_1: \mu_{\bar{d}} \neq 0$，即小鼠血清 ACP 水平在给药前、后有差异

$\alpha = 0.05$

（2）计算检验统计量

本例 $n = 14$，差值 d 的均数 $\bar{d}$、标准差 s_d 和标准误 $s_{\bar{d}}$ 分别为

$$\bar{d} = \frac{\sum_i d_i}{n} = \frac{901.65}{14} = 64.40$$

$$s_d = \sqrt{\frac{\sum_i d_i^2 - \frac{\left(\sum_i d_i\right)^2}{n}}{n-1}} = \sqrt{\frac{60091.4763 - \frac{901.65^2}{14}}{14-1}} = 12.47$$

$$s_{\bar{d}} = \frac{s_d}{\sqrt{n}} = \frac{12.47}{\sqrt{14}} = 3.33$$

检验统计量 t 值为

$$t = \frac{\bar{d}}{s_{\bar{d}}} = \frac{64.40}{3.33} = 19.34$$

（3）作出推断结论：根据 $v = 14 - 1 = 13$，$\alpha = 0.05$，查 t_{13} 分布界值（附表 5），有 $t_{13,1-0.05/2} = 2.16$，由于 $t = 19.34 > t_{13,1-0.05/2}$，$p < 0.05$，故按 $\alpha = 0.05$ 的水准拒绝 H_0，接受 H_1，认为左金丸能使 S180 荷瘤小鼠血清 ACP 平均水平升高。

应该强调的是，是否采用配对分析方法是在实验设计时就已经决定了的。尽管配对的方法可以用较少的样本量获得较高的效率，是一种“事半功倍”的方法，但如果研究者根本不了解除实验因素外尚有哪些因素会影响实验的结果，只是机械地搬用配对方法，结果可能适得其反，甚至会增大实验误差。这一点初学者尤其要注意。

8.2　两独立样本均数比较的 t 检验

实践中，很多时候配对设计并不适用，例如，某种肿瘤的手术治疗与保守治疗结局的比较，对高血压的新药治疗与常规药治疗的疗效比较等，在此情况下，多采用完全随机设计对独立样本的均数进行比较。

8.2.1　等方差下均数的比较

由第 6 章已知，当两个样本来自两个独立的正态总体，$X_1 \sim N(\mu_1, \sigma^2)$，$X_2 \sim N(\mu_2, \sigma^2)$，两总体方差未知但相等，则均数之差 $\bar{X}_1 - \bar{X}_2$ 标准化后服从自由度为

$v = n_1 + n_2 - 2$ 的 t 分布。

当假设 $H_0: \mu_1 = \mu_2$，即 $\mu_1 - \mu_2 = 0$ 成立时，检验统计量为

$$t = \frac{\bar{X}_1 - \bar{X}_2}{S_c\sqrt{\frac{1}{n_1} + \frac{1}{n_2}}} \tag{8.3}$$

其中，

$$S_c = \sqrt{\frac{(n_1 - 1)S_1^2 + (n_2 - 1)S_2^2}{n_1 + n_2 - 2}} \tag{8.4}$$

为两样本的合并标准差。

式（8.4）显示，我们是利用两个样本方差的加权平均来估计总体方差 σ^2 的，这不难理解，由于两组方差 S_1^2 和 S_2^2 都是 σ^2 的无偏估计量，都可以对 σ^2 进行合理的估计，但由于样本量大的方差对 σ^2 的估计会更精确，因此，采用 S_1^2 和 S_2^2 的加权平均来估计 σ^2 显得更为合理，其中，权是样本方差中的自由度的比例。

根据自由度 v 和给定的检验水准 α，由 t_v 分布界值（附表 5）查得临界值 $t_{v,1-\alpha/2}$，由于 t 分布的对称性，有 $t_{\alpha/2} = -t_{1-\alpha/2}$，故满足

$$P(|t| > t_{v,1-\alpha/2}) = \alpha$$

如果 $t < t_{v,\alpha/2}$ 或 $t > t_{v,1-\alpha/2}$，则拒绝 H_0；否则不拒绝 H_0。

例 8.2 采用举例中设计二的方法，将 26 只同一种系 S180 荷瘤小鼠随机分到实验组和对照组，实验组（14 只）接受左金丸治疗，对照组（12 只）采用空白对照，10 天后测得两组小鼠血清 ACP 水平如表 8.2 所示。问两组小鼠血清 ACP 总体平均水平是否相同?（假设两组初始 ACP 水平相同，服从正态分布且两总体方差相等）

表 8.2 S180 荷瘤小鼠实验组与对照组血清 ACP 水平（U/100mL）

实验组（1）	120.61	126.33	108.35	139.99	115.29	146.96	115.64
	124.62	121.40	134.81	130.73	118.37	129.28	117.45
对照组（2）	58.23	54.50	59.47	59.64	53.77	43.48	54.63
	71.91	53.97	49.72	61.26	78.17		

解 据题意

（1）建立检验假设，确定检验水准 α

$H_0: \mu_1 = \mu_2$，即两组血清 ACP 总体平均水平相同

$H_1: \mu_1 \neq \mu_2$，即两组血清 ACP 总体平均水平不同

$\alpha = 0.05$

（2）计算检验统计量

实验组：$\bar{x}_1 = 124.99,\ s_1 = 10.56,\ n_1 = 14$

对照组：$\bar{x}_2 = 58.23,\ s_2 = 9.30,\ n_2 = 12$

计算合并方差

$$s_c^2 = \frac{13 \times 10.56^2 + 11 \times 9.30^2}{14+12-2} = 100.04$$

计算检验统计量 t 值

$$t=\frac{\bar{x}_1-\bar{x}_2}{s_c\sqrt{\frac{1}{n_1}+\frac{1}{n_2}}}=\frac{124.99-58.23}{10.00\times\sqrt{\frac{1}{14}+\frac{1}{12}}}=\frac{66.76}{3.93}=16.99$$

$$v=14+12-2=24$$

（3）作出推断结论

根据 $v=24$，$\alpha=0.05$，查 t_{24} 分布界值（附表 5），有 $t_{24,1-0.05/2}=2.064$，由于 $t>t_{24,1-0.05/2}$，有 $p<0.05$，故按 $\alpha=0.05$ 的水准拒绝 H_0，接受 H_1。认为两组血清 ACP 平均水平的差异有统计学显著性，左金丸可使 S180 荷瘤小鼠血清 ACP 平均水平升高。

针对上述问题采用两种不同的设计方法，其结论是一致的，但完全随机设计所需要的样本量相对较大。一般而言，对同一个研究问题，如果几种方法所得结论相一致，自然可以增加结论的可信度。

8.2.2　方差齐性检验

上述两独立样本均数比较的 t 检验，除正态性要求外，还要求两样本来自的总体方差相同，即满足方差齐性，在此条件下，才可通过两样本方差的加权平均获得总体方差的估计值。本节中讨论两总体方差齐性的检验问题。

假定从两个正态总体中，独立抽取样本量分别为 n_1 和 n_2 的两个随机样本 X_1 和 X_2，此处的检验假设是

$$H_0:\sigma_1^2=\sigma_2^2,\quad H_1:\sigma_1^2\neq\sigma_2^2$$

要比较 σ_1^2 和 σ_2^2 的大小，自然会想到通过它们的估计值 S_1^2 和 S_2^2 来进行。由于样本方差的抽样分布是非对称的，故方差齐性检验是建立在样本方差的比值 S_1^2/S_2^2 基础上的，该比值越远离 1，我们就越有理由拒绝 H_0。方差比值 S_1^2/S_2^2 的分布由统计学家费希尔（R. A. Fisher）及斯内德克（G. W. Snedecor）在 1924 年提出，理论上可以证明：当假设 H_0 成立时，检验统计量

$$F=\frac{S_1^2}{S_2^2} \tag{8.5}$$

服从自由度 $v_1=n_1-1$ 和 $v_2=n_2-1$ 的 F 分布。

式（8.5）中，F 值可能大于 1，也可能小于 1，此时的方差齐性检验需在 F 分布上取双侧界值进行统计推断。为计算方便，通常在式（8.5）中将较大的样本方差 S_1^2 设置为分子，较小的样本方差 S_2^2 设置为分母，由于恒取 $S_1^2\geqslant S_2^2$，统计量 $F\geqslant 1$，这样就可以只考虑 F 分布的右侧临界值。求得检验统计量 F 值后，查 F 分布界值表（附表 7）可得临界值 $F_{(v_1,v_2),1-\alpha/2}$。

如果 $F>F_{(v_1,v_2),1-\alpha/2}$，则拒绝 H_0；否则不拒绝 H_0，见图 8.1。

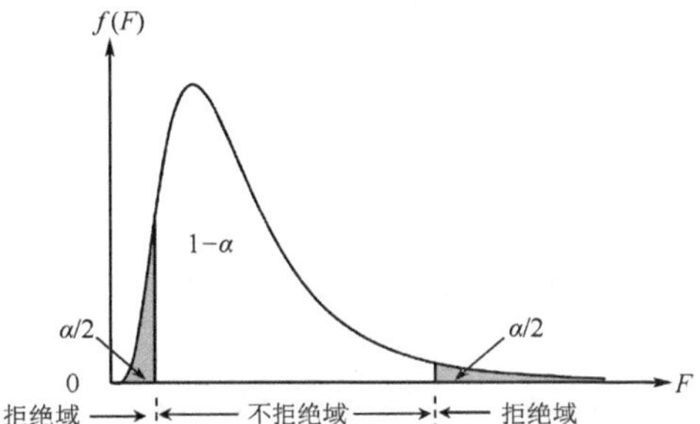

图 8.1　方差齐性 F 检验的拒绝域和不拒绝域

例 8.3　对例 8.2 中的数据作方差齐性检验。

解　（1）建立检验假设，确定检验水准 α

$H_0:\sigma_1^2=\sigma_2^2$，即两组小鼠血清 ACP 水平总体方差相同

$H_1:\sigma_1^2\neq\sigma_2^2$，即两组小鼠血清 ACP 水平总体方差不同

$\alpha=0.05$

（2）计算检验统计量 F 值

$$F=\frac{s_1^2}{s_2^2}=\frac{10.56^2}{9.30^2}=1.29$$

（3）作出推断结论

根据 $\nu_1=13$, $\nu_2=11$ 和给定的 $\alpha=0.05$，查 $F_{(13,11)}$ 分布界值（附表 7），有 $F_{(13,11),1-0.05/2}=3.39$，由于 $F<F_{(13,11),1-0.05/2}$，故 $p>0.05$。按 $\alpha=0.05$ 水准不拒绝 H_0，尚不能认为实验组和对照组小鼠血清 ACP 水平总体方差不等，故例 8.2 采用方差相等情形时两独立样本均数比较的 t 检验是合适的。

8.2.3 不等方差下均数的比较

8.2.1 节中我们介绍了在总体方差相等条件下两个来自独立正态总体的样本均数比较的 t 检验。如果两个总体方差未知且不同（$\sigma_1^2\neq\sigma_2^2$），则 t 检验就不再适合了，此时可采用近似 t 检验，称为 t' 检验。

检验假设仍为 $H_0:\mu_1=\mu_2$，等同于假设 $\mu_1-\mu_2=0$。

在 H_0 成立时，检验统计量为

$$t'=\frac{\bar{X}_1-\bar{X}_2}{\sqrt{\frac{S_1^2}{n_1}+\frac{S_2^2}{n_2}}} \tag{8.6}$$

上述统计量 t' 的精确分布很难找出。但是，在合适的 I 类错误 α 水平下，有几个近似的分布可以替代。以下仅介绍最常用的两种方法。

1. Cochran & Cox 近似 t 检验 Cochran & Cox 近似 t 检验，亦称 Cochran & Cox 法（1950 年）。由于 t' 既不服从 t 分布，也不服从正态分布，因此，t' 的临界值必须另行计算。其计算公式为

$$t'_{1-\alpha/2}=\frac{S_{\bar{X}_1}^2 t_{\nu_1,1-\alpha/2}+S_{\bar{X}_2}^2 t_{\nu_2,1-\alpha/2}}{S_{\bar{X}_1}^2+S_{\bar{X}_2}^2} \tag{8.7}$$

或

$$t'_{\alpha/2}=\frac{S_{\bar{X}_1}^2 t_{\nu_1,\alpha/2}+S_{\bar{X}_2}^2 t_{\nu_2,\alpha/2}}{S_{\bar{X}_1}^2+S_{\bar{X}_2}^2} \tag{8.8}$$

其中，$\nu_1=n_1-1$, $\nu_2=n_2-1$。

上式的意义是把欲比较的两个独立样本的 t 临界值采用相应的标准误平方作加权平均来形成 t' 分布的近似临界值。

根据 t 分布的对称性，有 $t_{\nu,\alpha/2}=-t_{\nu,1-\alpha/2}$，由式（8.7）与式（8.8）计算的临界值 $t'_{\alpha/2}$ 和 $t'_{1-\alpha/2}$ 绝对值相等，只是符号不同。

这样，如果检验统计量 $t'<t'_{\alpha/2}$ 或 $t'>t'_{1-\alpha/2}$，则拒绝 H_0；否则不拒绝 H_0。

例 8.4 测得肺鳞癌患者和健康者各 25 人的血清铁蛋白平均浓度见表 8.3。试据此判断肺鳞癌患者的血清铁蛋白平均浓度是否不同于健康者。

表 8.3　健康者与肺鳞癌患者的血清铁蛋白平均浓度（μg/L）

分组	n	$\bar{x}$	s
健康者	25	89.6	38.60
肺鳞癌患者	25	286.0	63.80

解　本例中，健康组方差 $s_1^2 = 38.60^2 = 1489.96$，患者组方差 $s_2^2 = 63.80^2 = 4070.44$。经方差齐性检验可知 $F = 2.73$，$p < 0.05$。两组人群血清铁蛋白浓度的总体方差不等，采用 Cochran & Cox 法做近似 t 检验。

（1）建立检验假设，确定检验水准 α

$H_0: \mu_1 = \mu_2$，即肺鳞癌患者的血清铁蛋白平均浓度与健康者相同

$H_1: \mu_1 \neq \mu_2$，即肺鳞癌患者的血清铁蛋白平均浓度与健康者不同

$\alpha = 0.05$

（2）计算检验统计量 t' 值

从题意可知 $n_1 = 25, \bar{x}_1 = 89.6, s_1 = 38.60$；$n_2 = 25, \bar{x}_2 = 286.0, s_2 = 63.80$

$$t' = \frac{89.6 - 286.0}{\sqrt{\dfrac{38.60^2}{25} + \dfrac{63.80^2}{25}}} = -13.17$$

（3）作出推断结论

根据 $\nu_1 = \nu_2 = 24$，$\alpha = 0.05$，查 t_{24} 分布界值（附表 5），得 $t_{24,1-0.05/2} = 2.064$。按式（8.7）计算 t' 临界值

$$t'_{1-0.05/2} = \frac{\dfrac{38.60^2}{25} \times 2.064 + \dfrac{63.80^2}{25} \times 2.064}{\dfrac{38.60^2}{25} + \dfrac{63.80^2}{25}} = 2.064$$

由于 $t' = -13.17 < t'_{0.05/2} = -2.064$，故 $p < 0.05$，按 $\alpha = 0.05$ 水准拒绝 H_0，接受 H_1，差异有统计学显著性，可认为肺鳞癌患者的血清铁蛋白平均浓度高于健康者。

2. Satterthwaite 近似 *t* 检验　Cochran & Cox 法是对临界值进行校正，而 Satterthwaite 法（1946 年）则是对自由度进行校正，设校正的自由度用 ν' 表示，计算公式为

$$\nu' = \frac{\left(\dfrac{S_1^2}{n_1} + \dfrac{S_2^2}{n_2}\right)^2}{\dfrac{\left(\dfrac{S_1^2}{n_1}\right)^2}{n_1 - 1} + \dfrac{\left(\dfrac{S_2^2}{n_2}\right)^2}{n_2 - 1}} \quad \text{（四舍五入取整数）} \tag{8.9}$$

当 H_0 成立时，式（8.6）中的检验统计量 t' 近似地服从自由度为 ν' 的 t 分布。后续可按照自由度 ν' 查 t 界值分布表完成检验。

如果 $t' < t_{\nu',\alpha/2}$ 或 $t' > t_{\nu',1-\alpha/2}$，则拒绝 H_0；否则不拒绝 H_0。

例 8.5　对例 8.4 的数据按 Satterthwaite 法计算，有

$$\nu' = \frac{\left(\dfrac{38.60^2}{25} + \dfrac{63.80^2}{25}\right)^2}{\dfrac{\left(\dfrac{38.60^2}{25}\right)^2}{25 - 1} + \dfrac{\left(\dfrac{63.80^2}{25}\right)^2}{25 - 1}} = 39.49 \approx 39$$

根据 $\nu'=39$，$\alpha=0.05$，查 t_{39} 分布界值（附表 5）得 $t_{39,1-0.05/2}=2.023$，由于 $t'=-13.17<t_{39,0.05/2}=-2.023$，故 $p<0.05$，结论同前。

8.2.4　两独立大样本均数比较的 u 检验

8.2.1 节及 8.2.3 节中所介绍的方法适用于样本量较小时样本均数的比较，当样本量较大（$n\geqslant 30$）时，样本方差 S^2 估计总体方差 σ^2 的估计精度增加。根据中心极限定理，这时可直接按正态分布的原理作两个均数的假设检验。

设两样本均数 $\bar{X}_1 \sim N(\mu_1,\ \sigma_1^2/n_1)$，$\bar{X}_2 \sim N(\mu_2,\ \sigma_2^2/n_2)$，且相互独立，$n_1$ 和 n_2 分别代表样本量。检验假设 $H_0:\mu_1=\mu_2$，按照第 6 章的分析可知 $\bar{X}_1-\bar{X}_2$ 近似服从正态分布。

在 H_0 成立时，检验统计量

$$U=\frac{\bar{X}_1-\bar{X}_2}{\sqrt{\dfrac{S_1^2}{n_1}+\dfrac{S_2^2}{n_2}}} \tag{8.10}$$

近似服从标准正态分布 $N(0,1)$。上式在具体计算中，直接采用了样本方差 S_1^2 和 S_2^2 来代替总体方差 σ_1^2 和 σ_2^2。

对于给定的检验水准 α，如果 $U<u_{\alpha/2}$ 或 $U>u_{1-\alpha/2}$，则拒绝 H_0；否则不拒绝 H_0。

例 8.6　某研究为调查某地区高血压流行情况，在某调查点调查了该地区 50 名成年女性牧民，平均收缩压为 132.86mmHg，标准差为 15.34mmHg。同时调查了该地区 60 名成年女性城镇职工，平均收缩压为 127.44mmHg，标准差为 18.23mmHg。假设收缩压服从正态分布，试问该调查点两种不同职业人群平均收缩压是否存在差异？

解　（1）建立检验假设，确定检验水准 α

$H_0:\mu_1=\mu_2$，即两种不同职业人群平均收缩压相等

$H_1:\mu_1\neq\mu_2$，即两种不同职业人群平均收缩压不等

$\alpha=0.05$

（2）计算检验统计量 u 值

由题意可知：$n_1=50$，$\bar{x}_1=132.86$，$s_1=15.34$；$n_2=60$，$\bar{x}_2=127.44$，$s_2=18.23$，由于这两组样本量足够大，代入式（8.10），有

$$u=\frac{\bar{x}_1-\bar{x}_2}{\sqrt{\dfrac{s_1^{\ 2}}{n_1}+\dfrac{s_2^{\ 2}}{n_2}}}=\frac{132.86-127.44}{\sqrt{\dfrac{15.34^2}{50}+\dfrac{18.23^2}{60}}}=1.69$$

（3）作出推断结论

由于 $|u|=1.69<u_{1-0.05/2}=1.96$，故 $p>0.05$，在 $\alpha=0.05$ 的水准下不拒绝 H_0，差异无统计学显著性，尚不能认为该地区成年女性牧民与城镇职工的平均收缩压有差异。

8.3　两独立样本率比较的 u 检验

对于服从二项分布的样本率的检验，在一定条件下可以转化成服从正态分布的均数的检验。从 6.4.3 节可知，当两个样本量 n_1 和 n_2 适中，且分别满足 $np\geqslant 5$ 和 $n(1-p)\geqslant 5$ 时，由中心极限定理可知，p_1-p_2 的抽样分布是近似正态的。

检验假设 $H_0:\pi_1=\pi_2$，等同于假设 $\pi_1-\pi_2=0$。

当 H_0 成立时，检验统计量

$$U=\frac{p_1-p_2}{\sqrt{p_c(1-p_c)\left(\frac{1}{n_1}+\frac{1}{n_2}\right)}} \tag{8.11}$$

近似服从标准正态分布 $N(0, 1)$。其中

$$p_c=\frac{n_1p_1+n_2p_2}{n_1+n_2} \tag{8.12}$$

为样本合并率。

对于给定的检验水准 α，以及 u 的对称性 $u_{\alpha/2}=-u_{1-\alpha/2}$，有

$$P\left(|U|\geqslant u_{1-\alpha/2}\right)=\alpha$$

如果 $U<u_{\alpha/2}$ 或 $U>u_{1-\alpha/2}$，则拒绝 H_0；否则不拒绝 H_0。

例 8.7　继例 8.6 的同一研究继续探讨职业与高血压的关系。对该地区多个调查点的成年女性牧民和农民高血压患病情况进行分析，结果显示 338 名女性牧民中 161 名（47.6%）患有高血压和 428 名女性农民中 178 名（41.6%）患有高血压，试问该地区成年女性牧民和农民高血压患病率是否不同?

解　（1）建立检验假设，确定检验水准 α

$H_0:\pi_1=\pi_2$，即该地区成年女性牧民和农民高血压患病率相同

$H_1:\pi_1\neq\pi_2$，即该地区成年女性牧民和农民高血压患病率不同

$\alpha=0.05$

（2）计算检验统计量

本例 $n_1=338,\ p_1=0.476,\ n_2=428,\ p_2=0.416$，

$$p_c=\frac{n_1p_1+n_2p_2}{n_1+n_2}=\frac{161+178}{338+428}=0.443，\quad 1-p_c=1-0.443=0.557$$

由于　$n_1p_1=338\times0.476=160.9>5$，$n_1(1-p_1)=338\times0.524=177.1>5$

且　$n_2p_2=428\times0.416=178.0>5$，$n_2(1-p_2)=428\times0.584=250.0>5$

$$u=\frac{0.476-0.416}{\sqrt{0.443\times0.557\times\left(\frac{1}{338}+\frac{1}{428}\right)}}=1.66$$

（3）作出推断结论

由于 $|u|=1.66<u_{1-0.05/2}=1.96$，故 $p>0.05$，按 $\alpha=0.05$ 水准不拒绝 H_0，尚不能认为该地区成年女性牧民和农民高血压患病率不同。

8.4　小　结

本章讨论了不同实验设计及数据类型下两个正态总体参数的比较方法，包括了配对和完全随机设计的两样本均数差异的比较、方差齐性检验、两大样本均数差异的比较和两样本率的比较，无论上述哪一种情况，首先都应该确保样本来自正态总体或抽样分布满足中心极限定理。

无论何种设计类型，假设检验的过程均建立在检验统计量抽样分布的基础上，故本章

内容与第 6 章内容密切相关。

应用假设检验应注意：选择方法要恰当，评价的统计指标要有实际意义，对检验结果的解释要准确，对所作结论要考虑到出现 I 类和 II 类错误的可能性。

在第 9 章中，我们将讨论多个正态总体参数的比较。

案例讨论

案例 1 某医生为研究一种中西医结合治疗方案的降压效果，纳入了 12 名女性高血压患者并对其予以该治疗方案，在患者开始治疗前及治疗 8 个月后分别测量其血压，其中收缩压（mmHg）数据如表 8.4。对两组数据分别进行正态性检验，p 值分别为：0.5850 和 0.3322，方差齐性检验的 p 值为 0.9831。由于正态性与方差齐性都满足，该医生采用两独立样本 t 检验方法，得到 p 值为 0.6428，因此还不能认为该治疗方案有效。

表 8.4 高血压患者治疗前、后的收缩压（mmHg）

患者编号	治疗前	治疗后	患者编号	治疗前	治疗后
1	178	169	7	148	139
2	169	155	8	162	145
4	167	160	9	147	140
3	155	150	10	159	146
5	146	139	11	148	134
6	158	142	12	185	177

（1）该医生的做法是否合理?从统计设计-分析-结论全过程进行评价，并给出你的建议。

（2）配对设计和完全随机设计的优势与局限分别是什么?如果将配对设计按完全随机设计分析，其对统计结论的影响是什么?反之，如果将完全随机设计按配对设计计算，其对统计结论的影响又是什么?

案例 2 某医生欲比较两种药物的降脂疗效，共纳入了 40 名高脂血症患者，并将其随机分配接受 A、B 两种药物的治疗。治疗 2 周后，A 药物组患者血清总胆固醇含量均数为 3.74mmol/L，标准差为 2.22mmol/L；B 药物组患者血清总胆固醇含量均数为 4.76 mmol/L，标准差为 0.67mmol/L，具体数据见表 8.5。采用两独立样本 t 检验进行数据分析，得到 p 值为 0.0548，两种药物疗效间的差异没有统计学显著性，认为两种药物的疗效相同，在临床上可相互替代。

表 8.5 两组患者血清总胆固醇含量（mmol/L）

药物 A	7.40	5.21	1.86	2.68	6.11	2.90	6.10	1.07	2.97	6.68
	7.10	1.59	2.58	1.97	1.21	2.80	5.27	1.83	6.13	1.40
药物 B	4.58	4.86	4.05	4.14	5.46	5.24	4.35	5.97	4.54	5.37
	5.49	4.83	4.90	4.47	5.07	4.48	5.54	4.80	4.22	3.01

（1）你认为该医生得到的结论是否正确?若否，请指出问题在哪里，并根据你现已掌握的统计知识和专业知识进行纠正。

（2）统计推断是否能给出两药物疗效相同的结论?为什么?请说明 α 和 β 在统计推断中的含义和作用是什么。

（3）如何理解两独立样本 t 检验的假设条件（正态性与方差齐性），如条件不符，其带来的后果分别是什么?

思考与练习

一、最佳选择题

1. 在两独立样本均数比较的 t 检验中，无效假设是________。
   A. 两样本均数不等　　B. 两样本均数相等
   C. 两总体均数不等　　D. 两总体均数相等
2. 在进行配对设计资料的 t 检验时，要求________。
   A. 配对数据的方差齐性　　B. 差值服从正态分布
   C. 无分布要求　　D. 以上均不正确
3. 采用 t 检验进行两独立样本均数比较的适用条件是________。
   A. 计量资料　　B. 数据服从正态分布
   C. 两总体方差相等　　D. 以上都对
4. 两独立样本均数比较的 t 检验，当差别有统计学显著性时，p 越小，说明________。
   A. 两样本均数的差别越大　　B. 两总体均数的差别越大
   C. 越有理由认为两总体均数不同　　D. 拒绝 H_1 犯错误的概率越小
5. 两独立样本均数的比较，$p<0.001$，则在 $\alpha=0.05$ 检验水准下拒绝 H_0，则推断为________。
   A. $\bar{x}_1$ 与 $\bar{x}_2$ 不等　　B. $\bar{x}_1$ 与 $\bar{x}_2$ 相等　　C. μ_1 与 μ_2 不等　　D. μ_1 与 μ_2 相等
6. 样本量分别为 n_1 和 n_2 的两个独立随机样本，当进行均数差异的 t 检验时，自由度为________。
   A. n_1+n_2-1　　B. n_1+n_2+1　　C. n_1+n_2-2　　D. n_1+n_2+2
7. 实验研究中，进行配对设计的目的是________。
   A. 提高测量精度　　B. 提高组间可比性
   C. 减小随机误差　　D. 为了应用 t 检验
8. 对于配对设计 t 检验和独立设计 t 检验，下列说法中错误的是________。
   A. 配对设计资料如果采用独立 t 检验分析，不但不合理，而且一般统计效率会降低
   B. 独立设计的资料使用配对 t 检验分析，可以提高统计效率
   C. 独立设计的资料，无法用配对 t 检验分析
   D. 作配对 t 检验还是独立 t 检验，应根据统计设计类型而定
9. 对两独立样本均数进行比较时，若两总体方差不齐，以下哪种方法不适用________。
   A. t 检验　　B. Cochran & Cox 近似 t 检验
   C. 大样本时可采用 u 检验　　D. Satterthwaite 近似 t 检验
10. 关于两独立大样本均数的比较，以下正确的是________
   A. 不能直接由 t 检验代替　　B. 不能用样本方差代替总体方差
   C. 两样本不独立时也可进行比较　　D. 可直接采用 u 检验

二、计算分析题

1. 治疗高血压主要目的是降低心血管发病和死亡的风险。除进行合理用药外，还可结合膳食以及物理疗法。某研究为探讨常规药物治疗结合物理疗法的疗效，将 16 名入选的高血压患者随机分为药物组和复合治疗组（药物+物理治疗）两组，分别测量患者治疗前、后的收缩压，结果见表 8.6。

表 8.6　两组高血压患者治疗前、后的收缩压（mmHg）

药物组			复合治疗组		
患者编号	治疗前	治疗后	患者编号	治疗前	治疗后
1	146	134	9	148	136
2	158	136	10	159	139
3	175	150	11	178	148
4	134	134	12	139	130

续表

药物组			复合治疗组		
患者编号	治疗前	治疗后	患者编号	治疗前	治疗后
5	138	126	13	149	126
6	143	124	14	145	134
7	144	128	15	150	138
8	172	168	16	177	159

根据该资料回答下列问题：

（1）请对药物治疗和复合治疗是否有效分别进行评价，并给出检验方法及其所需要满足的假设。

（2）可否通过（1）中得到的检验结果 p 值的大小来评价两种疗法哪种更为有效?若否，请给出理由并采用合适方法进行检验，同时给出该检验所需满足的假设。

（3）药物组和复合治疗组疗效差异的点估计和 95%的置信区间分别是多少?其点估计的最大误差和最小误差是多少?

2. 为研究口服二号避孕药对血液凝固的影响，随机选取 12 名服药者，从特征相近的没有服用任何避孕药的女性中随机选取 10 名作为对照组，分别测定其抗凝血酶浓度，结果见表 8.7。问服用二号避孕药对抗凝血酶浓度是否有影响?（假设满足正态性与方差齐性）

表 8.7　服药组和对照组抗凝血酶浓度（mg/L）测定结果

服药组	126	135	136	130	141	138	142	116	110	121	115	140
对照组	162	172	177	170	175	152	157	159	160	162		

3. 某生化实验室将 18 只同窝别小鼠随机分配到 A 、B 两个不同饲料组，A 组 10 只，B 组 8 只，喂养一定时间后测量小鼠肝脏中铁的含量，结果见表 8.8。问两种饲料对小鼠肝脏中铁的含量影响有无差异?（假设满足正态性与方差齐性）

表 8.8 小鼠肝脏中铁的含量（μg/g）

A 组	3.59	0.96	3.89	1.23	1.61	2.94	1.96	3.68	1.54	2.59
B 组	2.23	2.63	1.00	2.01	1.13	1.01	1.70	1.51		

4. 某医师为测定某种新药治疗尿路感染的疗效，将尿路感染患者随机分为新药组 ($n_1 = 165$) 和常规药组 ($n_2 = 153$)，两组的治愈情况见表 8.9。问新药和常规药对于尿路感染的治愈率是否有差别?

表 8.9　两种药物对尿路感染的治愈情况

分组	例数	治愈例数
新药组	165	156
常规药组	153	140

第 9 章　单因素方差分析

学习目标： 掌握方差分析的基本思想，以及多个样本均数比较的单因素方差分析。

方差分析（analysis of variance，ANOVA）是英国统计学家 R. A. Fisher 于 1921 年首次提出的，通过实验获取数据并进行分析的一类统计方法。它以检验多个正态总体均数是否相同为目的，通过对实验的合理设计，能最大限度地获取并利用样本有效信息。由于该特点，方差分析在生物医学及其他领域的研究中有着广泛的应用。

与许多其他研究方法不同，方差分析法往往与实验设计紧密相连。对于从不同设计下得到的观测数据其方差分析的计算方法亦不同，但基本原理大同小异。本章我们将系统介绍单因素方差分析的基本思想和分析方法，在第 10 章中将进一步介绍不同设计下的方差分析。

9.1 基本思想

单因素方差分析（one-way ANOVA），亦称完全随机设计（completely randomized design）资料的方差分析，适用于研究中仅考察一个因素的实验方法。该设计采用完全随机化的分组形式，将全部实验对象随机分配到该因素的 k 个处理组（也称水平组）分别接受不同的处理，通过比较各组均数间的差异有无统计学显著性，进而推断实验因素的效应是否存在。

例 9.1　某研究欲探讨运动性疲劳对疼痛反应的影响，将 15 只同种系大鼠随机分为 3 组，分别给予低、中、高三种强度运动处理。运动后立刻注射福尔马林致痛，于 10min 后开始行为学观察，持续 300s。记录其间大鼠的累计舔爪时间，数据见表 9.1（a）。试问三种运动强度下大鼠的平均舔爪时间是否有差异？

假定在相同实验条件下独立地进行另一次实验，记录福尔马林致痛 20min 后大鼠的累计舔爪时间，数据见表 9.1（b）。试问此时三种运动强度下大鼠的舔爪时间是否有差异？（假设不同运动强度下的舔爪时间均服从正态分布）。

表 9.1（a）　10min 后大鼠舔爪时间（s）

	运动强度		
	低	中	高
	53.5	33.2	11.5
	43.7	30.6	21.9
	46.5	23.9	18.6
	50.3	26.4	13.6
	56.1	35.9	9.5
$\bar{x}_j$	50.0	30.0	15.0

注：$j = 1,2,3$ 表示列。

表 9.1（b）　20min 后大鼠舔爪时间（s）

	运动强度		
	低	中	高
	27.4	13.7	16.7
	42.9	27.1	9.1
	59.1	21.2	3.5
	66.6	35.8	39.6
	54.0	52.2	6.1
$\bar{x}_j$	50.0	30.0	15.0

上述实验中，所考察的因素（factor），即处理因素只有一个：运动强度，故称单因素。运动强度共分三个等级，我们称该处理因素具有 3 个水平（level），同一水平下的实验称为一个处理（treatment），如"低强度"就称为一个处理。表 9.1（a）、（b）的数据可分别视为 3 个总体（水平）下的随机样本在一次实验中的观测值。

表 9.1 的数据结果表明，在两个独立的观察时间点上，分别在低、中、高运动强度下大鼠的平均舔爪时间是相同的（即都有 $\bar{x}_1 = 50\text{s}$，$\bar{x}_2 = 30\text{s}$，$\bar{x}_3 = 15\text{s}$）。那么，问题就产生了，我们应该从何种角度来判断其均数间的差异性?为了更好地理解这一点，将数据绘制成相应的散点图。

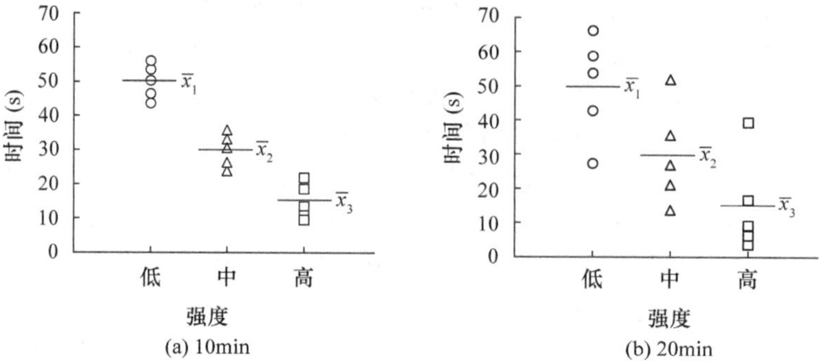

图 9.1　三种运动强度下大鼠致痛后的舔爪时间

图 9.1 显示，在两个独立的观察时点上，尽管三组均数间的变异是相同的，但图 9.1（a）中样本均数间的变异相对比样本内观测值的变异大，这种情况下，这些数据支持总体均数存在差异的可能性就较大；相反地，图 9.1（b）中样本均数间的变异相对比样本内观测值的变异小，于是，这些数据支持总体均数存在差异的可能性就较小。因此，对多个总体均数进行假设检验时，组内观测值的变异（随机误差引起的变异）对组间均数差异的识别就起着非常重要的作用。

上述例子提示我们若想考察不同运动强度下大鼠舔爪时间（各总体均数之间）是否存在差异，可从不同运动强度下（组间）舔爪时间的变异和同一运动强度下（组内）舔爪时间的变异综合考虑，这就体现了方差分析的基本思想。

方差分析的基本思想就是分解变异，即将观测数据的总变异分解为处理因素可能导致的变异和随机误差引起的变异，通过对比两者的变异作出处理因素有无作用的统计推断。

9.2　模型结构

单因素方差分析的观测数据结果通常写成表 9.2 的形式。

表 9.2　单因素方差分析数据结构

处理因素 A 的水平	A_1	A_2	…	A_k
观测值 x_{ij}	x_{11}	x_{12}	…	x_{1k}
	x_{21}	x_{22}	…	x_{2k}
	⋮	⋮	⋮	⋮
	x_{i1}	x_{i2}	…	x_{ik}
	⋮	⋮	⋮	⋮

续表

处理因素 A 的水平	A_1	A_2	$\cdots$	A_k	
n_j	n_1	n_2	$\cdots$	n_k	$n=\sum_{j=1}^{k}n_j$
$\sum_{i=1}^{n_j}x_{ij}$	$\sum_{i=1}^{n_1}x_{i1}$	$\sum_{i=1}^{n_2}x_{i2}$	$\cdots$	$\sum_{i=1}^{n_k}x_{ik}$	$\sum_{j=1}^{k}\sum_{i=1}^{n_j}x_{ij}$
$\bar{x}_j$	$\bar{x}_1$	$\bar{x}_2$	$\cdots$	$\bar{x}_k$	$\bar{x}=\frac{\sum_{j=1}^{k}\sum_{i=1}^{n_j}x_{ij}}{n}$

注：$i=1,2,\cdots,n_j$ 表示行，$j=1,2,\cdots,k$ 表示列。

表 9.2 的数据结构中，记处理因素为 A，并设 A 有 k 个水平：A_1, A_2, $\cdots$, A_k。表中 x_{ij} 表示样本在不同处理水平下的独立观测值，将不同水平下考察的指标分别视为来自同一个正态总体的样本量为 n_j 的随机样本。表中底部给出了对不同处理水平（列）下观测值的简单概括；而表中底部右侧则给出了对这些结果的汇总算式。

单因素方差分析模型可以表达为如下的结构式：

$$x_{ij}=\mu+\alpha_j+\varepsilon_{ij} \quad (i=1,\ 2,\ \cdots,\ n_j;\ j=1,\ 2,\ \cdots,\ k) \tag{9.1}$$

其中，x_{ij} 是在第 j 水平下的第 i 个观测值，μ 为参数，是所有观测值的理论均数，称为总平均数（overall mean）。实践中，μ 通常由实验各组数据混合后的均数 $\bar{x}$ 估计。

α_j 表示处理因素第 j 水平的参数，$\alpha_j=\mu_j-\mu$，也称为第 j 组的处理效应（treatment effect），其中，μ_j 是第 j 处理组的理论均数。

ε_{ij} 为实验误差，表示第 j 水平中第 i 个观测 x_{ij} 与均数 $\mu+\alpha_j$ 间的随机误差（random error）。

上述模型的基本假设为：

（1）对于效应值 α_j，有 $\sum_{j=1}^{k}\alpha_j=0$。在 H_0 成立时，即各处理的效应无显著性差异，满足 $\alpha_1=\alpha_2=\cdots=\alpha_k=0$。

（2）ε_{ij} 是相互独立的随机变量，服从正态分布 $N(0,\ \sigma^2)$，即 $E(\varepsilon_{ij})=0$ 和 $Var(\varepsilon_{ij})=\sigma^2$。

上述模型的基本假设就构成了方差分析的三个假设，即独立性、正态性和方差齐性。

9.3 方差分析过程

一言以蔽之，方差分析的实质就是对方差进行分解。

从第 2 章中已经知道，对一组样本量为 n 的观测数据，描述其变异的指标可用样本方差表示

$$s^2=\frac{\sum_i (x_i-\bar{x})^2}{n-1}$$

显然，由于样本方差是一个相对数量，不便分解，因此在方差分析过程中，首先分别对分子（离均差平方和）和分母（自由度）进行分解，然后使其能够构成不同来源的方差

（称为均方），最终解决假设检验的问题。对于单因素方差分析，其变异的分解过程如下：

1. 离均差平方和与自由度的分解　在方差分析中，表示数据变异大小的指标是离均差平方和，简称平方和。

任一观测值 x_{ij} 与总平均数 $\overline{x}$ 间的差都可表达成以下两个部分

$$x_{ij}-\overline{x}=(\overline{x}_j-\overline{x})+(x_{ij}-\overline{x}_j) \tag{9.2}$$

将等式两边同时平方并且对所有观测值求和，可以推导等式右侧交叉乘积项的和为 0，故有以下关系成立

$$\sum_j\sum_i(x_{ij}-\overline{x})^2=\sum_j n_j(\overline{x}_j-\overline{x})^2+\sum_j\sum_i(x_{ij}-\overline{x}_j)^2 \tag{9.3}$$

式（9.3）就是平方和的分解式，其中，$\sum_j n_j(\overline{x}_j-\overline{x})^2=\sum_j\sum_i(\overline{x}_j-\overline{x})^2$。

依据式（9.3），我们将各类平方和命名如下：

（1）总平方和（total sum of squares）：用 SS_T 表示，度量的是全部观测数据的总变异

$$SS_T=\sum_j\sum_i(x_{ij}-\overline{x})^2 \tag{9.4}$$

实际计算时，SS_T 可以通过以下简易公式计算

$$SS_T=\sum_j\sum_i x_{ij}^2-\frac{\left(\sum_j\sum_i x_{ij}\right)^2}{n} \tag{9.5}$$

其中，$\left(\sum_j\sum_i x_{ij}\right)^2\Big/n$ 称为校正项，常用 C 表示。

（2）组间平方和（sum of squares between classes）：用 SS_A 表示，度量的是处理因素 A 各水平下均数间的变异，即组间变异

$$SS_A=\sum_j n_j(\overline{x}_j-\overline{x})^2 \tag{9.6}$$

实际计算时，SS_A 可以通过以下简易公式计算

$$SS_A=\sum_j\frac{\left(\sum_i x_{ij}\right)^2}{n_j}-C \tag{9.7}$$

（3）组内平方和（sum of squares within classes）：用 SS_E 表示，度量的是同一处理组内观测值间的变异，即组内变异

$$SS_E=\sum_j\sum_i(x_{ij}-\overline{x}_j)^2 \tag{9.8}$$

它表示实验的随机误差，此变异与处理因素无关。

不难得出 SS_T、SS_A 和 SS_E 之间有如下关系：

$$SS_T=SS_A+SS_E \tag{9.9}$$

类似地，对自由度也可以进行相应的分解。显然 SS_T 的自由度 $\nu_T=n-1$；A 因素共有 k 个水平，因而自由度 $\nu_A=k-1$；组内变异自由度为 $n-k$，这是因为每一处理组自由度为 n_j-1，共有 k 个处理组，因而 $\nu_E=\sum_j(n_j-1)=n-k$。

由此得到自由度的分解关系为

$$\nu_T = \nu_A + \nu_E \tag{9.10}$$

2. 不同变异来源方差的构成　如前所述，方差等于离均差平方和与自由度之比，在方差分析中常称其为均方（mean square）。

称 $\mathrm{MS}_A = \mathrm{SS}_A/(k-1)$ 为处理均方，即处理组间均方。它反映各处理组间变异的平均水平，既包括处理因素的效应，又包含随机误差的影响。

称 $\mathrm{MS}_E = \mathrm{SS}_E/(n-k)$ 为误差均方，也称组内均方，反映了处理组内变异的平均水平，仅由随机误差导致。

MS_A 和 MS_E 代表了两个来源不同的方差。如果 MS_A 显著地大于 MS_E，说明处理因素的影响的确存在，如果两者相差不大，则说明该影响不太可能存在。

3. 均数的假设检验　和所有假设检验一样，方差分析也要在 H_0 成立的条件下确定适当的检验统计量，然后再进行推断，其步骤如下：

在式（9.1）模型的假设中，要求 $\sum_{j=1}^{k}\alpha_j = 0$，因此检验各组处理效应是否有差异就等同于检验各 $\alpha_j = \mu_j - \mu$ 是否都等于 0。于是，可建立检验假设

H_0：$\mu_1 = \mu_2 = \cdots = \mu_k$

H_1：$\mu_1, \mu_2, \cdots, \mu_k$ 不全相等

在 H_0 成立时，所有观测值都可认为是来自同一正态总体 $N(\mu, \sigma^2)$ 下的随机样本，由于 $\mathrm{SS}_T/(n-1)$ 是 σ^2 的无偏估计。根据式（6.8），有

$$\frac{\mathrm{SS}_T}{\sigma^2} \sim \chi^2(\nu_T)\ ,\ \nu_T = n-1$$

同理

$$\frac{\mathrm{SS}_E}{\sigma^2} \sim \chi^2(\nu_E)\ ,\ \nu_E = n-k$$

由于 $\mathrm{SS}_T = \mathrm{SS}_A + \mathrm{SS}_E$，根据 χ^2 分布的独立可加性，有

$$\frac{\mathrm{SS}_A}{\sigma^2} = \frac{\mathrm{SS}_T}{\sigma^2} - \frac{\mathrm{SS}_E}{\sigma^2} \sim \chi^2(\nu_A),\quad \nu_A = k-1$$

在 H_0 成立时，检验统计量

$$F = \frac{\dfrac{\mathrm{SS}_A}{(k-1)\sigma^2}}{\dfrac{\mathrm{SS}_E}{(n-k)\sigma^2}} = \frac{\dfrac{\mathrm{SS}_A}{k-1}}{\dfrac{\mathrm{SS}_E}{n-k}} = \frac{\mathrm{MS}_A}{\mathrm{MS}_E} \sim F(\nu_1, \nu_2) \tag{9.11}$$

其中，自由度 $\nu_1 = \nu_A = k-1$，$\nu_2 = \nu_E = n-k$。

上述推导过程中，满足“H_0 成立”的条件十分重要，因为误差均方 MS_E 仅反映随机因素的影响，它是 σ^2 的无偏估计量；但对于 MS_A，则只有当 H_0 成立时才是 σ^2 的无偏估计量。另外，只有当 MS_A 比 MS_E 大出很多，才能有理由认为处理组间均数 μ_j 差异具有统计学显著性。

根据自由度 ν 和给定的检验水准 α，通过 F 分布界值表（附表 6）查找到临界值 $F_{(\nu_A,\nu_E),1-\alpha}$，如果 $F > F_{(\nu_A,\nu_E),1-\alpha}$，则拒绝 H_0，认为各总体均数不全相等，即至少有两组总体均数不等；如果 $F \leqslant F_{(\nu_A,\nu_E),1-\alpha}$，则不拒绝 H_0，尚不能认为各总体均数不全相等。

通常，把上述计算结果以表 9.3 的形式列出，称为方差分析表。

表 9.3　单因素方差分析表

变异来源	SS	v	MS	F	p
组间	SS_A	$k-1$	$SS_A/(k-1)$	MS_A/MS_E	*
组内	SS_E	$n-k$	$SS_E/(n-k)$		
总变异	SS_T	$n-1$			

注：在无特殊说明时，本书的计算结果均给出精确的 p 值，在推断结论时，将结合检验水准 α 下结论。

解例 9.1（10min 数据）

我们将表 9.1（a）的数据进行基本运算，结果列于表 9.4 中。

表 9.4　单因素方差分析计算示例（10min 数据）

组别	低运动强度	中运动强度	高运动强度	
观测值 x_{ij}	53.5	33.2	11.5	
	43.7	30.6	21.9	
	46.5	23.9	18.6	
	50.3	26.4	13.6	
	56.1	35.9	9.5	
n_j	5	5	5	$n=15$
$\sum_i x_{ij}$	250.1	150.0	75.1	$\sum_j\sum_i x_{ij}=475.2$
$\bar{x}_j$	50.0	30.0	15.0	$\bar{x}=31.7$
s_j^2	25.4	23.9	26.3	

（1）建立检验假设，确定检验水准 α

$H_0:\mu_1=\mu_2=\mu_3$，即三种运动强度下大鼠的平均舔爪时间相同

$H_1:\mu_1$，μ_2，μ_3 不全相等，即三种运动强度下大鼠的平均舔爪时间不全相同

$\alpha=0.05$

（2）计算检验统计量，并列出方差分析表

首先根据表 9.4 中的数据进行基本计算，有

$$\sum_j\sum_i x_{ij}=475.2$$

$$\sum_j\sum_i x_{ij}^2=53.5^2+43.7^2+\cdots+9.5^2=18440.10$$

$$C=\left(\sum_j\sum_i x_{ij}\right)^2\Big/n=475.20^2/15=15054.34$$

总平方和及总自由度分别为

$$SS_T = \sum_j \sum_i x_{ij}^2 - C = 18440.10 - 15054.34 = 3385.76\text{，}\nu_T = 15 - 1 = 14$$

组间平方和、自由度及其均方分别为

$$SS_A = \sum_j n_j (\bar{x}_j - \bar{x})^2 = \sum_j \frac{\left(\sum_i x_{ij}\right)^2}{n_j} - C = \frac{250.10^2}{5} + \frac{150.00^2}{5} + \frac{75.10^2}{5} - 15054.34$$

$$=3083.66, \quad \nu_A = 3 - 1 = 2$$

$$MS_A = \frac{SS_A}{\nu_A} = \frac{3083.66}{2} = 1541.83$$

组内平方和、自由度及其均方分别为

$$SS_E = SS_T - SS_A = 3385.76 - 3083.66 = 302.10\text{，}\nu_E = 15 - 3 = 12$$

$$MS_E = \frac{SS_E}{\nu_E} = \frac{302.10}{12} = 25.18$$

计算检验统计量 F 值

$$F = \frac{MS_A}{MS_E} = \frac{1541.83}{25.18} = 61.23$$

方差分析结果见表 9.5。

表 9.5　方差分析结果表（10min 数据）

变异来源	SS	ν	MS	F	p
组间	3083.66	2	1541.83	61.23	< 0.0001
组内	302.10	12	25.18		
总变异	3385.76	14			

（3）作出推断结论

根据 $\nu_A = 2$，$\nu_E = 12$，$\alpha = 0.05$，查 $F_{(2,12)}$ 分布界值（附表 6），得临界值 $F_{(2,12),1-0.05} = 3.89$。由表 9.5 可知，$F = 61.23 > 3.89$，$p < 0.05$。在 $\alpha = 0.05$ 水准下拒绝 H_0，接受 H_1，差异有统计学显著性，可认为给予致痛 10min 后三种不同运动强度下的大鼠舔爪时间的总体均数不全相同。

对于 20min 的数据，方差分析结果见表 9.6。

表 9.6　方差分析结果表（20min 数据）

变异来源	SS	ν	MS	F	p
组间	3083.33	2	1541.67	6.93	0.0100
组内	2667.88	12	222.32		
总变异	5751.21	14			

表 9.6 的结果显示，20min 数据的结论与 10min 数据的结论一致，都是拒绝 H_0，但仔细观察不难发现，20min 数据的组内方差明显大于 10min，最终导致 F 值明显小于后者。

对于完全随机设计资料方差分析，当对比组是两组时，这时方差分析和 t 检验的结论是等价的，即对于同一资料计算的 F 值和 t 值有如下关系：

$$F = t^2$$

式中，F 统计量的自由度 $\nu_A = 1$，$\nu_E = n-2$；t 的自由度 $\nu = n-2$。

9.4 均数间的多重比较

如前所述，在进行方差分析时，如果拒绝了 H_0，这并不意味着所有水平的总体均数都不同，此时，我们需要进一步确认哪些均数间差异有统计学显著性，哪些没有显著性。要回答这个问题，就需要进一步对均数进行两两比较，又称多重比较(multiple comparison)。在具体介绍之前，我们有必要先回答一个读者们经常感到困惑的问题，即对于均数间的两两比较，为什么不采用第 8 章的独立样本 t 检验来解决呢?我们知道，当 k 个（$k \geqslant 3$）样本均数进行比较时，需要比较的次数 N 会随着对比组数 k 的增加而迅速增加，有 $N = k!/[2!(k-2)!]$，这样必然会导致犯 I 类错误的概率迅速增大。如果设两独立样本 t 检验的检验水准为 α，作 N 次比较后实际的 I 类错误的概率会变成 $[1-(1-\alpha)^N]$，多重比较正是解决这个问题的一类方法。尽管多重比较的方法颇多，但其主要原理一致，即均使用了全部观测值信息来计算误差均方，以避免 I 类错误的扩大，确保任何两组之间比较时，拒绝 H_0 犯错误的概率都能维持在某个固定的检验水准上（比如 $\alpha = 0.05$）。

从整体上看，多重比较方法一般可以分为两大类型：事先有计划的（planned comparisons）和事先未计划的（post-hoc comparisons）。所谓事先有计划是指在数据收集之前便决定了要通过多重比较来考察多个组与某个特定组的差异或某几个特定组间彼此的差异；而事先未计划的多重比较只有在方差分析得到差异有统计学显著性的结果后才有必要进行，是一种探索性的分析。本节我们介绍三种最常用的方法：SNK - q 检验、Dunnett - t 检验和 LSD 检验。

9.4.1 SNK-q 检验

SNK 是 Student-Newman-Keuls 的缩写，因其检验统计量为 q，故又称 q 检验。SNK - q 检验最早于 1939 年由 D. Newman 提出，主要用于“探索性研究”，是对所有样本均数分别进行两两比较的多重比较方法。

检验统计量

$$q = \frac{\left|\bar{X}_i - \bar{X}_j\right|}{S_{\bar{X}_i - \bar{X}_j}} \sim q(\nu_E,\ a),\quad \nu_E = n-k \tag{9.12}$$

其中，

$$S_{\bar{X}_i - \bar{X}_j} = \sqrt{\frac{\mathrm{MS}_E}{2}\left(\frac{1}{n_i} + \frac{1}{n_j}\right)} \tag{9.13}$$

式（9.12）和式（9.13）中，$\bar{X}_i - \bar{X}_j$ 表示任意一个对比组 i, j（$i \neq j$）的样本均数之差，$S_{\bar{X}_i - \bar{X}_j}$ 为其标准误的估计值，MS_E 为方差分析中的组内误差均方，n_i 和 n_j 是欲比较组的样本量。

q 统计量的界值表可查附表 9，符号为 $q_{\nu_E, a, 1-\alpha}$。其中，ν_E 为组内误差均方的自由度，

α 为检验水准，a 表示各组均数依大小顺序排列时对比的 $\bar{X}_i$ 和 $\bar{X}_j$ 相距范围内所包括的均数个数，如 $\bar{X}_i$ 和 $\bar{X}_j$ 相邻时，则 $a=2$，因为两者的相距范围内只包括这两个均数的本身；又如 $\bar{X}_i$ 和 $\bar{X}_j$ 之间相隔一个均数时，则相距范围内共包括 3 个均数，此时 $a=3$ 依此类推。这样，即使在 ν_E 与 α 固定时，两两比较的统计量 q 也会随着 a 值的增大而增大。

例 9.2　例 9.1 中 10min 数据方差分析的结果表明均数间差异具有统计学显著性，用 SNK - q 检验法对三种运动强度下的组间均数进行两两比较，步骤如下：

解　（1）建立检验假设，确定检验水准 α

$H_0: \mu_i = \mu_j$，即对比组 $i, j(i \neq j)$ 大鼠的舔爪时间相同

$H_1: \mu_i \neq \mu_j$，即对比组 $i, j(i \neq j)$ 大鼠的舔爪时间不同

$\alpha = 0.05$

（2）计算检验统计量 q 值

首先按样本均数由低到高排序好，结果如表 9.7 所示。

表 9.7　处理组的均数由低到高排序及序号（10min 数据）

处理组	高运动强度	中运动强度	低运动强度
均数	15.0	30.0	50.0
序号	1	2	3

由于本例各组样本量相等，故对任意两组间均数差的标准误的估计值是相同的，有

$$s_{\bar{x}_i-\bar{x}_j} = \sqrt{\frac{\mathrm{MS}_E}{2}\left(\frac{1}{n_i}+\frac{1}{n_j}\right)} = \sqrt{\frac{25.18}{2}\times\left(\frac{1}{5}+\frac{1}{5}\right)} = 2.24$$

当对比组的样本量不等时需要分别计算。

计算检验统计量 q 值。如对中运动强度与低运动强度组，有

$$q_{2-3} = \frac{|\bar{x}_2-\bar{x}_3|}{s_{\bar{x}_2-\bar{x}_3}} = \frac{|30-50|}{2.24} = 8.93$$

其他任意对比组计算类似，结果见表 9.8。

表 9.8　3 个样本均数两两比较的 q 检验（10min 数据）

对比组	$\lvert\bar{x}_i-\bar{x}_j\rvert$	q	a	$q_{\nu_E,a,1-0.05}$	p
1 与 2	15	6.70	2	3.08	<0.05
1 与 3	35	15.63	3	3.77	<0.05
2 与 3	20	8.93	2	3.08	<0.05

（3）作出推断结论：根据 $\nu_E=12$，组数 a，$\alpha=0.05$，查 $q_{12,a}$ 分布界值（附表 9）可得其临界值如表 9.8 所示。由表可知，对比组 1 和 2 的 $q=6.70>3.08$，对比组 1 和 3 的 $q=15.63>3.77$，对比组 2 和 3 的 $q=8.93>3.08$，三次比较均有 $p<0.05$。在 $\alpha=0.05$ 的检验水准下拒绝 H_0，接受 H_1，任意两组之间的差异均有统计学显著性。因此可认为低、中、高运动强度组三组大鼠舔爪时间的总体均数均不相同。

类似地，将例 9.1（20min 数据）的方差分析结果进一步进行组间均数的两两比较，结

果见表 9.9。

表 9.9　3 个样本均数两两比较的 q 检验（20min 数据）

对比组	$\lvert\bar{x}_i - \bar{x}_j\rvert$	q	a	$q_{v_E, a, 1-0.05}$	p
1 与 2	15	2.25	2	3.08	> 0.05
1 与 3	35	5.25	3	3.77	< 0.05
2 与 3	20	3.00	2	3.08	> 0.05

表 9.9 的结果显示，从各个对比组的统计量 q 来看，整体上小于表 9.8 中的 q 值；除第 1 组和第 3 组，即高运动强度组和低运动强度组均数差异具有统计学显著性外，其他两两比较均数差异均没有统计学显著性。

结合两次（10min，20min）方差分析结果及两两比较的结果，再次说明组内变异的大小是影响发现组间差异的重要因素。

9.4.2　Dunnett-t 检验

有时在设计阶段就需要根据专业目的或专业知识考虑多组均数的比较，如多个实验组和一个对照组进行比较。分析时，将各实验组均数逐一同对照组的均数进行比较，这样可以减少比较的组数及实验例数，该情况下可用 Dunnett - t 检验。

Dunnett - t 检验是由邓尼特（C. W. Dunnett）于 1955 年在 SNK - q 检验基础上提出的。由于检验过程与 q 检验类似，故也称 q' 检验，其检验统计量为

$$q' = \frac{|\bar{X}_T - \bar{X}_C|}{S_{\bar{X}_T - \bar{X}_C}} \sim q'(v_E,\ a),\ v_E = n - k \tag{9.14}$$

$$S_{\bar{X}_T - \bar{X}_C} = \sqrt{\mathrm{MS}_E\left(\frac{1}{n_T} + \frac{1}{n_C}\right)} \tag{9.15}$$

其中，T 代表任一实验组，C 代表对照组，式（9.14）中的分子为实验组与对照组样本均数差值，分母是均数差的标准误估计值，n_T 与 n_C 分别为实验组与对照组的样本量，MS_E 为方差分析中的组内误差均方。

通过查附表 10（双侧）获得临界值 $q'_{v,a,1-\alpha/2}$，其中，v, a, α 的意义同 q 界值的下标。

注意，当几个实验组的均数与一个对照组的均数按大小顺序排列，如果对照组的均数在一侧或两侧都有实验组均数与之相邻时，皆取 $a = 2$；若中间隔一个均数，无论在哪一边，皆取 $a = 3$，依此类推。

从 q 检验和 q' 检验的关系上看，在同样的 v, a, α 的条件下，q' 检验的检验效能要高于 q 检验，q' 值比 q 值更容易达到显著性。此外，从实验设计角度上看，当实验研究按多个实验组和一个对照组均数比较而设计时，可以得到较好的结果。

例 9.3　继例 9.1（10min 数据），假定在研究中，我们将低运动强度大鼠作为对照组，目的是比较中、高运动强度下大鼠的舔爪时间是否不同于低运动强度的大鼠。用 Dunnett - t 检验方法对其均数进行两两比较。

解　（1）建立检验假设，确定检验水准 α

$H_0: \mu_T = \mu_C$，即中、高运动强度下大鼠的舔爪时间与低强度的大鼠相同

$H_1: \mu_T \neq \mu_C$，即中、高运动强度下大鼠的舔爪时间与低强度的大鼠不同

$\alpha = 0.05$

（2）计算检验统计量 q' 值

已知 $n_T = n_C = 5$, MS_E=25.18，

计算标准误估计值

$$s_{\bar{x}_T-\bar{x}_C} = \sqrt{\mathrm{MS}_E\left(\frac{1}{n_T}+\frac{1}{n_C}\right)} = \sqrt{25.18\times\left(\frac{1}{5}+\frac{1}{5}\right)} = 3.17$$

计算检验统计量 q' 值

中运动强度组与低运动强度组比较，有

$$q'_{2-3} = \frac{|\bar{x}_2 - \bar{x}_3|}{s_{\bar{x}_2-\bar{x}_3}} = \frac{|30-50|}{3.17} = 6.31$$

高运动强度组与低运动强度组比较，有

$$q'_{1-3} = \frac{|\bar{x}_1 - \bar{x}_3|}{s_{\bar{x}_1-\bar{x}_3}} = \frac{|15-50|}{3.17} = 11.04$$

列出 q' 检验统计量计算表，如表 9.10 所示。

表 9.10　处理组与对照组大鼠舔爪时间均数比较的 q' 检验（10min 数据）

运动强度对比组	$\lvert\bar{x}_T-\bar{x}_C\rvert$	q'	a	$q'_{v_E,a,1-0.05/2}$	p
中运动强度与低运动强度	20	6.31	2	2.18	< 0.05
高运动强度与低运动强度	35	11.04	3	2.50	< 0.05

（3）作出推断结论：以 $v_E = 12$，$a = 2$，$\alpha = 0.05$，查 q' 分布界值表得临界值 $q'_{12,2,1-0.05/2} = 2.18$。对中运动强度组与低强度组：有 $q' = 6.31 > q'_{12,2,1-0.05/2}$，$p < 0.05$，按 $\alpha = 0.05$ 检验水准拒绝 H_0，接受 H_1，认为中强度与低强度组均数不同；同理，高强度与低强度组大鼠接受处理 10min 后的舔爪时间的差异亦具有统计学显著性。

在实践中有时会遇到如下情况：当 F 检验不拒绝 H_0 时，却出现了 q 或 q' 检验判断某两组均数有差异；或当 F 检验已拒绝 H_0 时，q 或 q' 检验却无法推断出任何一对均数有差异。这种现象往往发生于各统计量在其临界值附近时，此时给出结论应该特别谨慎，建议重视 q 或 q' 检验的结果，但最好的办法是增加样本量重新进行实验，在一定程度上可避免此类矛盾。

9.4.3　最小显著差异法（LSD 法）

如果根据研究目的或专业知识考虑，在设计阶段就已经决定不需要对多个均数进行全面的多重比较，只需要对关注的一个或多个对比组进行检验，可采用 LSD 法。

LSD 即最小显著差异（least significant difference）t 检验（1935 年，R. A. Fisher）。设 i 和 j 分别表示欲比较的对比组（$i \neq j$），其检验统计量 t 的计算公式为

$$t = \frac{\bar{X}_i - \bar{X}_j}{S_{\bar{X}_i-\bar{X}_j}} \sim t(v_E),\quad v_E = n-k \tag{9.16}$$

$$S_{\bar{X}_i-\bar{X}_j}=\sqrt{\mathrm{MS}_E\left(\frac{1}{n_i}+\frac{1}{n_j}\right)} \tag{9.17}$$

其中，MS_E为方差分析的组内误差均方的估计值。

从式（9.16）可知，LSD 检验实质上就是将两组数据比较的 t 检验直接用于多重比较，但其主要区别在于，LSD-t 检验中的合并方差为方差分析中的组内误差均方的估计值，自由度为误差均方的自由度。

在 H_0 成立的条件下，检验统计量服从自由度 $\nu_E=n-k$ 的 t 分布。对于检验水准 α，如果 $|t|>t_{\nu_E,1-\alpha/2}$，则拒绝 H_0；否则不拒绝 H_0。

例 9.4　继例 9.1（10min 数据），如果在设计阶段就只对中、高强度运动下的大鼠舔爪时间的差异感兴趣，用 LSD 法进行假设检验。

解　（1）建立检验假设，确定检验水准 α

$H_0:\mu_2=\mu_3$，即中、高强度运动下的大鼠舔爪时间相同

$H_1:\mu_2\neq\mu_3$，即中、高强度运动下的大鼠舔爪时间不同

$\alpha=0.05$

（2）计算检验统计量 t 值

已知 $n_2=n_3=5,\ \mathrm{MS}_E=25.18,\ \ \nu_E=12$，代入式（9.16）和式（9.17）有

$$s_{\bar{x}_2-\bar{x}_3}=\sqrt{\mathrm{MS}_E\left(\frac{1}{n_2}+\frac{1}{n_3}\right)}=\sqrt{25.18\times\left(\frac{1}{5}+\frac{1}{5}\right)}=3.17$$

$$t=\frac{30.0-15.0}{3.17}=4.73$$

（3）作出推断结论：根据 $\nu_E=12$，$\alpha=0.05$，查 t_{12} 分布界值（附表 5）得临界值 $t_{12,1-0.05/2}=2.179$。由于 $t=4.73>2.179$，$p<0.05$，故按 $\alpha=0.05$ 的水准拒绝 H_0，接受 H_1，差异有统计学显著性，可认为高运动强度较中运动强度大鼠接受致痛 10min 后的舔爪时间短。

LSD 法适用于各总体方差齐的情况，但当有理由认为 k 个组的方差不全相同时，ANOVA 不再适用，这时只能对两组之间用 t 检验。此外，由于 LSD 法对犯Ⅰ类错误的概率不能进行有效的控制，因此，LSD 法常用于多组中的某一对或几对在专业上有特殊意义的均数进行比较，即指定两组间均数比较的 t 检验，以避免增大犯Ⅰ类错误的机会。

9.5　考察方差分析的应用条件

前面已述，方差分析需满足独立性、正态性和方差齐性。在三个假设中，对独立性的要求是最为严格的，但实践中该条件一般都可以通过设计满足。以下我们介绍如何对数据的正态性和方差齐性的假设进行验证。

1. 正态性检验　单因素方差分析中只有一个处理因素，设计较为简单，此种情况下，样本有充分的信息量对正态性和方差齐性进行检验。

这里对观测值 x 的正态性评价可通过作图及正态性检验完成。对每个处理组，分别绘制 x 的直方图、茎叶图或正态概率图（见第 5 章），以判断数据是否服从正态分布。如果每个处理组的样本量较小，那么图形的作用将非常有限，此时可将各处理组的数据合

并后直接绘图，这并不违背无效假设的基本思想。而对于正态性的假设检验，可有三种方法：一是对峰度和偏度分别进行其是否为零的检验，二者及其标准误的计算方法见第 5 章；二是采用单一统计量进行假设检验，包括适用于小样本的 Shapiro-Wilk 检验和适用于大样本的 Kolmogorov-Smirnov 检验，二者基于顺序统计量，计算较为复杂，一般采用软件完成；三是进行拟合优度检验（见第 11 章），但其检验效率不如上述一、二种正态性检验的专用方法。

若通过图形或检验发现 x 的分布严重偏离正态分布，这时可进行适当的数据变换（见 9.6 节）改善其正态性及方差齐性，或直接采用非参数方法进行分析（见第 12 章）。

例 9.5　继例 9.1（10min 数据），对不同运动强度下大鼠舔爪时间的正态性进行检验。

该例每个处理下只有 5 个观测值，因此不适合分别作图。于是将 3 个处理组的数据合并后作图，其正态概率图见图 9.2，可发现散点近似落在一条直线上。同时，对数据正态性检验的软件计算结果也在表 9.11 中给出。由于 Shapiro-Wilk 法检验统计量 W 所对应的 $p > 0.05$，故在 $\alpha = 0.05$ 水平下不拒绝数据是来自正态总体的假设。

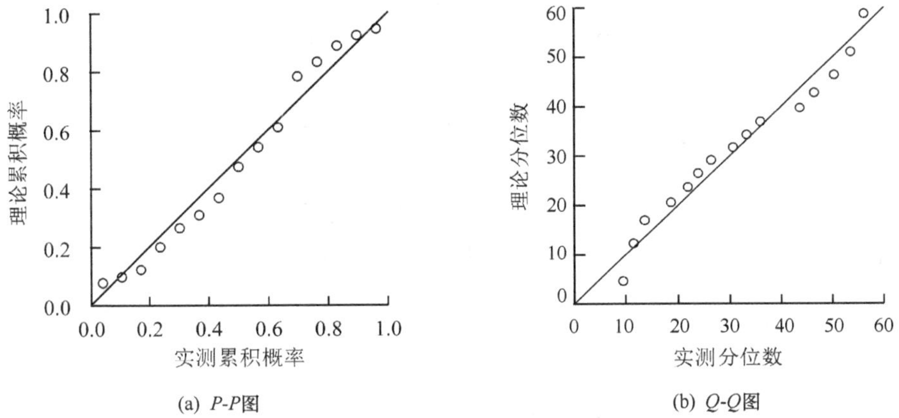

图 9.2　例 9.1（a）观测变量的正态概率图

表 9.11　例 9.1（a）的正态性检验结果

正态性检验	统计量		p
Shapiro-Wilk	W	0.945 589	0.4578
Kolmogorov-Smirnov*	D	0.113 551	0.2000

*Lilliefors 显著水平修正。

有研究表明，当观测变量的分布稍微偏离正态时，方差分析的结果不会受到太大的影响，分析结论一般都是比较稳定的。

2. 方差齐性检验　在做方差分析之前应做方差齐性检验（homogeneity test for variance）。多组样本资料的方差齐性检验的诸多方法中，应用较为广泛的是 Bartlett 检验和 Levene 检验，本章对这两种方法进行介绍。

Bartlett 检验（1937 年，M. S. Bartlett）基本思想是比较各组方差的加权算术均数与几何均数，若两者差异过大，可以认为各组间的方差不齐。其检验统计量近似服从自由度为 $k-1$ 的 χ^2 分布。

检验假设为

H_0：$\sigma_1^2 = \sigma_2^2 = \cdots = \sigma_k^2$；$H_1$：$\sigma_1^2$，$\sigma_2^2$，…，$\sigma_k^2$不全相等

检验统计量

$$\chi^2 = \frac{\sum_{j=1}^{k}(n_j - 1)\frac{\ln S_c^2}{\ln S_j^2}}{1 + \frac{1}{3(k-1)}\left(\sum_{j=1}^{k}\frac{1}{n_j - 1} - \frac{1}{\sum_{j=1}^{k}(n_j - 1)}\right)} \sim \chi^2(v) \tag{9.18}$$

其中，$v = k - 1$，n_j为第j个处理组的样本量，S_j^2是第j处理组的样本方差，S_c^2为合并方差，是k个样本方差的加权平均数，$S_c^2 = \left(\sum_{j=1}^{k}(n_j - 1)S_j^2\right) \Big/ \sum_{j=1}^{k}(n_j - 1)$。

根据自由度v和给定的检验水准α，通过χ_v^2分布界值（附表4）查到临界值$\chi_{v,1-\alpha}^2$。

如果$\chi^2 > \chi_{v,1-\alpha}^2$，则拒绝$H_0$，说明各样本来自方差不全相同的总体，即至少有两组总体方差不等；

如果$\chi^2 \leqslant \chi_{v,1-\alpha}^2$，则不拒绝$H_0$，尚不能认为各总体方差不等，说明各总体满足方差齐性。

Bartlett 检验的应用条件是样本来自k个正态总体的独立随机样本。实践证明，当以上条件满足时，Bartlett 检验是很敏感的，但当不满足正态性的假设时，不能使用 Bartlett 检验。

例 9.6 继例 9.1（10min 数据），分析三种运动强度下大鼠舔爪时间（s）是否满足方差齐性。

解 三种运动强度大鼠致痛后的舔爪时间（s）满足正态性，因此该例方差齐性检验可用 Bartlett 检验。

（1）建立检验假设，确定检验水准α

$H_0: \sigma_1^2 = \sigma_2^2 = \sigma_3^2$，即三种运动强度下大鼠舔爪时间的总体方差相同

$H_1: \sigma_1^2, \sigma_2^2, \sigma_3^2$ 不全相等，即三种运动强度下大鼠舔爪时间的总体方差不全相同

$\alpha = 0.05$

（2）计算检验统计量χ^2值

已知$n_1 = n_2 = n_3 = 5$，$k = 3$。

由表 9.4 可知三个运动强度下大鼠的S_j^2，计算$\ln S_j^2$并列于表 9.12。

表 9.12 例 9.1 Bartlett 方差齐性检验表（10min 数据）

分组	S_j^2	$\ln S_j^2$
低运动强度	25.4	3.23
中运动强度	23.9	3.17
高运动强度	26.3	3.27

计算 s_c^2

$$s_c^2 = \frac{(5-1)\times(25.4+23.9+26.3)}{3\times(5-1)} = 25.2$$

因各组样本量相等 $n_1 = n_2 = n_3$，可采用式（9.18）的化简形式，计算检验统计量

$$\chi^2 = \frac{(n-1)\left(k\ln s_c^2 - \sum_j \ln s_j^2\right)}{1+\frac{k+1}{3k(n-1)}}$$
$$= \frac{(5-1)\times\left(3\times\ln 25.2-(3.23+3.17+3.27)\right)}{1+\frac{3+1}{3\times3\times(5-1)}}$$
$$= 0.04$$

（3）作出推断结论

根据 $\nu = 3-1 = 2$，$\alpha = 0.05$，查 χ_2^2 分布界值（附表 4），得临界值 $\chi^2_{2,1-0.05} = 5.99$。由于 $\chi^2 = 0.04 < 5.99$，故 $p > 0.05$，按 $\alpha = 0.05$ 的水准不拒绝 H_0，尚不能认为三组数据的总体方差不全相同。

Levene 检验（1960 年，H. Levene）用于任意分布的两组或多组资料的方差齐性检验。该法是对原始数据进行 Levene 转换，即计算每个原始观测值 x_{ij} 的组内离均差绝对值 z_{ij}，然后对转换后的数据 z_{ij} 进行单因素方差分析，并作结论。

首先作 Levene 变换

$$z_{ij} = \left|x_{ij} - \overline{x}_j\right| \tag{9.19}$$

检验统计量 W（即基于变换后计算的 F 统计量）

$$W = \frac{\sum_j n_j(\overline{z}_j - \overline{z})^2 \big/ (k-1)}{\sum_j\sum_i (z_{ij} - \overline{z}_j)^2 \big/ (n-k)} \tag{9.20}$$

服从自由度 $\nu_1 = k-1$, $\nu_2 = n-k$ 的 F 分布。

例 9.7　继例 9.1（10min 数据），对三种运动强度下的大鼠舔爪时间（s）进行 Levene 方差齐性检验。

解　对例 9.1 中原始数据进行 Levene 转换，得到的 z_{ij} 值如表 9.13 所示。

表 9.13　Levene 方差齐性检验转换后 z_{ij} 值（10min 数据）

分组	低运动强度	中运动强度	高运动强度	
	3.5	3.2	3.5	
	6.3	0.6	6.9	
	3.5	6.1	3.6	
	0.3	3.6	1.4	
	6.1	5.9	5.5	
$\overline{z}_j$	3.9	3.9	4.2	$\overline{z} = 4.0$

计算检验统计量 W 值

$$W = \frac{(n-k)\sum_j n_j(\bar{z}_j - \bar{z})^2}{(k-1)\sum_j\sum_i (z_{ij} - \bar{z}_j)^2}$$

$$= \frac{(15-3)\times\left[5\times(3.9-4.0)^2 + 5\times(3.9-4.0)^2 + 5\times(4.2-4.0)^2\right]}{(3-1)\times\left[(3.5-3.9)^2 + (6.3-3.9)^2 + \cdots + (5.5-4.2)^2\right]}$$

$$= 0.03$$

由于统计量 $W<1$，故 $p>0.05$。按 $\alpha=0.05$ 的水准不拒绝 H_0，尚不能认为三种运动强度对大鼠致痛后舔爪时间总体方差不全相同。

目前，大多数统计软件都提供正态性检验和方差齐性检验的结果，但必须注意实践中还要结合专业知识来判断。在具体应用中，一般认为在各组间样本量相差不是太大时，轻微违背方差齐性条件对方差分析的结论影响有限，最大/最小方差之比小于 3 的情况下，分析结果还是相对稳健的。

9.6 数据变换

当数据不满足方差分析的基本条件时，如对于严重偏离正态的数据，或各组方差相差悬殊，此时常可以采用以下途径去处理：①改用非参数方法；②数据交换。后者是通过变量变换改变原始数据的分布形式，使之满足方差分析的基本假定条件。由于变换值是原始数据的某种函数，尽管分布形式改变了，但数据之间的相对关系依然保留，仍可用原来的方法进行分析。本节介绍比较常用的三种方法，在使用这些方法之前，必须研究原始资料的分布特征，然后决定是否进行数据变换或选择其他方法（如非参方法等）。

1. 平方根变换　此法适用于各组方差与均数之间有某种比例关系的资料，尤其适用于总体呈泊松分布的资料。

作变换

$$y = \sqrt{x} \tag{9.21}$$

当原始数据中存在零时，可取下列变换值

$$y = \sqrt{x+a} \tag{9.22}$$

一般 a 取 0.5 或 0.1，变换后的 y 近似服从正态分布。

2. 对数变换　此变换适用于服从对数正态分布的数据，如采用自然对数作变换

$$y = \ln x \tag{9.23}$$

当原始数据中有零或负数时，可采用下列变换

$$y=\ln(x+a) \tag{9.24}$$

使得 $x+a>0$（a 是实数）。

如前所述，对数变换可取自然对数，也可取常用对数，可根据数据的性质决定，其结论一致。通过对数变换，使数据近似正态，因为函数将分布在尾部的观测值向均数“拉”回。

3. 平方根反正弦函数变换　医学上有不少指标是用率表示的，如患病率、病死率、淋巴细胞转换率，一般都近似服从二项分布。对于这类资料，可取平方根反正弦变换，公式为

$$y = \arcsin\sqrt{x} \tag{9.25}$$

变换后 y 的分布也近似服从正态分布。

应该注意的是，在上述变换后的变量上进行的方差分析结果，仅用于解决假设检验中均数的差异问题，如需要结合实际解释其含义，则应还原到原始数据。有需要的读者请查阅相关文献。

9.7　小　　结

单因素方差分析用于多个正态总体均数的比较，其基本思想是将全部观测值的变异，根据离均差平方和与自由度划分的原理分解成两部分（组间与组内），然后再构成来源不同的方差（均方），以组间均方与组内误差均方之比构造检验统计量并作出相应的统计推断。

方差分析的前提假设是数据满足独立性、正态性和方差齐性。

多组样本资料的方差齐性检验较为常用的是 Bartlett 检验和 Levene 检验，实践中还可结合专业知识来判断。

方差分析差异有统计学显著性时，需进一步进行均数间的多重比较，本章主要介绍了三种常用方法：SNK 检验（q 检验）、Dunnett - t 检验（q' 检验）和 LSD 检验。

当数据不满足方差分析条件时，可采用相应的数据变换法改善数据的正态性和方差齐性，常用方法包括平方根变换、对数变换和平方根反正弦函数变换。

案 例 讨 论

案例 1　为研究西地那非对小鼠吗啡戒断反应的影响，某研究者将 40 只小鼠随机分为 4 组，给予不同剂量的西地那非（0mg/kg、15mg/kg、30mg/kg 和 60mg/kg）催瘾后测量 15 分钟内的小鼠跳跃次数，采用 t 检验比较不同组间差异（结果见表 9.14），结论为西地那非 30mg/kg 组和 60mg/kg 组的跳跃次数显著高于对照组，西地那非 15mg/kg 组和对照组之间无差异。

表 9.14　西地那非不同剂量下小鼠跳跃次数的比较

组别	n	跳跃次数（$\overline{x} \pm s$）	t	p
对照组 0mg/kg	10	17.1 ± 2.8	—	—
西地那非 15mg/kg	10	20.3 ± 5.3	1.70	> 0.05
西地那非 30mg/kg	10	23.5 ± 4.9	3.59	< 0.005
西地那非 60mg/kg	10	29.3 ± 5.0	6.74	< 0.001

（1）该研究采用的是什么样的设计?其对应的分析方法是否合理?为什么?

（2）以 α=0.05 为检验水准，对不同剂量组分别与对照组进行比较，此时 I 类错误是多少?怎样才能控制 I 类错误使其保持最高不超过 0.05?

（3）方差分析与 t 检验的假设条件是否相同?它们在什么情形下假设检验是等价的?

（4）如何根据研究者的目的正确完成对该组数据的比较?请给出你的建议并阐述理由。

案例 2　为研究甲、乙、丙三种药物降谷丙转氨酶的效果，某研究者将 30 只感染甲肝的大鼠随机分成 3 组，分别给予三种药物的治疗。给药一周后，测定大鼠血清谷丙转氨酶浓度，结果见表 9.15。该研究者采用单因素方差分析方法对三种药物治疗后大鼠血清谷丙转氨酶浓度进行了比较，其结果 p 值为 0.008，认为三种药物降转氨酶效果不相同，并根据谷丙转氨酶的均数判定丙效果最好，乙药次之，而甲药则效果最差。你认为该研究者的结论是否正确?所采用的分析方法是否合理?有哪些可以改进的地方?根据专业知识及数据特点给出自己的建议。

表 9.15　三种药物治疗后大鼠血清谷丙转氨酶浓度（U/L）

药物分组	n	谷丙转氨酶浓度（$\bar{x} \pm s$）
甲	10	569.9±121.5
乙	10	499.3±229.9
丙	10	340.3±65.9

思考与练习

一、最佳选择题

1. 对 3 个样本均数比较的方差分析，以 α=0.05 的检验水准拒绝无效假设 H_0 时，可认为________。

A. 三个样本均数均不同　　B. 三个总体均数均不同

C. 至少两个样本均数不同　　D. 至少两个总体均数不同

2. 完全随机设计的方差分析中，离均差平方和为 SS，均方为 MS；下标 T、A、E 分别表示总、组间及组内，则必有________。

A. $SS_E \leqslant SS_A$　　B. $SS_E \geqslant SS_A$　　C. $SS_T = SS_A + SS_E$　　D. $MS_T = MS_A + MS_E$

3. 完全随机设计方差分析中的组间均方 MS_A ________。

A. 仅表示随机误差的影响　　B. 仅表示处理因素作用的影响

C. 表示可能存在的处理因素作用与随机误差两者的影响　　D. 以上都不对

4. 方差分析中，检验统计量________。

A. F 值可能是负数　　B. F 值不可能是负数

C. F 值必大于 1　　D. F 值必小于 1

5. 四组小鼠，每组 6 只，进行完全随机设计资料的方差分析，则组间变异、组内变异的自由度分别为________。

A. 4，24　　B. 3，24　　C. 3，20　　D. 20，3

6. 完全随机设计资料，当组数等于 2 时，对于同一资料，方差分析结果与 t 检验结果________。

A. 完全等价且 $F^2 = t$　　B. 方差分析结果更准确

C. t 检验结果更准确　　D. 完全等价且 $t^2 = F$

7. 将 30 只大鼠随机分到 3 种不同的饲料组，饲养一段时间后检测大鼠的血清胆固醇含量，希望评价 3 种饲料对胆固醇含量的影响，如果资料满足正态性及方差齐性，正确的统计方法应是________。

A. 进行 3 次 t 检验

B. 先作方差分析后必要时再作 t 检验

C. 先作方差分析后必要时再作 SNK-q 检验

D. 先作方差分析后必要时再作 Dunnett-t 检验

8. 对一组资料进行方差分析，结论为 $p > 0.05$，而用 LSD 法对均数进行两两比较却发现某两组之间的 $p < 0.05$，则认为________。

A. 两两比较结果不可信　　B. 该两组之间可能有差异

C. 方差分析结果不可信　　D. 无须进行两两比较

9. k 组方差齐性检验，差异有统计学显著性，可认为________。

A. $\sigma_1^2, \sigma_2^2, \cdots, \sigma_k^2$ 不全相等　　B. $s_1^2, s_2^2, \cdots, s_k^2$ 不全相等

C. $\bar{x}_1, \bar{x}_2, \cdots, \bar{x}_k$ 不全相等　　D. $\sigma_1^2, \sigma_2^2, \cdots, \sigma_k^2$ 全不相等

10. 方差分析中，关于变量变换的说法错误的是________。

A. 应根据资料的性质选择适当的变量变换方法

B. 适当的变量变换可同时改善数据的正态性和方差齐性

C. 适当的变量变换可使结果在解释上比原始数据更加方便

D. 平方根变换适用于观测值服从泊松分布的资料

二、计算分析题

1. 为研究肺部 CT 功能成像碘摄取值与肺癌类型之间的关系，某影像医师测量了 18 例肺癌患者的 CT 功能成像碘摄取值，结果见表 9.16。

表 9.16　不同类型肺癌患者的碘摄取值（HU）

小细胞肺癌	鳞癌	腺癌
24.0	34.1	34.3
31.8	36.6	39.8
29.1	52.3	21.5
27.1	48.1	23.1
37.5	32.7	15.0
30.2	41.5	28.4

（1）该研究中结果变量和分组变量分别是什么?分组变量包含几个水平?碘摄取值的变异来源包括哪些?

（2）可否直接对不同类型肺癌患者的碘摄取值均数进行两两比较 t 检验，请说明原因。

（3）采用合适的方法比较不同类型肺癌患者的碘摄取值均数，同时阐述所采用分析方法的基本原理以及必要的假设。

2. 为研究愤怒应激对大鼠下丘脑单胺类神经递质的影响，某研究者观察了 22 只大鼠，完全随机分为 A 、B 、C 三组，给予不同刺激后分别测定血清中多巴胺含量，结果见表 9.17。问三组血清中多巴胺含量的测定结果有无差别?

表 9.17　不同刺激下大鼠血清中多巴胺含量（μmol/L）

A	B	C
103.05	53.02	49.31
94.80	36.38	45.77
88.23	54.94	45.07
91.06	52.22	34.92
85.28	51.79	39.38
105.67	44.17	42.81
86.44	40.69	
95.06	41.26	

第 10 章　多因素方差分析

学习目标： 在掌握单因素方差分析基础上，掌握不同实验设计下的多因素方差分析方法。

无论是基础研究还是临床研究，实验结果通常会受到多个因素的共同影响，多因素方差分析是分析和解决这类问题的方法之一。本章重点介绍几种不同实验设计下的多因素方差分析方法，因为它们在实践中的应用十分普遍。实验设计的相关内容见本书第 16 章。

10.1　随机区组设计资料的方差分析

10.1.1　基本原理

第 9 章中介绍的单因素方差分析属于完全随机设计，由于在随机化过程中不做任何限制，实验结果易受各种因素的影响，从而会导致各处理组内的误差较高，以此作为随机误差的估计进行检验时，其检验效率往往偏低。本节介绍随机区组设计（randomized block design）下的方差分析，它是对第 8 章中配对 t 检验的一个拓展。在该设计中，同时要考虑两个因素对于实验结局的影响，其中一个因素是研究者所感兴趣的，即研究的“处理”因素，这一点与单因素方差分析完全一致；另一个因素是“非处理”因素，仅仅是对结论有影响的“噪声”，而对该因素的控制是通过设置区组来实现的。

例 10.1　欲了解不同饲料对大鼠增重的影响，共选取同种系的 6 窝大鼠，从每窝大鼠中随机抽取 3 只，分别给予 3 种不同饲料的饲养，其他实验条件均相同，4 周后记录所有大鼠的体重增量，数据见表 10.1。假设实验初始大鼠的体重无显著性差异且服从正态分布，问不同饲料对大鼠体重的增量有无影响？不同窝别大鼠的体重增量有无差别？

表 10.1　3 种饲料喂养 4 周后大鼠的体重增量（g）

窝别	饲料类别			$\sum_j x_{ij}$	$\bar{x}_{i\cdot}$
	A	B	C		
1	48.6	54.4	78.3	181.3	60.4
2	55.0	69.5	85.9	210.4	70.1
3	76.2	74.5	92.3	243.0	81.0
4	57.3	62.1	99.5	218.9	73.0
5	72.7	86.6	100.3	259.6	86.5
6	76.9	66.6	101.2	244.7	81.6
$\sum_i x_{ij}$	386.7	413.7	557.5	1357.9	—
$\bar{x}_{\cdot j}$	64.5	69.0	92.9	—	75.4

注：这里 i 表示行；j 表示列。

表 10.1 数据显示，与单因素设计只考虑一个因素（处理因素）不同的是，这里同时考虑了两个因素：处理因素（饲料）和非处理因素（窝别）对大鼠体重增量可能的影响。表中最后一行显示了不同处理组的体重增量均数，它们之间的变异称为处理效应；表中最后一列显示了不同区组的体重增量均数，它们之间的变异称为区组效应。因此，我们可以同时分析不同饲料以及不同窝别对大鼠体重增量的影响。

随机区组设计是采用相同或相近的原则，根据对实验结果可能有影响的某些因素（如窝别、体重等非处理因素）将研究对象组成 b 个区组（配伍组），再将各区组中的研究对象随机分配到 k 个处理组，这样按照区组水平及处理组水平进行交叉分组，形成 $n=b\times k$ 个单元格，且每个格子内仅有一个数据。这种设计的最大特点就是每个区组内的研究对象被随机安排不同的处理，即把对处理因素不同水平的比较限制在相同区组中进行，从而有效控制区组因素的影响，提高实验效率。鉴于分析过程同时要考虑两个因素，故随机区组设计的方差分析也称为无重复数据的两因素方差分析。

随机区组设计方差分析的数据结构见表 10.2。

表 10.2　随机区组设计方差分析数据结构

B	A				$\sum_j x_{ij}$	$\bar{x}_{i\cdot}$
	1	2	…	k		
1	x_{11}	x_{12}	…	x_{1k}	$\sum_j x_{1j}$	$\bar{x}_{1\cdot}$
2	x_{21}	x_{22}	…	x_{2k}	$\sum_j x_{2j}$	$\bar{x}_{2\cdot}$
⋮	⋮	⋮	…	⋮	⋮	⋮
b	x_{b1}	x_{b2}	…	x_{bk}	$\sum_j x_{bj}$	$\bar{x}_{b\cdot}$
$\sum_i x_{ij}$	$\sum_i x_{i1}$	$\sum_i x_{i2}$	…	$\sum_i x_{ik}$	$\sum_j \sum_i x_{ij}$	—
$\bar{x}_{\cdot j}$	$\bar{x}_{\cdot 1}$	$\bar{x}_{\cdot 2}$	…	$\bar{x}_{\cdot k}$	—	$\bar{x}$

注：这里 i 表示行；j 表示列。

随机区组设计方差分析的模型结构如下：

$$x_{ij}=\mu+\alpha_j+\beta_i+\varepsilon_{ij}\quad (j=1, 2, \cdots, k;\ i=1, 2, \cdots, b)\tag{10.1}$$

其中，x_{ij} 表示在处理因素和区组因素共同作用下的实验观测值，μ 表示总平均数，通常由观测值总均数 $\bar{x}$ 估计，α_j 是因素 A（处理）第 j 个水平的效应值，β_i 是因素 B（区组）第 i 个水平的效应值，两者的效应是可加的，即 A 和 B 对观测变量的效应是独立的。对 α_j 和 β_i 来说，满足

$$\sum_j \alpha_j=\sum_i \beta_i=0$$

ε_{ij} 是随机误差，相互独立且服从 $N(0, \sigma^2)$ 分布。

这里方差分析的假设（独立性、正态性、方差齐性）是针对单元格而言的。由于随机区组设计下交叉单元格内仅有一个数据，故无法考察其正态性和方差齐性。在实际工作中，我们可以有两种方式解决上述问题：① 通过拟合模型后的残差分布图来判断；② 根据实际经验，只要确保单元格的数据无极端值，数据的正态性和方差齐性就不会出现太大问题。

10.1.2 方差分析过程

1. 离均差平方和与自由度的分解 随机区组设计的方差分解过程中将总变异分成三个部分：处理因素 A 引起的变异、区组因素 B 引起的变异以及随机误差。任一观测值 x_{ij} 与总平均数 $\bar{x}$ 的差异可表达为

$$x_{ij}-\bar{x}=(\bar{x}_{\cdot j}-\bar{x})+(\bar{x}_{i\cdot}-\bar{x})+(x_{ij}-\bar{x}_{\cdot j}-\bar{x}_{i\cdot}+\bar{x}) \tag{10.2}$$

将式（10.2）等式两边同时平方并对所有观测值求和，因为等式右侧所有交叉乘积项的和为 0，于是有

$$\begin{aligned}&\sum_j\sum_i(x_{ij}-\bar{x})^2\\&=\sum_j\sum_i(\bar{x}_{\cdot j}-\bar{x})^2+\sum_i\sum_j(\bar{x}_{i\cdot}-\bar{x})^2+\sum_j\sum_i(x_{ij}-\bar{x}_{\cdot j}-\bar{x}_{i\cdot}+\bar{x})^2\\&=\sum_j b(\bar{x}_{\cdot j}-\bar{x})^2+\sum_i k(\bar{x}_{i\cdot}-\bar{x})^2+\sum_j\sum_i(x_{ij}-\bar{x}_{\cdot j}-\bar{x}_{i\cdot}+\bar{x})^2\end{aligned} \tag{10.3}$$

根据式（10.3），各类平方和的命名如下：

（1）总平方和：用 SS_T 表示，度量的是全部观测数据的总变异

$$\mathrm{SS}_T=\sum_j\sum_i(x_{ij}-\bar{x})^2=\sum_j\sum_i x_{ij}^2-C \tag{10.4}$$

其中，$C=\left(\sum_j\sum_i x_{ij}\right)^2\Big/bk$ 为校正项。

（2）处理组间平方和：用 SS_A 表示，度量的是处理因素 A 组间均数的变异

$$\mathrm{SS}_A=\sum_j b(\bar{x}_{\cdot j}-\bar{x})^2=\frac{\sum_j\left(\sum_i x_{ij}\right)^2}{b}-C \tag{10.5}$$

（3）区组间平方和：用 SS_B 表示，度量的是区组因素 B 组间均数的变异

$$\mathrm{SS}_B=\sum_i k(\bar{x}_{i\cdot}-\bar{x})^2=\frac{\sum_i\left(\sum_j x_{ij}\right)^2}{k}-C \tag{10.6}$$

（4）误差平方和：用 SS_E 表示，度量的是除处理组间和区组间之外的随机误差

$$\mathrm{SS}_E=\mathrm{SS}_T-\mathrm{SS}_A-\mathrm{SS}_B \tag{10.7}$$

与完全随机设计资料的方差分析相比，其对应的离均差平方和分解关系为

总变异 = 组间变异 + 组内变异 （完全随机设计）

↓ ↓ ↙ ↘

总变异 = 组间变异 + 区组间变异 随机变异 （随机区组设计）

由上述关系式可见，区组间变异是从完全随机设计下的组内变异分解出来的一部分，而此时剩余下来的变异既不受处理因素的影响，也不受区组因素的影响，是真正的随机误差的来源。

类似地，自由度也可以做同样的分解。SS_T 应有自由度 $\nu_T=n-1$；处理因素 A 共有 k 个水平，因而自由度 $\nu_A=k-1$；区组因素 B 共有 b 个水平，因而自由度 $\nu_B=b-1$；显然，误

差项有自由度 $\nu_E=(k-1)(b-1)$。

由此得到自由度的分解关系为

$$\nu_T=\nu_A+\nu_B+\nu_E \tag{10.8}$$

2. 不同变异来源方差的构成　不同来源方差构成的方式类似于完全随机设计资料的方差分析。

$MS_A=SS_A/(k-1)$ 称为处理均方，即处理因素 A 的方差，既包括可能的处理因素的效应，又包括随机误差的影响。

$MS_B=SS_B/(b-1)$ 称为区组均方，即区组因素 B 的方差，既包括区组因素的效应，又包括随机误差的影响。

$MS_E=SS_E/[(k-1)(b-1)]$ 称为误差均方，反映了去除处理效应和区组效应后随机误差的影响。

这样，MS_A、MS_B 和 MS_E 构成了三个不同来源的方差，即处理效应、区组效应和随机误差。如果 MS_A 或 MS_B 显著地大于 MS_E，就有理由认为处理因素的效应或区组因素的效应的确存在；反之，说明该效应不大可能存在。

3. 均数的假设检验　对两组的假设及检验水准分别为

处理组 A 间：

$$H_{0A}: \mu_{1A}=\mu_{2A}=\cdots=\mu_{kA}\text{，}\quad H_{1A}: \mu_{1A}, \mu_{2A}, \cdots, \mu_{kA}\text{不全相等，}\quad \alpha=0.05$$

区组 B 间：

$$H_{0B}: \mu_{1B}=\mu_{2B}=\cdots=\mu_{bB}\text{，}\quad H_{1B}: \mu_{1B}, \mu_{2B}, \cdots, \mu_{bB}\text{不全相等，}\quad \alpha=0.05$$

在 H_{0A} 成立的条件下，检验统计量

$$F_A=\frac{MS_A}{MS_E} \tag{10.9}$$

服从自由度 $\nu_A=k-1$，$\nu_E=(k-1)(b-1)$ 的 F 分布。

类似地，在 H_{0B} 成立的条件下，检验统计量

$$F_B=\frac{MS_B}{MS_E} \tag{10.10}$$

服从自由度 $\nu_B=b-1$，$\nu_E=(k-1)(b-1)$ 的 F 分布。

根据自由度 ν 和给定的检验水准 α，通过 F 分布界值表（附表 6）可查到临界值 $F_{(\nu_1,\nu_2),1-\alpha}$。

当 $F_A>F_{(\nu_A,\nu_E),1-\alpha}$ 时，拒绝 H_{0A}；反之，不拒绝 H_{0A}。

当 $F_B>F_{(\nu_B,\nu_E),1-\alpha}$ 时，拒绝 H_{0B}；反之，不拒绝 H_{0B}。

上述计算通常汇总成表 10.3 的形式。

表 10.3　随机区组设计资料的方差分析表

变异来源	SS	ν	MS	F	p
处理因素 A	SS_A	$k-1$	SS_A/ν_A	MS_A/MS_E	*
区组因素 B	SS_B	$b-1$	SS_A/ν_B	MS_B/MS_E	*
误差	SS_E	$(k-1)(b-1)$	SS_A/ν_E		
总变异	SS_T	$n-1$			

解例 10.1 （1）建立检验假设，确定检验水准 α

处理组间：

$H_{0A}: \mu_A = \mu_B = \mu_C$，即三种饲料喂养大鼠的体重增量相同

$H_{1A}: \mu_A, \mu_B, \mu_C$ 不全相等，即三种饲料喂养大鼠的体重增量不全相同

$\alpha = 0.05$

区组间：

$H_{0B}: \mu_1 = \mu_2 = \cdots = \mu_6$，即六个窝别大鼠的体重增量相同

$H_{1B}: \mu_1, \mu_2, \cdots, \mu_6$ 不全相等，即六个窝别大鼠的体重增量不全相同

$\alpha = 0.05$

（2）计算检验统计量

由表 10.1 数据可知

$$\sum_j \sum_i x_{ij} = 1357.9, \quad \sum_j \sum_i x_{ij}^2 = 107037.75$$

$$C = \left(\sum_j \sum_i x_{ij} \right)^2 \Bigg/ bk = 1357.9^2 / 18 = 102438.47$$

总平方和及自由度分别为

$$\text{SS}_T = \sum_j \sum_i x_{ij}^2 - C = 107037.75 - 102438.47 = 4599.28, \ \nu_T = 17$$

饲料间变异的平方和、自由度及均方分别为

$$\text{SS}_A = \frac{\sum_j \left(\sum_i x_{ij} \right)^2}{b} - C = \frac{386.7^2}{6} + \frac{413.7^2}{6} + \frac{557.5^2}{6} - 102438.47$$

$$= 2810.00, \quad \nu_A = 3 - 1 = 2$$

$$\text{MS}_A = \frac{\text{SS}_A}{\nu_A} = \frac{2810.00}{2} = 1405.00$$

窝别间变异的平方和、自由度及均方分别为

$$\text{SS}_B = \frac{\sum_i \left(\sum_j x_{ij} \right)^2}{k} - C$$

$$= \frac{181.3^2}{3} + \frac{210.4^2}{3} + \frac{243.0^2}{3} + \frac{218.9^2}{3} + \frac{259.6^2}{3} + \frac{244.7^2}{3} - 102438.47$$

$$= 1352.97, \quad \nu_B = 6 - 1 = 5$$

$$\text{MS}_B = \frac{\text{SS}_B}{\nu_B} = \frac{1352.97}{5} = 270.59$$

误差平方和、自由度及均方分别为

$$\text{SS}_E = \text{SS}_T - \text{SS}_A - \text{SS}_B = 4599.28 - 2810.00 - 1352.97$$

$$= 436.31, \quad \nu_E = (3-1)(6-1) = 10$$

$$\text{MS}_E = \frac{\text{SS}_E}{\nu_E} = \frac{436.31}{10} = 43.63$$

计算检验统计量 F 值

饲料间：$$F_A = \frac{\mathrm{MS}_A}{\mathrm{MS}_E} = \frac{1405.00}{43.63} = 32.20$$

窝别间：$$F_B = \frac{\mathrm{MS}_B}{\mathrm{MS}_E} = \frac{270.59}{43.63} = 6.20$$

其方差分析结果见表 10.4。

表 10.4　例 10.1 方差分析结果表

变异来源	SS	v	MS	F	p
饲料	2810.00	2	1405.00	32.20	< 0.0001
窝别	1352.97	5	270.59	6.20	0.0072
误差	436.31	10	43.63		
总变异	4599.28	17			

（3）作出推断结论

对于饲料间：根据 v_A=2，v_E=10，α=0.05，查 $F_{(2,10)}$ 分布界值（附表 6）得临界值 $F_{(2,10),1-0.05} = 4.10$。由于 $F_A = 32.20 > F_{(2,10),1-0.05}$，$p < 0.05$，按 $\alpha = 0.05$ 的水准拒绝 H_{0A}，接受 H_{1A}，可认为三种饲料对大鼠的体重增量影响不全相同。类似地，在 $\alpha = 0.05$ 的水准下认为不同窝别大鼠的体重增量亦不全相同（表 10.4）。

在表 10.4 与处理因素无关的变异中，约有 3/4 的变异来自于区组间变异，再次说明了随机区组设计的优势就是通过控制区组间变异来提高实验效率的。但同时应该注意的是，如果区组均数间差异没有显著性，我们对结果的解读要谨慎，因为我们不知道Ⅱ类错误的大小。目前在这个问题上存在着争议：一方面认为，由于区组的划分丢失了信息，在区组检验没有显著性差异的情况下，应该将区组误差与随机误差合并，区组设计的方差分析就应退化成单因素方差分析；另一方面认为，即使区组因素没有显著性，如果研究者确信区组内比区组间更具同质性，仍然可以使用随机区组设计方差分析，并在未来类似的实验中使用随机区组设计，而不管区组间变异是否具有统计学显著性。

10.2　析因设计资料的方差分析

尽管随机区组设计的方差分析采用的是两因素设计，但关注的仅是处理因素的效应，区组因素只是作为研究中的“噪声”加以控制的。在实践中，经常需要研究两个或多个处理因素的联合作用，这时就需要采用析因设计（factorial design）。析因设计常以各因素的水平数命名，如 2×2 析因设计表示有两个因素，第 1 个因素有 2 个水平，第 2 个因素有 2 个水平；3×4 析因设计说明有两个因素，第 1 个因素有 3 个水平，第 2 个因素有 4 个水平等。析因设计是通过对多因素各水平的交叉分组，来实现“主效应-交互效应”的分析模式，这样，对研究中的每个因素只需要较少的实验对象，就可提供较多的信息以提高实验的效率。

本节重点介绍两因素析因设计资料的方差分析，并以应用最为广泛的 2×2 析因设计为例加以说明，它也是学习掌握多因素析因设计方差分析的基础。

例 10.2　欲研究两种药物对链脲佐菌素诱导的糖尿病雄性大鼠的降糖作用，采用析因设计，实验数据见表 10.5。试分析药物对大鼠的降糖作用是否显著，药物之间是否存在交互效应。

表 10.5　两种药物作用下大鼠空腹血糖降低值（mmol/L）

		药物 B		药物 A 水平合计
		B_1	B_2	
药物 A	A_1	1.56	1.24	11.90
		1.69	1.30	
		1.64	1.41	
		1.79	1.27	
	A_2	1.16	0.98	10.03
		1.23	1.17	
		1.37	1.32	
		1.33	1.47	
	药物 B 水平合计	11.77	10.16	21.93

表 10.5 中，药物 A 有两个剂量水平（A_1 和 A_2），可以看到观测值的合计从 A_1 到 A_2 有所降低，同时在药物 B 的两个剂量水平（B_1 和 B_2）上也看到了类似的趋势。在两种药物的不同剂量水平交叉构成的 4 种组合中，每种组合下都有 4 次重复观测，这些观测值既受药物 A 的影响，又受药物 B 的影响，那么，这两种药物是否有交互效应呢？在回答这个问题之前需要先掌握几个基本概念。

10.2.1　主效应与交互效应

在析因设计中出现了几个新的概念，即单独效应（simple effect）、主效应（main effect）和交互效应（interaction effect），这些效应都是通过均数的变化来反映的。为解释其含义，我们先将表 10.5 中 4 种交叉组合下（即单元格内）的数据分别计算其均数，见表 10.6。

表 10.6　A 药与 B 药交叉组合下的均数

	B_1	B_2
A_1	1.67	1.31
A_2	1.27	1.24

（1）单独效应：指当一个因素固定于某一水平时，另一因素不同水平间均数的差异，如本例中，当 A 药固定在水平 A_1 时，B_1 与 B_2 的差异为

$$A_1B_1 - A_1B_2 = 1.67 - 1.31 = 0.36$$

即 A_1 水平下 B 药的单独效应为 0.36。

同理，A_2 水平下 B 药的单独效应为

$$A_2B_1 - A_2B_2 = 1.27 - 1.24 = 0.03$$

（2）主效应：指一个因素在另一因素不同水平上平均效应的差异，如本例中，B 药的主效应为

$$B = \frac{A_1B_1 + A_2B_1}{2} - \frac{A_1B_2 + A_2B_2}{2} = \frac{1.67+1.27}{2} - \frac{1.31+1.24}{2} = 0.20$$

同理，A 药的主效应为

$$A=\frac{A_1B_1+A_1B_2}{2}-\frac{A_2B_1+A_2B_2}{2}=\frac{1.67+1.31}{2}-\frac{1.27+1.24}{2}=0.24$$

在主效应计算中，用到了所有 16 个观测值的信息，并且为了得到相同的精度，实验中每个因素都需要 16 次观测。

（3）交互效应：当一个因素的不同水平下均数的差异依赖于另一个因素的不同水平时，我们称这两个因素存在交互效应，否则称这两个因素间没有交互效应，如本例中，A 药和 B 药的交互效应为

$$A\times B=\frac{A_1B_1-A_2B_1}{2}-\frac{A_1B_2-A_2B_2}{2}=\frac{1.67-1.27}{2}-\frac{1.31-1.24}{2}=0.17$$

并且 $A\times B=B\times A$。

与主效应类似，交互效应也是两个平均数的差。如上例中可以等价地认为是在 B 药的两个水平上 A 药单独效应之差的一半。

本例中，交互效应为 0.17，不等于 0，提示两种药物可能存在交互效应。单独效应、主效应和交互效应的计算结果见表 10.7。

表 10.7　例 10.2 资料三种效应分析表

	B_1	B_2	B_1-B_2（单独效应）	B（主效应）
A_1	1.67	1.31	0.36	0.20
A_2	1.27	1.24	0.03	
A_1-A_2（单独效应）	0.40	0.07		
A（主效应）	0.24			0.17（交互效应）

主效应和交互效应之间的关系也可通过图 10.1 直观地理解。

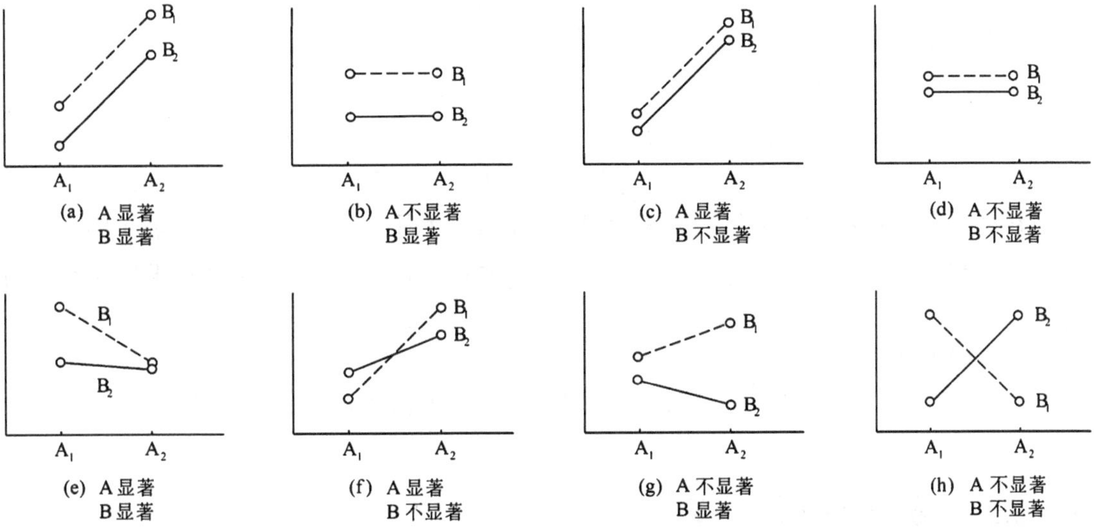

图 10.1　主效应和交互效应示意图

10.2.2 数据结构与模型

一般情形下，两因素析因设计中处理因素 A 有 a 个水平，处理因素 B 有 b 个水平，共有 $a \times b$ 个组合，且每个组合下各有 n 个观测值（平衡设计），数据结构见表 10.8。

表 10.8 两因素析因设计的数据结构

		因素 B_j（j=1,2,⋯,b）				$x_{i\cdot\cdot}$
		B_1	B_2	⋯	B_b	
因素 A_i ($i=1, 2, \cdots, a$)	A_1	x_{111}	x_{121}		x_{1b1}	$x_{1\cdot\cdot}$
		x_{112}	x_{122}	⋯	x_{1b2}	
		⋮	⋮		⋮	
		x_{11n}	x_{12n}		x_{1bn}	
	A_2	x_{211}	x_{221}		x_{2b1}	$x_{2\cdot\cdot}$
		x_{212}	x_{222}	⋯	x_{2b2}	
		⋮	⋮		⋮	
		x_{21n}	x_{22n}		x_{2bn}	
	⋮	⋮	⋮	⋯	⋮	⋮
	A_a	x_{a11}	x_{a21}		x_{ab1}	$x_{a\cdot\cdot}$
		x_{a12}	x_{a22}	⋯	x_{ab2}	
		⋮	⋮		⋮	
		x_{a1n}	x_{a2n}		x_{abn}	
	$x_{\cdot j\cdot}$	$x_{\cdot 1\cdot}$	$x_{\cdot 2\cdot}$	⋯	$x_{\cdot b\cdot}$	$x_{\cdot\cdot\cdot}$

其中，$x_{i\cdot\cdot}=\sum_{j=1}^{b}\sum_{k=1}^{n}x_{ijk}$ ，$x_{\cdot j\cdot}=\sum_{i=1}^{a}\sum_{k=1}^{n}x_{ijk}$ ，$x_{\cdot\cdot\cdot}=\sum_{i=1}^{a}\sum_{j=1}^{b}\sum_{k=1}^{n}x_{ijk}$ 。

析因设计方差分析的模型结构为

$$x_{ijk}=\mu+\alpha_i+\beta_j+(\alpha\beta)_{ij}+\varepsilon_{ijk}\quad(i=1,2,\cdots,a;\ j=1,2,\cdots,b;\ k=1,2,\cdots,n)\qquad(10.11)$$

其中，x_{ijk} 表示 A 因素第 i 水平与 B 因素第 j 水平上的第 k 个观测值，μ 是总平均数，α_i 表示因素 A 在第 i 水平上的效应，β_j 表示因素 B 在第 j 水平上的效应，$(\alpha\beta)_{ij}$ 表示因素 A 在第 i 水平和因素 B 在第 j 水平上的交互效应，ε_{ijk} 是随机误差项，相互独立且服从 $N(0,\sigma^2)$ 分布。

式（10.11）模型应满足

$$\sum_i\alpha_i=\sum_j\beta_j=0,\quad \sum_i(\alpha\beta)_{ij}=\sum_j(\alpha\beta)_{ij}=0$$

10.2.3 方差分析过程

析因设计方差分析的基本思想仍然是对总体方差进行分解。

1. 离均差平方和与自由度的分解 任一观测值与总平均数间的变异都可以表示为以下四个部分：

$$x_{ijk} - \overline{x} = (\overline{x}_{i\cdot\cdot} - \overline{x}) + (\overline{x}_{\cdot j\cdot} - \overline{x}) + (\overline{x}_{ij\cdot} - \overline{x}_{i\cdot\cdot} - \overline{x}_{\cdot j\cdot} + \overline{x}) + (x_{ijk} - \overline{x}_{ij\cdot}) \tag{10.12}$$

将式（10.12）两边同时平方并求和，因为等式右边所有交叉乘积项求和为 0，于是有

$$\begin{aligned}&\sum_i\sum_j\sum_k\left(x_{ijk} - \overline{x}\right)^2\\ &= bn\sum_i(\overline{x}_{i\cdot\cdot} - \overline{x})^2 + an\sum_j(\overline{x}_{\cdot j\cdot} - \overline{x})^2\\ &\quad + n\sum_i\sum_j(\overline{x}_{ij\cdot} - \overline{x}_{i\cdot\cdot} - \overline{x}_{\cdot j\cdot} + \overline{x})^2 + \sum_i\sum_j\sum_k(x_{ijk} - \overline{x}_{ij\cdot})^2\end{aligned} \tag{10.13}$$

对应于式（10.13）中的每一项，有

$$\mathrm{SS}_T = \mathrm{SS}_A + \mathrm{SS}_B + \mathrm{SS}_{A\times B} + \mathrm{SS}_E \tag{10.14}$$

其中，总平方和

$$\mathrm{SS}_T = \sum_i\sum_j\sum_k(x_{ijk} - \overline{x})^2 \tag{10.15}$$

简化计算公式为

$$\mathrm{SS}_T = \sum_i\sum_j\sum_k x_{ijk}^2 - \frac{\left(\sum_i\sum_j\sum_k x_{ijk}\right)^2}{abn}$$

其中，$\left(\sum_i\sum_j\sum_k x_{ijk}\right)^2 \Big/ abn$ 为校正项，用 C 表示。

因素 A 平方和

$$\mathrm{SS}_A = bn\sum_i(\overline{x}_{i\cdot\cdot} - \overline{x})^2 \tag{10.16}$$

简化计算公式为

$$\mathrm{SS}_A = \frac{1}{bn}\sum_i x_{i\cdot\cdot}^2 - C$$

因素 B 平方和

$$\mathrm{SS}_B = an\sum_j(\overline{x}_{\cdot j\cdot} - \overline{x})^2 \tag{10.17}$$

简化计算公式为

$$\mathrm{SS}_B = \frac{1}{an}\sum_j x_{\cdot j\cdot}^2 - C$$

误差平方和

$$\mathrm{SS}_E = \sum_i\sum_j\sum_k(x_{ijk} - \overline{x}_{ij\cdot})^2 \tag{10.18}$$

简化计算公式为

$$\mathrm{SS}_E = \sum_i\sum_j\sum_k x_{ijk}^2 - \frac{1}{n}\sum_i\sum_j x_{ij\cdot}^2$$

其中，$x_{ij\cdot} = \sum_{k=1}^{n} x_{ijk}$。

$A\times B$ 交互平方和

$$SS_{A\times B}=n\sum_{i}\sum_{j}(\bar{x}_{ij\cdot}-\bar{x}_{i\cdot\cdot}-\bar{x}_{\cdot j\cdot}+\bar{x})^2 \tag{10.19}$$

也可由下式直接算出

$$SS_{A\times B}=SS_T-SS_A-SS_B-SS_E \tag{10.20}$$

与完全随机设计资料方差分析相比较，析因设计的平方和分解关系为

总变异 = 组间变异 + 组内变异（完全随机设计）

总变异 = A 变异+B 变异+$A\times B$ 变异 + 随机误差（析因设计）

从上述变异分解上看，A、B 两因素及其交互效应均是从两因素处理效应中分解出来的，与每一平方和所对应的自由度见表 10.9。

表 10.9　自由度分解表

变异来源	ν	变异来源	ν
因素 A	$a-1$	误差	$ab(n-1)$
因素 B	$b-1$	总变异	$abn-1$
因素$A\times$因素B	$(a-1)(b-1)$		

2. 不同变异来源方差的构成　处理因素 A 的均方为 $MS_A=SS_A/(a-1)$，反映处理因素 A 各水平下样本均数的平均变异程度。

处理因素 B 的均方为 $MS_B=SS_B/(b-1)$，反映处理因素 B 各水平下样本均数的平均变异程度。

因素 A 和 B 交互效应的均方为 $MS_{A\times B}=SS_{A\times B}/[(a-1)(b-1)]$，反映在因素 $A(B)$ 不同水平下 $B(A)$ 因素效应的平均变异程度。

$MS_E=SS_E/[ab(n-1)]$ 称为误差均方，反映去除各种处理效应及交互效应后的随机误差。

这样，MS_A、MS_B、$MS_{A\times B}$ 与 MS_E 构成了四个来源不同的方差。如果 MS_A、MS_B 或 $MS_{A\times B}$ 显著地大于 MS_E，说明处理因素的影响或交互效应的影响的确存在；反之，则说明该影响不大可能存在。

由上述过程可见，析因设计下的不同来源方差的分解完全类似于完全随机设计资料的方差分析，只是将处理变异分解为因素的主效应和因素间的交互效应，而这种设计的主要关注点是对交互效应的评价。

3. 均数的假设检验　析因设计中的方差分析有三个无效假设，分别为

$H_{0A\times B}$：$(\alpha\beta)_{ij}=0$（$i=1, 2, \cdots, a$；$j=1, 2, \cdots, b$）

H_{0A}：$\alpha_1=\alpha_2=\cdots=\alpha_a=0$

H_{0B}：$\beta_1=\beta_2=\cdots=\beta_b=0$

在 H_0 成立的条件下，各处理均方与误差均方 MS_E 相比，就得到检验各假设的统计量，各统计量服从其相对应自由度的 F 分布。若统计量值大于相应的临界值，就认为对应的处理因素的效应是显著的，具体步骤如下：

（1）首先考虑交互效应是否显著，即检验 $H_{0A\times B}$，计算统计量

$$F_{A\times B}=\frac{MS_{A\times B}}{MS_E}\sim F(\nu_{A\times B}, \nu_E)，\quad \nu_{A\times B}=(a-1)(b-1),\quad \nu_E=ab(n-1)$$

如果 $F_{A\times B} > F_{(\nu_{A\times B},\nu_E),1-\alpha}$，则拒绝 $H_{0A\times B}$，认为交互效应显著。

当 $A\times B$ 交互效应显著时，说明两个因素之间的作用不是相互独立的。这时，因素 A 和因素 B 的各水平均数进行比较时，应作 A 因素和 B 因素的单独效应分析。

如果 $F_{A\times B} \leqslant F_{(\nu_{A\times B},\nu_E),1-\alpha}$，则不拒绝 $H_{0A\times B}$，尚不能认为交互效应显著。

当 $A\times B$ 交互效应不显著时，这时应注意将 $SS_{A\times B}$ 与 SS_E 合并，并将相应自由度合并，重新计算误差均方，继续按如下的步骤完成。

（2）考虑主效应 A 因素作用是否显著，即检验 H_{0A}，检验统计量

$$F_A = \frac{MS_A}{MS_E} \sim F(\nu_A,\ \nu_E),\ \ \nu_A = a-1,\ \ \nu_E = ab(n-1)$$

如果 $F_A > F_{(\nu_A,\nu_E),1-\alpha}$，则拒绝 H_{0A}，认为 A 因素的主效应存在；

如果 $F_A \leqslant F_{(\nu_A,\nu_E),1-\alpha}$，则不拒绝 H_{0A}，尚不能认为 A 因素的主效应存在。

（3）考虑主效应 B 因素作用是否显著，其计算方法完全同（2）。

析因设计下的方差分析结果常以表 10.10 形式的表格进行汇总。

表 10.10　两因素析因设计资料的方差分析表

变异来源	SS	ν	MS	F	p
因素 A	SS_A	$a-1$	MS_A	MS_A/MS_E	*
因素 B	SS_B	$b-1$	MS_B	MS_B/MS_E	*
因素 $A\times$因素 B	$SS_{A\times B}$	$(a-1)(b-1)$	$MS_{A\times B}$	$MS_{A\times B}/MS_E$	*
误差	SS_E	$ab(n-1)$	MS_E		
总变异	SS_T	$abn-1$			

解例 10.2

（1）建立检验假设，确定检验水准 α

$H_{0A\times B}$：A 药和 B 药间无交互效应

$H_{1A\times B}$：A 药和 B 药间有交互效应

$\alpha = 0.05$

（2）计算检验统计量，并列出方差分析表

根据表 10.5 中的数据有

$$C = \frac{\left(\sum_i\sum_j\sum_k x_{ijk}\right)^2}{abn} = \frac{21.93^2}{16} = 30.0578$$

总平方和与自由度分别为

$$SS_T = \sum_i\sum_j\sum_k x_{ijk}^2 - C = 30.7489 - 30.0578 = 0.6911,\ \ \nu_T = 16-1 = 15$$

A 药平方和、自由度及均方分别为

$$SS_A = \frac{1}{bn}\sum_i x_{i\cdot\cdot}^2 - C = \frac{1}{2\times 4}\times(11.90^2 + 10.03^2) - 30.0578 = 0.2186,\ \ \nu_A = 2-1 = 1$$

$$MS_A = \frac{SS_A}{\nu_A} = \frac{0.2186}{1} = 0.2186$$

B 药平方和、自由度及均方分别为

$$SS_B = \frac{1}{an}\sum_j x_{\cdot j\cdot}^2 - C = \frac{1}{2\times 4}\times(11.77^2 + 10.16^2) - 30.0578 = 0.1620,\ \ \nu_B = 2-1 = 1$$

$$MS_B = \frac{SS_B}{\nu_B} = \frac{0.1620}{1} = 0.1620$$

误差平方和、自由度及均方分别为

$$SS_E = \sum_i\sum_j\sum_k x_{ijk}^2 - \frac{1}{n}\sum_i\sum_j x_{ij\cdot}^2 = 30.7489 - \frac{1}{4}\times(6.68^2 + 5.22^2 + 5.09^2 + 4.94^2)$$

$$= 0.2033,\ \ \nu_E = 2\times 2\times(4-1) = 12$$

$$MS_E = \frac{SS_E}{\nu_E} = \frac{0.2033}{12} = 0.0169$$

A 药和 B 药间交互效应的平方和、自由度及均方分别为

$$SS_{A\times B} = SS_T - SS_A - SS_B - SS_E = 0.6911 - 0.2186 - 0.1620 - 0.2033$$

$$= 0.1072,\ \ \nu_{A\times B} = (2-1)\times(2-1) = 1$$

$$MS_{A\times B} = \frac{SS_{A\times B}}{\nu_{A\times B}} = \frac{0.1072}{1} = 0.1072$$

计算检验统计量 F 值

A 药间　$$F_A = \frac{MS_A}{MS_E} = \frac{0.2186}{0.0169} = 12.93$$

B 药间　$$F_B = \frac{MS_B}{MS_E} = \frac{0.1620}{0.0169} = 9.59$$

$A\times B$ 交互效应　$$F_{A\times B} = \frac{MS_{A\times B}}{MS_E} = \frac{0.1072}{0.0169} = 6.34$$

方差分析结果如表 10.11 所示。

表 10.11　例 10.2 方差分析结果表

变异来源	SS	ν	MS	F	p
药物 A	0.2186	1	0.2186	12.93	0.0037
药物 B	0.1620	1	0.1620	9.59	0.0092
药物 $A\times$ 药物 B	0.1072	1	0.1072	6.34	0.0270
误差	0.2033	12	0.0169		
总变异	0.6911	15			

对于药物 A 与药物 B 交互项：根据 $\nu_{A\times B}=1$, $\nu_E=12$，$\alpha=0.05$，查 $F_{(1,12)}$ 分布界值（附表 6）得临界值 $F_{(1,12),1-0.05}=4.75$。由于 $F=6.34>F_{(1,12),1-0.05}$，$p<0.05$，按 $\alpha=0.05$ 的检验水准拒绝 $H_{0A\times B}$，接受 $H_{1A\times B}$，差异有统计学显著性，可认为药物 A 与药物 B 对大鼠降糖具有交互效应。

由于本例中交互效应显著，应进一步作单独效应分析，可采用两样本均数比较的 t 检验（见第 8 章）。在多水平时，可将 B 固定在一定水平上用多样本均数的两两比较方法来比较在该水平下 A 的各均数。因素 B 的各均数比较时同理。

10.3　重复测量资料的方差分析

10.3.1　重复测量资料的特点

在实际工作中，我们常常会对某种测量指标的时间变化感兴趣。例如，为了掌握儿童的生长发育规律，对其身高、体重等指标进行重复观察；在临床诊治中，需要对患者在不同时间的某些生理、生化或病理指标进行多次测量以掌握其变化趋势；为及时发现早期肺癌，需对就诊的肺部结节患者进行连续性的随访观察等等，这就涉及一个新的概念——重复测量。重复测量（repeated measures）是指对同一研究对象（人、动物等）的同一观察指标在不同时点上进行的多次测量，所构成的资料叫重复测量资料。重复测量资料在临床研究中往往比独立观察资料更为多见，本节将主要介绍单因素重复测量资料的方差分析方法，并给出实践中最为常用的两因素重复测量资料方差分析的例子。

例 10.3　为研究某药对慢性乙型肝炎（乙肝）患者谷丙转氨酶（简称 ALT，U/L）的影响，10 名慢性乙肝患者同时服用该药，并在服药 0 周（基线）、10 周、20 周、30 周时分别测定患者的血清 ALT 水平，数据见表 10.12。试分析服用药物的乙肝患者血清 ALT 水平的变化趋势。

表 10.12　10 名慢性乙肝患者不同时点血清 ALT 水平（U/L）

患者编号 i	观测时点 j				$\sum_j x_{ij}$	$\bar{x}_{i.}$
	0 周	10 周	20 周	30 周		
1	186	122	134	110	552	138.00
2	345	312	268	176	1101	275.25
3	98	84	52	61	295	73.75
4	288	98	91	85	562	140.50
5	176	86	130	99	491	122.75
6	210	188	143	120	661	165.25
7	271	322	86	65	744	186.00
8	415	332	265	186	1198	299.50
9	171	126	130	135	562	140.50
10	243	330	95	64	732	183.00
$\sum x_{ij}$	2403	2000	1394	1101	6898	—
$\bar{x}_{.j}$	240.30	200.00	139.40	110.10	—	$\bar{x}=172.45$

例 10.3 仅有一个观察样本（10 名患者），考虑一个处理因素（时间）。该研究对每位患者分别在 4 个时点上重复测量其血清 ALT 水平。从表 10.12 来看，患者血清 ALT 水平随着时间的推移呈明显的下降趋势，但不同患者变化的特点不尽相同，如第 2 号和第 8 号患者基线水平最高，其下降速度也最快；第 5 号和第 9 号患者在第一观察时间 10 周下降明显，其在后面有小幅度的上升，呈现不稳定的趋势，而第 7 号和第 10 号患者的血清 ALT 水平则是先明显地上升，然后则大幅度地下降，再趋向平缓。此外，基线血清 ALT 水平变异较大，经治疗 30 周后明显变小（图 10.2）。

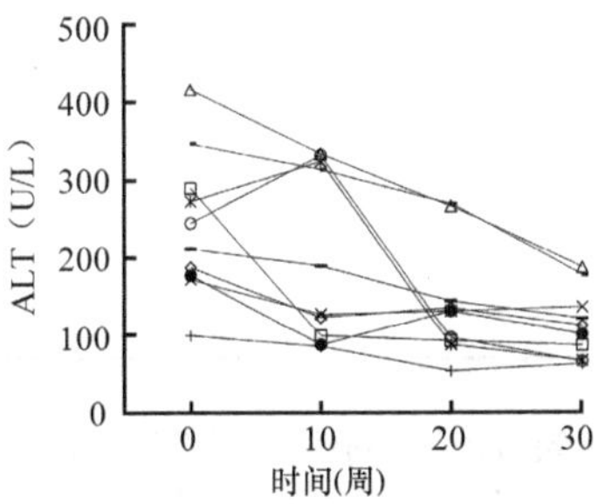

图 10.2　10 名慢性乙肝患者不同时点血清 ALT 水平变化趋势

从数据结构上看，不同时点上的观测数据是来自同一患者的，对其数据相关性的探索见表 10.13。

表 10.13 10 名慢性乙肝患者不同时点血清 ALT 水平的 Pearson 相关系数表

观测时点	观测时点			
	0 周	10 周	20 周	30 周
0 周	1.000	0.730	0.745	0.616
10 周	—	1.000	0.497	0.301
20 周	—	—	1.000	0.951
30 周	—	—	—	1.000

表 10.13 相关系数（其值 $0\leqslant|r|\leqslant 1$）结果显示，各测量时点上的数据与基线水平存在很强的相关性（$|r|$越接近 1，其相关性越强），但基线与后续时点 ALT 水平的相关性则呈现逐渐减弱的趋势。有关相关系数的内容将在第 14 章介绍。

重复测量设计的主要优点包括：每一个个体以自身作为对照，去除了个体间变异的影响，分析时可更好地集中于时间的效应；同时，它允许不同个体间的变异从误差项中分离出来，使其检验效能更高，这一点类似于区组设计的思想。

10.3.2 单因素重复测量资料的方差分析

1. 数据结构和模型 单因素重复测量设计是重复测量分析中最简单的形式。重复测量资料的一般数据格式见表 10.14 所示。

表 10.14 单因素重复测量设计数据结构

研究对象 i	观测时点 j				$\sum_j x_{ij}$	$\bar{x}_{i\cdot}$
	1	2	…	k		
1	x_{11}	x_{12}	…	x_{1k}	$\sum_j x_{1j}$	$\bar{x}_{1\cdot}$
2	x_{21}	x_{22}	…	x_{2k}	$\sum_j x_{2j}$	$\bar{x}_{2\cdot}$
⋮	⋮	⋮	⋮	⋮	⋮	⋮
n	x_{n1}	x_{n2}	…	x_{nk}	$\sum_j x_{nj}$	$\bar{x}_{n\cdot}$
$\sum_i x_{ij}$	$\sum_i x_{i1}$	$\sum_i x_{i2}$	…	$\sum_i x_{ik}$	—	—
$\bar{x}_{\cdot j}$	$\bar{x}_{\cdot 1}$	$\bar{x}_{\cdot 2}$	…	$\bar{x}_{\cdot k}$	—	$\bar{x}$

表 10.14 的数据结构显示，这种不进行任何干预的重复测量设计的主要目的是分析研究对象的某项指标随时间变化的特点。

单因素重复测量资料的方差分析的模型结构为

$$x_{ij} = \mu + \beta_i + \alpha_j + \varepsilon_{ij} \quad (i = 1,\ 2,\ \cdots,\ n;\ j = 1,\ 2,\ \cdots,\ k) \tag{10.21}$$

其中，x_{ij} 表示第 i 个研究对象在第 j 时点上的观测值，μ 为总平均数，β_i 为第 i 个研究对象的效应，α_j 为第 j 时点上的效应，ε_{ij} 为随机误差，相互独立且服从 $N(0,\ \sigma^2)$ 分布。

式（10.21）模型应满足 $\sum_j \alpha_j = 0, \sum_i \beta_i = 0$。

2. 重复测量资料方差分析的假设

（1）正态性：不同测定时点下的个体观测值是相互独立的随机样本，其总体服从正态分布。

（2）方差齐性：不同测定时点下各样本的总体方差相等。

（3）球形性：不同测定时点间组成的协方差矩阵具有球形性（sphericity）特征，具体见 10.3.3 节内容。

3. 方差分解过程　单因素重复测量资料的方差分解过程仍遵循方差分析的基本思想，将观测值的总变异分解成三个部分：研究对象间（区组）变异、研究对象内观测时点间变异及随机误差。

$$\mathrm{SS}_T = \mathrm{SS}_B + \mathrm{SS}_W + \mathrm{SS}_E \tag{10.22}$$

总变异

$$\mathrm{SS}_T = \sum_j \sum_i (x_{ij} - \overline{x})^2 = \sum_j \sum_i x_{ij}^2 - C \tag{10.23}$$

其中，$C = \left(\sum_j \sum_i x_{ij} \right)^2 \Big/ nk$ 为校正项，SS_T 度量的是全部观测数据的总变异。

研究对象间平方和

$$\mathrm{SS}_B = \sum_i k(\overline{x}_{i\cdot} - \overline{x})^2 = \frac{\sum_i \left(\sum_j x_{ij} \right)^2}{k} - C \tag{10.24}$$

SS_B 度量的是研究对象间的变异。

观测时点间平方和

$$\mathrm{SS}_W = \sum_j n(\overline{x}_{\cdot j} - \overline{x})^2 = \frac{\sum_j \left(\sum_i x_{ij} \right)^2}{n} - C \tag{10.25}$$

SS_W 度量的是研究对象内不同观测时点重复测量值之间的变异。

随机误差平方和

$$\mathrm{SS}_E = \sum_j \sum_i (x_{ij} - \overline{x}_{i\cdot} - \overline{x}_{\cdot j} + \overline{x})^2 = \mathrm{SS}_T - \mathrm{SS}_B - \mathrm{SS}_W \tag{10.26}$$

SS_E 度量的是除研究对象间和时点间以外的随机变异。

单因素重复测量资料方差分解的具体路径为

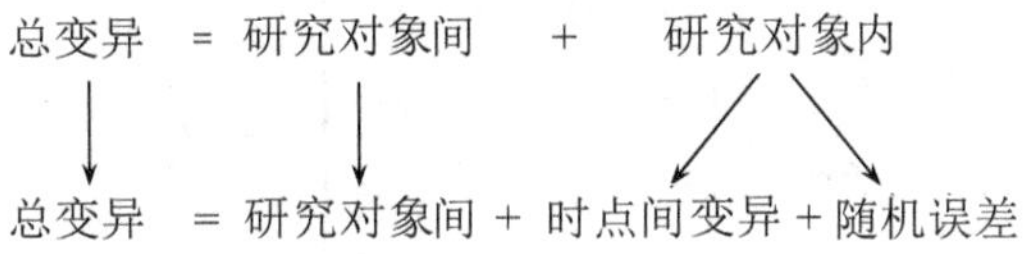

类似地，自由度也可以做同样的分解。显然，SS_T 应有自由度 $\nu_T = nk - 1$，SS_B 有 n 个

研究对象，因而自由度 $\nu_B = n-1$，观测时点间 SS_W 共有 k 个观测时点，因而 $\nu_W = k-1$，最后 $\nu_E = (n-1)(k-1)$。

同理，不同来源的方差构成为：研究对象间均方为 $MS_B = SS_B / \nu_B$、研究对象内观测时点间均方为 $MS_W = SS_W / \nu_W$、误差均方为 $MS_E = SS_E / \nu_E$。

4. 均数的假设检验　由于单因素重复测量设计主要关注研究对象内指标随时间变化的特征，因此我们仅对时点间的变异进行假设检验。

令 μ_j 为第 $j(j=1, 2, \cdots, k)$ 时点观测值的总体均数，检验假设为

H_0：$\mu_1 = \mu_2 = \cdots = \mu_k$

H_1：$\mu_1, \mu_2, \cdots, \mu_k$ 不全相等

$\alpha = 0.05$

在 H_0 成立时，检验统计量

$$F = \frac{MS_W}{MS_E} \tag{10.27}$$

服从自由度 $\nu_W = k-1$ 和 $\nu_E = (n-1)(k-1)$ 的 F 分布。

根据自由度 ν 和给定的检验水准 α，通过 F 分布界值表查找临界值 $F_{(\nu_W, \nu_E), 1-\alpha}$，当 $F > F_{(\nu_W, \nu_E), 1-\alpha}$ 时，拒绝 H_0；否则，不拒绝 H_0。

单因素重复测量方差分析表，如表 10.15 所示。

表 10.15　单因素重复测量方差分析表

变异来源	SS	ν	MS	F	p
研究对象间	SS_B	$n-1$	MS_B		
观测时点间	SS_W	$k-1$	MS_W	$\frac{MS_W}{MS_E}$	*
误差	SS_E	$(n-1)(k-1)$	MS_E		
总变异	SS_T	$nk-1$			

到目前为止，重复测量方差分析的计算过程类似于区组设计方差分析，但上述结论的存在是有条件的，即结论只有在满足协方差矩阵的球性结构时才能成立，否则数据的相关性会导致其 I 类错误增大。

10.3.3　协方差矩阵的球形检验

重复测量数据的方差分析的关键在于对数据相关性的处理，而这种相关性主要体现在数据协方差矩阵的结构上。

如果观测数据在 k 个观察时点上，其总体协方差矩阵 Σ 满足式（10.28），则称该矩阵具有球形结构（即独立结构）。

$$\Sigma = \begin{bmatrix} \sigma^2 & 0 & \cdots & 0 \\ 0 & \sigma^2 & \cdots & 0 \\ \vdots & \vdots & \vdots & \vdots \\ 0 & 0 & \cdots & \sigma^2 \end{bmatrix} = \sigma^2 I_k \tag{10.28}$$

其中，σ^2 为常数，I_k 为 k 阶单位矩阵。

满足球形结构的实际观测数据具有以下特征：① $\sigma_{ii}=\sigma^2(i=1, 2, \cdots, k)$，即各时点观测值的总体方差相等；② $\sigma_{ij}=0\ (i\neq j)$，即不同时点间观测值间的协方差为 0。

协方差矩阵的球形性检验称 Mauchly 检验，它是通过构造似然比统计量 W 来实现的，统计量 W 的值越接近于 1，就越符合球形结构。在 H_0 成立的条件下，其检验统计量

$$\chi^2=-\left[(n-1)-\frac{2(k-1)^2+(k-1)+2}{6(k-1)}\right]\ln W \tag{10.29}$$

近似服从自由度为 $v=k(k-1)/2-1$ 的 χ^2 分布。

根据自由度 v 和给定的检验水准 α，通过 χ^2 分布界值表查得临界值 $\chi^2_{v,1-\alpha}$，当 $\chi^2>\chi^2_{v,1-\alpha}$ 时，拒绝 H_0，即认为协方差矩阵不满足球形性；否则不拒绝 H_0，尚不能认为协方差矩阵不满足球形性。

当资料的协方差矩阵不满足球形性条件时，为保证方差分析结果的可靠性，必须对与测量时点相关的 F 统计量的分子、分母的自由度分别进行校正。其常用的校正系数是：①Greenhouse-Geisser 校正系数 $\hat{\varepsilon}$，称为 G-G $\hat{\varepsilon}$，$\hat{\varepsilon}$ 的取值在 $(k-1)^{-1}$ 与 1 之间。当样本协方差矩阵 S 满足球形性时，$\hat{\varepsilon}$ 值为 1；当越偏离球形性时，$\hat{\varepsilon}$ 越小。当 $\tilde{\varepsilon}\geqslant 0.7$ 时，用 $\hat{\varepsilon}$ 进行自由度校正后的统计学结论偏于保守，校正意义不大。②Huynh-Feldt 校正系数 $\tilde{\varepsilon}$，又称 H-F $\tilde{\varepsilon}$，它是对 G-G $\hat{\varepsilon}$ 的校正。$\tilde{\varepsilon}$ 的取值可能大于 1。当 $\tilde{\varepsilon}>1$ 时，则取 $\tilde{\varepsilon}=1$。

对于 F 统计量，以 G-G $\hat{\varepsilon}$ 为例，校正的自由度为

分子自由度：$\hat{v}_W=v_W\times\hat{\varepsilon}$；

分母自由度：$\hat{v}_E=v_E\times\hat{\varepsilon}$。

用校正所得的分子和分母的自由度 $\hat{v}_W$ 和 $\hat{v}_E$ 查 F 分布界值表，得到 $F_{(\hat{v}_W,\hat{v}_E),1-\alpha}$ 临界值，从而作出统计推断。实际应用中，由于 $\hat{\varepsilon}$ 或 $\tilde{\varepsilon}$ 均取小于等于 1，故校正后的临界值均大于等于校正前的临界值。

解例 10.3　这里可分两步完成：

第一步：首先假设数据的协方差矩阵满足球形性结构，则单因素重复测量方差分析和随机区组设计方差分析检验过程一致。

（1）建立检验假设，确定检验水准 α

$H_0:\mu_1=\mu_2=\mu_3=\mu_4$，即乙肝患者在不同时点的血清 ALT 水平相同

$H_1:\mu_1, \mu_2, \mu_3, \mu_4$ 不全相等，即乙肝患者在不同时点的血清 ALT 水平不全相同

$\alpha=0.05$

（2）计算检验统计量，并列出方差分析表

根据表 10.12 中的数据，有

$$\sum_j\sum_i x_{ij}=6898\text{，}\quad \sum_j\sum_i x_{ij}^2=186^2+345^2+\cdots+64^2=1546538$$

$$C=\left(\sum_j\sum_i x_{ij}\right)^2\Big/nk=6898^2/40=1189560.10$$

总离均差平方和及自由度为

$$\mathrm{SS}_T=\sum_j\sum_i x_{ij}^2-C=1546538.00-1189560.10=356977.90,\quad \nu_T=40-1=39$$

研究对象间离均差平方和、自由度及均方为

$$\mathrm{SS}_B=\frac{\sum_i\left(\sum_j x_{ij}\right)^2}{k}-C=\frac{1}{4}\times(552^2+1101^2+\cdots+732^2)-1189560.10$$
$$=169985.90,\quad \nu_B=10-1=9$$
$$\mathrm{MS}_B=\frac{\mathrm{SS}_B}{\nu_B}=\frac{169985.90}{9}=18887.32$$

观测时点间离均差平方和、自由度及均方为

$$SS_W=\frac{\sum_j\left(\sum_i x_{ij}\right)^2}{n}-C=\frac{1}{10}\times(2403^2+2000^2+\cdots+1101^2)-1189560.10$$
$$=103424.50,\quad \nu_W=4-1=3$$
$$MS_W=\frac{SS_W}{\nu_W}=\frac{103424.50}{3}=34474.83$$

误差平方和、自由度及均方为

$$\mathrm{SS}_E=\mathrm{SS}_T-\mathrm{SS}_B-\mathrm{SS}_W=356977.90-169985.90-103424.50$$
$$=83567.50,\quad \nu_E=(4-1)(10-1)=27$$
$$\mathrm{MS}_E=\frac{\mathrm{SS}_E}{\nu_E}=\frac{83567.50}{27}=3095.09$$

计算检验统计量 F 值

研究对象间　$$F_B=\frac{\mathrm{MS}_B}{\mathrm{MS}_E}=\frac{18887.32}{3095.09}=6.10$$

观测时点间　$$F_W=\frac{\mathrm{MS}_W}{\mathrm{MS}_E}=\frac{34474.83}{3095.09}=11.14$$

列出方差分析表，如表 10.16 所示。

表 10.16　例 10.3 方差分析结果表

变异来源	SS	ν	MS	F	p
研究对象间	169 985.90	9	18 887.32		
观测时点间	103 424.50	3	34 474.83	11.14	< 0.0001
误差	83 567.50	27	3095.09		
总变异	356 977.90	39			

第二步：做 Mauchly 球形检验

检验结果如下：

表 10.17　例 10.3 Mauchly 球形检验结果表

时点间效应	Mauchly's W	近似 χ^2	ν	p	G-G $\hat{\varepsilon}$ 法	H-F $\tilde{\varepsilon}$ 法
	0.202	12.350	5	0.032	0.557	0.670

表 10.17 显示，Mauchly 检验结果 p=0.032<0.05，说明资料不满足球形假设。因此，需要对表 10.16 中与时点相关的 F 统计量的分子、分母的自由度进行校正。

采用 G-G $\hat{\varepsilon}$ 调整系数或 H-F $\tilde{\varepsilon}$ 调整系数进行自由度校正。

1) G-G $\hat{\varepsilon}$ 法：由表 10.17 的结果有 G-G $\hat{\varepsilon}=0.557$。时点间自由度 $v_W=3$，校正后的自由度 $\hat{v}_W=3\times0.557=1.671\approx2$；误差项自由度 $v_E=27$，$\hat{v}_E=27\times0.557=15.039\approx15$。

2）H-F $\tilde{\varepsilon}$ 法同理（略）

表 10.18 给出了采用两种方法自由度校正前后的大小及相应的 F 临界值。

表 10.18　自由度校正前后 F 临界值对比

	未校正	G-G $\hat{\varepsilon}$ 法	H-F $\tilde{\varepsilon}$ 法
$\hat{\varepsilon}$	—	0.557	0.670
v_W	3	2	2
v_E	27	15	18
$F_{(v_W,v_E),1-0.05}$	2.96	3.68	3.55
p	< 0.0001	0.0016	0.0007

（3）作出推断结论

表 10.18 显示，根据 G-G $\hat{\varepsilon}$ 法校正后的自由度和 $\alpha=0.05$，查 $F_{(2,15)}$ 分布界值（附表 6）得临界值 $F_{(2,15),1-0.05}=3.68$；类似地，根据 H-F $\tilde{\varepsilon}$ 法校正的自由度可查得临界值 $F_{(2,18),1-0.05}=3.55$。相比校正前，两种方法校正后的 F 临界值均变大，有助于降低 I 类错误。由方差分析表 10.16 可知，$F>F_{(2,15),1-0.05}$，且 $F>F_{(2,18),1-0.05}$，$p<0.05$，在 $\alpha=0.05$ 检验水准下拒绝 H_0，接受 H_1，可认为慢性乙肝患者接受该药物治疗后不同时点血清 ALT 水平总体均数不全相同。

10.3.4　均数间的多重比较

以上采用重复设计的方差分析方法对 10 名慢性乙肝患者服药后不同时点的血清 ALT 水平进行了整体分析，得到的统计结论是拒绝无效假设，即服药后不同时点的血清 ALT 水平不全相同。为了分析具体的差别所在，需对不同时点的均数进行两两比较。

均数两两比较的方法很多，本例采用较为常用的 Bonferroni 法进行比较。Bonferroni 法的基本原理是对检验水准 α 进行多重比较的校正。

例 10.4　继例 10.3，假设在设计阶段规定以基线血清 ALT 水平为参照，评价治疗后各时点的血清 ALT 水平与参照水平的差异。

本例 $k=4$，需要进行 3 次比较，因此 $\alpha'=\alpha/3=0.017$，这里取 $\alpha'=0.01$。根据表 10.12 分别计算得每一位患者 (i=1, 2, ⋯, 10) 的血清 ALT 水平在治疗后各时点（j=1, 2, 3）与基线水平（$j=0$）之差 d_{ij} 列于表 10.19。

表 10.19　10 名患者治疗前后的血清 ALT（U/L）水平之差

患者编号 i	观测时点 j		
	10 周	20 周	30 周
1	64	52	76
2	33	77	169
3	14	46	37
4	190	197	203
5	90	46	77
6	22	67	90
7	−51	185	206
8	83	150	229
9	45	41	36
10	−87	148	179
$\sum_i d_{ij}$	403	1009	1302
$\sum_i d_{ij}^2$	69 149	136 473	219 158
$\bar{d}_j$	40.3	100.9	130.2

以治疗后 10 周（ $j=1$ ）为例。

（1）建立检验假设，确定检验水准 α'

$H_0: \mu_{\bar{d}_1} = 0$

$H_1: \mu_{\bar{d}_1} \neq 0$

$\alpha' = 0.01$

（2）计算检验统计量 t 值

$$s_{d_1} = \sqrt{\frac{\sum_i d_{i1}{}^2 - \left(\sum_i d_{i1}\right)^2 \Big/ n}{n-1}} = \sqrt{\frac{69149 - 403^2/10}{9}} = 76.67$$

$$s_{\bar{d}_1} = \frac{s_{d_1}}{\sqrt{n}} = \frac{76.67}{\sqrt{10}} = 24.25$$

$$t_1 = \frac{\bar{d}_1}{s_{\bar{d}_1}} = \frac{40.3}{24.25} = 1.66$$

药物治疗后 20 周、30 周与基线相比检验统计量的算法相同，表 10.20 列出全部计算结果，具体过程不再赘述。

表 10.20　配对 t 检验表

变量	n	$\bar{d}_j$	$s_{\bar{d}_j}$	t_j	p
基线与治疗后第 10 周	10	40.3	24.25	1.66	0.1313
基线与治疗后第 20 周	10	100.9	19.63	5.14	0.0006
基线与治疗后第 30 周	10	130.2	23.48	5.55	0.0004

根据 $\nu=10-1=9$，$\alpha'=0.01$，查 t_9 分布界值（附表 5），可得 $t_{9,1-0.01/2}=3.25$，由表 10.20 可知，对于基线与治疗后第 10 周，有 $p\geqslant0.01$，在 $\alpha'=0.01$ 的水准下不拒绝 H_0，差异无统计学显著性，尚不能认为服用该药物 10 周后血清 ALT 水平与基线水平有差别。对于基线与治疗后第 20 周或 30 周，$p<0.01$，在 $\alpha'=0.01$ 的水准下拒绝 H_0，差异有统计学显著性，可认为慢性乙肝患者服用该药物后第 20 周、30 周的 ALT 水平相比基线水平下降。

10.3.5　两因素重复测量资料的方差分析

与上节单因素重复测量资料所不同的是，两因素重复测量资料是指将研究对象按处理因素水平分组，并对组内每个研究对象在不同时点上的观测变量进行重复测定所获得的资料。本节仅以最为常用的处理因素为两水平情形的例子作介绍。

两因素重复测量数据结构如表 10.21 所示。

表 10.21　两因素重复测量数据结构

	研究对象编号	观测时点 j				研究对象合计（B_i）	处理组合计
	i	1	2	…	k		（G_g）
处理组 $g=1$	1					B_{11}	
	2					B_{12}	
	⋮	T_{11}	T_{12}	…	T_{1k}	⋮	G_1
	r					B_{1r}	
处理组 $g=2$	1					B_{21}	
	2					B_{22}	
	⋮	T_{21}	T_{22}	…	T_{2k}	⋮	G_2
	r					B_{2r}	
时点合计（W_j）		W_1	W_2	…	W_k		

表 10.21 中，B_{gi} 表示第 g 个处理组中第 i 个研究对象的 k 个观测值的合计；T_{gj} 表示第 g 个处理组中 r 个研究对象在第 j 个观测时点的观测值的合计；G_g 表示第 g 个处理组中所有观测值的合计；W_j 表示第 j 个观测时点的所有观测值的合计。

两因素重复测量方差分析的模型结构为

$$x_{gij}=\mu+\alpha_g+\delta_{gi}+\beta_j+(\alpha\beta)_{gj}+\varepsilon_{gij} \tag{10.30}$$

其中，x_{gij} 表示处理组第 g（g=1, 2）水平的第 i（$i=1, 2, \cdots, r$）个研究对象在第 j（j=1, 2, …, k）时点上的观测值，μ 为总平均数，α_g 为处理组第 g 水平的效应，δ_{gi} 为处理组第 g 水平上第 i 个研究对象的效应，属于随机效应，β_j 为第 j 时点上的效应，$(\alpha\beta)_{gj}$ 为处理组第 g 水平在第 j 时点的交互效应，ε_{gij} 为随机误差，相互独立且服从 N（0，σ^2）分布。

显然，对于处理主效应 α_g 和时点主效应 β_j，满足 $\sum\limits_g \alpha_g=\sum\limits_j \beta_j=0$；

对于处理和时点的交互效应 $(\alpha\beta)_{gj}$，满足 $\sum\limits_g(\alpha\beta)_{gj}=\sum\limits_j(\alpha\beta)_{gj}=0$。

观测值总变异的分解

$$\mathrm{SS}_T=\mathrm{SS}_G+\mathrm{SS}_B+\mathrm{SS}_W+\mathrm{SS}_{G\times W}+\mathrm{SS}_E \tag{10.31}$$

其中，SS_T为总变异，SS_G为处理组不同水平 g 间的变异，SS_B为组内个体间的变异（随机效应），SS_W为时点 j 间的变异，$SS_{G\times W}$为处理和时点的交互效应，SS_E为研究对象内误差（随机误差）。

两因素重复测量方差分解的具体路径为

总变异 ＝ 研究对象间 ＋ 研究对象内

总变异 ＝处理间＋组内个体间 ＋ 时点间＋处理间×时点间 ＋ 个体内

整体方差分析过程见表 10.22。

表 10.22　重复测量资料方差分析表

变异来源	SS	ν	MS	F	p
处理组间	$SS_G=\frac{1}{rk}\sum_g G_g^2-C$	$2-1$	MS_G	$F_G=MS_G/MS_B$	*
时点间	$SS_W=\frac{1}{2r}\sum_j W_j^2-C$	$k-1$	MS_W	$F_W=MS_W/MS_E$	*
处理×时点	$SS_{G\times W}=\frac{1}{r}\sum_g\sum_j T_{gj}^2-C-SS_G-SS_W$	$(2-1)(k-1)$	$MS_{G\times W}$	$F_{G\times W}=MS_{G\times W}/MS_E$	*
组内个体间误差	$SS_B=\frac{1}{k}\sum_g\sum_i B_{gi}^2-C-SS_G$	$2(r-1)$	MS_B		
个体内误差	$SS_E=SS_T-SS_G-SS_W-SS_{G\times W}-SS_B$	$2(r-1)(k-1)$	MS_E		
总变异	$SS_T=\sum_g\sum_i\sum_j {x_{gij}}^2-C$	$2rk-1$			

表中 $C=\left(\sum_g\sum_i\sum_j x_{gij}\right)^2\Big/2rk$。

在两因素重复测量方差分析中，如果处理因素与测量时间之间存在交互效应时，单独分析处理因素的主效应无意义，需单独分析各处理水平下研究变量随时间的变化趋势。

例 10.5　一项研究欲探讨某药物对癌细胞株增殖的影响，实验组于培养液中加入该药物，对照组培养液中不含该药物，其他实验条件相同。分别在细胞培养后 24h、48h、72h 及 96h 用酶标仪检测实验组和对照组细胞株的吸光度值，吸光度值越高，表示细胞增殖越多，结果见表 10.23。试分析该药物对癌细胞是否有抑制作用。

表 10.23　实验组与对照组不同时点的癌细胞株吸光度值

药物组	编号	观察时点（h）			
		24	48	72	96
实验组	1	1.26	0.98	0.73	0.58
	2	1.23	0.93	0.83	0.61
	3	1.30	1.04	0.81	0.51
	4	1.22	1.25	0.69	0.58
	5	1.28	0.94	0.68	0.62

续表

药物组	编号	观察时点（h）			
		24	48	72	96
对照组	6	1.43	1.52	1.48	1.36
	7	1.38	1.56	1.46	1.37
	8	1.47	1.49	1.61	1.41
	9	1.45	1.54	1.54	1.40
	10	1.37	1.47	1.27	1.30

解　（1）建立检验假设，确定检验水准 α

三组无效假设，即不同观测时点间、不同处理组间的效应相等以及处理和时点间交互效应不存在。

任一假设下 $\alpha = 0.05$。

（2）计算检验统计量

为计算方便，将表 10.23 的实验结果整理为表 10.24。

表 10.24　实验结果整理表

处理组	编号	观测时点（h）				癌细胞株合计	处理组合计
		24	48	72	96		
实验组	1	6.29	5.14	3.74	2.90	3.55	18.07
	2					3.60	
	3					3.66	
	4					3.74	
	5					3.52	
对照组	6	7.10	7.58	7.36	6.84	5.79	28.88
	7					5.77	
	8					5.98	
	9					5.93	
	10					5.41	
观测时点合计		13.39	12.72	11.10	9.74		46.95

由题可知

$$g = 2,\quad k = 4,\quad r = 5$$

基本统计量的计算

$$\sum_g \sum_i \sum_j x_{gij}{}^2 = 1.26^2 + 0.98^2 + \cdots + 1.30^2 = 59.6255\,,\quad C = \frac{\left(\sum_g \sum_i \sum_j x_{gij}\right)^2}{2rk} = \frac{46.95^2}{2 \times 5 \times 4} = 55.1076$$

药物组间平方和与自由度

$$SS_G = \frac{1}{rk}\sum_g G_g^2 - C = \frac{1}{5 \times 4}\left(18.07^2 + 28.88^2\right) - 55.1076 = 2.9214\,,\quad \nu_G = 2 - 1 = 1$$

观测时点间平方和与自由度

$$SS_W=\frac{1}{2r}\sum_j W_j^2-C=\frac{1}{2\times 5}\left(13.39^2+12.72^2+11.10^2+9.74^2\right)-55.1076=0.8092\text{，}\nu_W=4-1=3$$

药物组×观测时点的平方和与自由度

$$\mathrm{SS}_{G\times W}=\frac{1}{r}\sum T_{gj}^2-C-\mathrm{SS}_G-\mathrm{SS}_W=\frac{1}{5}\times\left(6.29^2+5.14^2+\cdots+6.84^2\right)-55.1076-2.9214-0.8092$$
$$=0.6024,\ \nu_{G\times W}=1\times 3=3$$

药物组内癌细胞株之间误差平方和与自由度

$$\mathrm{SS}_B=\frac{1}{k}\sum_g\sum_i B_{gi}^2-C-\mathrm{SS}_G=\frac{1}{4}\times\left(3.55^2+3.60^2+\cdots+5.41^2\right)-55.1076-2.9214=0.0576\text{，}$$
$$\nu_B=2\times(5-1)=8$$

癌细胞株内误差平方和与自由度

$$\mathrm{SS}_E=\mathrm{SS}_T-\mathrm{SS}_G-\mathrm{SS}_W-\mathrm{SS}_{G\times W}-\mathrm{SS}_B=59.6255-55.1076-2.9214-0.8092-0.6024-0.0576$$
$$=0.1273,\ \nu_E=24$$

计算检验统计量 F

药物间

$$F_G=\frac{\mathrm{MS}_G}{\mathrm{MS}_B}=\frac{\mathrm{SS}_G/\nu_G}{\mathrm{SS}_B/\nu_B}=\frac{2.9214/1}{0.0576/8}=405.75$$

观测时点间

$$F_W=\frac{\mathrm{MS}_W}{\mathrm{MS}_E}=\frac{\mathrm{SS}_W/\nu_W}{\mathrm{SS}_E/\nu_E}=\frac{0.8092/3}{0.1273/24}=50.85$$

药物×观测时点

$$F_{G\times W}=\frac{\mathrm{MS}_{G\times W}}{\mathrm{MS}_E}=\frac{\mathrm{SS}_{G\times W}/\nu_{G\times W}}{\mathrm{SS}_E/\nu_E}=\frac{0.6024/3}{0.1273/24}=37.86$$

其方差分析表如表 10.25 所示。

表 10.25　方差分析结果表

变异来源	SS	ν	MS	F	p
药物	2.9214	1	2.9214	405.75	<0.0001
观测时点	0.8092	3	0.2697	50.85	<0.0001
药物×观测时点	0.6024	3	0.2008	37.86	<0.0001
药物组内癌细胞株间误差	0.0576	8	0.0072		
癌细胞株内误差	0.1273	24	0.0053		
总变异	4.5179	39			

（3）作出推断结论：本例中，Mauchly“球形性”检验，对应的 $\chi^2=7.58$，$p=0.185$，说明数据符合球形对称的要求，无须进行校正。

由方差分析表 10.25 结果可知：药物组间、观测时点间，以及药物组与观测时点的交互作用均有统计学显著性（$p<0.05$）。由于交互作用的存在，进一步将实验组与对照组的单独效应列于表 10.26，可见随着观察时间的变化，药物组的吸光度值呈现出逐渐下降的趋势，而对照组的吸光度值相对稳定。

表 10.26　实验组与对照组的单独效应

	24h	48h	72h	96h
实验组	1.26	1.03	0.75	0.58
对照组	1.42	1.52	1.47	1.37

药物和观测时点的交互作用示意图如图 10.3 所示。

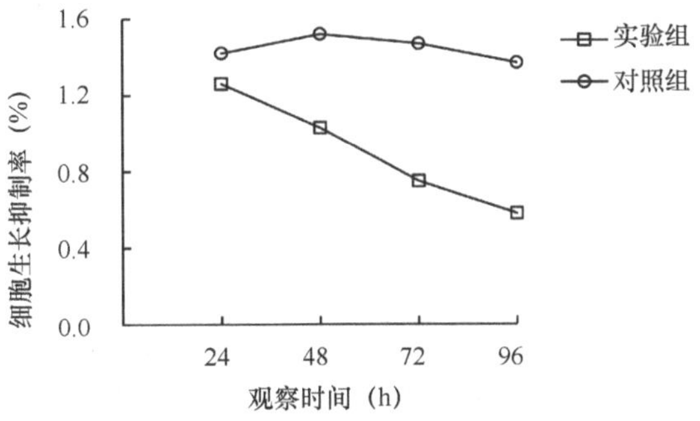

图 10.3　药物和观测时点交互作用示意图

10.3.6　重复测量资料方差分析注意事项

对于单因素重复测量资料，应注意其与随机区组方差分析的区别。在实验设计上，单因素重复测量资料各重复测量点是无法随机分配的，只有在满足“球形性”假设的情况下，单因素重复测量数据的方差分析才与随机区组设计方差分析等价。当不满足“球形性”要求时，可对方差分析表中与时间相关的 F 界值进行校正，以校正后的自由度查 F 界值。常用的校正方法有 G-G $\hat{\varepsilon}$ 法和 H-F $\tilde{\varepsilon}$ 法。

两因素重复测量资料的方差分析，可比较处理因素的作用。但如果处理因素与时间存在交互效应，即不同处理组的效应随时间的变化趋势不同，在此种情况下应分别讨论不同处理组在不同时点上的效应。

10.4　2×2 交叉设计资料的方差分析

交叉设计（cross-over design）是在自身配对基础上发展的一种临床试验常用的设计方式，是一种特殊的自身对照设计。它可以在同一患者身上观察两种或多种处理的效应，控制患者个体之间的变异，减小试验误差，提高检验效能。本节以一个临床药物试验为例介绍临床上常用的 2 处理 2 阶段（简称 2×2）交叉设计资料的方差分析。

10.4.1　交叉设计原理

例 10.6　某研究者欲评价缓释性吗啡在缓解难治性呼吸困难中的作用，纳入 14 名未经阿片类药物治疗的老年慢性阻塞性肺疾病（COPD）患者，将其随机分成甲乙两组后进行 2×2 交叉设计试验。第一阶段甲组患者连续 4 日清晨服用 20mg 吗啡缓释片，乙组服用同型安慰剂；经 4 日洗脱期后进入第二阶段，甲组患者连续 4 日清晨服用同型安慰剂，乙组患者服用 20mg 吗啡缓释片。每阶段结束当晚收集的呼吸困难量表评分结果见表 10.27。请对本资料进行分析。

表 10.27　两阶段交叉设计呼吸困难量表评分结果

	患者编号	第一阶段	第二阶段	合计
吗啡↓安慰剂	1	47.2	61.5	108.7
	2	20.6	28.4	49.0
	3	48.7	55.2	103.9
	4	14.9	23.4	38.3
	5	70.1	78.7	148.8
	6	57.8	60.1	117.9
	7	22.8	27.9	50.7
	合计	282.1	335.2	617.3
安慰剂↓吗啡	8	78.3	59.5	137.8
	9	34.4	29.1	63.5
	10	28.1	12.2	40.3
	11	21.7	17.6	39.3
	12	72.8	53.3	126.1
	13	46.2	39.4	85.6
	14	78.3	71.1	149.4
	合计	359.8	282.2	642.0

表 10.27 是一个典型的 2×2 交叉设计的例子。该设计中，所有符合条件的患者被随机分配到两组（甲组或乙组），然后决定用药顺序：甲组患者在第一阶段中接受 A 药（吗啡），在第二阶段中接受 B 药（安慰剂）；乙组患者用药顺序则相反，在第一阶段接受 B 药，在第二阶段接受 A 药。两个给药期之间常常有一段洗脱期，其流程如图 10.4 所示。

随机分组	时间阶段		
	第一阶段	洗脱期	第二阶段
→第一组研究对象	A 药	------→	B 药
→第二组研究对象	B 药	------→	A 药

图 10.4　交叉试验过程示意图

交叉设计的目的在于比较处理效应的差别。不同处理在全部试验过程中“交叉”进行以平衡试验顺序的影响，并通过该方式将阶段因素的影响分解出来，避免它对研究结果的影响。

在具体介绍交叉设计资料的方差分析方法之前，我们先解释交叉设计中的两个专业名词。

1. 洗脱期（washout period）　指安排在两个药物处理阶段之间的空白期，以防止第一阶段用药的药效影响第二阶段的药效，保证两阶段的初始条件一致。洗脱期的长短视药物的代谢期长短而定，通常要求大于 6~8 个半衰期。

2. 剩余效应（carryover effect）　也称为残余效应，指在第一阶段中的药物会在第二阶段中有剩余的生物学效应。

10.4.2　模型结构

2×2 交叉设计方差分析的一般数据整理格式见表 10.28。

表 10.28　2×2 交叉设计的数据结构

	患者编号 i	第一阶段（ $j=1$ ）	第二阶段（ $j=2$ ）
A	1	$x_{1,1,1}$	$x_{1,2,2}$
药	2	$x_{2,1,1}$	$x_{2,2,2}$
↓	3	$x_{3,1,1}$	$x_{3,2,2}$
B	⋮	⋮	⋮
药	n_1	$x_{n_1,1,1}$	$x_{n_1,2,2}$
B	n_1+1	$x_{n_1+1,2,1}$	$x_{n_1+1,1,2}$
药	n_1+2	$x_{n_1+2,2,1}$	$x_{n_1+2,1,2}$
↓	n_1+3	$x_{n_1+3,2,1}$	$x_{n_1+3,1,2}$
A	⋮	⋮	⋮
药	n_1+n_2	$x_{n_1+n_2,2,1}$	$x_{n_1+n_2,1,2}$

表 10.28 的数据中，观测数据 x_{igj} 有 3 个下角标（ i,g,j ）：其中，i 表示受试者编号（ $i=1,2,\cdots,n$ ；$n=n_1+n_2$ ）；g 表示试验药物 D 分组（ $g=1,2$ ）；j 表示试验阶段 P（ $j=1,2$ ）。

交叉设计方差分析的模型结构为

$$x_{igj}=\mu+\alpha_g+\beta_j+\delta_{ig}+\varepsilon_{igj} \tag{10.32}$$

其中，μ 为总平均数，α_g 为药物因素 D 在第 g 水平上的效应，β_j 为阶段因素 P 在第 j 阶段的效应，δ_{ig} 为第 i 个患者在药物因素 D 的第 g 水平上的效应（属研究对象间的随机效应），ε_{igj} 是随机误差，相互独立服从正态分布 $N(0,\ \sigma^2)$。

上述模型假设无药物的剩余效应且药物和阶段无交互效应，且满足

$$\sum_g\alpha_g=0,\ \sum_j\beta_j=0,\ \sum_g\sum_i\delta_{ig}=0$$

10.4.3　2×2 交叉设计的方差分析

在 2×2 交叉设计中，把全部观测值 $2(n_1+n_2)$ 的总离均差平方和分解为：研究对象间效应、药物效应、阶段效应和随机误差四部分，有

$$\mathrm{SS}_T=\mathrm{SS}_B+\mathrm{SS}_D+\mathrm{SS}_P+\mathrm{SS}_E \tag{10.33}$$

2×2 交叉设计方差分解的具体路径为

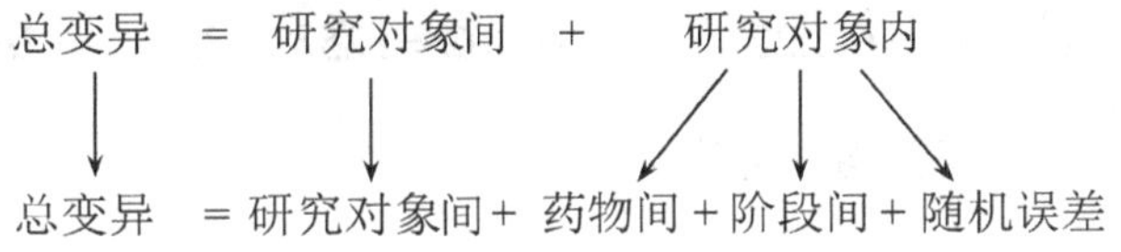

需要注意的是，上述研究对象间的变异类似于区组间变异，属于潜在的噪声，交叉设计方差分析的主干部分是聚焦于研究对象内的变异。

相应自由度的分解和不同来源的方差构成见表 10.29。

表 10.29　2×2 交叉设计资料的方差分析表

变异来源	SS	v	MS	F	p
药物	$SS_D=\frac{1}{n}\sum_g\left(\sum_i x_{igj}\right)^2-C$	$g-1$	MS_D	$F_D=\frac{MS_D}{MS_E}$	*
阶段	$SS_P=\frac{1}{n}\sum_j\left(\sum_i x_{igj}\right)^2-C$	$j-1$	MS_P	$F_P=\frac{MS_P}{MS_E}$	*
研究对象间	$SS_B=\frac{1}{2}\sum_i\left(\sum_g x_{igj}\right)^2-C$	$n-1$	MS_B	$F_B=\frac{MS_B}{MS_E}$	*
误差	$SS_E=SS_T-SS_D-SS_P-SS_B$	$n-2$	MS_E		
总变异	$SS_T=\sum_i\sum_j x_{igj}^2-C$	$2n-1$			

表中 $C=\left(\sum_i\sum_j x_{igj}\right)^2\Big/2n$。

解例 10.6

（1）建立检验假设，确定检验水准 α

药物效应：

H_{0D}：吗啡和安慰剂效应相同

H_{1D}：吗啡和安慰剂效应不同

$\alpha=0.05$

阶段效应：

H_{0P}：两阶段呼吸困难评分相同

H_{1P}：两阶段呼吸困难评分不同

$\alpha=0.05$

研究对象间效应：

H_{0B}：个体间呼吸困难评分相同

H_{1B}：个体间呼吸困难评分不全相同

$\alpha=0.05$

（2）计算检验统计量，并列出方差分析表

先进行基本数据的计算，有

$$C=\left(\sum_i\sum_j x_{igj}\right)^2\Big/2n=1259.3^2/28=56637.02$$

总平方和及自由度分别为

$$SS_T=\sum_i\sum_j x_{igj}^2-C=69222.15-56637.02=12585.13,\quad v_T=2n-1=28-1=27$$

药物间平方和、自由度及均方分别为

$$\mathrm{SS}_D = \frac{1}{n}\sum_g\left(\sum_i x_{igj}\right)^2 - C = \left(\frac{564.3^2}{14} + \frac{695.0^2}{14}\right) - 56637.02 = 610.09, \quad v_D = g - 1 = 2 - 1 = 1$$

$$\mathrm{MS}_D = \frac{\mathrm{SS}_D}{v_D} = \frac{610.09}{1} = 610.09$$

阶段间平方和、自由度及均方分别为

$$\mathrm{SS}_P = \frac{1}{n}\sum_j\left(\sum_i x_{igj}\right)^2 - C = \left(\frac{641.9^2}{14} + \frac{617.4^2}{14}\right) - 56637.02 = 21.44, \quad v_P = j - 1 = 2 - 1 = 1$$

$$\mathrm{MS}_P = \frac{\mathrm{SS}_P}{v_P} = \frac{21.44}{1} = 21.44$$

研究对象间平方和、自由度及均方分别为

$$\mathrm{SS}_B = \frac{1}{2}\sum_i\left(\sum_g x_{igj}\right)^2 - C = \left(\frac{108.7^2}{2} + \frac{49.0^2}{2} + \cdots + \frac{85.6^2}{2} + \frac{149.4^2}{2}\right) - 56637.02$$
$$= 11777.85, \quad v_B = n - 1 = 14 - 1 = 13$$

$$\mathrm{MS}_B = \frac{\mathrm{SS}_B}{v_B} = \frac{11777.85}{13} = 905.99$$

误差平方和、自由度及均方分别为

$$\mathrm{SS}_E = \mathrm{SS}_T - \mathrm{SS}_D - \mathrm{SS}_P - \mathrm{SS}_B = 12585.13 - 610.09 - 21.44 - 11777.85 = 175.75,$$
$$v_E = n - 2 = 14 - 2 = 12$$

$$\mathrm{MS}_E = \frac{\mathrm{SS}_E}{v_E} = \frac{175.75}{12} = 14.65$$

计算检验统计量

药物间　$$F_D = \frac{\mathrm{MS}_D}{\mathrm{MS}_E} = \frac{610.09}{14.65} = 41.64$$

阶段间　$$F_P = \frac{\mathrm{MS}_P}{\mathrm{MS}_E} = \frac{21.44}{14.65} = 1.46$$

研究对象间　$$F_B = \frac{\mathrm{MS}_B}{\mathrm{MS}_E} = \frac{905.99}{14.65} = 61.84$$

列出方差分析表如表 10.30 所示。

表 10.30　例 10.6 的方差分析表

变异来源	SS	v	MS	F	p
药物	610.09	1	610.09	41.64	< 0.0001
阶段	21.44	1	21.44	1.46	0.2502
研究对象间	11 777.85	13	905.99	61.84	< 0.0001
误差	175.75	12	14.65		
总变异	12 585.13	27			

（3）作出推断结论

对药物组间，根据自由度 $v_D=1$，$v_E=12$ 和 $\alpha=0.05$，查 $F_{(1,12)}$ 分布界值（附表 6）得临界值 $F_{(1,12),1-0.05}=4.75$。由于 $F_D=41.64>F_{(1,12),1-0.05}$，$p<0.05$，故按 $\alpha=0.05$ 的水准拒绝 H_{0D}，接受 H_{1D}，差异有统计学显著性，可认为缓释性吗啡与安慰剂组老年慢性阻塞性肺疾病患者呼吸困难量表评分总体均数不同。类似地，尚不能认为服用缓释性吗啡与安慰剂的顺序对呼吸困难评分有影响，且不同患者呼吸困难评分有显著性差异。

交叉设计的局限是研究周期较长，因此不适合干预期要求较长或病程较短的疾病；此外，受试者退出对试验结果影响大，数据的缺失会破坏自身对照的可比性，增加统计分析难度。

10.5 小　结

在方差分析中考虑多个因素对测量指标的共同影响时需进行多因素方差分析，本章按实验设计类型的不同，分别介绍了随机区组设计、析因设计、重复测量设计和交叉设计资料的方差分析。尽管设计以及考虑因素的数量不同，但方差分析的基本假设（独立性、正态性、方差齐性）保持不变。

随机区组设计是配对设计的拓展，通过设置区组把对处理因素不同水平的比较限制在同一区组中，从而有效控制区组因素的影响以提高实验效率。当区组均数间差异没有显著性时，对结果的解读需谨慎。

析因设计主要用于研究因素之间的交互效应，在该设计中各因素的地位是相同的。分析时应首先通过假设检验推断交互效应是否存在，当交互效应显著时，应进一步作单独效应分析；当交互效应不显著时，应将交互变异项与随机误差项合并后，再对主效应进行分析。

重复测量资料的方差分析是在变异的分解中考虑了相关数据效应的处理，资料除需要满足正态性和方差齐性外，还需满足不同测定时点间组成的协方差矩阵具有球形性特征，需构造检验统计量 W 进行假设检验。当资料的协方差矩阵不满足球形性条件时，必须对测量时间相关的 F 统计量的分子、分母自由度分别进行校正，常用的两种方法为 $G\text{-}G\ \hat{\varepsilon}$ 法和 $H\text{-}F\ \tilde{\varepsilon}$ 法。

交叉设计以患者自身为对照，每一患者均等地接受了每种干预措施，是更为高效的实验设计类型。交叉设计不适合干预期较长或病程较短的疾病。

在后续两章中，我们将继续假设检验内容的学习，但将从参数领域拓广到非参数领域（包括 χ^2 检验与秩和检验），其假设检验的原理一致，只是推断方法将适用于更广泛特征的数据。

案例讨论

案例　在一项“纤维蛋白胶干粉在肝损伤模型上的止血作用”的研究中，某研究者对 9 个窝别的 27 只大鼠建立肝损伤模型，每个窝别中的 3 只大鼠随机接受不同的处理，即空白组、凝血酶组和纤维蛋白胶组。观测大鼠在 30 分钟内的失血量，结果见表 10.31。由于是随机区组设计，该研究者首先对各窝别大鼠 30 分钟内失血量之间的差异做了单因素方差分析，p=0.897，得到了不同窝别间大鼠失血量没有差异结论。该研究者认为无须考虑区组因素并随后采用单因素方差分析比较三种不同的处理方法，$p<0.001$，

认为不同处理对于肝损伤的止血作用存在差别，纤维蛋白胶组高于空白组和凝血酶组。

表 10.31 接受三种不同处理大鼠 30 分钟内失血量（mL）

窝别	空白组	凝血酶组	纤维蛋白胶组
1	3.85	2.14	0.87
2	3.88	1.98	0.36
3	4.56	1.21	0.42
4	3.33	1.45	0.51
5	2.22	0.76	0.83
6	4.44	1.78	0.82
7	4.29	1.55	0.44
8	6.23	4.22	1.23
9	5.55	2.22	0.23

试回答：

（1）针对研究目的，该研究采用的随机区组设计其优势是什么？

（2）该研究者对于区组首先进行独立分析的策略是否妥当，为什么？

（3）随机区组设计的方差分析中应如何考虑区组因素？如果区组因素的影响具有统计学显著性，对结论的影响是什么？反之，对结论的影响又是什么？请结合模型结构进行评价。

（4）随机区组设计的方差分析中需要考察数据的前提条件是什么？如何考察？为什么需要考察这些条件？

思考与练习

一、最佳选择题

1. 随机区组设计方差分析中，一定有________。

A. $SS_T = SS_A + SS_B + SS_E$　　B. $MS_T = MS_A + MS_E$

C. $SS_T = SS_A + SS_E$　　D. $MS_T = MS_A + MS_B + MS_E$

2. 对于某随机区组设计资料，当采用随机区组设计方差分析后，区组因素无统计学显著性时，应________。

A. 谨慎对待，需结合专业知识进行评估，必要时坚持采用区组设计

B. 仍采用区组设计方差分析，因该资料类型为区组设计

C. 必须改为完全随机设计的方差分析，因区组设计无效

D. 以上均不正确

3. 对于 a 个处理组，b 个区组的随机区组设计资料的方差分析，其误差项的自由度为________。

A. $ab-a-b$　　B. $ab-a-b-1$　　C. $ab-a-b-2$　　D. $ab-a-b+1$

4. 3×4 析因设计表示该实验________。

A. 有 3 个因素，每个因素有 4 个水平

B. 有 4 个因素，每个因素有 3 个水平

C. 有 2 个因素，分别有 3 个和 4 个水平

D. 有 1 个因素，共有 12 个水平

5. 两因素析因设计的方差分析中，其总变异分解为________。

A. $SS_T = SS_A + SS_B + SS_{A\times B} + SS_E$　　B. $MS_T = MS_A + MS_B + MS_E$

C. $SS_T = SS_A + SS_B + SS_E$　　D. $MS_T = MS_A + MS_B + MS_{A\times B} + MS_E$

6. 对于 2×3 的析因设计，每个单元内有 5 个观测值，做方差分析时，其误差项的自由度为________。

A. 2　　B. 3　　C. 24　　D. 30

7. 单因素重复测量设计应遵循如下原则________。
   A. 随机分配各时间点的研究对象
   B. 研究中可设置多个处理组，其中一个最好是平行对照
   C. 明确规定重复测量的时间点，每个研究对象按规定时间点依次接受测量
   D. 各个时间点的测量结果相互独立
8. 两因素重复测量资料的方差分析中处理因素与时间因素存在交互作用是指________。
   A. 每个处理组各个时间点的总体均数互不相同
   B. 每个处理组各个时间点的总体均数不全相同
   C. 不同时间点的处理组之间的总体均数差异互不相同
   D. 不同时间点的处理组之间的总体均数差异不全相同
9. 二阶段交叉设计资料方差分析优点是________。
   A. 研究周期短且高效
   B. 比传统的平行组设计更为高效
   C. 缺失值对试验结果的影响不大
   D. 等价于传统的自身为对照的设计，因而高效

二、思考题

根据以下方差分析表回答下列问题：

（1）下述表格分别对应什么样的设计？各设计下的假设条件是什么？

（2）各设计的相同之处和不同之处分别是什么？其侧重点分别为哪些？如何通过变异分解方式来达到其目的？

（3）根据方差分析表的结果作出结论，若必要，给出进一步分析的方案。

设计 1

变异来源	平方和	自由度	均方	*p*
组间	640.85	2	320.43	0.0135
组内	827.41	15	55.16	
总变异	1468.27	17		

设计 2

变异来源	平方和	自由度	均方	*p*
A 因素	15.68	1	15.68	< 0.0001
B 因素	0.11	1	0.11	0.0007
A×B	0.05	1	0.05	0.0133
误差	0.10	16	0.01	
总变异	15.94	19		

设计 3

变异来源	平方和	自由度	均方	*p*
处理组	146.57	1	146.57	0.2436
测量时间	2660.71	2	1330.35	< 0.0001
处理 × 测量时间	138.03	2	69.01	< 0.0001
组内个体间误差	954.71	10	95.47	
观察对象内误差	50.57	20	2.53	
总变异	3950.59	35		

设计 4

变异来源	平方和	自由度	均方	p
药物	8.61	1	8.61	< 0.0001
阶段	0.08	1	0.08	0.4901
受试者间	6.33	11	0.58	0.0238
误差	1.55	10	0.16	
总变异	16.57	23		

三、计算分析题

1. 为探讨人参皂苷 Rg1 对镉诱导大鼠睾丸损伤的保护作用，研究者取 10 窝同种系的雄性大鼠，每窝 3 只，随机分配到 3 个不同处理组。其中对照组腹腔注射生理盐水，氯化镉组腹腔注射氯化镉溶液，Rg1+氯化镉组在腹腔注射氯化镉溶液前还需进行 Rg1 灌胃。2 周后测定大鼠睾丸的金属硫蛋白（MT）含量，测得结果见表 10.32。试比较三种不同处理下大鼠睾丸 MT 含量有无差别。

表 10.32　三种不同处理下大鼠睾丸 MT 含量（μg/g）

窝别	对照组	氯化镉组	Rg1+氯化镉组
1	40.6	78.3	116.3
2	44.8	86.0	124.6
3	36.7	72.1	149.0
4	49.9	95.4	128.8
5	59.8	99.2	134.1
6	54.5	95.9	133.0
7	38.4	76.4	115.6
8	41.6	79.9	117.0
9	46.8	86.5	128.4
10	44.7	85.3	124.3

2. 欲研究染毒和升白细胞药物对小鼠吞噬指数的影响，某研究人员以 0.3mL/kg 剂量纯苯给小鼠皮下注射染毒，每周 3 次，使实验动物白细胞总数下降至染毒前的 50%左右，同时设计未染毒组。两组小鼠进一步按是否给升白细胞药物分为给药组和不给药组，测得结果见表 10.33。试对该资料进行分析。

表 10.33　实验小鼠吞噬指数的检测数据

未染毒		染毒	
不给药	给药	不给药	给药
3.80	3.85	1.85	2.14
3.84	3.90	2.01	2.25
3.96	4.01	2.10	2.33
3.87	3.92	1.92	2.16
3.80	3.84	2.04	2.28

3. 为评价某药物对大鼠骨密度的影响，将 12 只大鼠随机分到实验组和对照组，观察两组大鼠骨密度随时间的变化，结果见表 10.34。分析不同处理组与测量时间对骨密度的影响。

表 10.34　12 只大鼠实验组与对照组的骨密度（mg/cm^3）

编号	实验组			编号	对照组		
	0 天	3 天	7 天		0 天	3 天	7 天
1	219.16	220.62	231.62	7	208.36	218.08	230.15
2	214.24	216.36	231.02	8	205.75	216.73	230.39
3	209.28	207.20	225.83	9	220.83	230.71	244.46
4	205.57	208.05	225.99	10	210.28	218.76	236.86
5	215.35	217.97	233.36	11	208.18	218.49	233.39
6	218.80	217.23	235.22	12	220.73	231.18	242.18

4. 某研究者为研究 A 、B 两种方案治疗 12 名高血压患者的疗效，随机让 1、2、5、8、9、10 号患者第一阶段先用 A 法治疗，第二阶段后用 B 法治疗；3、4、6、7、11、12 号患者第一阶段先用 B 法治疗，第二阶段后用 A 法治疗。记录治疗后收缩压的下降值，结果见表 10.35。试分析 A 、B 两种方案治疗高血压的疗效有无差异。

表 10.35　A、B 两种方案收缩压下降值（mmHg）

阶段	患者编号											
	1	2	3	4	5	6	7	8	9	10	11	12
Ⅰ	A	A	B	B	A	B	B	A	A	A	B	B
	17.6	28.0	10.3	14.0	24.4	17.0	15.1	26.0	30.2	31.8	14.0	17.5
Ⅱ	B	B	A	A	B	A	A	B	B	B	A	A
	13.0	12.6	20.0	27.0	13.4	23.0	26.0	13.0	18.9	28.0	19.4	21.2

第 11 章 χ^2 检验

学习目标： 掌握 χ^2 检验的原理及分析方法，包括不同设计下分类数据的假设检验和对概率模型下的理论分布的拟合优度检验。

在第 8 章中，我们介绍了基于正态理论下的两独立样本率的检验方法，本章将继续讨论分类数据的检验方法，介绍一种用来处理具有 k（$k \geqslant 2$）种可能结果的多个试验的未知概率或比例的检验方法——Pearson χ^2 检验，它以 χ^2 分布为理论基础，主要用于研究两个分类变量之间的关联性，其基本原理是通过比较实际频数和理论频数的分布来进行相关的统计推断。本章主要介绍 2×2 列联表资料的 χ^2 检验、$R\times C$ 列联表资料的 χ^2 检验，以及关于频数分布拟合优度的 χ^2 检验。

11.1 列联表及其对应的概率结构

11.1.1 列联表的基本概念

我们先看以下例子。

例 11.1 某研究拟评价两种用药方案治疗小儿肺炎的效果，将 207 名患儿随机分为两组，其中试验组 104 人采用中药合剂联合头孢呋辛钠治疗，对照组 103 人采用单纯头孢呋辛钠治疗，试验结果见表 11.1。问两组用药方案疗效有无差别？

表 11.1 两种用药方案与疗效的列联表

X	Y		合计	有效率（%）
	有效	无效		
试验组	97	7	104	93.2
对照组	73	30	103	70.9
合计	170	37	207	82.1

表 11.1 涉及两个分类变量：行变量 X 为“分组”，有两个类别（试验组和对照组）；列变量 Y 为“疗效”，也有两个类别（有效和无效）。试验结果共有 4 种可能的组合，如在试验组的 104 名患者中，有 97 人治疗有效，有 7 人治疗无效；在对照组的 103 名患者中，有 73 人治疗有效，30 人治疗无效。

称这种由行及列交叉分类形成的表为列联表（contingency table）。在列联表中，数据可以被两个不同变量的交叉分组所分类，其中每一个变量都有两个（或多个）可能的结果。一个变量可以任意放在行（或列）上，而另一个则指定在列（或行）上。列联表依据它的行数和列数命名，如例 11.1 中的两行及两列组成的表称为 2×2 列联表，亦称四格表（fourfold table），它是最简单且是在生物统计学中最常用的一种形式。当变量类别数增加时，即行数或列数大于 2 的时候，此时的列联表就称为 $R\times C$ 列联表，其中 R（row）表示行变量分类的个数，C（column）表示列变量分类的个数。

1. 列联表的结构 假设两个分类变量 X 和 Y 分别有 R 个和 C 个类别，X_iY_j $(i=1, 2, \cdots, R;\ j=1, 2, \cdots, C)$ 表示实验可能出现的所有结果，以单元格的形式表示。用 n_{ij} 表示出现在每个单元格（i, j）内的观测频数，即在 n 次实验中事件 X_iY_j 出现的频数服从多项分布。$R\times C$ 列联表的结构见表 11.2。

表 11.2 $R\times C$ 列联表的结构

变量 X	变量 Y				$n_{i\cdot}$
	Y_1	Y_2	…	Y_C	
X_1	n_{11}	n_{12}	…	n_{1C}	$n_{1\cdot}$
X_2	n_{21}	n_{22}	…	n_{2C}	$n_{2\cdot}$
⋮	⋮	⋮	⋮	⋮	⋮
X_R	n_{R1}	n_{R2}	…	n_{RC}	$n_{R\cdot}$
$n_{\cdot j}$	$n_{\cdot 1}$	$n_{\cdot 2}$	…	$n_{\cdot C}$	n

表 11.2 中几个符号的说明如下：

（1）行合计数：指每一行实际频数的和，也称行边际（row margin）。记为 $n_{i\cdot}$，$n_{i\cdot}=\sum\limits_{j=1}^{C}n_{ij}$。

（2）列合计数：指每一列实际频数的和，也称列边际（column margin）。记为 $n_{\cdot j}$，$n_{\cdot j}=\sum\limits_{i=1}^{R}n_{ij}$。

（3）总合计数：指 $R\times C$ 个单元格中实际频数总和，记为 n，$n=\sum\limits_{j=1}^{C}\sum\limits_{i=1}^{R}n_{ij}$。

2. 列联表的概率结构 列联表的概率分为联合概率和边际概率。表 11.3 给出了与表 11.2 相对应的单元格概率。

表 11.3 $R\times C$ 列联表的概率结构

变量 X	变量 Y				$\pi_{i\cdot}$
	Y_1	Y_2	…	Y_C	
X_1	π_{11}	π_{12}	…	π_{1C}	$\pi_{1\cdot}$
X_2	π_{21}	π_{22}	…	π_{2C}	$\pi_{2\cdot}$
⋮	⋮	⋮	⋮	⋮	⋮
X_R	π_{R1}	π_{R2}	…	π_{RC}	$\pi_{R\cdot}$
$\pi_{\cdot j}$	$\pi_{\cdot 1}$	$\pi_{\cdot 2}$	…	$\pi_{\cdot C}$	1

表 11.3 中，$\pi_{ij}=P(X_iY_j)$ $(i=1, 2, \cdots, R;\ j=1, 2, \cdots, C)$ 称为联合概率，表示从目标总体中随机抽取的个体按照分类变量 X 和 Y 交叉分类，落在变量 X_iY_j 交叉单元格中的概率。概率 π_{ij} 构成了 X 和 Y 的联合分布，满足 $\sum\limits_{j=1}^{C}\sum\limits_{i=1}^{R}\pi_{ij}=1$。

对联合概率按行或按列求和所得到的概率称为边际概率，每个边际概率都是一个变量的概率分布，即行变量的边际概率为 $\pi_{i\cdot}$， $\pi_{i\cdot}=\sum_{j=1}^{C}\pi_{ij}$ ；列变量的边际概率为 $\pi_{\cdot j}$， $\pi_{\cdot j}=\sum_{i=1}^{R}\pi_{ij}$ ，满足条件 $\sum_{i=1}^{R}\pi_{i\cdot}=\sum_{j=1}^{C}\pi_{\cdot j}=1$ 。

3. 独立性 在列联表中，两个变量相互独立的充分必要条件是：列联表中每一单元格的联合概率等于相应行、列边际概率的乘积，满足

$$\pi_{ij}=\pi_{i\cdot}\pi_{\cdot j}\ (i=1,\ 2,\ \cdots,\ R;\ j=1,\ 2,\ \cdots,\ C) \tag{11.1}$$

即分类变量 X 落入第 i 行且 Y 落入第 j 列的联合概率等于 X 落入第 i 行和 Y 落入第 j 列的两个边际概率的乘积。

由于参数 π 往往未知，需要使用样本统计量 p 来估计总体参数 π，于是联合概率 π_{ij} 的估计值可以表示为

$$p_{ij}=\frac{n_{ij}}{n} \tag{11.2}$$

相应地，边际概率 $\pi_{i\cdot}$ 和 $\pi_{\cdot j}$ 的估计值分别为

$$p_{i\cdot}=\frac{n_{i\cdot}}{n}\ 和\ p_{\cdot j}=\frac{n_{\cdot j}}{n} \tag{11.3}$$

在独立性假定下，联合概率与边际概率的关系采用估计值表示为

$$p_{ij}=p_{i\cdot}p_{\cdot j}=\frac{n_{i\cdot}}{n}\times\frac{n_{\cdot j}}{n} \tag{11.4}$$

11.1.2 列联表数据的独立性检验原理

列联表设计的一个重要作用是可以用来检验两个分类变量间的独立性，如在例 11.1 中我们需要检验疗效是否与用药方案有关联，这种类型的检验称为分类资料的独立性检验（test of independence），亦称关联性检验（test of association），其假设检验思想与第 8 章两独立样本率的检验相同，但却从不同的角度来考察数据。列联表法是通过判断表中实际频数与理论频数是否相符来进行独立性检验的，因此，要完成这类检验，就需要在实际频数表（表 11.2）的基础上发展一种理论频数表，它也是列联表，是由在独立性条件（ H_0 ）下单元格内的理论频数所构成。

如同上节所述，在列联表分析中，无效假设 H_0 为两个分类变量是独立的，即

$$H_0:\ \pi_{ij}=\pi_{i\cdot}\pi_{\cdot j}\ (i=1,\ 2,\ \cdots,\ R;\quad j=1,\ 2,\ \cdots,\ C)$$

这样，在 H_0 成立时，对于样本量为 n 的样本，其单元格实际频数为 n_{ij}，而理论频数估计为

$$T_{ij}=np_{ij}=np_{i\cdot}p_{\cdot j}=n\left(\frac{n_{i\cdot}}{n}\right)\left(\frac{n_{\cdot j}}{n}\right)=\frac{n_{i\cdot}n_{\cdot j}}{n} \tag{11.5}$$

即任一单元格的理论频数等于相应的行合计数乘以列合计数再除以总合计数。

在表 11.2 和表 11.3 基础上，我们分别计算各单元格的理论频数，并列表于 11.4。

表 11.4 $R \times C$ 列联表各单元格实际频数和理论频数

变量 X	变量 Y				$n_{i\cdot}$
	Y_1	Y_2	…	Y_C	
X_1	$n_{11}(T_{11})$	$n_{12}(T_{12})$	…	$n_{1C}(T_{1C})$	$n_{1\cdot}$
X_2	$n_{21}(T_{21})$	$n_{22}(T_{22})$	…	$n_{2C}(T_{2C})$	$n_{2\cdot}$
⋮	⋮	⋮	⋮	⋮	⋮
X_R	$n_{R1}(T_{R1})$	$n_{R2}(T_{R2})$	…	$n_{RC}(T_{RC})$	$n_{R\cdot}$
$n_{\cdot j}$	$n_{\cdot 1}$	$n_{\cdot 2}$	…	$n_{\cdot C}$	n

从式（11.5）可以看出，每一行（或列）理论频数的总和应该与对应的实际频数表中的行（或列）的合计数相同。理论频数可以取小数，计算上四舍五入造成的误差可以忽略。

我们通过比较实际频数与理论频数的分布，即比较 n_{ij} 和 T_{ij} 来判断无效假设 H_0 是否成立。如果 H_0 成立，每个单元格的 n_{ij} 和 T_{ij} 就应该十分地接近，即实际频数分布与理论频数分布具有很好的一致性；反之，n_{ij} 和 T_{ij} 相差越大，越有理由拒绝 H_0。那么两分布间差异达到什么程度才可以拒绝 H_0 呢？K. Pearson 于 1900 年提出了 χ^2 统计量来衡量实际频数与理论频数的差异程度，并给出了大样本下 H_0 为真时统计量的近似分布，有

$$\chi^2 = \sum_{j=1}^{C}\sum_{i=1}^{R}\frac{(n_{ij}-T_{ij})^2}{T_{ij}} \dot{\sim} \chi^2(v) \tag{11.6}$$

由于 $\sum_{j=1}^{C}\sum_{i=1}^{R}\pi_{ij}=1$，$\sum_{i=1}^{R}\pi_{i\cdot}=\sum_{j=1}^{C}\pi_{\cdot j}=1$，$R\times C$ 个参数中仅有 $R+C-2$ 个是独立的，故自由度 $v=R\times C-1-(R+C-2)=(R-1)(C-1)$。

在给定的检验水准 α 下，

如果 $\chi^2 > \chi^2_{v,1-\alpha}$，则拒绝 H_0；

如果 $\chi^2 \leqslant \chi^2_{v,1-\alpha}$，则不拒绝 H_0。

图 11.1 给出了在 2×2 列联表，即自由度 $v=(2-1)\times(2-1)=1$ 情形下 χ^2 检验的拒绝域和不拒绝域的示意图。

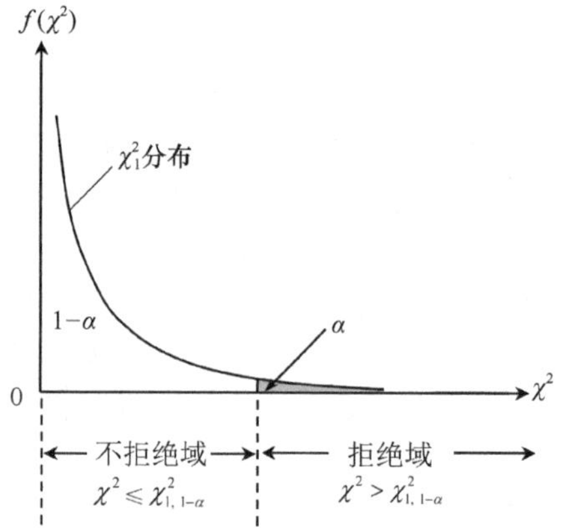

图 11.1 四格表 χ^2 检验的拒绝域和不拒绝域示意图

χ^2 检验中的 p 值是超过检验统计量 χ^2 值的右尾概率。

需要说明的是，χ^2 检验统计量只是近似服从 χ^2 概率分布，这种近似程度会随着样本量的增加而改善，样本量越大，其近似效果越好。

11.2 四格表资料的 χ^2 检验

按照资料性质及设计类型，四格表（即 2×2 表）资料的 χ^2 检验可分为完全随机设计和配对设计两种形式。

11.2.1　独立样本资料的 χ^2 检验

如例 11.1 所示，将研究对象（207 名患者）进行随机分为两组，并给予不同的用药方案，研究的目的是比较两种用药方案的疗效是否有差别。若两组总体疗效相同，就等价于疗效和用药方案的类别没有关联。

解例 11.1　令试验组的总体有效率为 π_1，对照组的总体有效率为 π_2，检验过程如下：

（1）建立检验假设，确定检验水准 α

H_0：$\pi_1=\pi_2$，即两种用药方案总体有效率相同（即疗效独立于用药方案）

H_1：$\pi_1\neq\pi_2$，即两种用药方案总体有效率不同

$\alpha=0.05$

（2）在 H_0 成立条件下计算各单元格的理论频数，由式（11.5），有

$$T_{11}=\frac{n_{1\cdot}n_{\cdot1}}{n}=\frac{104\times170}{207}=85.41$$

$$T_{12}=\frac{n_{1\cdot}n_{\cdot2}}{n}=\frac{104\times37}{207}=18.59$$

$$T_{21}=\frac{n_{2\cdot}n_{\cdot1}}{n}=\frac{103\times170}{207}=84.59$$

$$T_{22}=\frac{n_{2\cdot}n_{\cdot2}}{n}=\frac{103\times37}{207}=18.41$$

将表 11.1 改写成表 11.5 的形式，即将理论频数写在与实际频数相应的括号内，有

表 11.5　两种用药方案与疗效交叉分类下的实际频数与理论频数表

分组 X	疗效 Y		合计
	有效	无效	
试验组	97（85.41）	7（18.59）	104
对照组	73（84.59）	30（18.41）	103
合计	170	37	207

在 2×2 表中，任一单元格中的实际频数和理论频数之差的绝对值是相等的，如表 11.5 中各差值的绝对值均为 11.59。

（3）计算检验统计量 χ^2 值

$$\chi^2=\frac{(97-85.41)^2}{85.41}+\frac{(7-18.59)^2}{18.59}+\frac{(73-84.59)^2}{84.59}+\frac{(30-18.41)^2}{18.41}$$
$$=17.68$$

$$v=(R-1)(C-1)=(2-1)\times(2-1)=1$$

（4）作出推断结论：在行列合计固定的条件下，上述 χ^2 统计量近似服从自由度 v=1 的 χ_1^2 分布。根据 $\alpha=0.05$，查 χ_1^2 分布界值（附表 4）有 $\chi^2_{1,1-0.05}=3.84$，由于 $\chi^2=17.68>3.84$，p=0.00003 < 0.05，故按 $\alpha=0.05$ 水准拒绝 H_0，认为两种用药方案治疗的总体有效率不同，联合用药比单独用药治疗小儿肺炎更有效。

有两点需要注意：①四格表 χ^2 检验是通过实际频数与理论频数分布的相对差异大小来检验两总体率是否不同，所以这里 χ^2 检验是双侧检验，但由 χ^2 统计量的构造可知相应 p 值对应于 χ^2 分布曲线下检验统计量右侧尾部的面积；②上述检验方法当且仅当二项分布近似于正态分布时有效，这就要求观察总数不能太小（一般要求 $n \geqslant 40$），并且对所有单元格估计理论频数 $T \geqslant 5$，以保证正态近似是成立的。当 $n < 40$ 或理论频数 $T < 5$ 时，应使用精确概率法（见 11.2.5 节）。

11.2.2 四格表资料 χ^2 统计量的连续性校正

式（11.6）显示的 χ^2 统计量近似服从 χ^2 分布是在大样本条件下成立的，因这个检验方法当且仅当二项分布近似于正态分布时才有效。当样本量较小时，χ^2 统计量的分布与 χ^2 分布的误差会变大，计算 χ^2 所得的 p 值往往偏低，此时可考虑对 χ^2 统计量作连续性校正。英国统计学家耶茨（F. Yates）于 1934 年根据二项分布的连续性校正基础上的正态近似理论，提出一种校正的统计量 χ_c^2 来改善其对 χ^2 分布的近似程度，称为连续性校正（continuity correction），也称 Yates 校正（Yates' correction），其校正公式为

$$\chi_c^2 = \sum_{j=1}^{2}\sum_{i=1}^{2}\frac{\left(\left|n_{ij} - T_{ij}\right| - 0.5\right)^2}{T_{ij}} \tag{11.7}$$

这里的连续性校正是对每一个单元格，用 $\left(\left|n_{ij} - T_{ij}\right| - 0.5\right)^2 \Big/ T_{ij}$ 代替 $\left(n_{ij} - T_{ij}\right)^2 \Big/ T_{ij}$，在样本量较小时，连续性校正比不校正可产生更精确的 p 值。

继例 11.1，求表 11.1 的校正 χ^2 值。

解 计算 $\left|n_{ij} - T_{ij}\right| = 11.59$，代入式（11.7）得

$$\chi_c^2 = (11.59 - 0.5)^2\left(\frac{1}{85.41} + \frac{1}{18.59} + \frac{1}{84.59} + \frac{1}{18.41}\right) = 16.19$$

其对应的 p=0.00006，对比不校正前的 p=0.00003，其差异是非常微小的。

需要强调的是，χ^2 连续性校正也需 4 个单元格的理论频数 $T \geqslant 5$。

采用式（11.6）和式（11.7）计算的 χ^2 值，需要预先计算出各单元格的理论频数，计算繁琐，经简单数学推导，可得四格表资料 χ^2 检验的专用公式。

记 $n_{11} = a,\ n_{12} = b,\ n_{21} = c,\ n_{22} = d$，则式（11.6）可以转化为

$$\chi^2 = \frac{(ad - bc)^2 n}{(a+b)(c+d)(a+c)(b+d)} \tag{11.8}$$

同理，计算 χ^2 统计量连续性校正的专用公式为

$$\chi_c^2 = \frac{\left(|ad - bc| - \frac{n}{2}\right)^2 n}{(a+b)(c+d)(a+c)(b+d)} \tag{11.9}$$

这里应注意的是，尽管专用公式的内容里减少了理论频数 T 的计算，但样本量 $n \geqslant 40$ 以及所有单元格的理论频数 $T \geqslant 5$ 的条件仍然要具备。

最后，对于四格表中是否需要做连续性校正存在较大的分歧。一般认为，使用连续性校正求得的 p 值稍微偏大，不易获得显著性结论；但校正的方法在文献中使用得更加广泛。

当遇到校正与不校正的结果相互矛盾时，改用四格表资料的费希尔（Fisher）精确概率法较为稳妥（见 11.2.5 节）。

11.2.3　χ^2 统计量的加和

事实上，χ^2 分布具有独立可加性，n 个相互独立的 χ^2 分量之和仍服从 χ^2 分布。其自由度的和为各 χ^2 分量自由度之和。可表示为

$$\chi^2 = \chi^2_{(1)} + \chi^2_{(2)} + \cdots + \chi^2_{(n)},\quad \nu = \nu_{(1)} + \nu_{(2)} + \cdots + \nu_{(n)} \tag{11.10}$$

χ^2 值合并就是根据此原理，对若干个相同设计的独立实验结果分别求 χ^2 值，然后将每次的 χ^2 值求和，自由度也同时相加，根据总的 χ^2 值判断能否拒绝原假设。此时要求实验效应的方向一致，即各独立实验的单元格实际频数和理论频数差值 $n_{ij} - T_{ij}$ 的正负方向对应相同。

例 11.2　为研究某种止血剂的止血效果与时间的关系，采用犬股动脉出血模型进行止血实验，共进行了六次实验，每次实验均分为样本量相同的两组，分别予以加药压迫 3min 和 5min 的止血处理，结果见表 11.6。问加药压迫 3min 和 5min 的止血成功率有无差别？

表 11.6　加药压迫 3min 和 5min 止血成功情况

实验序号（i）	每组例数	止血成功例数		$\chi^2_{(i)}$
		3min 组	5min 组	
1	10	2	3	0.27
2	10	3	6	1.82
3	14	4	10	5.14
4	14	7	9	0.58
5	16	2	7	3.87
6	16	6	11	3.14

解　（1）建立检验假设，确定检验水准 α

H_0：$\pi_1 = \pi_2$，即加药压迫 3min 组和 5min 组止血成功率相同

H_1：$\pi_1 \neq \pi_2$，即加药压迫 3min 组和 5min 组止血成功率不同

$\alpha = 0.05$

（2）计算检验统计量 χ^2 值

根据题意，可得 χ^2 分量之和为

$$\chi^2 = \chi^2_{(1)} + \chi^2_{(2)} + \cdots + \chi^2_{(6)} = 0.27 + 1.82 + \cdots + 3.14 = 14.82$$

$$\nu = \nu_{(1)} + \nu_{(2)} + \cdots + \nu_{(6)} = 1 + 1 + \cdots + 1 = 6$$

（3）作出推断结论：根据 $\nu = 6$，$\alpha = 0.05$，查 χ_6^2 分布界值（附表 4）得临界值 $\chi^2_{6,1-0.05} = 12.59$，由于 $\chi^2 = 14.82 > \chi^2_{6,1-0.05}$，$p < 0.05$，故按 $\alpha = 0.05$ 水准拒绝 H_0，接受 H_1，认为加药压迫 3min 组和 5min 组止血成功率不同，加药压迫 5min 组止血成功率更高。

上述将若干个相同设计的独立试验结果相加进行综合评价的方法可以弥补小样本实验效率的不足。但需要注意的是，采用多少次独立实验的结果相加，在实验设计中就应该明确。

11.2.4 配对设计资料的 χ^2 检验

医学研究中，对同一批样品采用两种不同方法检测，或对一批配对样品进行检测，当其结果均为二分类时（如阳性、阴性），这种资料可以整理成配对设计四格表的形式，此时应采用配对设计资料的 χ^2 检验，也称 McNemar 检验。

例 11.3 某检验科用两种培养基对同一批 210 份痰液标本进行培养，结果见表 11.7。试检验两种培养基的培养阳性率是否存在差异。

表 11.7 两种培养基的痰液培养结果

甲培养基	乙培养基		合计
	+	−	
+	36	5	41
−	34	135	169
合计	70	140	210

本例 210 份痰液标本中，有 171（36+135）份在两种培养基上的结果相同，我们称为一致对，而两种培养基的结果不同的有 39（34+5）对，我们称为不一致对。甲培养基的阳性率为 41/210，乙培养基的阳性率为 70/210，其中有 36 份痰液标本甲、乙培养基的结果均为阳性，于是两个阳性率是不独立的，故无法计算理论频数。由于一致对在评价两种培养基的差异时不提供信息，因此我们只着眼于分析两法结果不一致的地方。

记 $n_{++}=a,\ n_{+-}=b,\ n_{-+}=c,\ n_{--}=d$，表 11.8 是配对设计下四格表资料的一般表达形式，不一致对中有 b 对甲法处理后结果为阳性而用乙法处理后结果为阴性，有 c 对乙法处理后结果为阳性而用甲法处理后结果为阴性。

表 11.8 配对设计下的四格表资料

甲法	乙法		合计
	+	−	
+	a（+ +）	b（+ −）	$a+b$
−	c（− +）	d（− −）	$c+d$
合计	$a+c$	$b+d$	n

表 11.8 中，a 和 d 表示甲乙两种方法检测的一致对数；b 和 c 表示甲乙两种方法检测的不一致对数，如上所述，在检验两种方法有无差异时，只需要利用 b 和 c 提供的信息即可。

检验假设为

$$H_0：\pi_b=\pi_c=0.5,\quad H_1：\pi_b\neq\pi_c$$

对于样本，我们有 $p_b=\dfrac{b}{b+c}$，$p_c=\dfrac{c}{b+c}$。

在 H_0 成立的条件下，$E(b)=E(c)=(b+c)/2$，$Var(b)=Var(c)=(b+c)/4$（根据二项分布理论）。在满足二项分布近似正态分布的前提下，近似有效性的一个更严格的条件是 $npq=(b+c)/4\geqslant 5$，即 $b+c\geqslant 20$，故配对 χ^2 检验的使用条件是 $b+c\geqslant 20$。

检验统计量为

$$\chi^2=\frac{\left(b-\frac{b+c}{2}\right)^2}{\frac{b+c}{2}}+\frac{\left(c-\frac{b+c}{2}\right)^2}{\frac{b+c}{2}}=\frac{(b-c)^2}{b+c} \tag{11.11}$$

近似服从自由度 $v=1$ 的 χ^2 分布。

类似的，连续性校正公式为

$$\chi_c^2=\frac{(|b-c|-1)^2}{b+c}\dot{\sim}\chi^2(v) \tag{11.12}$$

对于检验水准 α，

如果 $\chi^2>\chi^2_{1,1-\alpha}$，则拒绝 H_0；

如果 $\chi^2\leqslant\chi^2_{1,1-\alpha}$，则不拒绝 H_0。

解例 11.3

（1）建立检验假设，确定检验水准 α

H_0：两种培养基的培养阳性率相同

H_1：两种培养基的培养阳性率不同

$\alpha=0.05$

（2）计算检验统计量

本题 $b+c=5+34=39>20$，采用式（11.11）计算，检验统计量为

$$\chi^2=\frac{(b-c)^2}{b+c}=\frac{(5-34)^2}{5+34}=21.56$$

如采用连续性校正，检验统计量采用式（11.12）计算为

$$\chi_c^2=\frac{(|b-c|-1)^2}{b+c}=\frac{(|5-34|-1)^2}{5+34}=20.10$$

（3）作出推断结论：根据 $v=1$，$\alpha=0.05$，查 χ_1^2 分布界值（附表 4）得临界值 $\chi^2_{1,1-0.05}=3.84$，无论校正与否均有 $\chi^2>3.84$，$p<0.05$，按 $\alpha=0.05$ 水准拒绝 H_0，接受 H_1。可认为两种培养基培养痰液标本的阳性率不同，乙培养基的阳性率较高。

需要说明的是，当配对设计下如果需要检验两分类变量是否存在关联时，仍要采用式（11.8）或式（11.9）计算。

11.2.5 Fisher 精确概率法

1. 四格表精确概率法 为方便理解，将表 11.2 中的符号 n_{ij} 改写为表 11.9 对应的字母 (a, b, c, d) 形式。我们已经知道，应用四格表做假设检验时，要求任一单元格的理论频数 $T\geqslant 5$，若有理论频数 $T<5$，尤其是当总观察数 $n<40$ 时，应使用 Fisher 精确概率法（Fisher's exact test）直接计算。

表 11.9 独立设计的四格表数据结构

变量 X	变量 Y		合计
	Y_1	Y_2	
X_1	a	b	$a+b$
X_2	c	d	$c+d$
合计	$a+c$	$b+d$	n

Fisher 精确概率法的理论依据是超几何分布，其原理如下：

在四格表周边合计固定的条件下，也就是说，X_1 和 X_2 的行合计分别固定在 $a+b$ 及 $c+d$；Y_1 和 Y_2 的列合计分别固定在 $a+c$ 及 $b+d$，由排列组合原理可知，每一行合计的构成方法种数为

$$\frac{n!}{(a+b)!(c+d)!}$$

同理，每一列合计的构成方法种数为

$$\frac{n!}{(a+c)!(b+d)!}$$

如果 X 与 Y 相互独立，则具有上述行合计和列合计四格表的构成方法种数为

$$\frac{n!}{(a+b)!(c+d)!}\times\frac{n!}{(a+c)!(b+d)!}$$

在四格表周边合计固定的条件下，4 个格点中只要有一个数值确定，另外 3 个也随之确定，因此，X_1Y_1 的观察数为 a，即该表内部 $(a,\ b,\ c,\ d)$ 构成的方法种数为

$$\frac{n!}{a!b!c!d!}$$

因此，X_1Y_1 的观察数为 a 的概率为

$$\frac{n!}{a!b!c!d!}\bigg/\left[\frac{n!}{(a+b)!(c+d)!}\times\frac{n!}{(a+c)!(b+d)!}\right]$$
$$=\frac{(a+b)!(c+d)!(a+c)!(b+d)!}{a!b!c!d!n!}$$

其服从超几何分布，即该四格表内部构成为 $(a,\ b,\ c,\ d)$ 的概率计算公式为

$$p_i=\frac{(a+b)!(c+d)!(a+c)!(b+d)!}{a!b!c!d!n!} \tag{11.13}$$

其中，i 表示与实际频数表有相同边际的可能的四格表的序号。

假设检验时，首先根据实际频数表计算所有组合四格表的概率 p_i，设原四格表（表 11.9）的概率为 p^*，然后计算 $p_i \leqslant p^*$ 时的单侧或双侧的累计概率，并与检验水准相比较，作出统计推断。

例 11.4 为比较运动员和健康志愿者髌骨韧带止点处滑膜炎的发生率，对 14 名女性职业运动员和 19 名女性健康志愿者的双侧髌骨韧带进行超声检查，结果见表 11.10。

表 11.10 女性职业运动员与健康志愿者的滑膜炎发生情况

组别	滑膜炎		合计
	发生	未发生	
女性职业运动员	7	7	14
女性健康志愿者	2	17	19
合计	9	24	33

分析应用条件：此处四格表中 a 单元格的理论频数 $T_{11}=3.82<5$，且总数 $n<40$。采用 Fisher 精确概率法直接计算，按以下步骤进行：

（1）建立检验假设，确定检验水准 α

$H_0:\pi_1=\pi_2$，两组髌骨韧带止点处滑膜炎总体发生率相同

$H_1:\pi_1\neq\pi_2$，两组髌骨韧带止点处滑膜炎总体发生率不同

$\alpha=0.05$

（2）列出所有与实际频数表有相同边际的可能的四格表（图 11.2）

序号 i	四格表	p_i
1	0 14 / 9 10	0.002395
2	1 13 / 8 11	0.027437
3	2 12 / 7 12	0.118892
4	3 11 / 6 13	0.256074
5	4 10 / 5 14	0.301802
6	5 9 / 4 15	0.201201
7	6 8 / 3 16	0.075451
8	7 7 / 2 17	0.015217
9	8 6 / 1 18	0.001479
10	9 5 / 0 19	0.000052

图 11.2 四格表行、列合计固定时内部构成的各种组合

（3）按式（11.13）计算每个四格表的精确概率

在样本四格表行、列合计不变的条件下，依次增加四格表中最小合计数所对应的单元格的频数可得到各种组合的四格表，四格表个数为“周边合计中最小数+1”。本例图 11.2 中，周边合计最小者为 9，于是第 1 个单元格的实际频数是从 0 依次增至 9，可得图 11.2 中的 10 个四格表。

按式（11.13）计算第 i 个四格表的概率值 p_i。序号 8 的四格表是样本原四格表，该四格表的概率为

$$p^*=p_8=\frac{14!19!9!24!}{7!7!2!17!33!}=0.015217$$

（4）作出推断结论

将所有满足 $p_i\leqslant p_8$ 的四格表 p_i 求和，称为双侧概率。也可将样本四格表之前（或之后）所有满足 $p_i\leqslant p_8$ 的 p_i 求和，称为单侧概率。

本例双侧概率为

$$\begin{aligned}p_{双侧}&=p_1+p_8+p_9+p_{10}\\&=0.002395+0.015217+0.001479+0.000052=0.0191\end{aligned}$$

故 $p<0.05$，按 $\alpha=0.05$ 的水准拒绝 H_0，接受 H_1，可认为女性职业运动员和女性健康志愿者髌骨韧带止点处滑膜炎的发生率不同。

若对本例做单侧检验，检验假设为：$H_0:\pi_1=\pi_2$，$H_1:\pi_1>\pi_2$。

计算单侧概率为

$$p_{单侧} = p_8 + p_9 + p_{10} = 0.015217 + 0.001479 + 0.000052 = 0.0167$$

因 $p < 0.05$，按 $\alpha = 0.05$ 的水准拒绝 H_0，接受 H_1，认为女性职业运动员的髌骨韧带止点处滑膜炎的发生率大于女性健康志愿者。

事实上，Fisher 精确概率法可以对任何 2×2 列联表给出精确结果，但由于其计算过程复杂，实践中常应用于单元格内理论频数少的情形。

2. 配对设计精确概率法 对于配对设计四格表资料，当 $b+c<20$ 时，用正态分布近似二项分布是不合适的，这时应改用精确概率法。

例 11.5 某研究欲比较两种正电子发射断层扫描示踪剂对肺癌的判断结果，采用脱氧胸腺嘧啶核苷（[^{18}F]-FLT）和氟代脱氧葡萄糖（[^{18}F]-FDG）示踪剂对 20 名疑似患者进行成像，结果见表 11.11。试分析基于两种示踪剂判断肺癌的阳性率是否有差异。

表 11.11 基于两种示踪剂的判断结果

[^{18}F]-FLT	[^{18}F]-FDG		合计
	阴性	阳性	
阴性	3	7	10
阳性	1	9	10
合计	4	16	20

本例 $b+c=8<20$，宜采用二项分布计算精确概率。

（1）建立检验假设，确定检验水准 α

$H_0:\pi_b=\pi_c=0.5$，即基于两种示踪剂判断肺癌的阳性率相同

$H_1:\pi_b\neq\pi_c$，即基于两种示踪剂判断肺癌的阳性率不同

$\alpha=0.05$

（2）计算精确概率，作出统计推断

当 H_0 成立时，测量结果落在 b、c 任一单元格的频数 X 服从二项分布 $B(b+c,\ 0.5)$。令 $k=\min(b,\ c)$，于是双侧检验的 p 值为所有满足 $p_i \leqslant p(X=k)$ 的 p_i 之和。

本例 $b+c=8$，$k=\min(7,1)=1$，$\pi=0.5$，二项分布 $B(8,\ 0.5)$ 是对称分布，因此双侧检验的概率

$$p_{双侧} = 2\times(p_0+p_1) = 2\times(0.00391+0.03125) = 0.0703$$

故 $p>0.05$，按 $\alpha=0.05$ 水准不拒绝 H_0，尚不能认为基于两种示踪剂判断肺癌的阳性率有差异。

11.3 多个独立样本 $R\times C$ 列联表资料的 χ^2 检验

与 2×2 列联表的假设检验相似，$R\times C$ 列联表独立性检验也是通过比较实际频数与理论频数相对差异的大小，运用 χ^2 检验来完成的。

11.3.1 多个独立样本率的比较

例 11.6 某医院采用三种不同方法防治产后出血：缩宫素针（A）、米索前列醇片（B）和

缩宫素针加米索前列醇片（C），经随机分组后 600 名产妇接受上述不同的防治方案，以产后 2 小时内阴道出血量 < 200mL 定义为有效，结果见表 11.12，试比较不同方法防治产后出血的疗效。

表 11.12 三种方法防治产后出血的疗效

治疗方案	疗效		合计	有效率（%）
	有效	无效		
A	150	50	200	75.0
B	184	16	200	92.0
C	198	2	200	99.0
合计	532	68	600	88.7

解 这是三个独立样本率的比较，χ^2 检验的步骤如下：

（1）建立检验假设，确定检验水准 α

$H_0: \pi_A = \pi_B = \pi_C$，即三种方法防治产后出血疗效相同

$H_1: \pi_A, \pi_B, \pi_C$ 不全相等，即三种方法防治产后出血疗效不全相同

$\alpha = 0.05$

（2）计算检验统计量 χ^2 值

在 H_0 成立的条件下，各单元格的理论频数为

$$T_{11} = \frac{n_{1\cdot}n_{\cdot 1}}{n} = \frac{200 \times 532}{600} = 177.33$$

$$T_{12} = \frac{n_{1\cdot}n_{\cdot 2}}{n} = \frac{200 \times 68}{600} = 22.67$$

$$\vdots$$

$$T_{32} = \frac{n_{3\cdot}n_{\cdot 2}}{n} = \frac{200 \times 68}{600} = 22.67$$

各单元格理论频数列于表 11.13 对应括号中。

表 11.13 三种方法防治产后出血疗效理论频数的计算

治疗方案	疗效		合计
	有效	无效	
A	150（177.33）	50（22.67）	200
B	184（177.33）	16（22.67）	200
C	198（177.33）	2（22.67）	200
合计	532	68	600

根据式（11.6），检验统计量 χ^2 为

$$\chi^2 = \sum_j \sum_i \frac{(n_{ij} - T_{ij})^2}{T_{ij}}$$

$$= \frac{(150 - 177.33)^2}{177.33} + \frac{(184 - 177.33)^2}{177.33} + \cdots + \frac{(2 - 22.67)^2}{22.67}$$

$$= 60.63,$$

$$\nu = (3-1)\times(2-1) = 2$$

（3）作出推断结论：按 $\nu = 2$，$\alpha = 0.05$，查 χ_2^2 分布界值（附表 4）得临界值 $\chi_{2,1-0.05}^2 = 5.99$，由于 $\chi^2 = 60.63 > 5.99$，故按 $\alpha = 0.05$ 水准拒绝 H_0，接受 H_1，认为上述三种方法防治产后出血的疗效不全相同。

类似于四格表，$R\times C$ 列联表 χ^2 统计量的简化计算公式为

$$\chi^2 = n\left(\sum_j\sum_i \frac{n_{ij}^2}{n_{i\bullet}n_{\bullet j}} - 1\right) \tag{11.14}$$

这样可以避开计算理论数的繁杂过程，但同样需要对理论频数太小（$T < 5$）的格子给予关注。

同 2×2 列联表一样，当理论频数太小时 $R\times C$ 列联表资料也不应使用 χ^2 检验。英国统计学家柯奇拉（W. G. Cochran）建议只有同时满足下列条件时使用 χ^2 检验：

（1）理论频数 $T < 5$ 的单元格数不超过单元格总数的 1/5。

（2）没有一个单元格的理论频数 $T < 1$。

如果理论频数不能满足上述要求，可考虑以下方法：

（1）增加样本量以增加理论频数，这是最好的选择，因为没有损失现有设计的任何信息。

（2）结合专业知识可以考虑将该单元格所在行（或列）与其相邻的行（或列）进行合并，以增加其理论频数，但合并后会损失部分信息。

（3）直接采用 $R\times C$ 列联表的 Fisher 精确概率法，可以借助统计软件实现。

$R\times C$ 列联表不需要使用连续性校正，因为经验发现这个校正不会增加对 χ^2 分布的近似性。此外，$R\times C$ 列联表资料的 χ^2 检验仅适用于行列变量双向无序的情形，对于单向有序或双向有序资料的分析可分别参考第 12 和 14 章。

11.3.2　样本率的两两比较

在例 11.6 中，我们得到的结论是三种方法防治产后出血的疗效不全相同，此种情况下需了解究竟是哪两个总体率有差别，即进行多组间的两两比较。此时，需要按照比较的目的将 $R\times C$ 列联表分解成多个四格表，并对每两个频率之间的差别进行检验。常用的方法为 Bonferroni 法，为保证多次两两比较中犯 I 类错误概率的总和不超过 α，我们需要根据比较的次数修正检验水准，即调整的检验水准 α' 为

$$\alpha' = \frac{\alpha}{\text{比较的次数}} \tag{11.15}$$

例 11.7　对例 11.6 的资料，利用 Bonferroni 法，进行三种方法防治产后出血疗效的两两比较。

将表 11.13 的资料分割成 3 个四格表 11.14a ~ c：

表 11.14a　A、B 两种方法防治产后出血的疗效比较

治疗方案	疗效		合计
	有效	无效	
A	150	50	200
B	184	16	200
合计	334	66	400

表 11.14b A、C 两种方法防治产后出血的疗效比较

治疗方案	疗效		合计
	有效	无效	
A	150	50	200
C	198	2	200
合计	348	52	400

表 11.14c B、C 两种方法防治产后出血的疗效比较

治疗方案	疗效		合计
	有效	无效	
B	184	16	200
C	198	2	200
合计	382	18	400

解 对表 11.14a 中数据

（1）建立检验假设，确定检验水准 α

H_0：$\pi_A = \pi_B$，即 A、B 方法防治产后出血的疗效相同

H_1：$\pi_A \neq \pi_B$，即 A、B 方法防治产后出血的疗效不同

本例为三种方法疗效的两两比较，计算调整的检验水准为

$$\alpha' = \frac{0.05}{3\times(3-1)/2} = 0.0167$$

以 $\alpha' = 0.01$ 作为检验水准。

（2）计算检验统计量 χ^2 值

$$\chi^2_{AB} = \frac{(ad-bc)^2 n}{(a+b)(c+d)(a+c)(b+d)} = \frac{(150\times16-50\times184)^2\times400}{(150+50)\times(184+16)\times(150+184)\times(50+16)}$$

$$=20.98$$

$$v=(2-1)\times(2-1)=1$$

（3）作出推断结论：可由 χ^2_{AB} 值求得对应概率 $p<0.0001$，按 $\alpha'=0.01$ 水准拒绝 H_0，接受 H_1，可认为 A、B 两种方法防治产后出血的疗效不同。

类似地，分别根据表 11.14b 对 A 法和 C 法进行比较，根据表 11.14c 对 B 法和 C 法进行比较，按 α' 检验水准进行推断，结果见表 11.15。

表 11.15 三种方法防治产后出血疗效的两两比较

对比组	χ^2	p
A 与 B	20.98	< 0.0001
A 与 C	50.93	< 0.0001
B 与 C	11.40	0.0007

由表 11.15 可知，按 $\alpha'=0.01$ 水准，可认为三种方法的疗效均不同。

需要说明的是，Bonferroni 法是两两比较方法中相对较保守的，当组数不多，比较次

数较少时效果较好；但当组数较多，比较次数较多时结论偏于保守。

11.3.3 多个样本构成的比较

例 11.8 某医院为探讨恶性肿瘤与ABO血型的关系，收集了4种常见恶性肿瘤患者病例共727例，结果见表11.16，试分析4种常见恶性肿瘤患者的血型构成是否相同。

表 11.16 恶性肿瘤与对应 ABO 血型的分布

癌症类型	血型				合计
	A	B	O	AB	
肺癌	38	43	50	16	147
胃癌	85	65	54	36	240
乳腺癌	70	91	70	26	257
卵巢癌	17	34	27	5	83
合计	210	233	201	83	727

解 （1）建立检验假设，确定检验水准 α

H_0:4种常见恶性肿瘤患者的血型构成相同

H_1:4种常见恶性肿瘤患者的血型构成不全相同

$\alpha=0.05$

（2）计算检验统计量 χ^2 值

根据式（11.14）

$$\chi^2=n\left(\sum_i\sum_j\frac{n_{ij}^2}{n_{i\bullet}n_{\bullet j}}-1\right)$$

$$=727\times\left(\frac{38^2}{210\times147}+\frac{43^2}{233\times147}+\cdots+\frac{5^2}{83\times83}-1\right)=21.87,$$

$$v=(4-1)\times(4-1)=9$$

（3）作出推断结论：根据 $v=9$，$\alpha=0.05$，查 χ^2_9 分布界值（附表4）得临界值 $\chi^2_{9,1-0.05}=16.92$，由于 $\chi^2=21.87>16.92$，$p<0.05$，按 $\alpha=0.05$ 水准拒绝 H_0，接受 H_1，可认为这4种常见恶性肿瘤患者的ABO血型构成不全相同。读者可自行进行不同恶性肿瘤间的两两比较。

11.4 χ^2 拟合优度检验

在 t 检验和方差分析中其中一个重要的假设就是数据来自正态总体。如果总体分布未知，如何根据有限的观测数据对总体分布提出假设并进行检验？本节介绍的 Pearson χ^2 拟合优度检验（goodness of fit test）正是可以解决上述问题的一种检验方法。它是在总体 X 分布未知时，根据来自总体的样本，通过检验实际频数与依照某种关于总体分布的假设计算出来的理论（期望）频数之间的一致性，来评价总体分布是否服从该假设的理论分布。根

据 Pearson 定理：当样本量足够大时，不论总体 X 服从什么分布，统计量

$$\chi^2 = \sum_{i=1}^{g} \frac{(n_i - T_i)^2}{T_i}$$

总是近似服从自由度为 $v = g - 1 - k$ 的 χ^2 分布。其中，g 为分组数，k 为需要估计的参数个数。

11.4.1 正态分布的拟合优度检验

例 11.9 仍然沿用第 2 章例 2.1 中的数据，检验 153 名 10 岁健康女童的身高 X 是否服从正态分布。

表 11.17 某地 153 名 10 岁健康女童身高（cm）的频数分布及拟合优度检验统计量的计算

组段 i （1）	观察人数 n_i （2）	$\Phi(u_i)$ （3）	$\Phi(u_{i+1})$ （4）	p_i （5）=（4）-（3）	理论频数 T_i （6）
125～	2	0.0056	0.0180	0.0124	1.8972
128～	6	0.0180	0.0488	0.0308	4.7124
131～	9	0.0488	0.1118	0.0630	9.6390
134～	15	0.1118	0.2185	0.1067	16.3251
137～	26	0.2185	0.3680	0.1495	22.8735
140～	28	0.3680	0.5409	0.1729	26.4537
143～	20	0.5409	0.7063	0.1654	25.3062
146～	20	0.7063	0.8370	0.1307	19.9971
149～	12	0.8370	0.9225	0.0855	13.0815
152～	11	0.9225	0.9687	0.0462	7.0686
155～158	4	0.9687	0.9893	0.0206	3.1518
合计	153	—	—	—	—

拟合优度的检验步骤（见表 11.17）为：

（1）将连续变量分段，即将数据 X 的取值范围 $[a, b]$ 划分成 m 个互不相交的小区间：$I_1 = [a_1, a_2)$，$I_2 = [a_2, a_3)$，$\cdots$，$I_{m-1} = [a_{m-1}, a_m)$，$I_m = [a_m, a_{m+1}]$，其中，$a_1=a$，$a_{m+1}=b$，见表 11.17 中第 1 列，然后计算样本观测值落入第 i 个小区间 I_i 的个数 n_i $(i = 1, 2, \cdots, m)$（如表 11.17 中第 2 列）。此步与我们在第 2 章学习的频数分布表的制作过程类似。

（2）建立检验假设

H_0 : X 服从正态分布

H_1 : X 不服从正态分布

当 H_0 成立时，计算理论上落入第 i 个小区间 I_i 内的概率 p_i，并求得该小区间内的理论频数 $T_i = np_i$；

如上例中，假设身高 X 服从正态分布，由表 11.17 数据得到的样本统计量估计总体参数，于是均数 $\hat{\mu} = \bar{x} = 142.3$，标准差 $\hat{\sigma} = s = 6.82$，更确切地说，我们要检验的 H_0 为

$$X \sim N(142.3,\ 6.82^2)$$

这样，理论上落入第 i 个小区间 I_i 的概率 p_i 为

$$p_i = \Phi\left[(a_{i+1} - \bar{x})/s\right] - \Phi\left[(a_i - \bar{x})/s\right] = \Phi\left(u_{i+1}\right) - \Phi\left(u_i\right)$$

其对应的理论频数为 np_i。

如上例中，第 1 个区间 $[125, 128)$ 对应的概率 p_1 及对应的理论频数 T_1 为

$$p_1 = P(125 \leqslant X < 128) = \Phi\left(\frac{128-142.3}{6.82}\right) - \Phi\left(\frac{125-142.3}{6.82}\right)$$

$$= \Phi(-2.10) - \Phi(-2.54) = 0.0124$$

$$T_1 = np_1 = 153 \times 0.0124 = 1.8972$$

依此类推（见表 11.17 中的第 5、6 列）。

注意到表 11.17 的 11 个区间中有 3 个区间（125～、128～、155～158）的理论频数小于 5，而 Pearson χ^2 拟合检验的使用条件是理论频数 $T<5$ 的单元格数（即组数）不超过 1/5。因此，需要将相邻组进行适当合并。

本题将125～、128～合并为一组，有 $T = 6.61$，将其实际频数也相应相加，这样组数由原来的 11 组变为 10 组，合并后理论频数 $T<5$ 的单元格数占总单元格数的1/10，满足要求。

（3）计算检验统计量

当 H_0 成立时，Pearson χ^2 拟合优度检验统计量

$$\chi^2 = \sum_{i=1}^{g} \frac{(n_i - T_i)^2}{T_i}$$

近似服从自由度 $v = g - 1 - k$ 的 χ^2 分布。

如在例 11.9 中，

$$\chi^2 = \sum_{i=1}^{10} \frac{(n_i - T_i)^2}{T_i} = 0.2925 + 0.0424 + \cdots + 0.2283 = 4.58$$

由于正态分布要估计 2 个参数（μ 和 σ^2），因此自由度 $v = 10 - 1 - 2 = 7$。

（4）作出推断结论

对给定的检验水准 α 和自由度 v，查 χ^2_v 分布界值得临界值 $\chi^2_{g-1-k,1-\alpha}$，

如果 $\chi^2 > \chi^2_{g-1-k,\,1-\alpha}$，则拒绝 H_0；

如果 $\chi^2 \leqslant \chi^2_{g-1-k,\,1-\alpha}$，则不拒绝 H_0。

上例中，根据 $v = 7$，$\alpha = 0.05$，查 χ^2_7 分布界值（附表 4）得临界值 $\chi^2_{7,1-0.05} = 14.07$。由于 $\chi^2 = 4.58 < 14.07$，$p > 0.05$ 在 $\alpha = 0.05$ 水准下尚不能拒绝 H_0，可认为该地 10 岁健康女童的身高（cm）服从均数为 142.3，方差为 68.2^2 的正态分布。

这里有两点需要说明：①Pearson χ^2 检验原理是在 $n \to \infty$ 的情况下成立的，因此使用时要保证 n 充分大，经验表明，χ^2 拟合优度检验在样本量 $n > 50$ 时效果较好，同样要求理论频数 $T<5$ 的单元格数（即组数）不超过1/5，并且没有一个单元格的理论频数 $T<1$。当条件不满足时，应将相邻组合理合并，以满足要求。② χ^2 拟合优度检验同样会出现 I 类和 II 类错误。

此外，对于连续型变量的正态分布拟合优度检验，Pearson χ^2 检验并不是最理想的方法，此时可以采用 Shapiro-Wilk 检验和 Kolmogorov-Smirnov 检验。读者可参阅其他专业书籍。

11.4.2 泊松分布的拟合优度检验

χ^2 拟合优度检验既适用于连续型资料，又适用于离散型资料，我们看以下例题。

例 11.10 据估算，北京市 2007 年肺癌日发病登记人数如表 11.18 所示，假设肺癌日发病人数 X 服从泊松分布，试评价实际频数分布和该理论假设是否吻合。

表 11.18 北京市 2007 年肺癌日发病人数频数表

日发病人数 x_i （1）	实际频数 n_i （2）	$p(x_i)$ （3）	理论频数 T_i (4) = 365×(3)
3	1	0.0037	1.35
4	4	0.0102	3.72
5	9	0.0224	8.18
6	13	0.0411	15.00
7	22	0.0646	23.58
8	34	0.0888	32.41
9	41	0.1085	39.60
10	39	0.1194	43.58
11	48	0.1194	43.58
12	36	0.1094	39.93
13	37	0.0926	33.80
14	27	0.0728	26.57
15	16	0.0534	19.49
16	11	0.0367	13.40
17	8	0.0237	8.65
18	7	0.0145	5.29
19	6	0.0084	3.07
20	3	0.0046	1.68
21	3	0.0024	0.88
合计	365	—	—

表 11.18 给出了肺癌日发病人数的频数分布，如在 365 天中，日发病人数为 4 例的有 4 天，日发病人数为 5 例的有 9 天，依此类推。对上述数据进行拟合优度检验，其步骤如下：

（1）建立检验假设，确定检验水准 α

H_0：肺癌日发病人数服从泊松分布

H_1：肺癌日发病人数不服从泊松分布

$\alpha = 0.05$

如果 H_0 成立，肺癌日发病人数服从泊松分布，其概率为 $p(x) = \mathrm{e}^{-\lambda}\dfrac{\lambda^x}{x!}$。其中，参数 λ 未知，这时可用样本均数作为 λ 的估计值。

本例 $n = 365$，肺癌日发病人数的均数 λ 的估计值为

$$\hat{\lambda}=\bar{x}=(1\times3+4\times4+\cdots+3\times21)/365=11$$

（2）利用参数估计值，根据式（4.16）计算 $x_i=3, 4, 5, \cdots$ 的概率 $p(x_i)$

$$p(3)=\mathrm{e}^{-11}\frac{11^3}{3!}=0.0037$$

$$p(4)=\mathrm{e}^{-11}\frac{11^4}{4!}=0.0102$$

……

$$p(21)=\mathrm{e}^{-11}\frac{11^{21}}{21!}=0.0024$$

见表 11.18 中的第（3）列，其对应的理论频数 $T_i=np(x_i)$ 见第（4）列。这里应注意的是，第（4）列中的前 2 组和后 3 组的理论频数均小于 5，并且有 3 个单元格的理论频数在 1 左右。这样，我们对首尾两端的理论频数分别进行合并，有 $T_1+T_2=5.07$ 和 $T_{17}+T_{18}+T_{19}=5.63$。这样，组数就由原来的 19 组变为 16 组。

根据合并以后的表的第 2 和 4 列计算统计量的数值有

$$\chi^2=\sum_{i=1}^{16}\frac{(n_i-T_i)^2}{T_i}=0.0010+0.0822+\cdots+7.2073$$
$$=11.07$$

自由度 $v=g-1-k=16-1-1=14$。

（3）作出推断结论

根据 $v=14$，$\alpha=0.05$，查 χ^2_{14} 分布界值（附表 4）得临界值 $\chi^2_{14,1-0.05}=23.68$，由于 $\chi^2=11.07<23.68$，$p>0.05$，故在 $\alpha=0.05$ 水准下尚不能拒绝 H_0，可认为肺癌日发病人数服从参数 $\lambda=11$ 的泊松分布。

11.5 小　　结

本章围绕 Pearson χ^2 检验讨论分类数据的分析方法。Pearson χ^2 检验的使用范围非常广泛，变量既可以是一个也可以是多个；总体分布可以是已知的也可以是未知的，其原理均是通过检验实际频数与依照某种假设计算出来的理论频数之间的一致性，来判断该假设下的理论频数与实际频数拟合的程度。

列联表为行列交叉分类表，两行及两列组成的表称为 2×2 列联表，它的直接拓展是 $R\times C$ 列联表。列联表中的概率分为联合概率和边际概率，联合概率表示按照变量属性分类，个体落在某个交叉属性单元格的概率；边际概率为联合概率按行或按列求和所得到的概率。列联表法的一个重要作用是可以检验两个分类变量间的关联性，称为分类资料的独立性检验或关联性检验，通过实际频数与理论频数的分布差异构造 χ^2 检验统计量，再进行假设检验。

对于概率模型的拟合优良性问题，可使用 χ^2 拟合优度检验。通过样本实际频数与某种假设下计算出来的理论（期望）频数之间的一致性检验，来评价其总体分布是否服从某特定的理论分布，这在实际应用中具有重要意义。

案例讨论

案例 1 某研究者研究某组合疗法治疗三种类型肺癌的效果，数据结果见表 11.19，对三组肺癌患者的有效率进行 χ^2 检验，得到 χ^2=8.50，p=0.0143，可以认为三种类型肺癌患者的治疗效果有差异，腺癌的疗效最好，未分化癌的疗效最差。你认为该研究者采用的统计分析方法是否合理？如不合理请说明理由，并就应采用何种方法分析给出自己的建议。

表 11.19 某组合疗法治疗不同类型肺癌患者疗效

组别	有效	无效	χ^2	p
未分化癌	60（88.2%）	8（11.8%）		
腺癌	67（98.5%）	1（1.5%）	8.50	0.0143
鳞癌	69（97.2%）	2（2.8%）		
合计	196	11		

案例 2 在一项阿司匹林预防心肌梗死的多中心研究中，采用安慰剂作为对照，其研究结果如表 11.20 所示。

表 11.20 各中心阿司匹林预防心肌梗死效果

研究中心	阿司匹林			安慰剂		
	观察数	梗死数	梗死率（%）	观察数	梗死数	梗死率（%）
1	615	49	8.0	624	67	10.7
2	758	44	5.8	771	64	8.3
3	832	102	12.3	850	126	14.8
4	117	15	12.8	109	11	10.1
5	810	88	10.9	406	52	12.8
合计	3132	298	9.5	2760	320	11.6

请回答下列问题：

（1）本研究的设计类型是什么？

（2）各中心实验组和对照组心肌梗死的发生率是否有差异？

（3）如何评价各研究中心在分析中的角色？

（4）如何根据表中的初步数据结果给出合适的分析方案以达到预期目标。

思考与练习

一、最佳选择题

1. 关于 χ^2 检验，下列说法错误的是________。

   A. χ^2 检验是一种以 χ^2 分布为基础，以 χ^2 值为检验统计量，主要用于分类资料的假设检验方法

   B. χ^2 检验不能用 Fisher 精确概率法替代

   C. χ^2 检验可用于评价某一经验分布与已知理论分布的拟合优度

   D. χ^2 检验的 χ^2 值与自由度大小有关，自由度越大，χ^2 分布的界值越小

2. 下列资料中不适用 χ^2 检验的是________。

   A. 完全随机设计的多个样本率的比较

   B. 配对设计的两样本率的比较

C. 有序资料实验效应间的比较

D. 两个或多个构成比的比较

3. 在四格表资料周边合计不变的情况下，如果某个格子的实际频数增大，则其理论频数________。

A. 增大　　B. 减小

C. 不变　　D. 不确定

4. χ^2 检验统计量的取值范围是________。

A. $0 \leqslant \chi^2 < \infty$　　B. $-\infty < \chi^2 < \infty$

C. $\chi^2 \leqslant 1$　　D. $\chi^2 \geqslant 1$

5. 用 A、B 两种血清学方法检查 302 例某病患者，得到以下结果，应选用哪个公式检验两种方法的阳性率是否存在关联________。

A 法	B 法	
	+	−
+	261	34
−	4	3

A. $\chi^2 = \sum \dfrac{(n_{ij} - T_{ij})^2}{T_{ij}}$　　B. $\chi^2 = \dfrac{(|b-c|-1)^2}{b+c}$

C. $\chi^2 = \dfrac{(b-c)^2}{b+c}$　　D. Fisher 精确概率法

6. 关于 Fisher 精确概率法，下列说法正确的是________。

A. 其理论依据是超几何分布

B. 若有理论频数 $T<5$ 或 $n<40$，χ^2 检验所得的 p 值接近检验水准 α

C. 在四格表周边合计不变的条件下，变动四个格子的基本数据可组合 $n+1$ 个四格表

D. Fisher 精确概率法不属于 χ^2 检验的应用范畴

7. 某医生采用完全随机设计把入选患者分为两组：一组用 A 药治疗 12 例患者，治愈 9 例；另一组用 B 药治疗 12 例患者，治愈 2 例，比较疗效时宜采用________。

A. Pearson χ^2 检验　　B. 校正 χ^2 检验

C. Fisher 精确概率法　　D. u 检验

8. 进行四个样本率比较的 χ^2 检验，如 $\chi^2 > \chi^2_{3,1-0.05}$，则________。

A. 各总体率不全相同　　B. 各总体率均不同

C. 各样本率均不同　　D. 各样本率不全相同

9. 从甲、乙两文中，查到同类研究的两个率比较的四格表资料的 χ^2 检验，甲文结果为 $\chi^2 > \chi^2_{1,1-0.05}$，乙文结果为 $\chi^2 > \chi^2_{1,1-0.01}$，可认为________。

A. 两文结果完全一致

B. 甲文结论更可信

C. 乙文结论更可信

D. 甲文结果说明总体差异更大

10. 四个样本率作比较，如果在列联表的格子中有一个理论频数是 1.9，其他都大于 5，则此数据宜做________。

A. Pearson χ^2 检验　　B. u 检验

C. 校正 χ^2 检验　　D. Fisher 精确概率法

二、计算分析题

1. 在一项老年冠心病患者非心脏手术后心脏事件发生风险的研究中，共收集了 1500 名 60 岁以上接受了非心脏手术的冠心病患者的相关信息，其中不同年龄段患者的术后院内心绞痛事件发生情况经整理后见表 11.21。

表 11.21 不同年龄段患者术后院内心绞痛事件发生情况

年龄分组（岁）	未发生	发生
60 ~ 69	350	6
70 ~ 79	462	13
80 ~	636	33

（1）上述研究的总体是什么？

（2）采用何种图形对上述数据进行描述比较合适？请作出相应图形。

（3）估算不同年龄段患者院内心绞痛的发生率，包括点估计和区间估计。

（4）若要比较 60~69 岁年龄组和 80 岁及以上年龄组患者的院内心绞痛发生情况是否存在差异，可采用哪些方法？从中选取一种你认为合适的方法进行检验并给出结论，同时给出你选用的检验方法所需的前提假设。

（5）如果考察患者的术后院内心绞痛事件发生率是否随年龄增长而增加，依据 Pearson χ^2 检验是否可以完成评价？为什么？

2. 为比较两种方案治疗糖尿病患者的安全性，将 161 名入选的患者随机分为试验组和对照组，观察低血糖的发生情况，结果见表 11.22。问两种治疗方案的低血糖发生率是否不同？

表 11.22 两种方案治疗糖尿病患者的低血糖事件发生情况

分组	发生	未发生
试验组	60	6
对照组	76	19
合计	136	25

3. 某抗癌新药的毒理学研究中，将大鼠按窝别、体重、月龄等因素配成 39 对，每对大鼠经随机分配后分别接受两种注射剂量，结果见表 11.23。试问该新药两种剂量的毒性是否有差别？

表 11.23 两种剂量的毒性比较

甲剂量	乙剂量		合计
	死亡	生存	
死亡	6	12	18
生存	3	18	21
合计	9	30	39

4. 某医生用两种药物治疗某罕见疾病患者 36 人，结果见表 11.24，问两药的疗效有无差别？

表 11.24 两种药物治疗疗效的比较

分组	治愈	未治愈	合计
甲药	18	2	20
乙药	10	6	16
合计	28	8	36

5. 为研究高血脂是否与肥胖有关，观察 146 对同胞兄弟，每对同胞兄弟中有一个为肥胖，另一个为正常体重，记录得高血脂发生情况见表 11.25，试对高血脂与肥胖的关联性进行分析。

表 11.25　146 对同胞兄弟高血脂的发生情况

正常体重者	肥胖者		合计
	发生高血脂	未发生高血脂	
发生高血脂	23	6	29
未发生高血脂	14	103	117
合计	37	109	146

6. 某医院为探讨不同手术方式治疗新生血管性青光眼的临床疗效，现选取 150 例单侧新生血管性青光眼患者作为研究对象，根据治疗方式随机分为甲、乙、丙三组。甲组 50 例采用单纯小梁切除术，乙组 50 例采用虹膜周切除术联合小梁切除术治疗，丙组 50 例采用睫状体激光光凝术进行治疗，治疗结果见表 11.26。试比较三组的疗效有无差别。

表 11.26　三种方式治疗新生血管性青光眼的疗效

组别	疗效		合计
	有效	无效	
甲	30	20	50
乙	42	8	50
丙	34	16	50
合计	106	44	150

第 12 章　基于秩次的非参数检验

学习目标：掌握一些不依赖总体分布形式但基于样本秩次的非参数检验方法。

统计推断方法可分两大类：参数统计与非参数统计。本书第 6~10 章中所介绍的方法属于参数统计法，因为在这些方法中，统计推断是建立在总体的分布形式已知或满足中心极限定理的情形下，这时的统计推断仅对其有限个未知参数（如总体均数和方差）进行即可完成。但在实际中，如果分布的形式未知或知之甚少，样本量太小中心极限定理不适用，这时参数统计法就不再适合了，取而代之的是一类不依赖总体分布形式，或检验假设与总体参数无关的推断方法，称为非参数统计方法（non-parametric statistical methods）。

非参数统计方法内容丰富，近年来发展较快。事实上，在第 11 章中介绍的 χ^2 检验，以及本章将介绍的基于秩次的假设检验均属于非参数统计的范畴，这些内容在医学科研实践中具有非常广泛的应用。

本章重点介绍基于秩次的非参数检验。与参数检验一样，其检验过程中均需假设样本是来自总体的随机样本。相对于参数检验而言，基于秩次的假设检验对总体分布不作或只作一点诸如对称性之类的简单假设，它着重于总体分布的位置，检验的是分布，而不是总体分布的特定参数，通过样本观测值的绝对值大小顺序（称为秩）和符号等特征来进行假设检验。由于这种检验方法本身不能充分提取资料的有用信息，这样，如果在满足正态分布或中心极限定理条件下使用非参数方法，则在检验效能上会有一些损失。

本章主要介绍基于不同设计（独立、相关）下的秩和检验，包括 Wilcoxon 符号秩检验、Wilcoxon 秩和检验、Kruskal-Wallis H 检验和 Friedman M 检验。秩和检验应用灵活，计算简便，易于对各种设计类型的数据进行假设检验，具有完备的大样本理论。在数据是非正态分布或样本量较小的情形下，秩和检验比相应的参数检验具有更大的统计效能。

12.1　顺序统计量的概念

顺序统计量（order statistic）是学习非参数统计的基础。由于顺序统计量的一些性质不依赖于总体分布并且计算量较小，使用方便，因此它在假设检验中扮演着十分重要的角色。本节我们首先简要地介绍与顺序统计量相关的一些概念。

事实上，我们对顺序统计量并不陌生，在第 2 章中介绍的百分位数就反映了顺序统计量的概念。

设 $X_1, X_2, \cdots, X_n$ 是来自总体 X 的一个随机样本，$X_i(i=1, 2, \cdots, n)$ 独立同分布。将这些观测值由小到大进行排序后，有

$$X_{(1)} \leqslant X_{(2)} \leqslant \cdots \leqslant X_{(n)} \tag{12.1}$$

则称统计量 $(X_{(1)}, X_{(2)}, \cdots, X_{(n)})$ 为原样本 $X_1, X_2, \cdots, X_n$ 的顺序统计量。其中，$X_{(i)}(i=1, 2, \cdots, n)$ 称为第 i 个顺序统计量，$X_{(1)} = \min\limits_{1\leqslant i\leqslant n}\{X_i\}$ 为最小顺序统计量，也称样

本最小值；$X_{(n)}=\max\limits_{1\leqslant i\leqslant n}\{X_i\}$为最大顺序统计量，也称样本最大值，$X_{(n)}-X_{(1)}$为极差。显然，任何一个$X_{(i)}$都是样本$X_1, X_2, \cdots, X_n$的函数，故顺序统计量（式 12.1）也是随机变量，但一般不再相互独立。理论上可以证明，顺序统计量在许多情形下有着良好的统计性质（如充分统计量），因此可利用顺序统计量来研究样本分位数，尤其是大样本下的性质。

一组数据从小到大排序后，对于给定的顺序位置，寻找对应的数据，即确定相应的分位数。总体分布的分位数及其分位数的函数估计是非参数估计的基本内容。在非参数方法中我们最感兴趣的位置参数就是中位数。

设总体分布函数为$F(x)$，我们使用中位数M来标记总体的中心位置，则有

$$F(M)=P(X\leqslant M)=0.5$$

即中位数把总体分布面积一分为二，任一个观测值落在M的左边或右边的概率都是 0.5。对于有n个观测值的随机样本，观测值落在M左边的个数将服从二项分布$B(n, 0.5)$，因此恰有k个观测值落在M左边的概率等于

$$P(X_{(k)}<M\leqslant X_{(k+1)})=\mathrm{C}_n^k(0.5)^k(0.5)^{n-k}=\mathrm{C}_n^k(0.5)^n$$

如果事件“$X_{(r)}>M$”，即第r个顺序统计量超过中位数M，这个事件就相当于样本中有不多于$r-1$个观测值落在M的左侧，有

$$P(X_{(r)}>M)=\sum_{k=0}^{r-1}\mathrm{C}_n^k(0.5)^n$$

中位数对总体分布的形式差别不敏感而对总体分布的位置差别敏感，这使得其在非参数检验中占重要位置。本章的假设检验的很多内容就是基于总体中心位置而展开的。

12.2　配对设计的 Wilcoxon 符号秩检验

配对设计资料的威尔科克森符号秩检验（Wilcoxon's signed rank test）由威尔科克森（F. Wilcoxon）于 1945 年提出，其检验原理类似于配对t检验，但该检验是建立在秩和统计量基础上的非参数方法，我们通过一个实例来介绍该假设检验的具体过程。

例 12.1　为研究某复方中药制剂对小鼠抗运动性疲劳的功效，将同种系的 20 只小鼠按性别、月龄和体重配成 10 个对子，每个对子中的 2 只小鼠被随机地分配到两个不同的给药剂量组，进行力竭性游泳实验后，测其肝糖原含量，结果见表 12.1。问不同剂量组小鼠肝糖原含量有无差别？

表 12.1　不同给药剂量组小鼠肝糖原含量（mg/100g）

对子号 i	低剂量组	高剂量组	差值 d_i	差值绝对值 $\lvert d_i\rvert$	秩次
(1)	(2)	(3)	(4) = (3) − (2)	(5) =|(4)|	(6)
1	958.5	958.5	0.0	0.0	—
2	838.4	866.5	28.1	28.1	5
3	641.2	788.9	147.7	147.7	8
4	812.9	815.2	2.3	2.3	1.5

续表

对子号 i (1)	低剂量组 (2)	高剂量组 (3)	差值 d_i (4) = (3) − (2)	差值绝对值 $\lvert d_i \rvert$ (5) = $\lvert$(4)$\rvert$	秩次 (6)
5	739.0	783.2	44.2	44.2	6
6	899.4	910.9	11.5	11.5	3
7	758.5	760.8	2.3	2.3	1.5
8	695.0	870.8	175.8	175.8	9
9	749.7	862.3	112.6	112.6	7
10	815.5	799.9	−15.6	15.6	−4
				正秩和 $T_+ = 41$	
				负秩和 $T_- = 4$	

分析　本例为配对设计的小样本计量资料，对差值 d 进行 Shapiro-Wilk 正态性检验得 $W = 0.828$，p=0.031，按 $\alpha = 0.05$ 的检验水准，差值不服从正态分布，不宜选用配对 t 检验，因此采用 Wilcoxon 符号秩检验，假设检验过程如下：

（1）建立检验假设，确定检验水准 α

$H_0 : M_d = 0$，即差值的总体中位数等于 0

$H_1 : M_d \neq 0$，即差值的总体中位数不等于 0

$\alpha = 0.05$

上述假设可以看出，与配对 t 检验的处理方式（求差值）一致，配对设计的 Wilcoxon 符号秩检验是将两个总体分布的检验转化为一个差值的总体关于中位数 M 的检验。这个假设反映的基本思想是，若配对设计的两种处理效应相同，在 H_0 假设下，差值 d 的总体分布应该是对称的，其中位数 M_d 应为 0，而此时表示分布特征的、位于 0 两侧的正秩次的和与负秩次的和应该相同，或即使有差别也只能是随机误差的影响；若两秩和相差悬殊，说明差值总体中位数可能不为 0，当超出了预定的临界值水平，则怀疑 H_0 的成立。

从假设不难看出，Wilcoxon 符号秩检验的前提条件为数据是连续的且差值分布为对称的。

（2）编秩并计算秩和：Wilcoxon 符号秩检验是采用秩和（rank sum）作为检验统计量进行检验的，因此我们首先需要根据样本数据，得到每对观测值差值的秩（rank，R）。以例 12.1 为例，步骤如下：

1）计算观测值的差值 d，见表中第（4）列。

2）求差值的绝对值 $|d|$，再按绝对值从小到大排序编秩，若差值为 0（如本例第 1 号对子），则舍去不计。在此基础上再标明原差值的正负号，见表中第（5）、（6）列。计算有相同绝对值的个数。若差值的绝对值相等，称为“结”（tie），符号不同时取平均秩次；符号相同时既可取平均秩次，也可顺序编秩。后者如本例中第 4 号和第 7 号对子，其差值均为 2.3，且符号均为正，这时既可取秩次的均数（1+2）/2=1.5 作为两个差值的秩次，也可取连续顺位 1 和 2 作为两个差值的秩次，两种方法下秩和的结果是一致的，见表中第（6）列。

3）分别计算正、负秩次的秩和。以符号 T_+ 表示具有正 d 的秩和，T_- 表示具有负 d 的秩和，T_+ 与 T_- 之和等于 n（n+1）/2（其中 n 是差值不为 0 的对子数），如本例 $n = 9$，$n(n+1)/2$=45，$T_+ = 41$，$T_- = 4$，$T_+ + T_- = 45$。

这里应注意秩与秩和的区别：秩是指全部观察值按某种顺序排列的位序，在一定程度上反映了等级的高低；而秩和则表示同组秩次之和，在一定程度上反映了等级的分布。如

果 H_0 假设成立，则位于 0 两侧的正秩和 T_+ 与负秩和 T_- 相近；反之，若正秩和 T_+ 与负秩和 T_- 相差甚远，则 H_0 成立的可能性就越小。

（3）确定检验统计量：这个检验是建立在秩和基础上的，根据（2）中所述，一般取较小的秩和 T 作为检验统计量，即 $T=\min(T_+, T_-)$，如本例中确定检验统计量为 $T=T_-=4$。

（4）作出推断结论：根据 n 的大小，可采用两种方法作出统计推断。

1）查表法：当 5≤n≤30 时，附表 13 给出了对于各种检验水准 α 和差值不为 0 对子数 n 下的临界值 T_0。可以看到，在同一 α 下，n 越大，其对应的临界值 T_0 也越大；但当 n 确定后，α 值越小，T_0 也就越小。通过检验统计量 T 值与临界值 T_0 的比较，即可作出推断。

对于单侧检验使得 $P(T \leqslant T_0)=\alpha$、对于双侧检验使得 $P(T \leqslant T_0)=\alpha/2$ 的 T 的范围，则按 α 的检验水准，拒绝 H_0，否则，不拒绝 H_0。

在例 12.1 中，$n=9$, $T=4$，取双侧 $\alpha=0.05$，得对应的临界值 $T_0=6$，由于此处 $T<T_0$，按 $\alpha=0.05$ 的检验水准拒绝 H_0，接受 H_1，差异有统计学显著性，可认为不同剂量组的小鼠肝糖原含量有差别，高剂量组小鼠的肝糖原含量较高。

需要注意的是，基于上述的查表法以及后面所有为秩和检验编制的所谓的小样本“精确表”得到的结果只有当数据没有“结”时才是准确的，否则它们仅是近似的。

2）正态近似法：当 n≥30 时，由中心极限定理可知，当 H_0 成立时统计量 T 的抽样分布近似正态分布，有

$$T \dot{\sim} N\left(\frac{n(n+1)}{4}, \frac{n(n+1)(2n+1)}{24}\right) \qquad (12.2)$$

其中，均数为 $n(n+1)/4$，方差为 $n(n+1)(2n+1)/24$。

将 T 标准化后，近似服从标准正态分布，有

$$U=\frac{T-\frac{n(n+1)}{4}+C}{\sqrt{\frac{n(n+1)(2n+1)}{24}}} \dot{\sim} N(0, 1) \qquad (12.3)$$

其中，n 是差值不为 0 的对子数，C 为连续性校正系数，当 $T>\frac{n(n+1)}{4}$ 时，$C=-0.5$，当 $T<\frac{n(n+1)}{4}$ 时，$C=0.5$，当 $T=\frac{n(n+1)}{4}$ 时，$C=0$。

当 n 较大时，样本中可能存在较多的“结”（如“结”所占的比例大于 25%），此时需使用校正公式

$$U_c=\frac{T-\frac{n(n+1)}{4}+C}{\sqrt{\frac{n(n+1)(2n+1)}{24}-\frac{\sum_{i=1}^{g}(t_i^3-t_i)}{48}}} \dot{\sim} N(0, 1) \qquad (12.4)$$

其中，t_i 为第 i 个“结”中有相同秩次的个数，g 是“结”的个数。

如果 $U<u_{\alpha/2}$ 或 $U>u_{1-\alpha/2}$，则拒绝 H_0；

如果 $u_{\alpha/2} \leqslant U \leqslant u_{1-\alpha/2}$，则不拒绝 H_0。

例 12.2　继例 12.1。另外一位研究者认为例 12.1 样本量较小，为验证实验结论的有效性，在相同的实验条件下采用 32 对小鼠进行实验，所得小鼠肝糖原含量数据见表 12.2。试分析不同给药剂量组小鼠肝糖原含量有无差别。

表 12.2　不同给药剂量组小鼠肝糖原含量（mg/100g）

对子号 i (1)	低剂量组 (2)	高剂量组 (3)	差值 d (4)	秩次 (5)	对子号 i (1)	低剂量组 (2)	高剂量组 (3)	差值 d (4)	秩次 (5)
1	946.3	1090.4	144.1	16	17	690.2	895.6	205.4	31
2	288.5	286.4	−2.1	−1	18	703.3	683.0	−20.3	−5
3	137.0	265.7	128.7	13	19	796.4	809.1	12.7	3
4	769.4	667.0	−102.4	−11	20	895.6	879.3	−16.3	−4
5	456.2	634.4	178.2	25	21	940.4	950.6	10.2	2
6	793.3	968.3	175.0	24	22	769.9	949.6	179.7	26
7	910.3	1048.9	138.6	15	23	741.3	904.5	163.2	21
8	745.4	937.9	192.5	28	24	682.4	513.4	−169.0	−22
9	645.9	804.8	158.9	20	25	784.2	976.8	192.6	29
10	796.3	726.9	−69.4	−8	26	846.6	677.2	−169.4	−23
11	632.6	737.9	105.3	12	27	847.1	976.8	129.7	14
12	805.2	889.9	84.7	10	28	764.0	1063.7	299.7	32
13	910.4	874.0	−36.4	−6	29	903.9	1090.5	186.6	27
14	764.2	909.5	145.3	17	30	705.2	625.6	−79.6	−9
15	865.4	1069.0	203.6	30	31	694.2	845.7	151.5	18
16	941.4	895.4	−46.0	−7	32	815.2	662.2	−153.0	−19
								正秩和 $T_+ = 413$	
								负秩和 $T_- = 115$	

解　编秩过程同前。这里取较小值的负秩和 T_- 作为检验统计量 T，由于样本量较大（$n > 30$），秩和 T 的抽样分布近似服从正态分布，又由于本例没有“结”，无须校正，故采用式（12.3）计算，有

$$u = \frac{T - \dfrac{n(n+1)}{4} + C}{\sqrt{\dfrac{n(n+1)(2n+1)}{24}}} = \frac{-149 + 0.5}{\sqrt{2860}} = -2.78$$

由于 $u = -2.78 < u_{0.05/2} = -1.96$，故 $p < 0.05$。因此在 $\alpha = 0.05$ 水准下拒绝 H_0，接受 H_1，差别有统计学显著性。本例结论与例 12.1 的结论一致。

尽管非参数方法对总体分布形式未做要求，但如果我们知道总体的一些性质而不去利用，就会浪费许多有用的信息，最常见的就是分布的对称性。配对设计的 Wilcoxon 符号秩检验充分利用了差值分布对称性这一信息，这与尽可能地采用有效方法，利用尽可能多的信息进行统计分析的大原则相一致。

此外，上述两个例题的样本量不同，分析方法也不同，但其推断结论一致。对科学问题的反复认识与再认识也是统计最核心的特点。

12.3　两个独立样本的 Wilcoxon 秩和检验

在第 8 章中我们介绍了两个独立样本均数的 t 检验，本节将介绍与其相对应的 Wilcoxon 秩和检验（Wilcoxon's rank-sum test），用于完全随机设计的两组计量资料或等级资料的比较。与 t 检验着重于比较两总体参数（均数）所不同的是，Wilcoxon 秩和检验的目的是推断两个独立样本所代表的总体位置有无差别，即一个总体的取值趋向比另一个总体的取值大吗？两个总体的中位数相等吗？此外，与 t 检验只针对计量资料进行统计推断不同是，Wilcoxon 秩和检验则对计量的、有序分类的资料均有效。

Wilcoxon 秩和检验的基本思想是，通过编秩的方法将两个独立的样本混合组合成一个有序的样本，这样，检验统计量就可能是那些来自其中一个总体观测值的秩和，如果这个秩和太小（或者太大），就意味着来自这个总体的值趋向于比来自另一总体的值小（或者大），则拒绝两总体分布相同假设的可能性就大。

例 12.3　某心脏外科医生欲比较二尖瓣置换术及二尖瓣成形术患者的住院时长，对经其治疗的 16 名 45~70 岁手术患者的资料进行整理，结果见表 12.3。试问这两类手术患者的住院时长是否有差异？

表 12.3　两类手术患者的住院时长（天）

二尖瓣成形术		二尖瓣置换术	
住院时长 （1）	秩次 （2）	住院时长 （3）	秩次 （4）
38	8.5	32	3
29	1	42	11
35	5.5	44	12.5
33	4	81	16
38	8.5	35	5.5
41	10	46	15
31	2	37	7
		45	14
		44	12.5
$n_1 = 7$	$T_1 = 39.5$	$n_2 = 9$	$T_2 = 96.5$

分析　本例为两独立小样本计量资料，经 Shapiro-Wilk 正态性检验，按照 $\alpha = 0.05$ 的水准，二尖瓣置换术患者的住院时长不服从正态分布（$W = 0.712, p = 0.002$），故不满足 t 检验的条件，选用 Wilcoxon 秩和检验，步骤如下：

（1）建立检验假设，确定检验水准 α

H_0：两组患者住院时长的总体分布相同

H_1：两组患者住院时长的总体分布不同

$\alpha = 0.05$

（2）编秩并计算秩和

1）编秩：在 H_0 假设下，两组样本视为来自同一个总体，因此可将两组观察值进行混合从小到大统一排序并标以秩次。如遇相同数据在同一组，可依次编秩或取平均秩次；若相同数据分别出现在不同组时，则需要求平均秩次，如在表 12.3 中，我们看到二尖瓣置换术组住院时长有两个观测值为44天，因属同一组，这样既可顺次编秩为12、13，也可取平均秩次（13+12）/2=12.5；另两组中又各有一个观测值为35天，原秩次分别为5、6，因分属不同组，则取平均秩次（5+6）/2=5.5，见表中第（2）、（4）列。

2）计算秩和：当秩次编排完后，分别计算两组的秩和，并以T_1表示第一组秩和，T_2表示第二组秩和。

（3）确定检验统计量T值

假设两组样本量$n_1 < n_2$，通常以样本量较小者n_1对应的秩和T_1为检验统计量T，当样本量相等时可以选择任一组的秩和为T。

本例中，二尖瓣成形术组样本量较小，此处我们取检验统计量$T = T_1 = 39.5$。

（4）作出推断结论

1）查表法：当$n_1 \leqslant 10$，$n_2 - n_1 \leqslant 10$时，可根据n_1，$n_2 - n_1$查附表14，若检验统计量T在界值范围外，则p值小于相应的概率值；若T值在界值范围内，则p值大于相应的概率值；若T值恰好等于界值，则p值等于相应的概率值。

本例中，按照$n_1 = 7$，$n_2 - n_1 = 2$，$\alpha = 0.05$查T界值表（附表14），得相应临界值为$40 \sim 79$。本例$T = 39.5$，在该范围外，故$p < 0.05$。按$\alpha = 0.05$的水准拒绝H_0，接受H_1，两组间差别有统计学显著性，认为两类不同手术的患者的平均住院时长不同，二尖瓣置换术组有较长的住院时长。

2）正态近似法：当样本量超出了T界值表的范围，可采用正态近似法计算检验统计量。

记两组样本量为n_1和n_2，$n_1 + n_2 = n$，不妨令$n_1 < n_2$，则混合两组样本后的总平均秩为（n+1）/2。在H_0成立的条件下，检验统计量T的期望等于相应组（第一组）的期望秩和为$E(T)=E(T_1)=n_1 \times$混合样本的平均秩$=n_1(n+1)/2$；方差为$Var(T_1)=n_1 n_2(n+1)/12$。

进一步，当两组中样本量较小者不低于10时，在H_0成立假设下，统计量T的抽样分布近似于正态，有

$$T \dot{\sim} N\left(\frac{n_1(n+1)}{2}, \frac{n_1 n_2(n+1)}{12}\right) \tag{12.5}$$

此时，Wilcoxon 秩和统计量在H_0下关于$\mu = n_1(n+1)/2$对称。

如果没有或存在较少“结”，将T标准化后为

$$U = \frac{T - \frac{n_1(n+1)}{2} + C}{\sqrt{\frac{n_1 n_2(n+1)}{12}}} \dot{\sim} N(0, 1) \tag{12.6}$$

其中，C为连续性校正系数，当$T > \frac{n_1(n+1)}{2}$时，$C=-0.5$，当$T < \frac{n_1(n+1)}{2}$时，$C=0.5$，当$T = \frac{n_1(n+1)}{2}$时，$C = 0$。

若“结”的比例较多（>25%），则用以下公式校正

$$U_c = \frac{T - \frac{n_1(n+1)}{2} + C}{\sqrt{\frac{n_1 n_2}{12}\left[(n+1) - \sum_{i=1}^{g}\frac{t_i(t_i^2 - 1)}{n(n-1)}\right]}} \dot{\sim} N(0, 1) \tag{12.7}$$

其中，t_i为第i个“结”中有相同秩次的个数，g是“结”的个数。

如果$U < u_{\alpha/2}$或$U > u_{1-\alpha/2}$，则拒绝H_0；

如果$u_{\alpha/2} \leqslant U \leqslant u_{1-\alpha/2}$，则不拒绝$H_0$。

式（12.7）的形式在数据呈现为等级资料时有着广泛的应用，这时可将等级资料转化为频数分布表作秩和检验。

例 12.4　为研究采用不同麻醉方式进行改良现代囊外摘除术的白内障患者的术后眼压是否相同，某医院筛选出 128 例老年男性白内障患者，并随机分配到 A、B 两组，表面麻醉组 61 人，球后麻醉组 67 人。记录各组患者进行该手术后的术侧眼压情况（Ⅰ级：极低眼压；Ⅱ级：低眼压；Ⅲ级：中度眼压；Ⅳ级：高眼压），数据见表 12.4。试比较两组患者的眼压的等级分布是否有差异。

表 12.4　两种麻醉方式下患者眼压分级情况

眼压等级	麻醉方式			秩次范围	平均秩次	秩和	
	表面麻醉	球后麻醉	合计			表面麻醉	球后麻醉
（1）	（2）	（3）	（4）	（5）	（6）	(7) = (2)×(6)	(8) = (3)×(6)
Ⅰ级	5	18	23	1～23	12.0	60.0	216.0
Ⅱ级	38	34	72	24～95	59.5	2261.0	2023.0
Ⅲ级	17	12	29	96～124	110.0	1870.0	1320.0
Ⅳ级	1	3	4	125～128	126.5	126.5	379.5
合计	$n_1=61$	$n_2=67$				$T_1=4317.5$	$T_2=3938.5$

解　本例眼压等级为等级资料，可知对两组麻醉方式下的眼压进行比较，宜采用 Wilcoxon 秩和检验。

（1）建立检验假设，确定检验水准α

H_0:两种麻醉方式下患者的眼压等级分布位置相同

H_1:两种麻醉方式下患者的眼压等级分布位置不同

$\alpha=0.05$

（2）编秩并计算秩和

1）编秩：此例将眼压依次分为四个等级，各等级患者总数见表 12.4 第（4）列。眼压等级为Ⅰ级的患者共有 5+18=23 人，应占秩次$1\sim23$，在H_0成立的条件下，这 23 人同属一等级，不能分出高低，故一律以其平均秩次（1+23）/2=12.0 表示，其余类推，全部秩次范围和平均秩次列于第（5）、（6）列。

2）计算秩和：分别将两组人数乘平均秩次，相加得到两组各自的秩和，见第（7）、（8）列。

（3）确定检验统计量T值：本例$n_1=61<n_2=67$，因此，确定检验统计量$T=T_1=4317.5$。

（4）作出推断结论：由于$n_1=61>10$，超出了T界值表的范围，且资料的“结”很多，故采用校正公式（12.7）近似计算，有

$$u_c=\frac{T-\dfrac{n_1(n+1)}{2}+C}{\sqrt{\dfrac{n_1n_2}{12}\left[(n+1)-\sum_{i=1}^{g}\dfrac{t_i(t_i^2-1)}{n(n-1)}\right]}}$$

$$=\frac{4317.5-\dfrac{61\times(128+1)}{2}-0.5}{\sqrt{\dfrac{61\times67}{12}\left[(128+1)-\dfrac{(23^3-23)+(72^3-72)+(29^3-29)+(4^3-4)}{128\times127}\right]}}$$

$$=2.03$$

由于 $u_c = 2.03 > u_{1-0.05/2} = 1.96$，$p < 0.05$，在 $\alpha = 0.05$ 水准下拒绝 H_0，接受 H_1，两组间差别有统计学显著性，认为两组眼压总体分布位置不同，表面麻醉相对球后麻醉老年白内障患者术后眼压较高。

最后，需要指出的是，Wilcoxon 秩和检验和其他书籍中所提及的 Mann-Whitney 检验是等价的。事实上，Wilcoxon 秩和检验首先由 F. Wilcoxon 于 1945 年提出，主要针对的是两样本量相等的情况；1947 年，曼（H. B. Mann）和惠特尼（D. R. Whitney）两人对此方法在样本量不等的情况下进行了补充。因此，也有教科书上称两样本的秩和检验为 Wilcoxon-Mann-Whitney 检验，简称 W-M-W 检验。

12.4　多个独立样本的 Kruskal-Wallis *H* 检验

本节介绍与单因素方差分析相对应的多个独立样本比较的秩和检验。Kruskal-Wallis *H* 检验（也称为 *H* 检验）由克鲁斯（W. H. Kruskal）和沃利斯（W. A. Wallis）二人于 1952 年提出，它是将两样本 W-M-W 检验推广到多个样本之下的情形，用于检验多个独立样本所代表的总体分布是否不同。

回顾上节两总体分布的 W-M-W 检验，在无效假设 H_0 成立条件下，其做法是首先将两样本混合统一编秩，然后找出各个组的观测值在混合样本中的秩，按各自样本组计算秩和，如果差异过大，则认为两组数据的分布存在差异。Kruskal-Wallis *H* 检验具体的方法类似，如果数据完全取自随机设计，先对混合样本进行编秩，再分别按各样本组计算秩和。由于 Kruskal-Wallis *H* 检验的设计对检验多个总体之间的均数（中位数）是敏感的，故检验是围绕总体中位数而展开的。考虑到各个组的观测数可能不同，可以比较各个组间的平均秩差异，从而达到比较的目的。Kruskal-Wallis 检验适用于不服从正态分布或方差不齐的多组计量资料、等级资料或分布未知资料间的比较。

1. Kruskal-Wallis *H* 检验

例 12.5　在某项肝病研究中，研究者获得了 35 名不同程度黄疸患者的血清前清蛋白（PA）含量的检测结果，见表 12.5。试分析不同程度黄疸患者的血清前清蛋白含量是否有差别。

表 12.5　不同程度黄疸患者血清前清蛋白含量（μmol/L）

无黄疸		轻度黄疸		中度黄疸		重度黄疸	
PA （1）	秩次 （2）	PA （3）	秩次 （4）	PA （5）	秩次 （6）	PA （7）	秩次 （8）
17.25	25	21.25	31	2.78	3	3.47	4
19.20	30	9.03	14	16.89	24	9.85	15
17.43	26	10.25	17	5.32	8	7.48	12.5
18.33	28	7.48	12.5	30.59	33	10.20	16
41.96	35	21.48	32	1.89	1	5.28	7
10.28	18	2.48	2	17.45	27	10.53	19
14.57	20	5.72	9	4.39	5	4.80	6
15.29	22	16.55	23	7.39	11	5.88	10
14.76	21	36.24	34				
18.69	29						
$n_1 = 10$	$T_1 = 254.0$ $\bar{T}_1 = 25.4$	$n_2 = 9$	$T_2 = 174.5$ $\bar{T}_2 = 19.4$	$n_3 = 8$	$T_3 = 112.0$ $\bar{T}_3 = 14.0$	$n_4 = 8$	$T_4 = 89.5$ $\bar{T}_4 = 11.2$

分析　本例为四组计量资料，经 Shapiro-Wilk 正态性检验，按照 $\alpha = 0.05$ 的水准，无黄疸组数据不满足正态性（$W = 0.663$，p=0.0003），可采用 Kruskal-Wallis H 检验。

（1）建立检验假设，确定检验水准 α

H_0：四组患者的血清前清蛋白含量总体分布相同

H_1：四组患者的血清前清蛋白含量总体分布不全相同

$\alpha = 0.05$

（2）编秩并计算秩和

1）编秩：将 4 组观察值混合后从小到大统一编秩。编秩中，如遇相同数值在同一组，可按顺序编秩或取平均秩次；若相同数值分别出现在不同组时，则需求平均秩次。各组编秩结果见表 12.5 的第（2）、（4）、（6）、（8）列。

2）计算秩和：分别将各组秩次相加求和得到各组秩和 $T_j\,(j = 1, 2, 3, 4)$，并将 T_j 除以各组样本量 n_j 就得到各组的平均秩和 $\bar{T}_j$，见表 12.5。

将所有数据混合后从小到大排秩依次为 $1, 2, \cdots, n$，则所有数据的秩和为

$$T = 1 + 2 + \cdots + n = n(n+1)/2$$

所有数据的平均秩和为

$$\bar{T} = (n+1)/2$$

（3）计算检验统计量 H 值

检验统计量 H 的构造与方差分析思想类似，采用秩代替原始数据，计算处理组间离均差平方和 SS_A 和总离均差平方和 SS_T，并计算相应的均方，将 SS_A 除以 MS_T，即得到检验统计量 H

$$H = \frac{\sum_{j=1}^{k} n_j \left[\bar{T}_j - (n+1)/2\right]^2}{\frac{1}{n-1}\frac{n(n^2-1)}{12}} = \frac{12}{n(n+1)}\sum_{j=1}^{k}\frac{T_j^2}{n_j} - 3(n+1) \qquad (12.8)$$

其中，$T_j\,(j = 1, 2, 3, 4)$ 为各组的秩和，n_j 为各组例数，$n = \sum_{j=1}^{k} n_j$ 为总例数，k 为比较的组数。

从上述检验统计量 H 的计算公式不难理解 Kruskal-Wallis H 检验的基本思想：如果 H_0 成立，则各组平均秩和 $\bar{T}_j$ 应该与总平均秩和 $\bar{T} = (n+1)/2$ 非常接近，如果某些 $\bar{T}_j$ 与 $(n+1)/2$ 相差太大，则可怀疑无效假设的真实性。

（4）作出推断结论

1）查表法：当组数 $k = 3$，且每组例数 $n_j \leqslant 5$ 时，可查 H 界值表（附表 15），确定相应的 p 值。

2）χ^2 近似法：当组数 $k > 3$，或存在一组例数 $n_j > 5$ 时，在 H_0 下，检验统计量 H

$$H = \frac{12}{n(n+1)}\sum_{j=1}^{k}\frac{T_j^2}{n_j} - 3(n+1) \sim \chi^2(k-1) \qquad (12.9)$$

可查 χ^2 分布界值表（附表 4），

如果 $H > \chi^2_{k-1,1-\alpha}$，则拒绝 H_0；否则不拒绝 H_0。

如前所述，当“结”出现较多时，特别在处理等级资料时，由式（12.8）计算所得 H 值偏低，应按下式对 H 进行校正得到 H_c，有

$$H_c = \frac{H}{1 - \sum_{i=1}^{g}(t_i^3 - t_i) \Big/ (n^3 - n)} \tag{12.10}$$

其中，t_i是第 i 个“结”中有相同秩次的个数，g 是“结”的个数。

本例，$H = 10.14$，因无“结”，故无需对统计量 H 进行校正。按照 $\nu = 4 - 1 = 3$, $\alpha = 0.05$，查 χ_3^2 分布界值(附表 4)，得 $\chi^2_{3,1-0.05} = 7.81$，由于 $H = 10.14 > \chi^2_{3,1-0.05}$，故 $p < 0.05$。因此，按 $\alpha = 0.05$ 水准拒绝 H_0，接受 H_1，组间差别有统计学显著性，可认为不同程度黄疸肝癌患者的血清前清蛋白含量总体分布不全相同。

应该说明的是，计算机软件还会给出“中位数检验”选项。中位数检验的 H_0 假设与 Wilcoxon 秩和检验和 Kruskal-Wallis H 检验相同，但分析路径不同。它是在 H_0 假设的前提下，通过合并各组资料后计算得到中位数的上下每组应各有一半观察值，通过检验各组在此中位数的上下各有观察值数目的差异是否有统计显著性来达到目的，可通过 χ^2 检验来实现这一过程。中位数检验适用于计量资料，但由于检验效率相对上述两种检验方法较低，故本教材未对它进行专门的介绍。

2. 两两比较的秩和检验 与方差分析一样，当 H_0 被拒绝后，需要进一步作两两比较的秩和检验，进一步推断哪两组之间的分布有差异。比较的方法较多，在此我们仅介绍扩展的 t 检验法。统计量 t^*

$$t^* = \frac{\bar{T}_i - \bar{T}_j}{\sqrt{\frac{n(n+1)(n-1-H)}{12(n-k)}\left(\frac{1}{n_i} + \frac{1}{n_j}\right)}} \dot{\sim} t(\nu), \quad \nu = n - k \tag{12.11}$$

其中，$\bar{T}_i - \bar{T}_j$ 为欲对比两组（$i \neq j$）的平均秩和之差，n_i 和 n_j 分别为第 i 组与第 j 组的样本量，$n = n_1 + n_2 + \cdots + n_k$，$k$ 为处理组数，H 为 Kruskal-Wallis 检验的统计量。

例 12.6 继例 12.5，已知不同程度黄疸患者的血清前清蛋白含量分布不全相同。为进一步了解具体是哪两组患者的血清前清蛋白含量不同，采用扩展的 t 检验法进行两两比较。

解 （1）建立检验假设，确立检验水准 α'

H_0 :第 i 组与第 j 组患者的血清前清蛋白含量总体分布相同

H_1 :第 i 组与第 j 组患者的血清前清蛋白含量总体分布不全相同

由于对多个样本进行多次两两比较，会增加 I 类错误，因此，采用 Bonferroni 法对检验水准进行校正，有

$$\alpha' = \frac{\alpha}{\frac{k(k-1)}{2}} \quad（k \text{ 为处理组数}）$$

本例，

$$\alpha' = \frac{\alpha}{\frac{k(k-1)}{2}} = \frac{0.05}{\frac{4\times 3}{2}} \approx 0.008$$

（2）计算检验统计量 t^*值

由表 12.5 可知，各组的平均秩和分别为：$\bar{T}_1 = 25.4$，$\bar{T}_2 = 19.4$，$\bar{T}_3 = 14.0$，$\bar{T}_4 = 11.2$。现以比较无黄疸组和轻度黄疸组为例，计算检验统计量 t，根据式（12.11）有

$$t_{12}^* = \frac{\bar{T}_1 - \bar{T}_2}{\sqrt{\frac{n(n+1)(n-1-H)}{12(n-k)}\left(\frac{1}{n_1} + \frac{1}{n_2}\right)}}$$

$$= \frac{25.4-19.4}{\sqrt{\frac{35\times(35+1)\times(35-1-10.14)}{12\times(35-4)}\times\left(\frac{1}{10}+\frac{1}{9}\right)}}$$

$$=1.45,\quad \nu=n-k=35-4=31$$

其他两两组间比较的检验统计量与此类似，具体列于表 12.6。

（3）作出推断结论

将表 12.6 第（5）列两两组间比较对应的 p 值与校正后的 α' 相比较，作出推断。

表 12.6　4 组样本两两比较结果

对比组 i 和 j （1）	$\bar{T}_i-\bar{T}_j$ （2）	差的标准误 （3）	t^* （4）	p （5）
无与轻度黄疸	6.0	4.131	1.45	0.157
无与中度黄疸	11.4	4.264	2.67	0.012
无与重度黄疸	14.2	4.264	3.33	0.002
轻与中度黄疸	5.4	4.368	1.24	0.224
轻与重度黄疸	8.2	4.368	1.88	0.070
中与重度黄疸	2.8	4.495	0.62	0.540

表 12.6 结果显示，在 $\alpha'=0.008$ 的检验水准下，仅无黄疸组患者与重度黄疸组患者的血清前清蛋白含量有统计学差异。由此可认为肝病患者中无黄疸者的血清前清蛋白含量高于重度黄疸者。

12.5　随机区组设计的 Friedman *M* 检验

在 12.4 节介绍的 Kruskal- Wallis *H* 检验是针对完全随机设计的实验数据的分析方法，本节介绍与随机区组方差分析相对应的非参数方法 Friedman *M* 检验。

Friedman *M* 检验（又称 *M* 检验），由弗里德曼（M. Friedman）于 1937 年提出，其检验目的是推断随机区组设计的多个相关样本所来自的总体分布是否不同。

例 12.7　欲研究三种麻醉药物（A、B、C）对小鼠睡眠时间的影响，某研究者事先对 21 只实验小鼠进行自主活动度记录，根据活跃程度将小鼠分为 7 个区组，并随机将每个区组中的小鼠分配至不同的处理组，分别接受三种麻醉药物，记录不同药物作用下每只小鼠的睡眠时间，结果见表 12.7。试分析三种麻醉药物下小鼠的睡眠时间是否相同。

表 12.7　三种麻醉药物作用下各组小鼠的睡眠时间（min）

区组	A 药		B 药		C 药	
	睡眠时间	秩次	睡眠时间	秩次	睡眠时间	秩次
（1）	（2）	（3）	（4）	（5）	（6）	（7）
1	19.90	1	24.20	3	22.60	2
2	24.30	2	30.90	3	18.70	1
3	21.30	2	41.60	3	19.40	1
4	32.70	1	38.80	2	45.10	3

续表

区组	A 药		B 药		C 药	
	睡眠时间	秩次	睡眠时间	秩次	睡眠时间	秩次
（1）	（2）	（3）	（4）	（5）	（6）	（7）
5	37.70	1	52.10	3	43.70	2
6	15.41	1	29.45	3	18.74	2
7	13.01	1	41.87	3	17.33	2
T_j		$T_1=9$		$T_2=20$		$T_3=13$

解　本例采用随机区组设计，资料类型为计量资料。考虑到表中各单元格的数据波动较大，故选用 Friedman M 秩和检验。

（1）建立检验假设，确立检验水准 α

H_0：三种麻醉药物下小鼠睡眠时间总体分布相同

H_1：三种麻醉药物下小鼠睡眠时间总体分布不全相同

$\alpha=0.05$

上述假设可以看出，与随机区组设计的方差分析一样，其关注点仍是处理间的效应。

（2）编秩并计算秩和

表 12.7 的数据结构完全等同于区组设计方差分析的结构，i, j $(i=1, 2, \cdots, b;$ $j=1, 2, \cdots, k)$ 分别表示行（区组）和列（处理组）。

由于区组效应的影响，不同区组中的秩是没有可比性的，如本例中不同区组小鼠的活跃程度是不同的，其睡眠时间也有可能不同，因此会影响对处理因素（三种麻醉药物）的效应评估。而同一区组中的不同处理之间的讨论是有意义的，因此在编秩的过程中应在每一区组内分配各处理的秩，从而得到秩次。本例计算过程为：

1）编秩：将每个区组内的观测值由小到大进行编秩，如遇相同数据则取平均秩次。各组编秩结果分别见表 12.7 中第（3）、（5）、（7）列。

2）计算秩和：设 R_{ij} 表示第 i 个区组中第 j 种处理的秩，则每一种处理下的秩和为 $T_j=\sum_i R_{ij}$ $(j=1, 2, \cdots, k)$，如本例中，$T_1=\sum_i R_{i1}=1+2+2+1+1+1+1=9$，依此类推，见表 12.7。

这里再次提醒，编秩是在各区组中分别进行，而不是对所有数据。

（3）计算检验统计量 M 值

记每一处理下的平均秩和为 $\bar{T}_j=T_j/b$，在无效假设 H_0 下，容易证明，$\bar{T}_j$ 有下面的性质

$$E(\bar{T}_j)=\frac{k+1}{2} \tag{12.12}$$

$$Var(\bar{T}_j)=\frac{k^2-1}{12b} \tag{12.13}$$

Friedman M 检验统计量为

$$M=\frac{12b}{k(k+1)}\sum_{j=1}^{k}\left(\bar{T}_j-\frac{k+1}{2}\right)^2 \tag{12.14}$$

其中，b 为区组个数，k 为处理组个数。

直观上看，如果 $\bar{T}_j$ 离其期望 $E(T_j)=(k+1)/2$ 越远，越不支持无效假设。如果直接用秩

和T_j表示，则 Friedman M 统计量的表达式有更简单的公式

$$M=\frac{12}{bk(k+1)}\sum_{j=1}^{k}T_j^2-3b(k+1) \tag{12.15}$$

当某区组内有“结”时，则使用以下校正公式

$$M_c=\frac{M}{1-\frac{\sum_{i=1}^{g}(t_i^3-t_i)}{bk(k^2-1)}} \tag{12.16}$$

其中，t_i是各区组内第i个“结”中有相同秩次的个数，g是各区组内有“结”的个数。

本例中，$b=7$，$k=3$，区组个数和处理组个数均较少，且区组内无“结”。采用式(12.15)计算检验统计量

$$\begin{aligned}M&=\frac{12}{bk(k+1)}\sum_{j}T_j^2-3b(k+1)\\&=\frac{12}{7\times3\times(3+1)}\times(9^2+20^2+13^2)-3\times7\times(3+1)\\&=8.86\end{aligned}$$

（4）作出推断结论

1）查表法：当$b\leqslant20$，$k\leqslant6$时，可根据b和k查M界值表（附表 16）。

如本例区组数$b=7$，处理组数$k=3$，查附表 16 得$M_{0.05}=7.143<8.86=M$，按$\alpha=0.05$的检验水准，拒绝H_0，接受H_1，组间差别有统计学显著性，可认为三种麻醉药物下小鼠的睡眠时间不全相同。如果需要进一步地进行组间的两两比较，可参考相关专业书籍。

2）χ^2分布近似法：对于大的b和k（$b>50, k>6$）时，由中心极限定理可以证明，在H_0下，M近似服从自由度为$v=k-1$的χ^2分布。

如果$M>\chi^2_{k-1,1-0.05}$，则拒绝H_0，否则不拒绝H_0。

本例中，根据$v=3-1=2$，α=0.05 查$\chi_2{}^2$分布界值（附表 4）得临界值$\chi^2_{2,1-0.05}=5.99$，$M=8.86>\chi^2_{2,1-0.05}$，$p<0.05$，故按α=0.05 水准拒绝H_0，接受H_1，结论同查表法。

应当注意的是，当随机区组设计中区组数很大且处理组数较小时，Friedman M 检的效果就不是很好了。因为 Friedman M 检验的编秩是在每个区组内进行的，这种编秩的方法仅限于区组内的效应，为了去除区组效应，可以用随机区组的调整秩和检验。有兴趣的读者可参阅其他专业书籍来完成。

12.6 小　结

本章介绍了一些与参数检验方法相对应的基于秩次的非参数检验方法。非参数方法的主要优点是放松了对正态分布的要求。实践中有些数据是很难用原始尺度去比较的，把它们变成秩次是最常用的方法。

本章中，与配对t检验和独立样本t检验相对应的非参数方法是 Wilcoxon 符号秩检验和 Wilcoxon 秩和检验；与单因素方差分析和随机区组设计方差分析相对应的非参数方法是 Kruskal-Wallis H 检验和 Friedman M 检验。尽管分析方法不同，但前者与后者本质的差别是参数法的分析采用的是实际的观测值，而非参数检验则是将观测值用“秩”代替。

正是由于丢弃了观察值的具体数值信息，所以，如果正态分布条件和中心极限定理成立时使用非参数方法，在检验效能上将会有些损失。因此，在实践中，凡适合参数检验的资料应首选参数检验。但如果不清楚是否适合参数检验的资料，则应采用非参数检验，尤其对于难以确定分布又出现少量异常值的小样本数据，非参数检验在所得的结论显示出其较好的稳健性。

案例讨论

案例 1　为研究局部温热治疗小鼠移植性肿瘤的疗效，将 22 只小鼠随机分到实验组和对照组，以生存天数为疗效评价指标，结果见表 12.8。

表 12.8　实验组和对照组小鼠的生存天数

分组	生存天数											
实验组	10	12	15	15	16	17	18	20	23	≥40		
对照组	2	3	4	5	6	7	8	9	10	11	12	13

（1）通过观察表 12.8，生存天数的分布特征是什么？适合采用何种指标对其集中趋势和离散程度进行描述？

（2）该资料适合采用何种检验方法对实验组和对照组小鼠生存天数进行比较？为什么？请进行分析并阐述该检验方法所需要的假设以及其优势和不足？

（3）在分析过程中，如何处理实验组中的“≥40”？若将其人为改为 40，对本次分析结果有何影响？为什么？

案例 2　某研究为探讨甲、乙两种降血脂药物的疗效差别，纳入了 240 名高血脂患者，并将其随机分成两组分别接受两种药物治疗，随访 3 个月后检测两组患者的甘油三酯水平，结果见表 12.9。对其进行独立样本 t 检验，t=2.26，p=0.0246，差异有统计学显著性，认为甲组甘油三酯水平显著低于乙组，甲药的降血脂效果优于乙药。

你认为对该研究的分析是否妥当？如不妥，应该怎样给予纠正，具体可选用的方法是什么？并讨论与 t 检验的异同点。

表 12.9　240 名高血脂患者接受治疗后甘油三酯水平（mmol/L）

药物分组	n	甘油三酯	
		均数	标准差
甲	120	2.45	3.17
乙	120	3.19	1.67

思考与练习

一、最佳选择题

1. 在统计检验中是否选用非参数方法________。
   A. 要根据研究目的和数据特征作决定
   B. 可在算出几个统计量和得出初步结论后进行选择
   C. 要看哪个统计结论更符合专业解释
   D. 要看哪个 p 值更小
2. 下列哪项不属于非参数检验的应用范围________。

A. 样本分布呈非正态而又无适当的数据转换方法
B. 难以准确测量或未加精确测量的资料
C. 一端或两端是不确定数值的资料
D. 总体分布不确定的大样本资料

3. 对基于秩的非参数检验，下列说法错误的是________。
A. 符号秩检验中，差值为零不参与编秩
B. 两样本比较的秩和检验方法中的正态近似法为参数检验
C. 当数据符合正态假定时，非参数检验犯Ⅱ类错误的概率较参数检验大
D. 秩和检验适用于检验计量资料、等级资料和分布不明资料的比较

4. 配对秩和检验的基本原理是：如果 H_0 成立，则对样本来说________。
A. 正秩和的绝对值小于负秩和的绝对值
B. 正秩和的绝对值大于负秩和的绝对值
C. 正秩和的绝对值与负秩和的绝对值不会相差很大
D. 正秩和的绝对值与负秩和的绝对值应该相等

5. 关于配对设计资料的 Wilcoxon 符号秩检验，错误的是________。
A. 编秩时按差值的绝对值由小到大进行编秩
B. 编秩时如遇差值等于 0，则舍去不参与编秩
C. 编秩时如遇差值的绝对值相等，则可取平均秩次，再标明原差值的正负号
D. 正秩和与负秩和中只能选较小的秩和为检验统计量

6. 在两独立样本比较的秩和检验中，实验组的观察值为 0、1、7、14、32、40，对照组的观察值为 0、1、2、4、4、8，编秩中观察值“0”的秩次可分别编为________。
A. 1，1　　B. 1.5，1.5　　C. 1，2　　D. 不参加编秩

7. 对于完全随机设计的多个独立样本比较，当比较的各组间方差不齐，且部分处理组数据经正态性检验不服从正态分布时，以下宜选用的统计学方法是________。
A. Friedman M 检验　　B. H 检验　　C. Wilcoxon 秩和检验　　D. 符号秩检验

8. 完全随机设计三个样本比较的秩和检验，已知 $n_1 = n_2 = n_3 = 5$，确定 p 值应查________。
A. χ^2 界值表　　B. H 界值表　　C. M 界值表　　D. 标准正态分布表

9. 多个独立样本的等级资料作 H 检验时，如果用 H 值而不用校正后的 H_C 值，则________。
A. 提高检验的效能　　B. 把一些无差别的总体推断成有差别
C. 把一些有差别的总体推断成无差别　　D. Ⅰ类错误增大

二、计算分析题

1. 为更好地促进口腔卫生，某研究进行一项口腔教育计划。在该计划实施之前以及在完成后的 6 个月，分别对 28 例患有轻度牙周病的患者进行评价。6 个月后，有 15 例患者的牙周评分情况改善（得分增加），8 例患者情况恶化（得分降低），5 例患者情况不变，资料见表 12.10。请评价这项计划的效果。

表 12.10　牙周情况的变化程度

得分变化	患者例数
+3	4
+2	5
+1	6
0	5
−1	4
−2	2
−3	2

2. 某医生研究盐酸地尔硫䓬缓释片治疗心绞痛的效果，将 172 名患者随机分成两组，分别给予缓释片和普通片治疗，观察结果见表 12.11。试比较两组疗效有无差别。

表 12.11　盐酸地尔硫䓬缓释片组与普通片组治疗心绞痛的疗效

组别	显效	有效	无效	加重
缓释片组	62	18	5	3
普通片组	35	31	14	4

3. 某医生研究有不同程度腹水的肝硬化患者血浆肾素活性，随机抽取并测得不同程度腹水的肝硬化患者血浆肾素活性，结果见表 12.12。问四组研究对象血浆肾素活性水平有无差别?

表 12.12　不同程度腹水的肝硬化患者血浆肾素活性（g/mL）

无腹水（对照）	轻度腹水	中度腹水	重度腹水
0.40	0.33	2.30	13.10
0.41	2.10	7.50	9.60
0.52	3.50	4.60	5.20
0.74	0.87	6.70	9.40
0.64	0.72	5.80	13.80
0.83	0.64	7.20	24.70
0.65	0.46	5.00	
0.45		8.90	

4. 为探讨多发伤后血清内皮细胞特异分子-1（ESM-1）水平的变化，将 12 窝小白鼠（每窝 3 只）随机分配到 3 个实验组，分别建立 A 、B 、C 多发伤动物模型，然后采静脉血 4mL，分离血清，成批检测 ESM-1 值，结果见表 12.13。不同类型多发伤后的 ESM-1 有无差别?

表 12.13　不同类型多发伤小白鼠 ESM-1 水平（ng/mL）

区组编号	A	B	C
1	0.03	0.08	0.16
2	0.06	0.07	0.19
3	2.26	2.98	3.21
4	0.03	0.03	0.74
5	0.02	0.10	0.24
6	0.03	0.08	0.16
7	3.17	3.58	3.75
8	0.05	0.09	0.28
9	0.02	0.06	0.29
10	0.04	0.06	0.18
11	6.53	7.18	8.09
12	0.05	0.09	0.17

第 13 章　一元线性回归

学习目标：掌握一元线性回归分析的概念、统计推断和应用。

在第 8 章中我们介绍了采用 t 检验比较来自两个正态总体的均数，在第 9 章中介绍了采用方差分析比较来自多个正态总体的均数，如果在这些分析中以 y 表示结果变量，以 x 表示分组变量，就会看到其构成的模型都是本章即将学习的线性模型的某种特例。一元线性回归（simple linear regression），或简称直线回归（linear regression），是研究一个变量与另一个变量之间的线性依赖关系，并作出相应估计和预测的一种统计分析方法，是回归分析中最基础的一种。本章将从基本概念出发，系统介绍直线回归的建模原理，参数的统计推断以及回归方程的应用。

13.1 基本概念

我们先看以下例子。

例 13.1　某医生为探讨青少年男性体重对肺功能的影响，测得某地 20 名 15 岁男性的体重及用力肺活量（FVC，单位：L），数据见表 13.1。试建立用力肺活量和体重的回归方程。

表 13.1　某地 20 名 15 岁青少年男性的体重（kg）及用力肺活量（L）

观测号 i	体重 x_i	FVC y_i	观测号 i	体重 x_i	FVC y_i
1	61	5.36	11	61	5.08
2	57	4.51	12	49	4.17
3	67	4.17	13	70	4.60
4	67	5.14	14	43	2.37
5	50	4.27	15	63	3.86
6	56	4.60	16	56	4.03
7	65	5.40	17	64	4.59
8	49	3.89	18	46	2.65
9	59	3.81	19	47	3.26
10	56	4.25	20	39	2.88

将表 13.1 中的每对数据$(x_i, y_i)(i=1, 2, \cdots, 20)$对应于直角坐标系中的一个点，并将所有点在该坐标系中标出，得到散点图（图 13.1）。

图 13.1 显示，随着体重的增加，用力肺活量呈上升趋势。尽管这些点较为分散，但大都散落在一条直线附近，于是自然想到用一条直线方程来表示它们之间的这种关系。

我们知道，数学上任何一条直线方程都可以写成如下的形式：

$$y = \alpha + \beta x$$

其中，y 称为因变量（dependent variable）或响应变量（response variable），x 称为自变量（independent variable）或解释变量（explanatory variable）。直线方程有两个参数 α 和 β，α 表示直线在 y 轴上的截距（intercept），β 表示直线的斜率（slope）。如果参数 α 和 β 确定了，那么这条直线就唯一确定了。然而，表 13.1 的数据显示，与方程 $y = \alpha + \beta x$ 相比，y 与 x 的取值并非一一对应，即并不是所有具有相同体重的青少年男性都会有相同的用力肺活量，如表 13.1 中的第 3 个和第 4 个观测对象，他们的体重相同（均是 67kg），然而他们的用力肺活量却是不同的（分别是 4.17L 和 5.14L）。解决该问题的方法是建立一个 y 与 x 的概率模型，该模型能够容纳数据关于直线的随机变化，一元线性回归模型就是这样的一种模型。

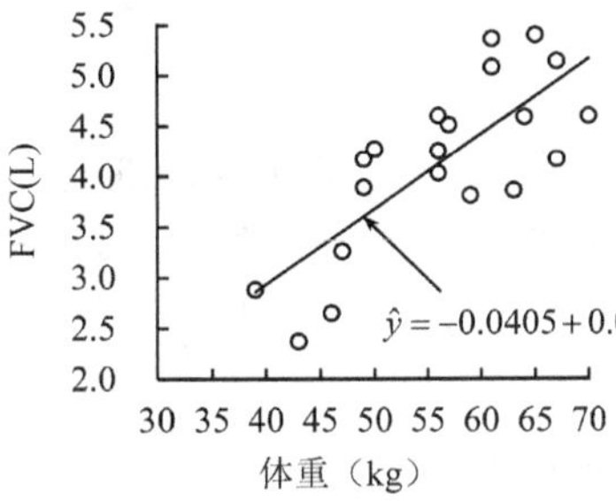

图 13.1　20 名 15 岁青少年男性体重与用力肺活量的散点图

对于给定的 x 值，随机变量 y 的均数可以绘成一条直线，并且观测点偏离这条均数直线的纵向距离是一个随机变量 ε，这样，一元线性回归模型的定义用下式表示

$$y_i = \alpha + \beta x_i + \varepsilon_i \quad (i = 1, 2, \cdots, n) \tag{13.1}$$

其中，$\varepsilon_i \ (i = 1, 2, \cdots, n)$ 是模型误差，相互独立，且 $\varepsilon_i \sim N(0, \sigma^2)$。

从式（13.1）可以看出，与普通线性方程不同的是，回归方程的特点在于它的因变量 y 是随机变量，自变量 x 被认为是固定的。y 分解为两部分：一部分表示由于 x 变化引起的线性变化部分，即 $\alpha + \beta x$，是模型的固定部分；另一部分表示 x 以外的其他随机因素对 y 的影响，即模型误差 ε，是模型的随机部分。在 ε 服从正态分布的假设下，随机变量 y 服从正态分布，有

$$\begin{cases} y \mid x \sim N(\alpha + \beta x, \sigma^2) \\ E(y \mid x) = \alpha + \beta x \\ Var(y \mid x) = Var(\varepsilon) = \sigma^2 \end{cases} \tag{13.2}$$

式（13.2）可以进一步解释如下：

（1）在回归方程中，自变量 x 的取值是固定的，因变量 y 是随着 x 的变化而呈线性变化的随机变量。

（2）对每一个给定的 x，y 的多个观测是独立的，且服从正态分布。

（3）对每一个给定的 x，y 的均数（期望）由一个线性函数 $\alpha + \beta x$ 进行描述，这里的线性是针对参数 β 而言的。

（4）对任意 x，y 的方差是一个常数 σ^2。

因此，回归分析是在因变量 y 满足正态性和方差齐性的前提下，建立 y 的总体均数和 x 之间的线性依赖关系。

这样，线性回归模型对例 13.1 的一种解释是，对于每一个已知体重水平固定为 x 的青少年男性，其对应的用力肺活量 y 是随机变量且服从正态分布，均数为 $\alpha + \beta x$，即用力肺活量的平均水平是随着体重 x 改变而改变的线性函数；方差为 σ^2，表示用力肺活量的离散度为一个常数，不随 x 的取值改变而改变。如果 $\sigma^2 = 0$，则样本点全部落在回归线上，而 σ^2 值越大，表示数据点在直线上下离散性越大。

13.2　回归方程的建立

回归分析的主要任务是通过一组样本观测值 (x_i, y_i) $(i=1, 2, \cdots, n)$ 来研究两变量之间所具有的线性依赖关系，为选择该数据集的“最佳拟合直线”，需要设法通过观测数据确定参数 α 与 β 的估计值 a 和 b ，使得直线

$$\hat{y}=a+bx \tag{13.3}$$

能最佳地反映 (x_i, y_i) 之间的变化关系，该直线称为一元回归直线。$\hat{y}$ 是在给定 x 条件下 $E(y)$ 的估计值，也称给定 x 条件下 y 的预测值，a 和 b 分别是参数 α 和 β 的估计值。与直线方程的意义类似，此处的 a 称为回归直线在 y 轴上的截距，它是自变量 x 取值为 0 时因变量 y 的平均水平的估计值；b 为回归系数（regression coefficient）的估计值，也称回归直线的斜率，其统计意义是 x 每变化一个单位，y 平均改变 b 个单位。当 $b>0$ ，表示 y 的平均水平 $\hat{y}$ 随 x 增大而线性地增大；$b<0$ ，表示 y 的平均水平 $\hat{y}$ 随 x 增大而线性地减小；$b=0$ ，表示 y 的平均水平 $\hat{y}$ 为常数 a ，与 x 无线性依赖关系。式（13.3）所对应的直线也称为拟合直线（图 13.1）。

13.2.1　参数估计

我们用 $\hat{y}_i=a+bx_i$ 表示 $x=x_i$ 时所有 y_i 的均数 $\hat{y}_i$ ，$y_i-\hat{y}_i=\varepsilon_i$ $(i=1, 2, \cdots, n)$ 为观测值 y_i 与回归直线 $\hat{y}_i$ 的残差（residual）。这样，对所有观测点 (x_i, y_i) 来说，如果能够找到适当的 a 和 b ，使得残差平方和

$$Q(\alpha, \beta)=\sum_{i=1}^{n}\varepsilon_i^2=\sum_{i=1}^{n}(y_i-\alpha-\beta x_i)^2 \tag{13.4}$$

达到最小，满足

$$Q(a, b)=\min Q(\alpha, \beta) \tag{13.5}$$

那么就认为 a, b 所决定的直线最佳。这样的方法称为最小二乘估计法（least squares estimation），其基本原理是通过最小化残差平方和，使得各观测点到回归直线的纵向距离的平方和最小。

根据数学中微积分的求极值的原理，使 $Q(\alpha, \beta)$ 达到最小值的条件是 Q 关于 α, β 的一阶偏导数等于 0，即

$$\begin{cases}\dfrac{\partial Q}{\partial \alpha}=-2\sum\limits_{i=1}^{n}(y_i-\alpha-\beta x_i)=0\\[2ex]\dfrac{\partial Q}{\partial \beta}=-2\sum\limits_{i=1}^{n}(y_i-\alpha-\beta x_i)x_i=0\end{cases} \tag{13.6}$$

经整理后，可得到正规方程组

$$\begin{cases}n\alpha+\beta\sum\limits_{i=1}^{n}x_i=\sum\limits_{i=1}^{n}y_i\\[2ex]\alpha\sum\limits_{i=1}^{n}x_i+\beta\sum\limits_{i=1}^{n}x_i^2=\sum\limits_{i=1}^{n}x_iy_i\end{cases} \tag{13.7}$$

由于方程的基本数据都是由样本观测值组成，所以方程（13.7）的解为 α 和 β 的估计值，分别记为 a 和 b ，有

$$\begin{cases} a = \overline{y} - b\overline{x} \\ b = \dfrac{\sum\limits_{i=1}^{n} x_i y_i - \dfrac{1}{n}\left(\sum\limits_{i=1}^{n} x_i\right)\left(\sum\limits_{i=1}^{n} y_i\right)}{\sum\limits_{i=1}^{n} x_i^2 - \dfrac{1}{n}\left(\sum\limits_{i=1}^{n} x_i\right)^2} \end{cases} \tag{13.8}$$

为方便，引入以下记号

$$\mathrm{SS}_{xx} = \sum_i (x_i - \overline{x})^2 = \sum_i x_i^2 - \frac{1}{n}\left(\sum_i x_i\right)^2$$

$$\mathrm{SS}_{yy} = \sum_i (y_i - \overline{y})^2 = \sum_i y_i^2 - \frac{1}{n}\left(\sum_i y_i\right)^2$$

$$\mathrm{SS}_{xy} = \sum_i (x_i - \overline{x})(y_i - \overline{y}) = \sum_i x_i y_i - \frac{1}{n}\left(\sum_i x_i\right)\left(\sum_i y_i\right)$$

其中，SS_{xx}和SS_{yy}就是我们在第9章已知的离均差平方和，SS_{xy}称为离均差积和。这样，式（13.8）可以简记为

$$\begin{cases} a = \overline{y} - b\overline{x} \\ b = \dfrac{\mathrm{SS}_{xy}}{\mathrm{SS}_{xx}} \end{cases} \tag{13.9}$$

由此，我们就得到了回归方程（13.3）。由于直线$\hat{y} = a + bx$是用最小二乘法估计的，故该直线也称最小二乘直线，a、b分别称为α和β的最小二乘估计。

容易知道直线回归方程具有三个基本性质：① 观测点(x_i, y_i)距回归直线的残差平方和最小，即$Q(a, b) = \min Q(\alpha, \beta) = \min \sum\limits_{i=1}^{n} (y_i - \hat{y}_i)^2 = \min \sum\limits_{i=1}^{n} \varepsilon_i^2$，且可以证明满足此条件的直线仅有一条；② $\sum\limits_{i=1}^{n} (y_i - \hat{y}_i) = 0$，即残差$\varepsilon$可以有正有负，但其和一定为0，这是用最小二乘法所求得的回归方程的特性；③ 回归直线必通过数据的几何重心点$(\overline{x}, \overline{y})$。

除此之外，我们不加证明地给出最小二乘估计的性质，这对我们进一步理解回归直线很有帮助。

（1）回归直线的截距a和斜率b分别是α和β的无偏估计，且a, b均服从正态分布，有

$$a \sim N\left(\alpha, \left(\frac{1}{n} + \frac{\overline{x}^2}{\mathrm{SS}_{xx}}\right)\sigma^2\right), \quad b \sim N\left(\beta, \frac{\sigma^2}{\mathrm{SS}_{xx}}\right) \tag{13.10}$$

（2）
$$Cov(a, b) = -\frac{\overline{x}}{\mathrm{SS}_{xx}}\sigma^2 \tag{13.11}$$

其中，$Cov(a, b)$表示a, b的协方差。上式表明当$\overline{x} \neq 0$时系数a和b彼此相关。

（3）对于给定的x_0，有

$$\hat{y}_0 = a + bx_0 \sim N\left(\alpha + \beta x_0, \left(\frac{1}{n} + \frac{(x_0 - \overline{x})^2}{\mathrm{SS}_{xx}}\right)\sigma^2\right) \tag{13.12}$$

说明$\hat{y}_0 = a + bx_0$是$\alpha + \beta x_0$的无偏估计，同时还可从公式看出，增加样本量是提高对α，β估计精度的有效办法。

解例 13.1 对表 13.1 中的数据，以用力肺活量为因变量 y，以体重为自变量 x，作直线回归分析步骤如下：

（1）据题意，首先作散点图，见图 13.1，可知两变量关系呈直线，故可拟合直线回归方程。

（2）求基本统计量 $\sum_i x_i$，$\sum_i y_i$，$\sum_i x_i^2$，$\sum_i y_i^2$，$\sum_i x_i y_i$。

本例，$n=20$，$\sum_i x_i = 1125$，$\sum_i y_i = 82.89$，$\sum_i x_i^2 = 64745$，$\sum_i y_i^2 = 357.2671$，$\sum_i x_i y_i = 4771.48$。

（3）计算 x,y 的均数 $\bar{x},\bar{y}$，离均差平方和 SS_{xx},SS_{yy}，离均差积和 SS_{xy}。

$$\bar{x} = \frac{1}{n}\left(\sum_i x_i\right) = 56.25,\quad \bar{y} = \frac{1}{n}\left(\sum_i y_i\right) = 4.1445$$

$$SS_{xx} = \sum_i x_i^2 - \frac{1}{n}\left(\sum_i x_i\right)^2 = 64745 - \frac{1125^2}{20} = 1463.7500$$

$$SS_{yy} = \sum_i y_i^2 - \frac{1}{n}\left(\sum_i y_i\right)^2 = 357.2671 - \frac{82.89^2}{20} = 13.7295$$

$$SS_{xy} = \sum_i x_i y_i - \frac{1}{n}\left(\sum_i x_i\right)\left(\sum_i y_i\right) = 4771.48 - \frac{1125 \times 82.89}{20} = 108.9175$$

（4）求回归系数 b 和截距 a

$$b = \frac{SS_{xy}}{SS_{xx}} = \frac{108.9175}{1463.7500} = 0.0744$$

$$a = \bar{y} - b\bar{x} = 4.1445 - 0.0744 \times 56.25 = -0.0405$$

这里 b 的符号为正，提示用力肺活量随体重的增加呈线性递增的趋势。

（5）建立回归方程

$$\hat{y} = -0.0405 + 0.0744x$$

该方程显示：体重每增加 1kg，用力肺活量平均增加 0.0744L。

（6）画出回归直线：回归方程所对应的直线只需要两个定点的位置即可确定，如令 $x=50$，有 $\hat{y}=3.6795$；令 $x=60$，有 $\hat{y}=4.4235$，连接两点的直线即所求的回归直线，见图 13.1。

13.2.2 假设检验

上述回归方程及所绘的回归直线 $\hat{y}=a+bx$ 只是对样本中变量 y 与 x 之间线性依赖关系的描述，其是否真实描述了两个变量间的统计规律性，还需要对总体回归方程 $E(y)=\alpha+\beta x$ 进行检验。由于 x,y 的线性关系由参数 β 唯一决定，因此对于一元直线回归方程来说，对回归方程的检验就等价于对回归系数的检验，即检验

$$H_0: \beta=0,\ H_1: \beta \neq 0$$

这一点很容易理解。显然，如果 $\beta=0$，y 与 x 就不存在线性关系。有两种等价的检验方法，即 F 检验和 t 检验，下面分别加以介绍。

1. *F* 检验 F 检验是根据方差分析的思想来构建检验统计量的。由于方程中的 x 是固定变量，因此，只需通过对随机因变量 y 的变异分解来考察 y 与 x 之间是否存在线性关系。

现以图中的任意一点 $P(x_i, y_i)$ 为例说明假设检验的变异分解过程。见图 13.2。

点 $P(x_i, y_i)$ 中 y_i 的变异 $(y_i - \overline{y})$ 被回归直线分成了两部分：$(\hat{y}_i - \overline{y})$ 部分和 $(y_i - \hat{y}_i)$ 部分。由于 $P(x_i, y_i)$ 是任意一点，故不失一般性。其变异分解可用以下式子表示：

将 y_i $(i=1, 2, \cdots, n)$ 的总离均差平方和

$$\mathrm{SS}_{yy} = \sum_i (y_i - \overline{y})^2$$

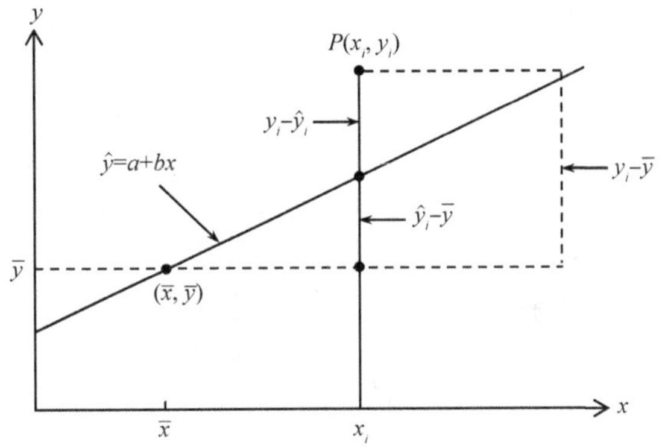

图 13.2　因变量 y 的变异分解示意图

作分解，得到等式

$$\mathrm{SS}_{yy} = \sum_{i=1}^{n} (\hat{y}_i - \overline{y})^2 + \sum_{i=1}^{n} (y_i - \hat{y}_i)^2 \tag{13.13}$$

式（13.13）表明 y 的总变异由两部分组成：

称式（13.13）右侧的第一项为回归平方和（regression sum of squares），记为 SS_R，表示回归估计值 $\hat{y}_i$ 与均数 $\overline{y}$ 的离差平方和，其公式为

$$\begin{aligned}\mathrm{SS}_R &= \sum_{i=1}^{n} (\hat{y}_i - \overline{y})^2 = \sum_{i=1}^{n} \left[a + bx_i - (a + b\overline{x})\right]^2 \\ &= \mathrm{SS}_{xx} b^2 = \mathrm{SS}_{xy} b\end{aligned} \tag{13.14}$$

显然，回归平方和 SS_R 反映的是在 y 的总变异中由 x 与 y 的直线回归关系解释的那部分变异。SS_R 值越大，说明回归直线的拟合效果就越好。

称式（13.13）右侧的第二项为残差平方和（residual sum of squares），记为 SS_E，表示观测值 y_i 与回归估计值 $\hat{y}_i$ 的离差平方和，其公式为

$$\mathrm{SS}_E = \sum_{i=1}^{n} (y_i - \hat{y}_i)^2 \tag{13.15}$$

SS_E 反映了在总变异中扣除自变量 x 对因变量 y 的线性影响以后的其他因素（包括 x 对 y 的非线性影响和随机误差等）对 y 变异的影响，也就是在总平方和中无法用 y 和 x 线性回归关系解释的部分，SS_E 值越小，说明回归直线的拟合效果越好。

于是，式（13.13）可以简单表示为

$$\mathrm{SS}_{yy} = \mathrm{SS}_R + \mathrm{SS}_E \tag{13.16}$$

上述 3 个平方和，各有其相应的自由度 v，并有如下关系

$$\begin{gathered} v_{yy} = v_R + v_E \\ v_{yy} = n-1,\ v_R = 1,\ v_E = n-2 \end{gathered} \tag{13.17}$$

在 H_0 成立的条件下，有

$$\frac{\mathrm{SS}_R}{\sigma^2} \sim \chi^2(v_R),\quad \frac{\mathrm{SS}_E}{\sigma^2} \sim \chi^2(v_E)$$

且 SS_R 与 SS_E 相互独立。

检验统计量

$$F = \frac{SS_R/\nu_R}{SS_E/\nu_E} \tag{13.18}$$

服从自由度 $\nu_R = 1$，$\nu_E = n-2$ 的 F 分布。

式（13.18）显示，如果 y 与 x 确实存在直线回归关系，那么回归所解释的变异 SS_R 应大于其他因素所解释的变异 SS_E。由此可见，F 检验正是建立在这个基础上的。

对于给定的检验水准 α，

如果 $F > F_{(\nu_R,\ \nu_E),\ 1-\alpha}$，则拒绝 H_0，认为直线回归方程有统计学显著性；

如果 $F \leqslant F_{(\nu_R,\ \nu_E),\ 1-\alpha}$，则不拒绝 H_0，尚不能认为直线回归方程有统计学显著性。

例 13.2　对例 13.1 资料建立的回归方程，采用 F 检验法对其进行假设检验。

解　（1）建立检验假设，确定检验水准 α

$H_0: \beta = 0$，青少年男性用力肺活量与体重之间无直线回归关系

$H_1: \beta \neq 0$，青少年男性用力肺活量与体重之间有直线回归关系

$\alpha = 0.05$

（2）计算检验统计量 F 值

$$SS_R = SS_{xx}b^2 = 1463.75 \times 0.0744^2 = 8.1024$$

$$SS_E = SS_{yy} - SS_R = 13.7295 - 8.1024 = 5.6271$$

$$F = \frac{SS_R/\nu_R}{SS_E/\nu_E} = \frac{8.1024/1}{5.6271/18} = 25.92$$

方差分析表结果见表 13.2。

表 13.2　方差分析表

变异来源	SS	ν	MS	F	p
回归	8.1024	1	8.1024	25.92	< 0.0001
残差	5.6271	18	0.3126		
总变异	13.7295	19			

（3）作出推断结论：根据 $\nu_R = 1$，$\nu_E = 18$，$\alpha = 0.05$，查 $F_{(1,18)}$ 分布界值（附表 6）得临界值 $F_{(1,18),\ 1-0.05} = 4.41$。本例 $F = 25.92 > 4.41$，故 $p < 0.05$，按 $\alpha = 0.05$ 的水准拒绝 H_0，接受 H_1，直线回归方程成立。可认为青少年男性体重与用力肺活量之间有直线回归关系，用力肺活量随体重的增加而呈线性递增。

2. *t* 检验法　直线回归方程的稳定程度取决于 b 的波动大小，即 S_b 的大小，这里 S_b 为样本回归系数 b 的标准误的估计值。由于统计量 b 来自正态总体，故可从 b 的抽样分布出发构造 t 统计量以对其进行假设检验。

当 $H_0: \beta = 0$ 成立时，检验统计量服从自由度 $\nu_E = n-2$ 的 t 分布，有

$$t = \frac{b-0}{S_b} \sim t(\nu_E) \tag{13.19}$$

其中，$S_b = \frac{S_{yx}}{\sqrt{SS_{xx}}} = \sqrt{\frac{SS_E/(n-2)}{SS_{xx}}}$，$S_{yx} = \sqrt{SS_E/(n-2)}$ 为剩余标准差（residual standard deviation），是指扣除 x 对 y 的线性影响后，衡量观测值 y 对回归直线的平均离散程度，即回归直线 $\hat{y}$ 估计的精度。

对于给定的检验水准 α，

如果 $|t| > t_{\nu_E,\ 1-\alpha/2}$，则拒绝 H_0；

如果 $|t| \leqslant t_{\nu_E,\ 1-\alpha/2}$，则不拒绝 H_0。

例 13.3　对例 13.1 资料建立的直线回归方程，运用 t 检验法对回归系数进行假设检验。

解　计算 s_b，有

$$s_b = \frac{S_{yx}}{\sqrt{\mathrm{SS}_{xx}}} = \sqrt{\frac{\mathrm{SS}_E/(n-2)}{\mathrm{SS}_{xx}}} = \sqrt{\frac{5.6271/(20-2)}{1463.75}} = 0.0146$$

在 H_0 成立的条件下，根据式（13.19），检验统计量

$$t = \frac{b-0}{s_b} = \frac{0.0744}{0.0146} = 5.10$$

根据 $\nu_E = 20-2 = 18$，$\alpha = 0.05$，查 t_{18} 分布界值（附表 5），得 $t_{18,\ 1-0.05/2} = 2.101$，本例 $t = 5.10 > 2.101$，故 $p < 0.05$，按 $\alpha = 0.05$ 的水准拒绝 H_0，接受 H_1。结论同例 13.2。

当直线回归方程无统计学意义，即不拒绝 H_0 时，可能有三种情况：①由于样本量太小，不足以揭示出它们之间的内在的关系，必要时可扩大样本量作进一步研究；②变量 x 对 y 的影响显著，但这种影响不能用线性关系来描述，可能是曲线关系，这时应使用非直线回归方法处理；③ 除 x 外，还有其他重要的解释变量对 y 有影响，从而削弱了 x 对 y 的影响，此种情形下应采用多元线性回归法来解决，可参见相关参考书籍。

13.3　直线回归方程的区间估计

建立回归直线的目的就是通过 x 预测 y，但在预测时只给出点估计是不够的，必须考虑估计的精度，即区间估计。

13.3.1　总体回归系数的置信区间

样本回归系数 b 是总体回归系数 β 的一个点估计，存在抽样误差。由式（13.10）最小二乘估计的性质可知，样本回归系数 b 服从正态分布，根据抽样原理构造检验统计量

$$t = \frac{b-\beta}{S_b} \sim t(\nu_E) \tag{13.20}$$

其中，$\nu_E = n-2$。与第 6 章中的区间估计类似，总体回归系数 β 的 $(1-\alpha)\times 100\%$ 置信区间的计算式为

$$\left[b - t_{\nu_E,\ 1-\alpha/2} S_b,\ b + t_{\nu_E,\ 1-\alpha/2} S_b\right] \tag{13.21}$$

其中，$S_b = \dfrac{S_{yx}}{\sqrt{\mathrm{SS}_{xx}}} = \sqrt{\dfrac{\mathrm{SS}_E}{(n-2)\mathrm{SS}_{xx}}}$。

例 13.4　对例 13.1 中获得的回归系数 b，估计其总体回归系数 β 的 95%的置信区间。

解　本例 $n = 20$，$\mathrm{SS}_E = 5.6271$，$\mathrm{SS}_{xx} = 1463.75$，$b = 0.0744$，根据例 13.3 结果，$s_b$= 0.0146。

根据自由度 $\nu_E = 18$，$\alpha = 0.05$，查 t_{18} 分布界值（附表 5），得到双侧 $t_{18,\ 1-0.05/2} = 2.101$，于是，回归系数 β 的 95%置信区间为

$$
\begin{aligned}
&[b - t_{18,1-0.05/2}s_b,\ b + t_{18,1-0.05/2}s_b]\\
&=[0.0744 - 2.101\times 0.0146,\ 0.0744 + 2.101\times 0.0146]\\
&=[0.0437,\ 0.1051]
\end{aligned}
$$

13.3.2　总体回归直线的置信带

由于 $\hat{y} = a + bx$ 中的 $\hat{y}$ 是统计量，它仅是总体均数 $\mu_{\hat{y}}$ 的估计值。因此，需要对总体回归直线进行区间估计。

设在回归直线任一点，如当 $x = x_0$ 时，$\hat{y}_0 = a + bx_0$，由于 $\hat{y}_0$ 服从正态分布，有

$$
\hat{y}_0 = a + bx_0 \sim N\left(\alpha + \beta x_0,\ \left(\frac{1}{n} + \frac{(x_0 - \overline{x})^2}{\mathrm{SS}_{xx}}\right)\sigma^2\right)
$$

当 σ 未知时，可用 $S_{yx} = \sqrt{\mathrm{SS}_E/(n-2)}$ 来估计，从而有统计量

$$
t = \frac{\hat{y}_0 - (\alpha + \beta x_0)}{S_{\hat{y}_0}} \sim t(\nu_E),\quad \nu_E = n - 2 \tag{13.22}
$$

其中

$$
S_{\hat{y}_0} = S_{yx}\sqrt{\frac{1}{n} + \frac{(x_0 - \overline{x})^2}{\mathrm{SS}_{xx}}} \tag{13.23}
$$

给定任一点 $x = x_0$ 值时，所对应 $\hat{y}_0$ 的总体均数 $\mu_{\hat{y}_0}$ 的 $(1-\alpha)\times 100\%$ 置信区间为

$$
\left[\hat{y}_0 - t_{\nu_E,1-\alpha/2}S_{\hat{y}_0},\ \hat{y}_0 + t_{\nu_E,1-\alpha/2}S_{\hat{y}_0}\right] \tag{13.24}
$$

若考虑 x 的所有可能取值时，将其对应的 $\hat{y}_x$ 的总体均数 $\mu_{\hat{y}_x}$ 的 $(1-\alpha)\times 100\%$ 置信区间的上下限分别连起来就形成两条弧线，弧线间的区域称为回归直线的 $(1-\alpha)\times 100\%$ 置信带（confidence band），如图 13.3 中的阴影部分表示 95%置信带。

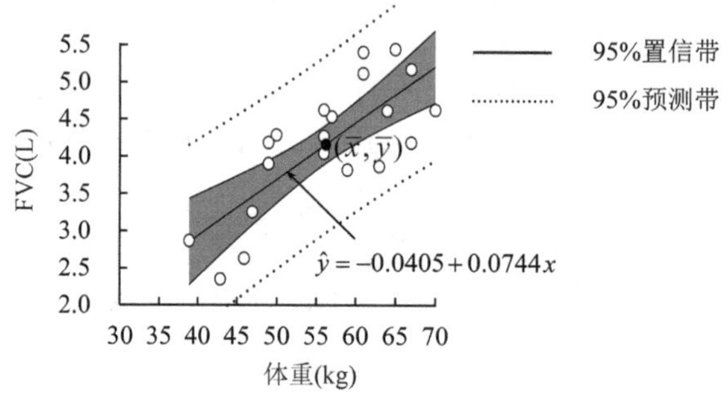

图 13.3　总体回归线的 95%置信带与 y 值的 95%预测带示意图

从图中可以看出，总体回归线的置信带中间窄，两头宽，其宽度由标准误，即式（13.23）决定。具体影响因素如下（假设其他条件不变）：

（1）S_{yx} 越大，置信区间就越宽，回归线估计的精度就越低。

（2）样本量 n 越大，置信区间就越窄，从而回归估计的精度就越高。

（3）SS_{xx} 越大，即 x 的取值越分散，置信区间的宽度就越小，回归估计的精度就越高。

（4）利用回归方程进行估计，效果最好的位置是 $x_0 = \overline{x}$，此时的估计误差最小。

因此在实际中，为方便起见，常以 $x_0=\overline{x}$ 对应的 $\mu_{\hat{y}_{\overline{x}}}$ 置信区间的上下限作为点，作平行于回归直线的两条直线，这样可近似地认为各处的置信区间宽度相等，等于 $2\times t_{\nu_E,1-\alpha/2}S_{yx}\big/\sqrt{n}$。

例 13.5　根据例 13.1 中获得的回归方程，计算当 $x_0=62$ 时，总体均数 $\mu_{\hat{y}_0}$ 的双侧 95% 的置信区间。

解　当 $x_0=62$ 时，$\hat{y}_0=-0.0405+0.0744x_0=4.5723$

根据式（13.23）计算得

$$
\begin{aligned}
s_{\hat{y}_0}&=s_{yx}\sqrt{\frac{1}{n}+\frac{(x_0-\overline{x})^2}{\mathrm{SS}_{xx}}}\\
&=\sqrt{\frac{5.6271}{18}}\times\sqrt{\frac{1}{20}+\frac{(62-56.25)^2}{1463.75}}\\
&=0.5591\times0.2694\\
&=0.1506
\end{aligned}
$$

根据 $\nu_E=n-2=18,\ \alpha=0.05$，查 t_{18} 分布界值（附表 5），得到 $t_{18,1-0.05/2}=2.101$，代入式（13.24）得

$$
\begin{aligned}
&[\hat{y}_0-t_{18,1-0.05/2}s_{\hat{y}_0},\ \hat{y}_0+t_{18,1-0.05/2}s_{\hat{y}_0}]\\
&=[4.5723-2.101\times0.1506,\ 4.5723+2.101\times0.1506]\\
&=[4.2559,\ 4.8887]
\end{aligned}
$$

即当体重为 62kg 时，对应用力肺活量的总体均数的 95%置信区间为 [4.2559, 4.8887] L。

13.3.3　y 值的 $(1-\alpha)\times100\%$ 预测带

利用直线回归方程，对给定的 x_0，也可计算对应个体 y_0 值的 $(1-\alpha)\times100\%$ 预测区间。

设 $x=x_0$，其对应的值为 y_0，由式（13.2）知

$$y_0\sim N(\alpha+\beta x_0,\ \sigma^2)$$

设变量 $u=y_0-\hat{y}_0$，则 u 服从正态分布，有

$$u\sim N\left(0,\ \left(1+\frac{1}{n}+\frac{(x_0-\overline{x})^2}{\mathrm{SS}_{xx}}\right)\sigma^2\right)\tag{13.25}$$

这里

$$E(u)=E(y_0-\hat{y}_0)=E(y_0)-E(\hat{y}_0)=\alpha+\beta x_0-\alpha-\beta x_0=0$$

$$
\begin{aligned}
Var(u)&=Var(y_0-\hat{y}_0)=Var(y_0)+Var(\hat{y}_0)=\sigma^2+\left[\frac{1}{n}+\frac{(x_0-\overline{x})^2}{\mathrm{SS}_{xx}}\right]\sigma^2\\
&=\left[1+\frac{1}{n}+\frac{(x_0-\overline{x})^2}{\mathrm{SS}_{xx}}\right]\sigma^2
\end{aligned}
$$

当 σ 未知时，用 $S_{yx}=\sqrt{\mathrm{SS}_E/(n-2)}$ 来估计。这样统计量

$$t=\frac{u-E(u)}{\sqrt{Var(u)}}=\frac{(y_0-\hat{y}_0)-0}{S_{y_0}}\sim t(\nu_E) \tag{13.26}$$

其中，$\nu_E=n-2$。

$$S_{y_0}=S_{yx}\sqrt{1+\frac{1}{n}+\frac{(x_0-\overline{x})^2}{\mathrm{SS}_{xx}}} \tag{13.27}$$

故 y_0 的 $(1-\alpha)\times 100\%$ 预测区间为

$$\left[\hat{y}_0-t_{\nu_E,1-\alpha/2}S_{y_0},\ \hat{y}_0+t_{\nu_E,1-\alpha/2}S_{y_0}\right] \tag{13.28}$$

若考虑 x 的所有可能取值，把对应个体 y 值的 $(1-\alpha)\times 100\%$ 预测区间上、下限分别连接起来，也可形成一个双曲线区域，称为 y 值的 $(1-\alpha)\times 100\%$ 预测带（prediction band），见图 13.3 中虚线构成的区域（95%预测带）。

对比式（13.24）与式（13.28）可知，对给定的 x 值，个体预测值 μ_y 的 95%预测带比总体回归线 $\mu_{\hat{y}}$ 的 95%置信带更宽，这与我们在第 5 章中介绍的参考值范围的估计和第 6 章中介绍的参数置信区间的估计意义分别对应，只是前述章节中的估计是针对单变量而言的。

例 13.6　根据例 13.1 中求得的回归方程，计算当 $x_0=62$ 时个体 y 值的 95%预测区间。

解　根据式（13.27）计算得

$$\begin{aligned}s_{y_0}&=s_{yx}\sqrt{1+\frac{1}{n}+\frac{(x_0-\overline{x})^2}{\mathrm{SS}_{xx}}}\\&=\sqrt{\frac{5.6271}{18}}\times\sqrt{1+\frac{1}{20}+\frac{(62-56.25)^2}{1463.75}}\\&=0.5591\times 1.0357\\&=0.5791\end{aligned}$$

代入式（13.28）得

$$\begin{aligned}&[\hat{y}_0-t_{18,1-0.05/2}s_{y_0},\ \hat{y}_0+t_{18,1-0.05/2}s_{y_0}]\\&=[4.5723-2.101\times 0.5791,\ 4.5723+2.101\times 0.5791]\\&=[3.3556,\ 5.7890]\end{aligned}$$

即当体重为 62kg 时，对应用力肺活量的 95%预测区间为[3.3556, 5.7890] L。

13.4　模型拟合效果的评价

13.4.1　直线回归模型假设的评价

直线回归模型的成立需要满足 4 个条件：线性、独立性、正态性与方差齐性。在实际中，我们应如何判断这些假设是否成立？如果这些假设不成立，将会有什么样的后果呢？

1. 线性　对任意给定的 x 值，其对应 y 的均数是 $\alpha+\beta x$，它是 β 的线性函数。如果该条件不成立，即如果总体是非线性的却用线性模型拟合，会导致所获得的回归方程的预测与估计的结果无意义，故在实际应用中应强调，在建立回归方程之前需要绘制散点图，通过 y 与 x 的散点图来判断线性假设是否成立，这一过程非常重要，不能省略。如果发现数据违背线性假设，可寻求更适合的非线性模型。

2. 独立性　这里的独立同分布是指随机误差项ε相互独立，并且服从正态分布。在直线回归模型中，对ε的假定即可认为是对y的假定，因此，我们对此可以有更加直观的表述。独立性是指对任意给定的x值，任意两个观测值y_i与$y_j(i \neq j)$之间相互独立且来自同一正态分布。如果不满足这一条件，则名义上的n个观测值的资料，由于相关性的存在，实际上提供的信息却没有这么多，导致回归估计值不够精准。在实际中，随机抽样是确保获得独立同分布样本的重要前提，并结合相关专业知识来判断此项假设是否成立。

3. 正态性　尽管假定随机误差项ε相互独立且服从正态分布，但是仍然无法确定ε的实际分布，这一点在小样本情况下尤为如此。如果该条件不成立，在正态分布假设下对β的假设检验和区间估计的结论均无效。实际中，通常利用残差图或正态概率图来考察这一条件是否满足。如果数据不满足正态性假设，可以考虑对原始数据进行变量变换，使其正态化后再进行线性模型拟合和分析。

4. 方差齐性　即$Var(\varepsilon)=\sigma^2$，是指在自变量$x$的取值范围内，不论$x$取什么值，$y$都有相同的方差。如果这一条件不满足，回归参数$\beta$的估计是有偏的，相应的区间估计及假设检验的结论均无效。通常可用x与y的散点图或残差图判断方差齐性。

尽管上面四个基本假设各有判断方法，即可以有不同的评价方式，但最简单的方式还是作y对x的散点图，并在图上添加计算所得到的回归直线，从而在整体上考察是否违背回归的假设。

13.4.2　回归直线的拟合优度

根据以上回归模型的基本假设并利用最小二乘法，我们就可以通过计算得到一条回归直线$\hat{y}=a+bx$。那么，如何量化自变量x对因变量y的解释程度呢，这涉及回归直线的拟合优度（goodness of fit）评价，也就是判断该直线与样本观测点之间的接近程度。在一元线性回归中通常利用决定系数作为拟合优度的度量指标。

回顾公式（13.16）中，我们有下面的等式成立

$$\mathrm{SS}_{yy}=\mathrm{SS}_R+\mathrm{SS}_E$$

上述关系实际意味着

$$\text{总变异}=\text{被回归方程解释的变异}+\text{未被解释的变异}$$

这样：

（1）如果x对y的预测没有贡献或贡献很小时，回归平方和$\mathrm{SS}_R \approx 0$，此时直线的总离均差平方和$\mathrm{SS}_{yy}=\sum_i (y_i-\bar{y})^2$和残差平方和$\mathrm{SS}_E=\sum_i (y_i-\hat{y}_i)^2$几乎相等，即观测点到回归线的变异就近似等于它到均数$\bar{y}$的变异。

（2）如果x对y的预测贡献存在，则SS_R要比SS_E大得多。事实上，如果所有点都落在回归直线上，则$\mathrm{SS}_E=0$。

故一种简便的计算方法是将回归平方和（SS_R）除以总平方和（SS_{yy}），得到回归平方和占总平方和的比例，将该比例称为决定系数（coefficient of determination），记作R^2，计算公式为

$$R^2 = \frac{SS_R}{SS_{yy}} \tag{13.29}$$

R^2 的取值范围是[0, 1]。因此，回归直线拟合的好坏或回归方程解释能力的大小就反映在 SS_R 占 SS_{yy} 的比例上。各观测点越是靠近回归直线，SS_R/SS_{yy} 的值就越大，决定系数 R^2 就越接近 1，直线拟合的程度就越好。

如运用例 13.2 中的数据，计算的决定系数有

$$R^2 = 8.1046/13.7295 = 0.59$$

说明该组 15 岁青少年男性的体重可以解释约 60%的用力肺活量的变异。

13.4.3 残差分析

实际资料进行直线回归分析时要考察数据是否满足模型的四个假设，因为这些模型假设主要是关于随机误差 ε 的，因此我们要从误差项的估计量——残差的角度着手，进行残差分析，残差分析是回归诊断的重要内容之一。

残差 $\hat{\varepsilon}_i = y_i - \hat{y}_i$ 反映了方程拟合数据优劣的信息。标准化残差（standardized residual）是指残差减去均数(0)再除以其标准差后所得到的值，记为 $\hat{\varepsilon}_i'$

$$\hat{\varepsilon}_i' = \frac{\hat{\varepsilon}_i - 0}{S_\varepsilon} = \frac{y_i - \hat{y}_i}{S_\varepsilon} \tag{13.30}$$

其中，S_ε 是残差的标准差，我们采用 S_{yx} 作为 S_ε 的估计值，可知 $\hat{\varepsilon}_i' \sim N(0, 1)$。

残差分析（residual analysis）用于分析模型的合理性与稳定性，它通过残差数据所提供的信息分析数据的可靠性、周期性及其与模型之间的关系，评价实际资料是否符合回归模型的假设条件，识别异常值及检测有强影响的观测值。

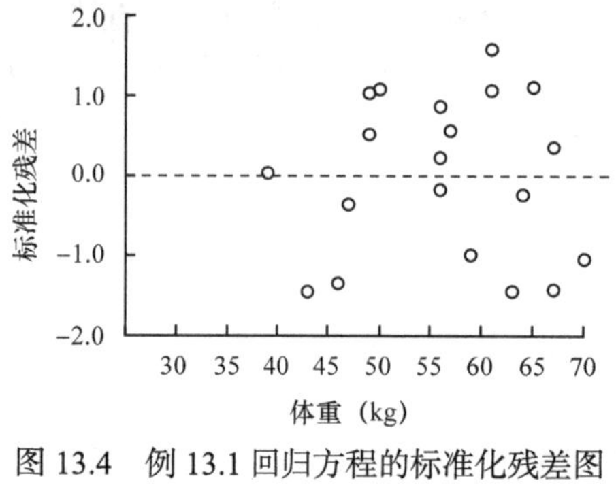

图 13.4　例 13.1 回归方程的标准化残差图

残差图（residual plots）是指在直角坐标系中，以某种残差为纵坐标，以任何其他量为横坐标的散点图，如以例 13.1 中的数据标准化残差为纵坐标，以自变量体重为横坐标构成的散点图，如图 13.4 所示。

图 13.4 显示，本例所有标准化残差 ε_i' 都在(−2, 2)之间，且以 0 为对称中心近似随机散布，表明误差项 ε 满足正态性和方差齐性假定，且变量 x 和 y 满足线性的假定。

如果有残差点 $\hat{\varepsilon}_i'$ 处于 ±2 倍标准差区域之外，则可能是异常点（outlier），因此需对异常点进行核查，予以校正或剔除后再进行回归分析。

13.5 小　　结

本章研究两个变量间依赖关系的统计推断。如果两个变量都是连续变量，其中因变量 y 为随机变量，自变量 x 是固定变量，我们所关心的是用变量 x 去预测变量 y，当两变量是线性关系时，可用一元线性回归进行分析。

与普通直线方程不同的是，一元线性回归模型 $y_i = \alpha + \beta x_i + \varepsilon_i$ 把随机变量 y 分解成两

部分：由 x 引起的线性变化即固定部分（ $\alpha+\beta x$ ）和由其他随机因素对 y 影响（称为残差 ε ）的随机部分。通过最小二乘法确定参数 α 与 β 的最佳估计值，来最终建立回归方程。

一元线性回归方程的检验就等价于对回归系数 β 的检验，即 $H_0: \beta=0, H_1: \beta\neq 0$，常用的两种检验方法为 F 检验和 t 检验。

一元线性回归模型成立需要满足 4 个条件：线性、独立性、正态性和方差齐性。在建模前应首先绘制散点图进行基本的判断，再在图上添加所计算的回归直线，最后通过绘制残差图简单直观地判断回归模型假设是否成立。

直线回归方程的适用范围一般为自变量的取值范围。在医学实践中，随机变量在不同取值范围的取值规律可能不同，与其他变量的相关关系也会不同。因此若无充足理由证明超出自变量取值范围后直线回归关系仍成立时，应尽量避免外延。

总体回归系数的 $(1-\alpha)\times100\%$ 置信区间根据 t 分布原理估计，代表参数的估计区间；总体回归直线的 $(1-\alpha)\times100\%$ 置信带是对自变量所有取值对应总体均数 $\mu_{\hat{y}}$ 的估计，其上下限分别连起来在直线两端形成两条弧线间的区域，中间窄两端宽，含义是代表真实回归直线位于该区间的置信度为 $1-\alpha$；个体值的预测区间是指给定 x_0 时对应 y 值的 $(1-\alpha)\times100\%$ 预测区间。

最后需注意，做直线回归分析要有实际意义，不能把毫无关联的两种现象进行回归分析。在做分析前要根据专业知识、实践经验和分析目的来确定两变量间是否存在线性依赖关系。即使两个变量间存在着直线回归关系，也不一定是因果关系，必须结合专业知识作出合理的解释和结论。

案 例 讨 论

案例 1　某研究者为研究小鼠 S78-3 肉瘤体积（y）随时间（x）的增长规律，测量了 14 只小鼠，数据见表 13.3，该研究者采用了一元线性回归对该数据进行分析，得到回归方程如下：$\hat{y}$=–0.7178+0.00803x，因此认为肉瘤体积随着时间而增大，该分析方法是否合理？若不合理请说明理由，就如何对其进行改进给出自己的建议。

表 13.3　14 只小鼠 S78-3 肉瘤体积（cm^3）及其生长时间（天）

序号	时间	体积	序号	时间	体积
1	0	0.0042	8	19	0.3390
2	6	0.0308	9	21	0.5201
3	9	0.0614	10	23	0.7623
4	11	0.0744	11	25	1.1020
5	13	0.1028	12	27	1.5690
6	15	0.1516	13	29	2.0214
7	17	0.2101	14	31	2.7661

案例 2　为研究胎儿的双顶径和胎龄之间的关系，某医生收集了 70 例因自然流产死亡的胎儿的双顶径等数据，并根据胎龄分成 3~10 个月共 8 个组，计算每组胎儿双顶径均数，数据如表 13.4 所示。该研究者根据表中数据以胎龄作为自变量 x，双顶径作为因变量 y，建立了线性回归方程：$\hat{y}$ = –0.87+1.06x，且回归方程有统计学显著性（$p<0.001$），因此该研究者认为在临床中可利用该方程，根据胎龄预测某个胎儿的双顶径，你认为这样做是否合理？请给出理由及自己的建议。

表 13.4　70 例自然流产胎儿的胎龄（月）与双顶径均数（cm）

胎龄	3	4	5	6	7	8	9	10
双顶径均数	2.1	3.3	4.4	5.4	6.9	8.1	8.6	9.2

思考与练习

一、最佳选择题

1. 直线回归方程可用于________。
   A. 描述两个变量间的数量依赖关系　　B. 对因变量进行预测
   C. 随机变量 y 与固定变量 x 的线性依赖关系　　D. 以上都可以

2. 线性回归分析中，回归系数估计的方法是采用________。
   A. t 检验法　　B. 最小二乘法　　C. 方差分析法　　D. 置信区间法

3. 最小二乘法的原理要求各观测点距离回归直线的________。
   A. 纵向距离之和最小　　B. 纵向距离的平方和最小
   C. 垂直距离之和最小　　D. 垂直距离的平方和最小

4. 为探讨体重对青少年男性肺功能的影响，测得 20 名 16 岁青少年男性的用力呼气肺活量 y（L）和体重 x（kg），建立直线回归模型得到 $\hat{y}=-0.01112+0.07408x$，且该模型回归系数有统计显著性。这说明当 x 每增加 1kg 时，y 值________的结论成立。
   A. 平均减少 0.07408L　　B. 平均增加 0.07408L
   C. 减少 0.07408L　　D. 增加 0.07408L

5. 在一元线性回归分析中，对因变量 y 的变异分解可能会出现________。
   A. $SS_R < SS_E$　　B. $SS_{yy} = SS_R$　　C. $MS_R > MS_E$　　D. 以上都有可能

6. 如果对一元线性回归模型进行假设检验的结果不拒绝 H_0，意味着________。
   A. 该模型没有通过统计学检验，因此无应用价值
   B. 该模型求解过程存在错误
   C. 变量 x 与 y 之间不存在回归关系
   D. 尚无充分证据说明变量 x 与 y 之间存在线性回归关系

7. 在一元线性回归分析中，求得 y 关于 x 的回归方程后，对回归系数进行假设检验的目的是________。
   A. 对样本直线的斜率进行统计推断　　B. 对样本直线进行统计推断
   C. 对总体回归直线的斜率进行统计推断　　D. 对总体均数进行统计推断

8. 一元线性回归分析中，回归系数的假设检验________。
   A. 等价于对回归模型的假设检验　　B. 可用 t 检验
   C. 可用 F 检验　　D. 以上说法都正确

9. 在直线回归分析中，对含有截距项的回归方程的回归系数作 t 检验，则自由度为________。
   A. $n-1$　　B. $n-2$　　C. n　　D. 1

10. $\hat{y}=-58.235+0.7158x$ 是 20 名 15 岁健康男孩以身高 x（cm）估计体重 y（kg）的回归方程，若把体重单位换成斤，则此方程________。
   A. 截距改变　　B. 回归系数改变
   C. 截距和回归系数都改变　　D. 回归系数不变

11. 对直线回归方程进行拟合时，决定系数 R^2 的大小一定是________。
   A. $\dfrac{SS_{xy}}{SS_{xx}}$　　B. $\dfrac{SS_{xy}}{SS_{yy}}$　　C. $\dfrac{SS_{xx}SS_{yy}}{SS_{xy}^2}$　　D. $\dfrac{SS_{xy}^2}{SS_{xx}SS_{yy}}$

12. 利用直线回归方程估计 x 值所对应 y 值均数的置信区间时，________可以减小区间长度。
   A. 增加样本量　　B. 减小剩余标准差　　C. 减小置信度　　D. 以上都可以

13. S_{yx} 表示________。

A. y 的平均离散程度　　B. $\hat{y}$ 对 $\overline{y}$ 的平均离散程度

C. y 对 x 的平均离散程度　　D. y 对 $\hat{y}$ 的平均离散程度

二、计算分析题

1. 为研究儿童体重与心脏横径的关系，某医生获得了 13 名 7 岁健康男童的相关数据，资料见表 13.5。

表 13.5　13 名 7 岁健康男童的体重（kg）与心脏横径（cm）

编号	体重	心脏横径	编号	体重	心脏横径
1	25.5	9.2	8	23.5	9.4
2	19.5	7.8	9	26.5	9.7
3	24.0	9.4	10	23.5	8.8
4	20.5	8.6	11	22.0	8.5
5	25.0	9.0	12	20.0	8.2
6	22.0	8.8	13	28.0	9.9
7	21.5	9.0			

请进行以下分析计算：

（1）如何定义该研究总体?

（2）本研究中的因变量和自变量分别是什么?

（3）若要探讨健康男童的体重与心脏横径的直线回归关系，无效假设和备择假设分别是什么?

（4）计算回归方程的截距与回归系数，进行回归系数的假设检验并给出回归系数 β 的 95%置信区间。

（5）阐述构建直线回归方程需要哪些假设?

（6）如何评价该回归方程的拟合效果，给出计算结果，并回答各评价指标的意义分别是什么?

2. 某研究应用高灵敏度的 ^{32}P 标记分析法测定 12 名肺癌患者肺组织 DNA 加合物含量（$1/10^8$ 核苷酸），并调查他们的吸烟量，资料见表 13.6。

表 13.6　12 名肺癌患者吸烟量（支/天）与肺组织 DNA 加合物含量（$1/10^8$ 核苷酸）

吸烟量 x	DNA 加合物 y	吸烟量 x	DNA 加合物 y
5	9.26	20	9.70
5	3.17	20	15.66
10	6.34	20	12.40
15	14.92	25	11.74
15	7.78	25	17.20
15	12.00	30	19.34

（1）试进行直线回归分析。

（2）试估计吸烟量为 10（支/天）时，肺组织 DNA 加合物含量是多少，计算其 95%预测区间，并说明其含义。

第 14 章　相关分析

学习目标： 掌握双变量正态分布资料的直线相关的概念及统计推断，以及非正态连续变量或等级变量的秩相关分析法。

在第 13 章中，我们学习了线性回归的建模过程，讨论了由自变量 x 预测因变量 y 的方法，研究的这两个变量间的关系是单向的。在实际中，我们还会感兴趣两个变量另一种形式的关系，这两个变量不分主次，其关系呈双向性，如研究配偶间的胆固醇水平，在此情况下，建立回归方程通过配偶一方的胆固醇去预测另一方的胆固醇显然不妥，而研究两变量间的相关关系将会变得更加有意义。本章要讨论的直线相关则是处理这类问题的最简单的方法。

14.1　Pearson 相关

14.1.1　直线相关的意义

我们先看以下例子。

例 14.1　测得某地 20 名 15 岁青少年男性的胸围和体重，数据见表 14.1。试分析胸围和体重之间是否存在直线相关关系。

表 14.1　20 名 15 岁青少年男性胸围（cm）和体重（kg）

观测号 i	胸围 x_i	体重 y_i	观测号 i	胸围 x_i	体重 y_i
1	83	61	11	80	62
2	82	57	12	77	49
3	85	67	13	89	70
4	85	67	14	70	43
5	77	50	15	83	63
6	80	57	16	78	51
7	80	65	17	86	64
8	74	49	18	73	46
9	83	59	19	72	47
10	79	56	20	62	39

将表 14.1 中的每对数据$(x_i, y_i)(i=1, 2, \cdots, 20)$对应于直角坐标系中的一个点，并将所有点在该坐标系中标出，得到散点图，见图 14.1。

图 14.1 显示，胸围和体重的散点分布呈线性趋势，并且胸围的增加和减少同时伴随着体重的增加与减少。这种两个变量间呈线性伴随关系称为直线相关（linear correlation），又称简单线性相关（simple linear correlation）。相关关系所表示的变量间关系并不一定表示一个变量的改变是源于另一变量的变化，也有可能它们同时受第三个变量的影响。相关分析的任务只是对相关关系进行定量的描述和统计推断。

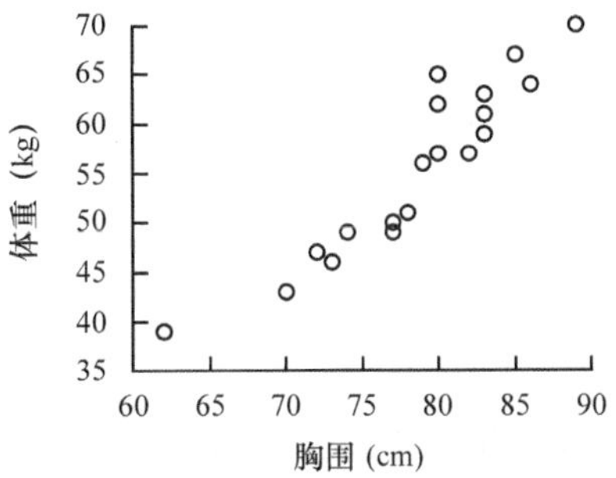

图 14.1 20 名 15 岁青少年男性胸围和体重的散点图

14.1.2 Pearson 相关系数的定义

皮尔逊相关系数（Pearson correlation coefficient）是表示具有线性关系的两个变量间相关关系的密切程度和相关方向的指标。符号 ρ 表示总体相关系数，由于一般 ρ 是未知的，我们用样本相关系数 r 去估计 ρ。

设从双变量正态总体中随机抽取样本量为 n 的一个样本，其 n 对观测值为 (x_i, y_i) $(i=1, 2, \cdots, n)$，则样本 Pearson 相关系数计算公式为

$$r = \frac{\sum_{i=1}^{n}(x_i - \bar{x})(y_i - \bar{y})}{\sqrt{\sum_{i=1}^{n}(x_i - \bar{x})^2 \times \sum_{i=1}^{n}(y_i - \bar{y})^2}} = \frac{\mathrm{SS}_{xy}}{\sqrt{\mathrm{SS}_{xx}\mathrm{SS}_{yy}}} \qquad (14.1)$$

显然，相关系数是一个无量纲的统计指标。式（14.1）中的分子是 x 与 y 两个变量的离均差积和，分母是 x 与 y 两个离均差平方和的几何均数。由于分母部分皆取正值，故 r 的符号由分子决定。将式（14.1）的分子和分母同时除以自由度 $n-1$，可得以下式子

$$r = \frac{\dfrac{\sum_{i=1}^{n}(x_i - \bar{x})(y_i - \bar{y})}{n-1}}{\sqrt{\dfrac{\sum_{i=1}^{n}(x_i - \bar{x})^2}{n-1} \times \dfrac{\sum_{i=1}^{n}(y_i - \bar{y})^2}{n-1}}} = \frac{S_{xy}^2}{\sqrt{S_x^2 S_y^2}} \qquad (14.2)$$

其中，分母 S_x^2 是变量 x 的方差，S_y^2 是变量 y 的方差，它们分别表示变量 x 与 y 的变异大小；分子 S_{xy}^2 称为变量 x 与 y 的协方差，表示 x 与 y 两个变量共同变异的大小。故相关系数可以有另一种解读，即标准化后的协方差。由于共同的变异不可能大于自身的变异，故相关系数 r 的取值范围为 $[-1, 1]$。

方差 S_x^2，S_y^2，以及协方差 S_{xy}^2 的简化计算公式为

$$S_x^2 = \frac{\sum_{i=1}^{n} {x_i}^2 - \frac{1}{n}\left(\sum_{i=1}^{n} x_i\right)^2}{n-1} \qquad (14.3)$$

$$S_y^2 = \frac{\sum_{i=1}^{n} y_i^2 - \frac{1}{n}\left(\sum_{i=1}^{n} y_i\right)^2}{n-1} \tag{14.4}$$

$$S_{xy}^2 = \frac{\sum_{i=1}^{n} x_i y_i - \frac{1}{n}\left(\sum_{i=1}^{n} x_i\right)\left(\sum_{i=1}^{n} y_i\right)}{n-1} \tag{14.5}$$

由于样本协方差 S_{xy}^2 是总体协方差 $Cov(x, y)$ 的无偏估计，x 与 y 的样本方差也是它们各自总体方差的无偏估计，这样，样本相关系数 r 作为总体相关系数 ρ 的估计值是合理的。

14.1.3　相关系数的解释

相关系数在反映变量间相互关系时有两层含义：① 正负号表示变量间相关关系的方向。在相关关系中，如果随机变量 x 与 y 同时增大或同时减小，且呈线性变化趋势，这时的相关称为线性正相关，相应的相关系数 $r>0$；如果随机变量 x 与 y 的变化趋势相反且也呈线性趋势，称为线性负相关，其相关系数 $r<0$；如果随机变量 x 与 y 无线性伴随变化趋势，称两变量间无线性相关，此时称零相关，其相应的相关系数 $r=0$。② 相关系数的绝对值 $|r|$ 表示 x 与 y 间关系密切的程度。在同一自由度下，$|r|$ 越接近于 1，表明两变量间的相关程度越高，$|r|$ 越接近于 0，表明两变量间的相关程度越低；$|r|=1$ 表明两变量完全线性相关，生物现象中 r 一般不会达到 ±1，也很难出现恰好等于 0 的情形。

图 14.2 的散点图给出了相关系数各种取值下的示意图。

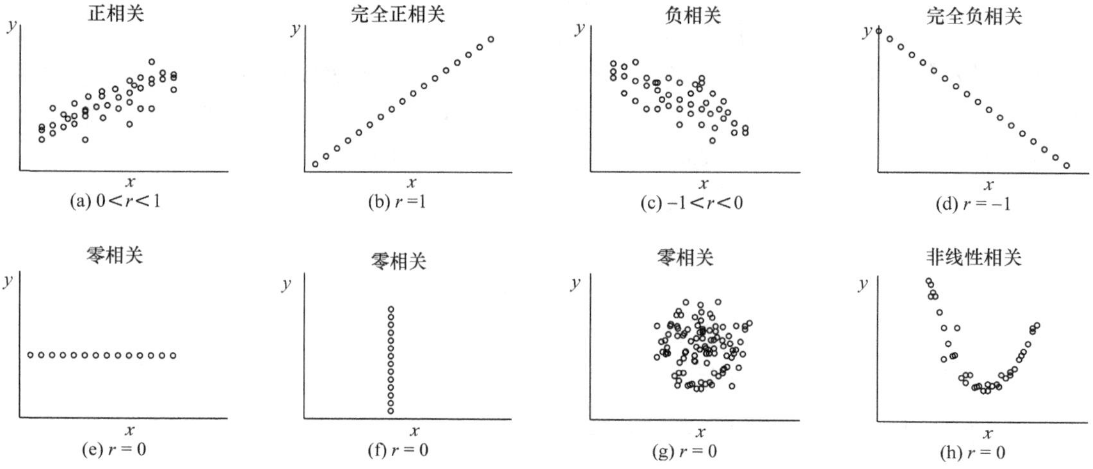

图 14.2　相关关系示意图

图 14.2（a）~（d）相关系数的解释如前所述。对于（e）~（h）:（e）、（f）中两变量无任何伴随变化趋势;（g）中尽管变量 y 在一个常数上下呈现随机波动，但这种波动与 x 的变化无关;（h）中散点呈曲线形状，说明两变量间虽有伴随变化趋势，但不是线性趋势。因此，上述情形均有 $r=0$。

需要强调的是，相关系数只能度量变量间线性关系程度的大小和方向，不能度量非线性相关的变量间的相关性。换句话说，相关系数为 0 时的解释需要谨慎，因为它只表明两个变量无线性相关关系，但不排除有非线性相关关系，了解这一点是非常重要的。

解例 14.1 求 20 名 15 岁青少年男性胸围和体重的相关系数。

（1）绘制散点图，判断变量胸围 x 和体重 y 之间是否存在直线相关，如图 14.1 所示，两变量间有线性趋势，且为正相关。

（2）计算样本相关系数 r，先进行基本计算

$$\sum_i x_i = 1578,\ \sum_i y_i = 1122,\ \sum_i x_i^2 = 125274,\ \sum_i y_i^2 = 64446,\ \sum_i x_i y_i = 89528$$

代入式（14.3）~式（14.5），分别有

$$s_x^2 = \frac{\sum_i x_i^2 - \frac{1}{n}\left(\sum_i x_i\right)^2}{n-1} = \frac{125274 - \frac{1}{20}\times 1578^2}{19} = 40.5158$$

$$s_y^2 = \frac{\sum_i y_i^2 - \frac{1}{n}\left(\sum_i y_i\right)^2}{n-1} = \frac{64446 - \frac{1}{20}\times 1122^2}{19} = 79.0421$$

$$s_{xy}^2 = \frac{\sum_i x_i y_i - \frac{1}{n}\left(\sum_i x_i\right)\left(\sum_i y_i\right)}{n-1} = \frac{89528 - \frac{1}{20}\times 1578\times 1122}{19} = 52.7474$$

根据式（14.2），计算相关系数，有

$$r = \frac{s_{xy}^2}{\sqrt{s_x^2 s_y^2}} = \frac{52.7474}{\sqrt{40.5158\times 79.0421}} = 0.932$$

这里的 r 是正值，表示青少年男性胸围和体重之间呈正相关关系；其绝对值为 0.932，表示二者之间的关系非常密切。

14.1.4 相关系数的假设检验

相关系数的假设检验有 t 检验法和相关系数查表法。

1. t 检验 与其他统计指标一样，Pearson 相关系数也是统计量，存在抽样误差。若从同一总体进行抽样，则样本相关系数的抽样分布不仅与总体相关系数 ρ 有关，而且与样本量有关。对于从双变量正态分布总体抽取的样本，当 H_0 成立，即 $\rho=0$ 时，相关系数是从 $\rho=0$ 的总体中进行随机抽样所得，此时服从正态分布，故可利用 t 统计量对相关系数作假设检验，具体步骤如下：

（1）建立检验假设，确定检验水准 α

$$H_0: \rho = 0,\quad H_1:\ \rho \neq 0,\quad \alpha = 0.05$$

（2）计算检验统计量

$$t = \frac{r-0}{S_r} = \frac{r}{\sqrt{\frac{1-r^2}{n-2}}} \tag{14.6}$$

服从自由度 $v_r = n-2$ 的 t 分布。

（3）作出推断结论：对于给定的检验水准 α，

如果 $|t| > t_{v_r,\,1-\alpha/2}$，则拒绝 H_0；

如果 $|t| \leqslant t_{v_r,\,1-\alpha/2}$，则不拒绝 H_0。

例 14.2　就例 14.1 所计算的样本相关系数 r，利用 t 检验法对其进行假设检验。

解　（1）建立检验假设，确定检验水准 α

$H_0: \rho = 0$，胸围和体重间无直线相关关系

$H_1: \rho \neq 0$，胸围和体重间有直线相关关系

$\alpha = 0.05$

（2）计算检验统计量 t 值，根据式（14.6），有

$$t = \frac{r}{\sqrt{\dfrac{1-r^2}{n-2}}} = \frac{0.932}{\sqrt{\dfrac{1-0.932^2}{20-2}}} = 10.91$$

$\nu_r = n-2 = 18$。

（3）作出推断结论：根据 $\nu_r = 18$，$\alpha = 0.05$，查 t_{18} 分布界值（附表 5），得到 $t > t_{18,1-0.05/2} = 2.101$，故 $p < 0.05$，按 $\alpha = 0.05$ 水准拒绝 H_0，接受 H_1，相关系数有统计学显著性。故可以认为 15 岁青少年男性胸围和体重之间存在正向直线相关关系。

2 查表法　对于同一样本，对前述的相关系数的 t 检验实际上与对回归系数的 F 检验是等价的，这样我们可以通过公式变换得到 r 与 F 的关系式。

事实上，相关系数 r 的平方即为一元线性回归中的决定系数

$$R^2 = \frac{SS_R}{SS_{yy}} = \frac{\dfrac{SS_R}{SS_E}}{\dfrac{SS_R}{SS_E}+1}$$

而回归系数检验统计量 F 为

$$F = \frac{\dfrac{SS_R}{1}}{\dfrac{SS_E}{n-2}}$$

将统计量 F 代入前式，从而得到 r 与 F 的关系如下

$$|r| = \sqrt{\frac{F}{F+(n-2)}} \tag{14.7}$$

可以证明，$|r|$ 是 F 的严格单调函数，这样就可以由 F 分布的分位数求得 $|r|$ 的分位数，学者们编制了在不同自由度 ν 下的相关系数假设检验的临界值表，称为 r 界值表（附表 11）。

因此，在求得样本相关系数后，对于给定的检验水准 α，可以根据自由度 $\nu = n-2$，从附表 11 中查出临界值 $r_{\nu,\,1-\alpha/2}$，使

$$P(|r| > r_{\nu,\,1-\alpha/2}) = \alpha$$

如果 $|r| > r_{\nu,\,1-\alpha/2}$，则拒绝 H_0，否则不拒绝 H_0。

例 14.3　就例 14.1 所计算的样本相关系数 r，利用查表法对其进行假设检验。

解　已知相关系数 $r = 0.932$，根据 $\nu = 18$，$\alpha = 0.05$，查 r_{18} 界值（附表 11）得到 $r_{18,1-0.05/2} = 0.444$，因为 $|r| = 0.932 > 0.444$，故 $p < 0.05$。按 $\alpha = 0.05$ 水准拒绝 H_0，接受 H_1，相关系数有统计学显著性，可认为 15 岁青少年男性胸围和体重之间存在直线相关关系。

14.1.5 总体相关系数ρ的置信区间估计

上节介绍了样本相关系数r的检验可用t检验法。当拒绝H_0时认为$\rho \neq 0$，研究者还想知道总体相关系数ρ的置信区间。$\rho \neq 0$的样本相关系数r的抽样分布呈偏态分布，这一特点即使在大样本中仍然得不到纠正。为了使分布比较稳定，且接近正态分布，可以用Fisher变换转化为正态分布去估计置信区间。

样本相关系数r的Fisher变换是

$$z = \frac{1}{2}\ln\frac{1+r}{1-r} \tag{14.8}$$

可以证明，当样本量增大时，z分布近似服从正态分布，有

$$z \dot{\sim} N\left(\frac{1}{2}\ln\frac{1+\rho}{1-\rho}, \frac{1}{n-3}\right) \tag{14.9}$$

即z的总体均数为$\mu_z = \frac{1}{2}\ln\frac{1+\rho}{1-\rho}$，方差为$\sigma_z^2 = \frac{1}{n-3}$。

这样，我们就可以按正态分布的原理估计总体相关系数ρ的$(1-\alpha)\times 100\%$置信区间了，具体步骤如下：

（1）根据式（14.8）对r进行Fisher变换；

（2）记$z_\rho = \frac{1}{2}\ln\frac{1+\rho}{1-\rho}$是$\rho$经Fisher变换后的参数，则$z_\rho$的$(1-\alpha)\times 100\%$置信区间为

$$\left[z - \frac{u_{1-\alpha/2}}{\sqrt{n-3}}, z + \frac{u_{1-\alpha/2}}{\sqrt{n-3}}\right] \tag{14.10}$$

令

$$\begin{cases} z_L = z - \dfrac{u_{1-\alpha/2}}{\sqrt{n-3}} \\ z_U = z + \dfrac{u_{1-\alpha/2}}{\sqrt{n-3}} \end{cases}$$

则有$z_L \leqslant \frac{1}{2}\ln\frac{1+\rho}{1-\rho} \leqslant z_U$

（3）解上述不等式，得到总体相关系数ρ的$(1-\alpha)\times 100\%$置信区间的上、下限分别为

$$\begin{cases} \rho_L = \dfrac{e^{2z_L}-1}{e^{2z_L}+1} \\ \rho_U = \dfrac{e^{2z_U}-1}{e^{2z_U}+1} \end{cases} \tag{14.11}$$

例 14.4 仍以例14.1中数据为例，试计算总体相关系数ρ的95%置信区间。

解 已知$r = 0.932$，由式（14.8），计算得

$$z = \frac{1}{2}\ln\frac{1+r}{1-r} = \frac{1}{2}\ln\frac{1+0.932}{1-0.932} = 1.6734$$

$$s_z = \frac{1}{\sqrt{20-3}} = 0.2425$$

由式（14.10），z_ρ的95%置信区间为

下限：$z_L = z - u_{1-\alpha/2} / \sqrt{n-3} = 1.6734 - 1.96 \times 0.2425 = 1.1981$

上限：$z_U = z + u_{1-\alpha/2} / \sqrt{n-3} = 1.6734 + 1.96 \times 0.2425 = 2.1487$

代入式（14.11）可得

$$\rho_L = \frac{e^{2z_L} - 1}{e^{2z_L} + 1} = \frac{e^{2\times 1.1981} - 1}{e^{2\times 1.1981} + 1} = 0.833$$

$$\rho_U = \frac{e^{2z_U} - 1}{e^{2z_U} + 1} = \frac{e^{2\times 2.1487} - 1}{e^{2\times 2.1487} + 1} = 0.973$$

故 20 名 15 岁青少年男性胸围和体重的总体相关系数 ρ 的 95%置信区间为 $[0.833,\ 0.973]$。

此处需注意的是，z_ρ 的置信区间是对称的，但 ρ 的置信区间是非对称的。这是由于 Fisher z 变换是 r 的非线性变换，这个变换只有在 $|r|$ 很小（一般认为 $|r| \leqslant 0.2$）时才是 r 的近似线性变换。

14.2 Spearman 秩相关

上一节介绍的 Pearson 相关，统计推断上要求两变量服从双变量正态分布，属于参数检验方法，但实际资料有时不能满足这些条件，如两变量中的一个或两个变量是有序分类变量，或其分布偏离正态，此时可采用非参数分析方法 Spearman 秩相关分析。

14.2.1 Spearman 相关系数的定义与计算

Spearman 秩相关由斯皮尔曼（C. E. Spearman）于 1904 年提出，其采用秩相关系数来刻画两个变量间相关的程度和方向。Spearman 秩相关的基本思路是，先按 x, y 两变量的取值由小到大进行排序编秩，再看两个等级系列间是否相关。相关程度的大小用等级相关系数来表示，称 Spearman 秩相关系数（Spearman's rank correlation coefficient）。

设 (x_i, y_i) $(i=1, 2, \cdots, n)$ 为二元总体的随机样本。将 $\{x_i\}$ 与 $\{y_i\}$ 分别按从小到大递增次序排列，并用 $R_i(x)$ 和 $R_i(y)$ 分别表示 x_i 与 y_i 在各自排列顺序中的秩次，与第 12 章所述一致，数值相同时的秩次取平均秩次，则样本 Spearman 秩相关系数的计算公式为

$$r_s = \frac{\sum_{i=1}^{n}\left(R_i(x) - \overline{R(x)}\right)\left(R_i(y) - \overline{R(y)}\right)}{\sqrt{\sum_{i=1}^{n}\left(R_i(x) - \overline{R(x)}\right)^2 \times \sum_{i=1}^{n}\left(R_i(y) - \overline{R(y)}\right)^2}} \tag{14.12}$$

其中，$\overline{R(x)} = \frac{1}{n}\sum_{i=1}^{n} R_i(x)$，$\overline{R(y)} = \frac{1}{n}\sum_{i=1}^{n} R_i(y)$。

Spearman 秩相关系数 r_s 的含义与相关系数 r 的含义相同，取值范围是 $[-1, 1]$。$|r_s|$ 越接近于 1，相关性越强，$|r_s|$ 越接近于 0，相关性越弱；如果数据中没有重复值，并且当两个变量完全单调相关时，r_s 的值则为+1 或−1。

将式（14.12）与式（14.1）对比可以看出，秩相关系数是基于秩计算的相关系数，只是将变量 x, y 原始值的变异换为相应的秩 $R(x), R(y)$ 的变异而已。

例 14.5 对 10 例出生体重低于 2000g 并且孕 33 周以前出生的婴儿，测量他们出

生第一周的血清甲状腺素平均值，数据见表 14.2。试分析血清甲状腺素水平和孕龄的相关性。

表 14.2　10 例早产儿血清甲状腺素水平（μg/dL）和孕龄（周）

孕龄 x （1）	秩次 $R_i(x)$ （2）	平均甲状腺素水平 y （3）	秩次 $R_i(y)$ （4）
≤24	1	6.5	1
25	2	7.1	4
26	3	7.0	2
27	4	7.1	4
28	5	7.2	6
29	6	7.1	4
30	7	8.1	7
31	8	8.7	8
32	9	9.5	9
33	10	10.1	10

解　（1）编秩

将观测值 x, y 分别由小到大进行编秩，见表 14.2 的第（2）、（4）列，其中 y 有 3 个观测相同（7.1μg/dL），取其平均秩。

（2）计算 Spearman 秩相关系数 r_s

首先进行基本计算

$$\sum_i \left(R_i(x)-\overline{R(x)}\right)\left(R_i(y)-\overline{R(y)}\right)$$

$$=(1-5.5)\times(1-5.5)+(2-5.5)\times(2-5.5)+\cdots+(10-5.5)\times(10-5.5)=76.5$$

$$\sum_i \left(R_i(x)-\overline{R(x)}\right)^2=(1-5.5)^2+(2-5.5)^2+\cdots+(10-5.5)^2=82.5$$

$$\sum_i \left(R_i(y)-\overline{R(y)}\right)^2=(1-5.5)^2+(4-5.5)^2+\cdots+(10-5.5)^2=80.5$$

代入式（14.12），有

$$r_s=\frac{\sum_i \left(R_i(x)-\overline{R(x)}\right)\left(R_i(y)-\overline{R(y)}\right)}{\sqrt{\sum_i \left(R_i(x)-\overline{R(x)}\right)^2\times\sum_i \left(R_i(y)-\overline{R(y)}\right)^2}}=\frac{76.5}{\sqrt{82.5\times 80.5}}=0.939$$

这里的 Spearman 秩相关系数为正，表示早产儿血清甲状腺素水平与孕龄呈正相关关系，其绝对值为 0.939，表示二者之间的关系非常密切。

14.2.2　Spearman 秩相关系数的假设检验

同 Pearson 相关系数一样，r_s 是总体相关系数 ρ_s 的估计值，存在抽样误差，故计算出样本 r_s 后，还要对 $\rho_s=0$ 做假设检验。根据样本量的大小有两种方法：当 n≤50 时以自由度 $v=n-2$ 查 Spearman 秩相关系数界值表（附表 12），注意表中 α 对应的临界值用于双侧假设，即 H_0：变量 X 与变量 Y 不相关；H_1：变量 X 与变量 Y 相关。

霍特林（H. Hotelling）于 1936 年证明，Spearman 秩相关系数有如下的大样本性质：当 $n \to \infty$ 时，有

$$U = r_s\sqrt{n-1} \sim N(0, 1) \tag{14.13}$$

故当 n 较大超出查表范围时，可采用正态近似法进行检验。

例 14.6　对于例 14.5 中计算得到的等级相关系数 r_s 做检验。

解　据题意，$n=10$，采用查表法进行检验。根据 $v=n-2=8$，$\alpha=0.05$，查 r_s 界值表（附表 12）得到 $r_{s(8,1-0.05/2)}=0.738$，本例 $|r_s|=0.939>0.738$，于是 $p<0.05$，按 $\alpha=0.05$ 的水准拒绝 H_0，接受 H_1，相关系数有统计学显著性，故可认为早产儿平均甲状腺素水平和孕龄相关。

14.3　小　　结

与一元线性回归研究一个变量预测另一个变量的单向关系不同，直线相关是研究两个变量双向的线性关系，这两个变量不分主次，相关分析的任务就是对相关关系进行定量的描述。

无论是 Pearson 相关还是 Spearman 秩相关，都要求观测数据是相互独立的。Pearson 相关分析适用于服从双变量正态分布的资料，Spearman 秩相关分析属非参数方法，对数据的分布不做特殊要求，但当变量满足双变量正态分布的条件时，应首选 Pearson 相关，因为 Spearman 秩相关对相关信息的利用能力较有限。

Pearson 相关和 Spearman 秩相关都是刻画两个变量间的相互关系，但两个变量是否有实际关系存在，首先要从本质上考虑，而不是仅单纯取决于相关系数的检验是否显著。

相关关系是否存在需要在假设检验的基础上进行判断。无论 Pearson 相关还是 Spearman 秩相关，其检验方式都可根据样本量的大小分为查表法和近似法。

作相关分析时，同样需要注意异常点的影响。

案 例 讨 论

案例 1　为探讨青少年男性的年龄与体重指数（BMI）的关系，某研究者随机抽取 16 名 7~22 岁男性，获得了年龄与 BMI 资料，见表 14.3。该研究者对资料进行 Pearson 相关分析，得相关系数 $r=0.9764$，$p<0.001$，认为该相关系数具有统计学显著性，可认为该组 7~22 岁男生年龄与 BMI 间存在正相关，你认为该研究者的分析方法是否正确？如不妥，请说明理由并给出自己的建议。

表 14.3　16 名 7~22 岁男性年龄（岁）与 BMI（kg/m²）

编号	1	2	3	4	5	6	7	8
年龄	7	8	9	10	11	12	13	14
BMI	16.1	16.6	17.1	17.7	18.2	18.6	19.1	19.6
编号	9	10	11	12	13	14	15	16
年龄	15	16	17	18	19	20	21	22
BMI	20.2	20.5	20.9	21.2	21.3	21.3	21.4	21.6

案例 2 某医师调查了当地 487 例不同年龄产妇第 1 个月内哺乳量情况，结果见表 14.4。请判断该资料属何种资料?可从哪些角度就该资料进行分析?给出合适的分析思路、假设和分析方法。

表 14.4 不同年龄分组产妇第 1 个月内哺乳量分布情况

年龄分组（岁）	哺乳量			
	无	少量	不足	充足
<25	4	6	11	200
25～29	6	18	113	80
≥30	10	26	12	1

思考与练习

一、最佳选择题

1. 线性相关分析对资料的要求是________。
   A. 两变量均为随机变量　　B. 观测单位间是相互独立的
   C. 适用于定量资料　　D. 以上都对
2. Pearson 相关系数 r 的取值范围是________。
   A. $-\infty < r < \infty$　　B. $-1 \leqslant r \leqslant 1$　　C. $-1 < r < 1$　　D. $0 \leqslant r \leqslant 1$
3. 在一定样本量下两数值变量间直线相关关系越强，则________。
   A. 相关系数越大　　B. 相关系数的绝对值越大
   C. 回归系数的绝对值越大　　D. 样本相关系数检验的 p 值越小
4. 对 x 、y 两随机变量做 Pearson 相关分析时，下列正确是________。
   A. 不必要求两变量均服从正态分布　　B. 要求变量 y 服从正态分布
   C. 要求变量 x 服从正态分布　　D. 要求两变量服从双变量正态分布
5. 对两变量进行直线相关分析，r=0.46，p>0.05，说明两变量之间________。
   A. 有直线相关关系　　B. 无相关关系
   C. 不存在直线相关关系　　D. 无伴随关系
6. 根据样本计算得两个变量 x 、y 的样本相关系数 r ，经 t 检验，$p < 0.05$，可认为________。
   A. 变量 x 与 y 间相关关系密切　　B. 总体相关系数 $\rho \neq 0$
   C. 总体相关系数 $\rho = 0$　　D. 总体相关系数 $\rho > 0$
7. 某放射科医师收集脑外伤患者 27 例，观察脑出血灶直径和患者昏迷的程度，欲了解昏迷程度是否与病灶大小有关，可进行________。
   A. 直线相关分析　　B. Spearman 秩相关分析　　C. t 检验　　D. χ^2 检验
8. Pearson 相关分析可用于研究________的线性相关关系。
   A. 儿童的性别与血型分布　　B. 儿童的性别与身高
   C. 儿童的身高与体重　　D. 母亲的职业与儿童的智商水平
9. 在线性相关分析中，Pearson 相关系数的检验统计量是 t_r，则下列正确的是________。
   A. 统计量 t_r 服从自由度为 $n-2$ 的 t 分布
   B. 在 H_0 成立时，统计量 t_r 服从自由度为 $n-2$ 的 t 分布
   C. 在 H_1 成立时，统计量 t_r 服从自由度为 $n-2$ 的 t 分布
   D. 拒绝 H_0 时，认为统计量 t_r 服从自由度为 $n-2$ 的 t 分布
10. 对两个变量的线性回归分析中，如果有 Pearson 相关系数 $r=1$，则关于 y 的变异分解一定有________。
   A. $SS_{yy} = SS_E$　　B. $SS_E = SS_R$
   C. $SS_{yy} = SS_R$　　D. $SS_{yy} > SS_R$

11. 在一元线性回归分析中，如果决定系数等于 0.7，回归系数等于 –5，则两变量的相关系数为________。

A. 0.84　　B. –0.84　　C. 0.9　　D. –0.9

12. 对于同一份资料分析，计算得到的相关系数和回归系数，下列正确的是________。

A. 相关系数的符号与回归系数的符号一致

B. 相关系数有统计学显著性而回归系数不一定有统计学显著性

C. 相关系数和回归系数都有单位

D. 相关描述因果关系，回归描述伴随关系

二、计算分析题

1. 测量某地 12 名 20 岁男性大学生的身高与前臂长，资料见表 14.5。

表 14.5　12 名 20 岁男性大学生的身高（cm）与前臂长（cm）

身高 x	170	173	160	168	173	188	178	183	179	169	175	174
前臂长 y	45	42	44	41	47	50	47	46	49	43	46	47

（1）请计算样本相关系数并进行假设检验，并阐述该分析的前提假设是什么。

（2）计算总体 ρ 的 95%置信区间。

（3）若仅从数据分布形式角度来看，可否对该资料进行回归分析？得到的样本回归系数与（1）中所得的样本相关系数之间存在什么联系？

2. 分析 14 名乙肝患者的血小板计数和出血症状的关系，资料见表 14.6。计算样本相关系数并对其进行假设检验。

表 14.6　14 名乙肝患者的血小板计数（$\times10^9$/L）与出血症状

患者编号	血小板计数	出血症状	患者编号	血小板计数	出血症状
1	120	++	8	1060	–
2	130	+++	9	1260	–
3	160	±	10	1230	–
4	310	±	11	1440	±
5	420	+	12	1600	–
6	540	+	13	1800	–
7	740	–	14	2000	–

第 15 章　观察性研究设计

学习目标：了解观察性研究设计的统计原理及参数估计时样本量的估算。

15.1　概　　述

一项好的医学科学研究工作，必须要有好的研究设计。研究设计的质量直接影响着研究结果的准确性、可靠性和代表性，一旦出现设计上严重的失误或缺陷，可能会导致整个研究的失败。在医学科研中进行研究设计的目的是控制随机误差、避免或减少系统误差对研究结果的影响。对于研究设计的意义，英国统计学家 R. A. Fisher 曾说过："To call in the statistician after the experiment is done may be no more than asking him to perform a postmortem examination：he may be able to say what the experiment died of ." 尸体解剖可以找到死因，但不能起死回生，所以必须在研究开始时进行严格的设计，以提高科学研究的质量。

研究设计是对整个研究过程的总体设想和安排，目标在于以系统性的方式解决研究提出的科学问题。医学研究设计就是医学研究的课题方案，包括专业设计和统计设计两部分，其中，统计设计主要包括：根据研究目的选择观察单位和分析指标，样本量的估算，随机抽样或随机分配的方法的选取，数据库的建立和维护，资料整理和分析的方法，在资料的收集、整理和分析的全过程中控制误差的方法和具体措施等。

医学研究通常根据研究者是否主动地给研究对象施加干预分为观察性研究（observational study）和实验性研究（experimental study）两类。本章介绍观察性研究及对应的研究设计方法，而实验性研究设计将在第 16 章介绍。

观察性研究也称为调查研究，是指在完全"自然状态"下研究者"被动"地观察、记录各研究对象的特征，比较不同环境条件下疾病的发生、发展等状况。研究者只是通过观察、测量或给研究对象进行医学检查以获取关于研究对象的资料。其目的是了解样本信息来推断总体特征及掌握和探索变量间的相互关系。观察性研究主要分为横断面研究、队列研究和病例对照研究三类。本章将介绍这三类研究设计的基本概念。

15.1.1　横断面研究

横断面研究（cross-sectional study）也称为横断面调查、现况研究、患病率调查，是按照事先设计的要求在某一人群中应用普查或抽样调查的方法收集特定时间内疾病或研究感兴趣的因素的资料，以描述疾病（或感兴趣因素）的分布特征及观察某些因素与疾病之间的关联。

例 15.1　盆腔器官脱垂严重影响患者的生活质量，某研究于 2014 年在中国 6 个省开展调查研究，以 5 万余名 20 岁及以上的成年女性作为研究对象进行问卷调查，判断其是否患有盆腔器官脱垂，获得了中国成年女性盆腔器官脱垂的患病率及相关危险因素，这是一个典型的横断面调查实例。

调查的方法通常包括普查（census）、典型调查（typical survey）和随机抽样调查（random sample survey）三种。普查是对总体中所有的观察单位进行调查，一般用于了解总体在某一特定“时点”上的情况，如年末人口数、时点患病率；典型调查是对事物进行全面了解的基础上，有目的地选择典型的人和单位进行调查，如某些特殊疾病的临床案例调查等；随机抽样调查是通过抽样方法从总体中随机抽取一定数量的观察单位组成的样本进行调查，然后根据样本信息来推断总体特征。抽样调查中通常采用的随机抽样方法有：简单随机抽样、系统抽样、分层抽样和整群抽样。在实际工作中，通常把几种抽样方法结合起来分成几个阶段完成抽样，即多阶段抽样。

1. 简单随机抽样　简单随机抽样（simple random sampling）是将调查总体的全部观察单位编号形成抽样框（sampling frame），再用随机数字表、随机排列表、随机函数等方法随机抽取部分观察单位组成样本。在简单随机抽样中，每个观察单位被抽中的概率是相等的。例如某研究需要在某个病区的 100 名患者中随机抽取 20 位患者，利用患者唯一的住院号形成抽样框，采用随机函数生成随机数字的方法完成，即在抽样框中随机抽取 20 位患者，每位患者都有 1/5 的概率被抽中。

简单随机抽样操作简单，相应统计量（均数、率及相应的标准误）的计算也简单。但是当总体观察单位数量很大时，对每个观察单位进行逐一编号，工作量大，有时难以制定抽样框以致无法实施。

2. 系统抽样　系统抽样（systematic sampling）又称机械抽样。最简单的系统抽样是等距抽样，是先将总体的观察单位按某一标识进行排序编号，根据样本大小确定抽样间隔和抽样框，再从第一部分随机抽取某个观察单位，依次用相等间距从每一部分各抽取一个观察单位组成样本。系统（等距）抽样在第一部分可以按照简单随机抽样方法确定起点，其后的观察单位则是按照序号机械地抽取。

例 15.2　某产科医生欲研究某医院历年新生儿的出生体重、身长、头围等指标随年份的变化趋势，受种种客观条件的限制，无法获取该院所有新生儿的资料，只能通过抽样研究随机抽取部分新生儿作为调查对象。为保证数据的可靠性和准确性，经样本量估算，每年至少需抽取男婴、女婴各 100 例。经了解该院历年来每年约有 2000 名新生儿出生，考虑到可行性和操作的便利性，该研究采取系统抽样法抽取新生儿。在每年的产妇中，根据产妇唯一的住院号来定义抽样框（排除死胎、双胞胎和多胞胎），抽取住院尾号相同的产妇。在研究起始点根据尾号 0~9 号中分别随机抽取一个数字（如随机抽到 3 号）作为调查对象，然后按照相同的间隔重复抽取住院尾号为 3 的产妇来获取新生儿的相关信息，直到本年度男婴、女婴的数量达到 100 名为止，以分析其出生体重、身长、头围等指标随年份的变化趋势。

系统抽样的优点是易于理解、简便易行。当总体中的观察单位指标没有随顺序号呈周期趋势或单调递增（减）的趋势时，系统抽样一般要比简单随机抽样具有较小的抽样误差。但是当总体中的观察单位指标随顺序号有周期趋势或增减趋势时，易产生系统误差，所以系统抽样适用于观察单位分布较均匀的总体。

3. 分层抽样　分层抽样（stratified sampling）是先按对观察指标影响较大的某种特征（如性别对血红蛋白的影响），将总体分为若干个类别（即“层”如男、女），再从每一层内随机抽取一定数量的观察单位，合起来组成样本。分层抽样要求层内变异尽可能的小，层间差异尽可能的大，从而提高调查的精度。

可按照各层之间的抽样比例是否相同，把分层抽样分为等比例分层随机抽样（stratified random sampling with proportional allocation）与最优分配分层随机抽样（stratified random sampling with optimum allocation)。等比例抽样是指在各层内抽样的比例相同，如每层都按照层样本量 5%的比例抽样；在最优分配分层随机抽样中，可以在各层内采取不相等的抽样比例，可对标准差大的层抽样的比例相对大些，以减小抽样误差。如某研究欲调查手术室团队成员（外科医生、麻醉医生、手术室护士）对手术安全核查制度的态度，若采用等比例分层随机抽样将使得外科医生入选研究样本的比例过高，而对其他两类人员的代表性欠佳，故采用最优分配分层随机抽样，使得最终纳入的样本中 50%为外科医生、20%为麻醉医生、30%为手术室护士。

分层抽样的优点是利用了合理的分层提高了不同层间的层内同质性，减小了层内的抽样误差，提高了调查的精度和样本代表性；而且分层抽样可对不同的层采用不同的抽样方法，并可在各层内进行独立分析，灵活便利。

4. 整群抽样 整群抽样（cluster sampling）中，被抽取的不是单个观察单位，而是由许多个体组成的群。它是先将总体分成若干个群，再随机抽取几个群，被抽中的群内的全部观察单位组成样本。

例 15.3 为探讨护士工作满意度，某医生在某医院内部随机抽取至少 300 名护士作为调查对象，该医生采用整群抽样的方法在该院的 24 个科室中随机抽取 8 个科室，此 8 个科室中的所有在职的护理人员共 316 人构成该研究的调查样本。

整群抽样的优点是便于组织实施，由于观察单位都集中在某些自然形成的群组中，如以学校、班级、村、街道、医院的科室等作为自然群组，采用整群抽样时可节省大量的人力，物力。但由于群间的不均衡性，在样本量相同条件下整群抽样的抽样误差一般大于简单随机抽样，故一般要求群间的变异越小越好，同时可以增加总体中的群组数，并增加被抽取的群组数，以尽量降低抽样误差。此外，整群抽样中获得样本量通常是个大约的例数，不如简单随机抽样的样本量精确。

5. 多阶段抽样 多阶段抽样（multistage sampling）也称为多级抽样，是把抽样过程分为多个阶段来进行，每个阶段可以采用不同的抽样方法，如在第一阶段先从总体中抽取一级抽样单元、第二个阶段再在一级抽样单元中抽取二级抽样单元、如有必要可以再以此原则抽取三级、四级、⋯、k 级抽样单元。多阶段抽样的优点是可以在各个阶段采用不同的抽样方法，在每一阶段只需建立该级抽样单元的抽样框，但是其抽样误差的估算比较复杂。

例 15.4 在例 15.1 中提到的中国成年女性盆腔器官脱垂的流行病学调查就是采用的三阶段整群抽样。首先，在第一阶段将全国的省、自治区和直辖市分成 6 个行政大区：东北、华北、华东、西北、西南和中南，在每个行政大区随机抽取 1 个省（一级抽样单元）；第二阶段在每个省按照经济条件将该省的城市分成经济较好和较差 2 个层，每个分层各随机抽取 2～3 个市（二级抽样单元）；第三阶段在抽取的市中整群抽取若干个村或社区（三级抽样单元），以抽到的村和社区所有符合条件的 20 岁及以上的成年女性都作为该研究的调查对象，以保证每个省都满足经估算的最小样本量要求。

观察性研究不仅可以通过描述样本信息来推断总体特征，还可以探索变量间的相互关系，探讨疾病的风险因素，此时常采用队列研究和病例对照研究。

15.1.2 队列研究

在队列研究（cohort study）中，按照是否暴露将研究人群分成暴露组和非暴露组，或根据暴露程度的不同，分为不同水平的暴露组，然后追踪观察一段时间，比较暴露组和非暴露组（或不同水平暴露组）间研究疾病的结局（如发病、死亡、复发等）的差异，从而判断该暴露因素与结局有无关联及关联强度。暴露是指研究对象具有某种特征（如低出生体重、某种基因缺陷或染色体异常等），处于某种状态（如每天在室外站立工作 8 小时以上、处于抑郁状态、住在某化工厂 500 米范围内等），具有某种行为或习惯（如规律运动、儿童课间餐、吸烟、酗酒等）或接触过某种物质（如放射线、被动吸烟等）。

例 15.5　某研究者欲探讨极低出生体重与儿童期智力发育的关系，在某妇产医院抽取 300 名出生体重在 1500g 以下的新生儿作为暴露组，以与其同一天在该医院出生的、同性别、同民族的正常出生体重（2500～4000g）新生儿 300 名作为非暴露组，追踪随访 12 年后对两组儿童进行智力测验和认知功能检测等，比较两组儿童的学习成绩、智力评分、认知功能评分等，研究极低出生体重与儿童期智力发育的关系。

队列研究是一种“由因寻果”的观察性研究方法，队列研究一般可分为前瞻性队列研究和回顾性队列研究，实践中更多地采用前瞻性的方法。但当某种疾病发病率非常低时，即使前瞻观察多年也可能只观察到很少的新发病人导致无法证实其统计学关联，或者有些疾病可能要在暴露后数十年后才能发病，如被动吸烟二三十年后才可能会有足够数量的恶性肿瘤病人出现，此时的队列研究形式就不适合。并且，有些时候研究者无法确定什么因素是风险因素或暴露因素，只是探索性地寻找疾病的可能风险因素，如某种出生缺陷的风险因素探讨，无法事先按照暴露因素进行分组随访观察其疾病发生率的差异。诸如此类的特点限制了队列研究的广泛应用，此时可采用病例对照研究。

15.1.3　病例对照研究

病例对照研究（case-control study）也是用于检验疾病病因假说的一种研究方法，但是不同于队列研究的“由因寻果”，病例对照研究是一种“由果溯因”的回顾性研究。其基本原理是先按疾病状态确定调查对象，分为病例组和对照组，以患有某种疾病的患者作为病例组，以不患有该疾病但具有可比性的一组个体作为对照组，然后利用已有的记录或用询问、填写调查表的方法，了解其既往的各种可能的研究因素的暴露情况，并比较病例组和对照组各研究因素的暴露史的差异，推测疾病与研究因素之间的联系。

例 15.6　在 2001 年的某项探索新生儿出生缺陷的病例对照研究中，以 360 名已经确诊的患有唇腭裂、神经管畸形的新生儿作为病例组，对照组以 1∶1 匹配选择与病例组新生儿同一天在同一医院出生、同性别、同民族、住在同一城市的健康新生儿。通过比较两组新生儿的遗传家族史、父母身体状况和生活习惯、家庭经济条件、母亲怀孕期间的饮食营养状况、父母居住地的环境条件等等，以探索出生缺陷的风险因素。

病例对照研究简单易行，省时省力，适用于研究发病率低或潜伏期长的疾病或容易漏诊、误诊的疾病的风险因素，尤其适合于对所调查的疾病的确切病因知之甚少的早期探索性研究。其最大的缺点是存在研究对象的报告偏倚和回忆偏倚，由于很多疾病信息、人群特征和风险因素信息都是依赖研究对象的回忆和自我报告而来的，回忆间隔时间、研究对象态度等种种因素势必会影响回忆和报告的准确性和完整性，从而对研究结果产生不利的影响，造成严重的信息偏倚。

本章只是对病例对照研究和队列研究的基本概念进行了简要介绍，关于病例对照研究和队列研究的详细内容，读者可参阅相关的流行病学书籍。

15.2　样本量的估算

在科学研究中，可靠的研究结论是不能仅凭几例结果获得的，在个别情况下获得的偶然性结果是不能当作必然规律的，一定要有足够数量的观察单位，使得结果具有稳定性。样本量太小会导致观察指标值不稳定，抽样误差大，精度差，但样本量也不是越大越好，样本量过大将导致可行性差，而且会浪费大量的人力、物力、财力、时间等，有时甚至会使系统误差增大。因此，样本量的估算是统计设计的一项重要内容。本节将简单介绍采用简单随机抽样时样本量的估计方法，关于其他抽样方法中及队列研究、病例对照研究中样本量的估计方法，读者可参阅相关的专业书籍。

为了用样本统计量对总体参数进行估计，必须考虑抽样误差对参数估计的影响，常采用区间估计的方式对总体特征进行描述和推断，故我们可以利用均数和率的区间估计的方法进行样本量的估算。

在进行参数估计时，影响样本量估算的因素有：

（1）置信水平 $1-\alpha$：一般取双侧 $\alpha=0.05$。

（2）容许误差 δ：总体参数（均数、率）估计精度要求，一般由专家根据经验或专业知识确定。

（3）预期总体标准差 σ 或总体率 π。

此外，在实际操作中，考虑到可能出现的不应答、失访等情况，需在估算的最低样本量基础上再增加 10%~20%，以保证获得足够数量的有效研究样本。

15.2.1　总体率估计时的样本量估算

在进行总体率的估计时样本量估算可根据以下公式进行

$$n=\frac{u_{1-\alpha/2}^2\pi(1-\pi)}{\delta^2} \qquad (15.1)$$

其中，n 为样本量，π 为预期的总体率，δ 为容许误差。$u_{1-\alpha/2}$ 为标准正态分布下面积为 $1-\alpha/2$ 相对应的分位数（也称临界值），一般取 $\alpha=0.05$，此时 $u_{1-0.05/2}=1.96$。

例 15.7　欲对某地区肠易激综合征的患病率进行调查，根据以往文献资料，该病的人群患病率约为 10%，若将容许误差控制在 1%左右，则至少需要调查多少人?

解　设定 $\alpha=0.05$，且据题意有 $\delta=0.01$，$\pi=0.1$，代入式（15.1），得

$$n=\frac{u_{1-\alpha/2}^2\pi(1-\pi)}{\delta^2}=\frac{1.96^2\times0.1\times(1-0.1)}{0.01^2}\approx3458$$

至少需要 3458 例有效样本，考虑到可能出现的不应答，增加 20%样本量实际调查需要 3458 × 120%=4150 人。

15.2.2　总体均数估计时的样本量估算

在进行总体均数的估计时样本量估算可根据以下公式进行

$$n=\left(\frac{u_{1-\alpha/2}\sigma}{\delta}\right)^2 \qquad (15.2)$$

其中，n 为样本量，σ 为预期总体标准差，δ 为容许误差。$u_{1-\alpha/2}$ 为标准正态分布下面积为 $1-\alpha/2$ 的临界值，当取 $\alpha=0.05$ 时，$u_{1-0.05/2}=1.96$。

例 15.8 某工厂要了解工人群体血白细胞的平均水平，据以往资料，正常成人的血白细胞的标准差为 1.0×10^9 /L，要求估计误差不超过 0.1×10^9 /L，则至少需要调查多少人？

解 设定 $\alpha=0.05$，且据题意有 $\delta=0.1$，$\sigma=1.0$，代入式（15.2）得

$$n=\left(\frac{u_{1-\alpha/2}\sigma}{\delta}\right)^2=\left(\frac{1.96\times1}{0.1}\right)^2\approx385$$

至少需要 385 例有效样本，考虑到可能出现的不应答等情况，实际调查需要 385 × 120%=462 人。

15.3 小　结

医学研究通常分为观察性研究和实验性研究两类。在观察性研究中，研究者不主动对研究对象施加任何的干预措施，也不能对研究对象进行随机分组。

观察性研究主要分为横断面研究、队列研究和病例对照研究三类。常用的抽样调查方法有简单随机抽样、系统抽样、分层抽样和整群抽样。在实际工作中，通常结合起来进行多阶段抽样。

样本量的估算是基于不同的研究目的、数据类型以及抽样误差的特点来决定的，同时要注意结合临床实际。

案例讨论

案例 1 为探讨婴幼儿过敏相关因素，研究者在某省会城市随机抽取一个乡镇或街道，对 0~3 岁的婴幼儿共 1200 人开展了调查。其中男 740 例，女 460 例，对其家长进行问卷调查，内容包括婴幼儿年龄、性别、喂养方式、分娩方式、是否患有哮喘、过敏性鼻炎等；父母过敏史、孕产情况等。结果调查出过敏史婴幼儿 496 例，过敏发生率为 41.3%，其中男 288 例，占 58.1%，女 208 例，占 41.9%。统计分析均显示父母过敏史、剖宫产、孕期使用抗生素、第一口吃母乳、母乳喂养是婴幼儿过敏的风险因素。

（1）该研究属于观察性研究还是实验性研究？观察性研究与实验性研究的主要区别是什么？

（2）结合本研究背景讨论该设计下应如何选择研究对象，确定样本含量应考虑哪些因素？

（3）你是否认同该研究得到的结果？若否，你认为问题产生的可能原因包括哪些？还可以采用什么研究设计类型来对该结果进行验证，你将如何开展？你是如何理解统计设计和统计分析的关系的？

案例 2 胆道闭锁是一种婴幼儿期致死性的肝胆系统疾病，目前病因尚不明确。据既往研究结果显示，中国每年 1600 万出生人口中，可能有 2000~3000 例新发胆道闭锁病例。现某儿童医院肝胆外科拟开展研究对新生儿胆道闭锁的危险因素进行探讨。

（1）你认为采用哪种研究设计更为合适，队列研究还是病例对照研究？请说明理由。

（2）若采用病例对照设计，思考对照的选择的原则应是什么？

（3）针对该研究目的请尝试给出设计框架。

案例 3 家庭中养宠物可帮助缓解压力，还能改善心血管功能，增强人体免疫力。为研究养宠物的心脏病患者是否比没有宠物的患者更容易康复，某研究从多家医院随机选取了 495 名心脏病患者，并调查了哪些患者家中养有宠物。2 年后，研究人员发现养宠物的 370 人中有 340（92%）人生存，而没有宠物的 125 人中只有 80（64%）人生存。

（1）这项研究是观察性的还是实验性的？研究有对照组吗？

（2）根据研究所提供的数据，采用何种分析方法可以对养宠物对于心脏病康复的效果进行评价？

（3）若该研究者根据上述结果直接得出养宠物更利于心脏病康复，其可能存在的问题是什么？如果

你来设计，应该补充考虑哪些因素来完善这项研究？

思考与练习

一、最佳选择题

1. 关于抽样的说法错误的是________。
   A. 抽样误差产生的根本原因是总体中个体观察值间的变异
   B. 整群抽样的优点是便于组织、节省经费、抽样误差小
   C. 系统抽样特别适合抽样对象已经有现成的抽样框
   D. 分层抽样的方式一般有等比例抽样和最优分配抽样
2. 以下研究必须采用观察性研究的是________。
   A. 比较中药和西药治疗风湿热的疗效
   B. 研究吸烟与冠心病的“关联”
   C. 探讨健康干预对糖尿病预后的影响
   D. 研究不同治疗方案治疗鼻咽癌的安全性
3. 用简单随机抽样估计人群中戊型肝炎的总体发生率时进行样本量估算不需要的参数是________。
   A. Ⅰ类错误概率 α　　B. 容许误差 δ　　C. 总体率 π　　D. 率的标准误 S_p
4. 用简单随机抽样估计社区人群中糖化血红蛋白的总体均数水平时进行样本量估算不需要的参数是________。
   A. Ⅰ类错误概率 α　　B. 容许误差 δ　　C. 标准差 σ　　D. 检验效能 $1-\beta$
5. 欲探讨渐冻症的病因，宜采用以下哪种研究设计________。
   A. 队列研究　　B. 病例对照研究
   C. 实验性研究　　D. 横断面研究

二、计算分析题

1. 欲调查某工厂工人的血磷值水平，据以往资料，正常成人的血磷值的标准差为 0.4mmol/L，要求容许误差不超过 0.05mmol/L，取 α=0.05，需调查多少人？

2. 欲调查某市成人高血压病患病率，已知该市既往高血压病患病率为 20.6%，要求容许误差不超过 10%，取 α=0.05，需调查多少人？

第 16 章　实验性研究设计

学习目标： 了解几种常见的实验设计方法及实验设计中的统计学原理。

实验性研究是研究者根据研究假设主动地对研究对象施加干预，并对这些干预的效果进行评价。实验性研究中的统计设计也称为实验设计。根据不同的研究目的和对象，实验性研究可分为动物实验（animal experiment）、临床试验（clinical trial）、社区干预试验（community intervention trial）三种。动物实验的研究对象通常为实验动物、细胞或其他生物实验材料，持续时间一般不长。临床试验通常以患有某研究疾病的患者作为研究对象，持续时间相对较长。社区干预试验则通常用于评价干预措施在人群中的效果，与动物实验和临床试验相比，社区干预试验所施加的干预措施很难精确到个体，故一般是针对群体进行干预。

16.1　实验设计的基本要素

医学实验研究设计有三个基本组成部分，或称为三个基本要素：研究对象、处理因素和实验效应。这三个基本要素组成了一个完整的实验性研究，缺一不可。例如，某种降血脂药物疗效的临床研究中，研究对象是高脂血症患者，处理因素是该降血脂药物，实验效应是用药前后的血脂测量值的变化。

1. 研究对象　研究对象（subject）是接受处理的基本单位。在实验方案中必须对研究对象的入选条件有明确的规定，即有明确的纳入和排除标准，以保证研究对象的同质性，如在某项治疗耐药结核病临床研究中，要求所有研究对象 3 个月内的药敏试验结果显示耐多药：表型药敏结果显示 HR 耐药，或分子生物学诊断方法显示 HR 耐药或 R 耐药；胸片显示肺结核病变；肺结核患者疗程≤2 年；既往累计应用氟喹诺酮类药物和注射剂治疗不超过 3 个月。在动物实验中，要求实验动物均为同种属、同性别，甚至要求同窝别、体重相近等。所有满足入选和排除标准的研究对象就是研究的总体，被选中进行研究的是样本，要保证样本具有代表性。

在以人为研究对象的临床研究中，要强调对参与者的保护。研究对象要签署知情同意书，自愿参与临床研究。还要考虑其依从性，要保证实验设计的可行性，同时保证研究对象能够按照研究方案的要求完成整个实验过程。如果有大量的研究对象不能按照方案要求按时用药，或者不能在规定时间内进行临床访视，甚至失访、脱落、退出研究等，将对研究质量产生很大的负面影响。

2. 处理因素　处理因素（treatment factor），也称为实验因素，是指研究者根据研究目的欲施加或观察的、能作用于研究对象并引起直接或间接效应的因素。如降血脂药物疗效的临床研究中给予的降血脂药物，肿瘤病人治疗方案疗效比较研究中的治疗方案等。

任何一项医学研究可能都是由各方面因素所组成，而研究者不可能也不必要把所知的一切因素都放在一次或几次实验之中。一般要求抓住主要的处理因素，最理想的是在一个研究中只涉及一个处理因素，如在研究降血脂药物疗效的临床研究中，最好在该试验中只研究降血脂药物的疗效，对于其他的各种影响疗效的非处理因素（如年龄、性别、基线血脂水平）可作为混杂因素进行控制。此外，处理因素应该标准化，即在一个研究的整个过程中的处理因素要保持一致，不能随意更改，比如降血脂药物的用法用量等要在研究中保持一致。

3. 实验效应　实验效应（experimental effect）是指处理因素作用于研究对象的反应和结果，一般通过某种观察指标来表达。所选的观察指标应能客观、有效、准确地反映处理因素的效应。如果选择指标不当，未能准确地反映处理因素的作用，则实验结果会缺乏可靠性。

观察指标可分为客观指标和主观指标，客观指标一般是通过仪器设备等进行测量得到的观察结果，如血压、甘油三酯、尿酸、血红蛋白等。主观指标是由患者回答的主观感受，如疼痛、医疗满意度等，或者是医生的主观判断，如医生对隆鼻手术是否成功的主观判断。主观指标容易受到研究对象和研究者的心理状态的影响，其真实性和稳定性都不如客观指标高，所以实验性研究中的主要疗效指标最好选择客观指标，以减少研究者和研究对象主观因素带来的干扰。主观指标通常可以作为次要疗效指标起辅助性作用。

如果在某研究中没有准确可靠的客观指标可选，只能选择主观指标时，可以考虑将主观指标进行量化或等级化，比如在术后疼痛的研究中，关于疼痛程度的观察指标可采用视觉模拟评分法（visual analogue scale，VAS）来评价。VAS是在纸上面划一条10 cm的横线，横线的左端为0，表示无痛感；右端为10，表示最严重的剧痛；中间部分表示不同程度的疼痛，让病人根据自我感觉在横线上划一记号，用距离左端的值来表示疼痛的程度，数值越大表示疼痛的程度越强。又如，对于抑郁、焦虑、生活质量、睡眠质量等心理状态的评价多采用量表的形式将主观感受进行量化。用量化的评分作为观察指标，以客观准确地反映处理因素的作用。

观察指标的选择还要考虑到指标的灵敏性和特异性，灵敏性是指当处理因素存在时观察指标能反映出其实验效应，特异性是指处理因素不存在时该观察指标则不显示其实验效应。此外，有些客观指标易于受到外在环境、饮食、运动锻炼等因素的影响，导致其准确度和精度比较差。比如在治疗糖尿病的研究中，餐后血糖容易受到饮食、环境等外在因素的影响，它的精度和特异性都不如糖化血红蛋白，糖化血红蛋白能在一段较长时间内保持稳定，能够更准确地反映糖尿病的治疗效果。

16.2　实验设计的基本原则

为了在实验过程中有效控制随机误差、尽量避免或减少非随机误差对实验质量的不利影响，在实验设计时必须遵循几个基本原则。

1. 对照原则　设置对照（control）的目的是作为参照水平衬托实验组的处理因素的效应。在医学研究中影响实验结果的因素很多，除了研究者需要特别研究的处理因素外，还有许多其他的非处理因素也会影响到实验的结果，比如研究对象的年龄、性别、饮食状态、生活习惯、心理状态，疾病的自然进程和严重程度，研究者的主观感受，外在的气候、天气、季节等环境因素等。如果没有对照组，这些形态各异的非实验因素对研究结果的影响可能会掩盖处理因素的作用，而无法获得准确的实验结果，严重影响到实验的质量。例如，用某种抗过敏药物治疗过敏性哮喘，经2个月治疗发现76%的研究对象症状明显改善，则认为“该药具有良好的抗过敏效果”，这不是合理的结论，因为过敏性哮喘具有很强的季节性变化趋势，许多患者在高发季节后病情自然缓解，所以这个研究没有平行对照组的合理衬托，无法证明所观测的抗过敏效果是否由该药物作用导致。

当设置了对照组，这些非处理因素就不存在了吗？答案是否定的。有了对照组，多数非处理因素仍然存在，但是合理地设置对照组，且使实验组和对照组处于相同状态，即可通过与对照组的比较来消除、减少或控制各种非处理因素对实验结果的干扰，以对处理因素的作用做出可靠的评价。如何才能利用对照组以衬托出实验组的效应？这就要求在研究中所设立的对照组必须与实验组达到均衡一致，即除了处理因素不同外，对照组在其他重要的非处理因素的分布构成都要和实验组尽量保持一致，包括对照组和实验组的研究对象对所研究疾病的易感度及发病机会要相等，两组的检测、观察方法、诊断标准及随访方式等也尽可能一致。例如，在临床研究中，通常要求对照组研究对象的性别、年龄、体质状态、疾病的严重程度等方面都要和实验组尽量保持一致。当然，要做到实验组和对照组均衡可比，还要借助于随机分组和盲法原则。

在研究中，最好能设置一个平行对照组，即在整个研究进程中对照组和实验组始终处于同一时间和同一空间。常用的平行对照有空白对照、安慰剂对照、阳性对照。有时由于某些客观原因无法设置平行对照组时，还会用历史对照、自身对照等。下面简要介绍一下几种常用的对照形式。

（1）空白对照（blank control）：是指对照组不施加任何干预措施，是一种阴性对照形式。虽然可以通过随机分组分配研究对象到实验组和空白对照组，但由于对照组是不加任何干预的，无法用盲法来避免研究者和研究对象的主观因素和心理因素的干扰，因此空白对照这种设计形式具有很强的局限性。

（2）安慰剂对照（placebo control）：也是一种阴性对照形式，不同于空白对照的是，研究者可以给对照组研究对象施加安慰剂作为干预措施。安慰剂是一种虚拟的药物或干预措施，如某试验药物的安慰剂在大小、颜色、外观、重量、气味、口味、剂型、剂量等都与试验药物尽可能保持一致，但不含任何有效治疗成分。设置安慰剂对照的主要目的是克服研究者、研究对象、参与评价疗效和安全性的研究人员、分析人员等心理因素的影响。

设置安慰剂对照必须与随机化分组、盲法原则结合应用，且必须采用优效性检验（见 16.4 节）以证明实验组的疗效优于安慰剂对照组。设置安慰剂对照要特别注意伦理学方面的问题，使用安慰剂对照不能延误病情而给研究对象带来不可逆转的健康影响。通常当所研究的疾病具有自限性时，或者所研究的疾病在较长一段时间内都是稳定的，短期内不给予治疗不会导致病情恶化而给研究对象带来不可逆转的健康影响时，都是可以采用安慰剂对照的。例如在一项治疗流行性感冒的临床研究中，对照组即可采用安慰剂形式。此外，当研究的疾病尚无有效的治疗方法时也可考虑安慰剂对照的伦理可行性。

（3）阳性对照（active control）：当从伦理方面考虑不适合采用安慰剂对照时，可采用阳性对照，即对照组采用目前临床正广泛使用的、对相应适应证的疗效已被证实、得到公认的有效药物或治疗方法。当有许多种阳性药物可选时，应选择疗效和安全性最好的。例如，在一项研究中欲研究口服胰岛素肠溶胶丸对糖尿病患者降血糖的疗效，研究对象为中轻度 2 型糖尿病患者，选用皮下中效胰岛素注射液作为阳性对照药，通过随机对照试验比较口服胰岛素肠溶胶丸与皮下中效胰岛素注射液的降血糖效果。

（4）历史对照（historical control）：是指在研究时未专门设立对照组，而是将研究者本人或他人过去的研究结果与实验组进行对照比较，在实验过程中其实只做了一个单组实验。由于现在和过去的条件不可能相同，疾病的自然进程、诊断水平、医疗技术、药物的耐药性等许多因素都随着时间会发生很大的变化，因此采用历史对照时难以控制的影响因素较多，可比性较差，所以这种对照并非是理想的对照方法。但对于某些罕见疾病，其病例极少，无法设置平行对照，或者所研究的疾病治愈率极低，甚至完全没有有效的治疗手段时，才会采用历史对照。

（5）自身对照（self control）：有两种形式，一种是对照与实验在同一研究对象身上同时进行，多数诊断性试验都是采用的这种自身平行对照，如在一项结核快速诊断试验中，随机选取同一研究对象一只手臂用试验试剂进行皮肤试验，另一只手臂作为对照采用另一种诊断试剂，以比较两种试剂诊断结核病的准确性和一致性。由于自身对照的非实验因素一般较均衡，故这种对照形式的试验误差较小。此外临床常见的治疗前后对照亦属自身对照，即对同一组患者的治疗前与治疗后的情况进行比较。这种前后对照其实不能很好地控制非处理因素对实验效应的干扰，治疗前后某些因素的改变和自身主观心理因素的影响，如安慰剂效应的不利影响就无法控制，所以很难做到治疗前后的均衡可比，不是一种理想的对照形式。一般需要增加一个平行对照。

2. 随机原则　“随机”不是随便、随意，随机化是为了保证样本的代表性，保证各处理组间在大量不可控制的非处理因素的分布方面尽量保持均衡可比。随机化（randomization）主要包含随机抽样和随机分组两方面。

随机抽样（random sampling）是指总体中每个符合纳入条件的研究对象都能有一定的概率被抽中，以使样本能够代表总体。抽样的方法与观察性研究中的抽样方法相同。但是由于可行性、依从性等原因，在临床试验中很难做到随机抽样。

随机分组（random allocation）是实验性研究不同于观察性研究的根本特点，其使每个研究对象进入各组的机会符合预先的规定，是保证实验对象组间均衡一致的重要手段。随机分组既可以保证各处理组的研究对象在人口学特征、疾病严重程度等各种非处理因素达到均衡可比，还可以避免研究者主观因素干扰试验分组，如若不按照随机化原则分配研究对象，有些研究者可能会把病情轻的患者分配到实验组，而把病情较重的患者分配到对照组，从而使得两组不具有可比性，使得对照组无法衬托出实验组处理因素的效应。随机分组可用随机数字表、随机排列表、随机函数等方法实现，具体的操作方法将在 16.3 节中详细描述。

3. 重复原则　重复（replication）原则包含重现性和样本量两方面的含义。重现性是指可靠的实验结果应能在相同的条件下重现，一个不可重复的实验结果是没有科学性的。而且可靠的实验结论也不能仅凭几例结果获得，在个别情况下获得的偶然性结果是不能当作必然规律的，一定要有足够数量的研究对象，使得结果具有稳定性。临床试验研究常见的样本量的计算方法将在 16.6 节中详细介绍。

4. 盲法原则　盲法（blindmethod）是在临床试验中为了避免研究者、研究对象、疗效评价者、诊断结果评价者、统计分析人员等的主观因素对研究结果的干扰，以控制临床试验过程和解释结果时产生的偏倚。如果研究对象知道试验分组情况，不管是安慰剂对照组、阳性对照组还是实验组患者都会产生心理影响，甚至妨碍或干扰试验的正常进程。如果研究者知道试验分组情况，可能会对实验组患者过度关心、过度检查，而对对照组患者关心不足，必然会影响到观察指标的真实性。如果疗效评价者或诊断结果评价者知道试验分组情况，则会干扰其对疗效和诊断结果评估的准确性。

一般来说，根据被设盲的对象，盲法可分为以下几类：

（1）双盲：双盲（double blind）是指在试验过程中，研究者和研究对象都不知道试验分组情况，真正能避免研究者和研究对象两方面的主观因素的影响。在方案设计时，由第三方设置和保存随机分组的盲底，在整个试验过程中，都要保持盲态，一旦有患者破盲，将视为违反方案来处理。

（2）单盲：当不能采用双盲时，可尝试单盲（single blind）临床试验，即只有研究者知道试验分组情况，比如在注射用比阿培南治疗中重度急性细菌性感染的临床研究中，由于试验用药和对照组用药在用药方式上的差异使得双盲难以操作，可采用单盲临床试验，不让研究对象知道试验分组情况。

（3）第三方盲法评价：研究者和研究对象都知道试验分组情况，主要限制疗效评价者或诊断结果评估者（阅读医学影像人员、终点事件委员会等）。例如，在盐酸去甲乌药碱注射液作为心脏负荷试验药物用于核素心肌灌注显像诊断冠心病的临床试验中，采用的是安慰剂对照，由于试验药物的药效明显，有经验的临床医师可以判定出患者应用药物，对结果产生偏倚，为了控制临床试验过程中和解释结果时产生偏倚，成立第三方评价小组盲法分析影像资料，以对诊断结果做出客观准确的评价。

（4）开放性试验：开放性试验（open-label trial）即未采用盲法。有些临床研究无法采用盲法，比如手术和化疗治疗鼻咽癌的疗效研究，只能采用开放性试验。

（5）盲法分析：在单盲、双盲、开放性试验和第三方盲法评价的临床研究中，都可以进行盲法分析（blind analysis），即在试验结束后只揭示每个患者的组别代码，统计分析人员只知道患者是 A 组或 B 组，但不知道何为试验组，何为对照组，以此控制统计分析人员的主观干扰。

在临床研究中应尽量采用双盲试验和盲法分析，第三方盲法评价和单盲可根据试验的具体情况选择采用，尽量不采用开放性试验。

盲法的实施手段有很多种，常用的有安慰剂技术、胶囊技术和双模拟技术等。安慰剂技术已在安慰剂对照中提及。胶囊技术和双模拟技术常用于阳性对照临床研究，如果试验药和对照药的剂型、外观、用法、用量存在差异时可采用这两种技术。胶囊技术就是把试验药和阳性对照药都装在胶囊中，这样从外观上无法区分试验药和对照药。双模拟技术是指制备两种安慰剂，给试验药制备一个与其外观相同的试验药的安慰剂，给阳性对照药也制备一个与其外观相同的对照药的安慰剂。在试验中，试验组患者服用试验药和与对照药外观类似的安慰剂，对照组患者服用阳性对照药和与试验药外观类似的安慰剂。每个患者都服用了两种药物，但研究者和研究对象都不知道具体的药物分配情况。

16.3　常见的实验设计方法

前面我们介绍了实验性研究的基本要素和基本原则，接下来将继续介绍几种常用的实验设计方法：完全随机设计、随机区组设计、拉丁方设计、交叉设计和析因设计。

16.3.1　完全随机设计

完全随机设计（completely randomized design）不考虑个体差异的影响，在一个实验中只安排一个处理因素，故又称之为单因素设计或成组设计，它是将研究对象随机分配到处理组的多个水平中进行实验性研究，或从几个不同的总体中随机抽样进行对比观察研究。

虽然完全随机设计只涉及一个处理因素，但这个因素可有两个或多个水平，而且各处理组的样本量可以相等，也可以不等，当各组样本量相等时统计效率最高。随机化分组设计的具体方法是将研究对象编号，按预先规定，利用随机数字表、随机排列表或随机函数产生的随机数字将研究对象随机分配到各组中。

例 16.1　在一项毒理学实验中将 24 只大鼠随机分成 3 个处理组进行实验，并要求每个处理组 8 只大鼠。随机分组过程为：

（1）将大鼠按体重从小到大进行编号1, 2, …, 24。

（2）在随机数字表（附表 1）中任意指定一个起点，连续选取 24 个两位数的随机数字，例如，从第 3 行开始，以第 3 行的第 7，8 列作为第一个随机数字 02，然后由上向下抄录 24 个两位数的随机数字，重复数字删掉。

（3）将抄录的随机数字从小到大编秩。

（4）规定秩次为1～8者分入 A 组，9～16 者分入 B 组，17～24者分入 C 组。分组结果见表 16.1。

表 16.1　24 只大鼠的完全随机设计分组情况

编号	1	2	3	4	5	6	7	8	9	10	11	12
随机数	2	71	26	64	54	70	30	33	95	41	42	27
秩次	1	20	7	17	14	19	9	10	23	11	12	8
组别	A	C	A	C	B	C	B	B	C	B	B	A
编号	13	14	15	16	17	18	19	20	21	22	23	24
随机数	84	17	24	59	18	6	56	75	44	68	12	97
秩次	22	4	6	16	5	2	15	21	13	18	3	24
组别	C	A	A	B	A	A	B	C	B	C	A	C

完全随机设计的设计方法简单，应用灵活，可操作性强，处理组数和每组的样本量都不受限制，而且在实验过程中，如果发生研究对象脱落不会影响到其他研究对象，对实验结果的损失比其他设计方法较小，所以它是医学科研中最常应用的一种设计方法。在进行统计分析时，完全随机设计资料的分析方法也是比较简单的。完全随机设计只能设计和分析一个处理因素，只能单纯依靠对研究对象的随机分组来平衡各种非处理因素在各组之间的分布，有时组间的均衡性会比较差，因此实验的精度比较低。

16.3.2　随机区组设计

为了保证各种非处理因素在处理组之间的均衡可比，最常采用随机区组设计来控制非处理因素。随机区组设计（randomized block design）亦称为配伍组设计，它是将研究对象先按配比条件配成区组（或称为配伍组），再将各区组中的研究对象随机分配到各个处理组。

随机区组设计一般以主要的非实验因素作为匹配条件。例如，在动物实验中，常将窝别、性别相同，体重相近的动物配成同一区组；在临床研究中，将性别相同、年龄相近、病情严重程度相同，或就诊时间相近的患者配成一个区组，这样可提高各处理组间的均衡性。每个区组可以有两个或两个以上的研究对象，当每个区组只有两个研究对象时，也称为配对设计，配对设计其实就是随机区组设计的特例。此外，在自身对照中提到的对照与实验在同一研究对象身上进行，即同一研究对象分别接受两种不同处理，其目的是推断两种处理的效应有无差别，这种情况也可视为配对设计。

例 16.2　例 16.1 应用了完全随机设计的方法将 24 只大鼠随机分成 3 个处理组，下面我们再用随机区组设计的方法进行随机分组来观察分组的效果。

随机区组设计分组步骤为：

（1）考虑到体重对实验结果的影响，仍将大鼠按体重从小到大进行编号。

（2）按照体重相近的原则将大鼠分成 8 个区组，体重最小的 3 只大鼠为第 1 区组，依此类推，体重最大的 3 只大鼠为第 8 区组。

（3）在随机排列表（附表 2）中任意指定 8 行，每行取 3 个数字作为随机数字，如各区组分别对应随机排列表中第1～8行，抄录随机数“1”“2”“3”。

（4）规定随机数字为“1”者分入 A 组，“2”者分入 B 组，“3”者分入 C 组。分组结果见表 16.2。

表 16.2　24 只大鼠的随机区组设计分组情况

编号	1	2	3	4	5	6	7	8	9	10	11	12
区组	1	1	1	2	2	2	3	3	3	4	4	4
随机数	1	3	2	2	1	3	1	2	3	1	3	2
组别	A	C	B	B	A	C	A	B	C	A	C	B
编号	13	14	15	16	17	18	19	20	21	22	23	24
区组	5	5	5	6	6	6	7	7	7	8	8	8
随机数	1	2	3	2	1	3	3	2	1	3	2	1
组别	A	B	C	B	A	C	C	B	A	C	B	A

从表 16.1 和表 16.2 对比两种随机分组方法的分配效果。在完全随机设计时，进入 3 个处理组的大鼠的体重编号为

A：1，3，12，14，15，17，18，23

B：5，7，8，10，11，16，19，21

C：2，4，6，9，13，20，22，24

而在随机区组设计中，进入 3 个处理组的大鼠的体重编号为

A：1，5，7，10，13，17，21，24

B：3，4，8，12，14，16，20，23

C：2，6，9，11，15，18，19，22

由于该体重编号为对大鼠进行称重后按照体重从小到大顺序的编号，所以编号越小者体重越小，可见用随机区组设计进行分组后 3 个处理组的大鼠的体重编号更为接近，3 组的均衡性更好。

由此可见随机区组设计时按照匹配条件将研究对象配成区组，从而减少了诸多非处理因素对实验的影响，增强了各组间的均衡性；而且增加了区组信息，缩小了研究对象间的个体差异，减少了实验误差，可减少样本量，提高统计效率。随机区组设计的缺点是受配对或配伍条件的限制，有时难以将研究对象配成区组，从而损失部分研究对象的信息，而且区组内有研究对象脱落时，信息损失比较大。

在临床研究中，对研究结果有影响的非处理因素比较多，而由于依从性等原因常难以进行一一配对或配比，所以通常只按照研究对象的就诊顺序相近配成区组，以保证各处理组的研究对象的入组时间比较接近，以达到平行对照的效果。例如，在某项临床研究中，将 100 名在某医院就诊的过敏性紫癜患者随机分配到试验组和对照组，按照患者就诊顺序，

最先就诊的 4 名患者作为第 1 区组，以此类推，共编为 25 个区组，然后将每个区组的 4 名研究对象随机分配，每个区组的 4 名研究对象中有 2 名进入试验组，2 名进入对照组，以保证两组研究对象的就诊顺序的均衡性。

16.3.3　交叉设计

交叉设计（cross-over design）是在自身配对设计基础上发展起来的。该设计考虑了一个处理因素，两个与处理因素无交互作用的非处理因素（试验阶段和研究对象）对试验结果的影响。最常用的二阶段交叉设计试验的设计步骤为：假设处理因素有两个水平 A 和 B，首先将研究对象随机分为两组；第一组研究对象在第 I 阶段接受 A 处理，第 II 阶段接受 B 处理；第二组研究对象在第 I 阶段接受 B 处理，第 II 阶段接受 A 处理。

试验要求两个阶段之间必须安排一定的间隔时间（洗脱期），以便消除前一阶段治疗措施的残留效应，保证两个阶段的起始条件一致。间隔时间的长短决定于药物从体内排出的时间，可参照药典或预试验中药物在血清中的衰减速度，决定其间隔时间。一般要求洗脱期至少要大于 6～8 个药物半衰期，如胰岛素在体内的半衰期为 2 小时，考虑到可行性和患者依从性，可将洗脱期定为 1 天，即患者有 1 天时间不使用药物。交叉设计通常适用于病情较稳定、病程可以分阶段的疾病，不宜用于具有自愈倾向或病程较短的疾病。

例 16.3　在低分子量肝素用于血液透析抗凝治疗疗效的临床研究中，将 120 例患者随机分为两组：A 组于第 1~6 次血液透析开始时，在血管通路动脉端推注单一剂量贝米肝素钠，第 7~12 次于每次血液透析开始时，在血管通路动脉端推注单一剂量依诺肝素钠；B 组于第 1~6 次每次血液透析开始时，在血管通路动脉端推注单一剂量依诺肝素钠，第 7~12 次于每次血液透析开始时，在血管通路动脉端推注单一剂量贝米肝素钠。第 1 次透析及第 7 次透析与前次透析时间间隔（洗脱期）必须在 48 小时以上。

	第 1～6 次	第 7～12 次
A 组	贝米肝素钠	依诺肝素钠
B 组	依诺肝素钠	贝米肝素钠

交叉设计具备自身配对的全部优点，如减少个体差异对实验结果的影响，节省样本量等；此外，交叉设计能控制时间因素（试验阶段）对实验结果的影响，因而优于自身对照设计；交叉设计中各试验对象皆接受了两种干预措施，更符合伦理学要求。交叉设计的局限是只适用于病情较稳定、病程可以分阶段的疾病，且由于洗脱期要停止治疗，容易出现病例脱落或退出，给临床实际操作带来较大困难。

16.3.4　析因设计

在医学研究中，往往有很多研究因素会影响到试验结果，而且各研究因素之间可能会相互影响，某些因素的作用可能会随着其他因素的变化而发生变化，即因素之间存在交互作用。前面提到的完全随机设计只能分析一个研究因素；随机区组设计只能在控制某些对研究因素有影响的非研究因素后，分析该研究因素的作用，不能探讨两个或多个因素之间的交互作用；而析因设计是对多个实验因素不同水平完全交叉分组的多因素实验设计，不仅可以进行每个因素各个水平间的比较，还可以分析因素间的交互作用。若因素间存在交互作用，表示各因素的效应不是独立的，一个因素的水平发生变化，会影响其他因素的实验效应；若因素间不存在交互作用，表示各因素的效应是独立的，某一因素的水平发生变化，不会影响其他因素的实验效应。

析因设计（factorial design）与完全随机设计的区别：析因设计的处理组是由两个或两个以上处理因素的不同水平的全部组合而成，即处理组数等于所要研究因素的各个水平数的乘积。例如，两个因素各有 3 个水平时，实验组数为$3\times3=9$；四个因素各有 2 个水平时，实验组数为$2\times2\times2\times2=16$。两个因素之间的交互作用称之为一阶交互作用，三个因素之间的交互作用称之为二阶交互作用，以此类推。应用析因实验设计时，分析的因素数和各因素的水平数不宜过多，因素太多或水平数太多都会影响到实验设计的可行性和实验结果的解读。临床上最常用的是析因设计模型是2×2析因设计，2×2析因设计是指有两个因素，每个因素各有两个水平，共有 4 个组合。例如，某医师欲研究 A、B 两药是否有治疗缺铁性贫血的作用，以及两药间是否存在交互作用。设 A_1 代表 A 因素 1 水平，A_2 代表 A 因素 2 水平；B_1 代表 B 因素 1 水平，B_2 代表 B 因素 2 水平。按2×2析因设计有 4 个实验组，分别为 A_1B_1、A_1B_2、A_2B_1 和 A_2B_2，设计分组如下：

第一组（A_1B_1）：A 药 + B 药 + 一般疗法

第二组（A_1B_2）：A 药 + 一般疗法

第三组（A_2B_1）：B 药 + 一般疗法

第四组（A_2B_2）：一般疗法

析因设计是一种高效率的实验设计方法，其不仅能够分析各因素内部不同水平间有无差别，还具有分析各种因素的交互作用的功能。析因设计的局限是随因素与水平数的增加，所需要研究对象和分析工作量急剧增加，高阶交互作用分析结果的解释也比较复杂。

16.4　优效试验、等效性试验、非劣效性试验

根据研究目的和设计方法，临床试验可分为三种比较类型：优效试验、等效性试验和非劣效性试验。

优效试验（superiority trial）即差异性检验，主要研究目的是证明试验组的疗效优于对照组的疗效，对照组可为阳性对照或安慰剂对照。优效试验可以在不做进一步假设的前提下，完整地解释差异性检验的结果，通过证明试验组的疗效优于阳性对照或安慰剂对照，试验结果本身就可以证明试验组的疗效，不需要参考其他信息。

非劣效性试验（non-inferiority trial）的目的是证明在疗效上试验组可以比对照组略差，但该差距没有超出给定的临床界值。在临床研究中，由于使用安慰剂对于某些疾病的患者不符合伦理要求，也无法比较新产品与已上市的产品之间的优劣，此种情况下常采用阳性对照。若由于种种原因难以证明试验组优于阳性对照组，此时可检验试验组同阳性对照组疗效的差距是否不超过临床上能够接受的范围。

等效性试验（equivalence trial）的目的是证明试验组与对照组的疗效相当，即无论试验组的疗效略优于或略劣于对照组，疗效差距都不超过临床界值。非劣效性试验和等效性试验中的对照组必须选择阳性对照。非劣效性试验和等效性试验是建立在一些非本试验的信息上的，即阳性对照组的预期疗效，如果阳性对照组完全无效或者没有达到预期的效果，那么即使试验组与对照组只有很小的疗效差异也是毫无意义的，无法表明试验组是有效的。所以非劣效性试验和等效性试验很大程度上依赖于对照组的外部信息，即要有足够既往研究结果证明对照组的疗效真是“阳性的”。

设计非劣效性试验或等效性试验时，临床界值的选定是非常重要的，临床界值常用符号“Δ”（delta）表示，可用于计算样本量及最终结果的解释。临床界值应该由临床医生或该领域的专家给出，不能够仅由统计人员选定。临床界值应不超过临床上能接受的最大差别范围，通常应小于阳性对照组对安慰剂的优效试验所能观察到的差异。

非劣效性试验和等效性试验的结果判定可采用置信区间推断法。不失一般性，我们假设某疗效指标取值越大越有利（即高优；反之为低优），则如图 16.1 所示，优效试验中，试验组与对照组疗效差异的 95%置信区间全部落于 0 的右侧，即 95%置信区间的区间下限大于 0，即认为优效假设成立。等效性试验中，试验组与对照组疗效差异的 95%置信区间全部落于 ±Δ 之间，即 95%置信区间的下限大于 −Δ 且上限小于 +Δ，即认为等效性假设成立。非劣效性试验中，如果试验组与对照组疗效差异的 95%置信区间全部落于 −Δ 的右侧，即 95%置信区间的下限大于 −Δ，即认为非劣效假设成立。非劣效性试验、等效性试验同优效试验的区别在于，优效试验是将疗效差异同 0 进行比较，非劣效性试验、等效性试验是将疗效差异同临床界值 Δ 进行比较。类似的，读者可自行推导疗效指标“低优”条件下的区间推断方式。

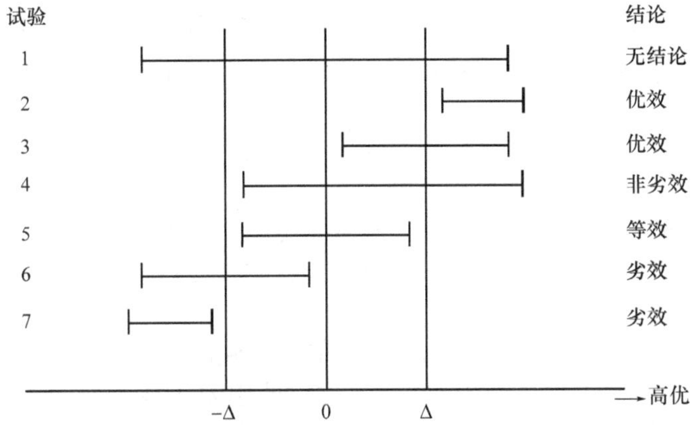

图 16.1　优效试验、等效性试验、非劣效性试验与置信区间的关系

16.5　临床试验中的统计分析数据集

在临床试验中，用于进行统计分析的数据集要在试验方案中明确定义，并在盲态审核时确定每名研究对象所处的数据集。临床试验中统计分析数据集主要有三种。

（1）全分析集（full analysis set，FAS）指按意向性分析原则对所有随机化后的研究对象的数据作最少和公正的剔除之后所得到的数据集。一般包括所有随机化后、用过研究药物并有部分疗效评价数据的研究对象。对于主要疗效指标，未能观察到全部治疗过程的病例资料，可将最后一次观察到的结果结转到试验最终（last observation carried forward，LOCF），各组在终点时评价疗效的研究对象数与试验开始时保持一致。

意向性治疗原则（intention-to-treat principle，ITT）是指所有经过随机化分组的病人，应按照所分配到的处理组进行随访、评价和分析，而不管其是否依从计划的治疗过程，不是按照实际接受的处理组进行分析，以维持随机化的结果。

（2）符合方案集（perprotocol set，PPS）也称为“合格病例”样本或“可评价病例”样本，是能按照试验方案完成研究的所有病例。对严重违反试验方案或中途退出的病例，如依从性差、失访、使用了禁用的药物、严重超出访视窗、不符合入选标准等，不予列入。

（3）安全性分析集（safety set，SS）指凡参加随机入组、并至少使用过一次试验药物、并有部分安全性评价数据的研究对象纳入安全性分析集。安全性分析集用于进行安全性评价，并按照实际接受的处理进行分析。

疗效分析主要在全分析集和符合方案集两个数据集进行，如果两个数据集的疗效分析结论一致，说明分析结论是稳定的、可靠的，脱落剔除病例对试验结果的影响较弱；如果两个数据集的疗效分析结论不一致，说明脱落剔除病例较多，对试验结果的影响较强，导致分析结论不稳定，应该详细讨论和解释两个数据集结论出现差异的原因。

16.6　临床试验中样本量的估算

可靠的实验结论不能仅凭几例结果获得，一定要有足够数量的研究对象，使得研究结果具有稳定性。样本量太小会导致观察指标值不稳定，抽样误差大，准确性差，检验效能低，假阴性概率增大；但样本量过大将导致假阳性概率增大，可行性差，而且会浪费大量的人力、物力、财力、时间等，有时甚至会使系统误差增大。

实验性研究的目的是在目标人群的样本中收集有关的数据，然后用统计分析将试验结论推断到与试验人群具有相同特征的目标人群。所以，对于实验性研究中样本量的估计可根据所采用的统计推断的方法进行推导计算。

在实验性研究中，进行样本量估算时需要考虑的因素有：主要终点指标的估计值及其标准差，临床界值，检验水准和检验效能。

主要终点指标的估计值可通过查询文献或根据既往研究、预试验结果给出。主要终点指标为定量指标时需要估计预期的均数和标准差；主要终点指标为定性指标时需要估计预期的发生率或百分比。

设计非劣效性、等效性试验时，必须指明临床界值Δ，只要不超过该界值，就可认为试验组与对照组是非劣效的（即试验组不比对照组差）或等效的（即试验组同对照组疗效相当）。Δ应不超过临床上能接受的最大差别范围，应小于阳性对照药对安慰剂的优效性试验所能观察到的差异。Δ应该由临床医生或该领域的专家给出，不能够仅由统计人员选定。

检验水准$1-\alpha$，一般取双侧$\alpha = 0.05$。

检验效能为$1-\beta$，在进行样本量估算时，检验效能通常至少应达到 80%。

本节将分别介绍在临床研究中应用广泛的两组完全随机设计的 1∶1 比例的优效性试验和非劣效性试验的样本量估算的方法。等效性试验在临床研究中较少应用，本书将不再详细介绍其样本量估算的方法。关于其他设计方案的或非 1∶1 比例的或其他类型研究的样本量估计方法，有兴趣的读者可参阅相关的专业书籍。

16.6.1　优效性试验样本量计算方法

1. 分类资料　在优效性研究中，如果主要终点指标为分类指标，当试验组和对照组为 1∶1 比例的两组完全随机设计时，则可根据以下公式计算每组的样本量。

$$n = \frac{\left[u_{1-\alpha/2}\sqrt{2\overline{p}(1-\overline{p})} + u_{1-\beta}\sqrt{p_T(1-p_T)+p_C(1-p_C)}\right]^2}{(p_T - p_C)^2} \tag{16.1}$$

其中，n为每组的样本量，T代表试验组，C代表对照组，p_T为试验组的预期发生率，p_C

为对照组的预期发生率，$\bar{p}=(p_T+p_C)/2$。$u_{1-\alpha/2}$ 为 $1-\alpha/2$ 对应的标准正态分布曲线的分位数，一般取双侧 $\alpha=0.05$，此时 $u_{1-\alpha/2}=1.96$。$u_{1-\beta}$ 为 $1-\beta$ 对应的标准正态分布曲线的分位数，$u_{1-\beta}$ 取单侧界值。检验效能即为 $1-\beta$，一般检验效能不能低于 80%，即 β 不能超过 0.20。

例 16.4 据初步观察，用甲、乙两种药物治疗慢性咽炎患者，甲药的有效率为 45%，乙药的有效率为 25%，拟进一步试验，若要得出甲药优于乙药的结论，每组至少需观察多少例慢性咽炎患者？

解 设 $\alpha=0.05$，检验效能 90%，即 $\beta=0.10$，$\bar{p}=\dfrac{p_T+p_C}{2}=\dfrac{0.45+0.25}{2}=0.35$，

$$n=\frac{\left[u_{1-\alpha/2}\sqrt{2\bar{p}(1-\bar{p})}+u_{1-\beta}\sqrt{p_T(1-p_T)+p_C(1-p_C)}\right]^2}{(p_T-p_C)^2}$$

$$=\frac{\left[1.96\times\sqrt{2\times0.35\times(1-0.35)}+1.28\times\sqrt{0.45\times(1-0.45)+0.25\times(1-0.25)}\right]^2}{(0.45-0.25)^2}$$

$$\approx 118$$

每组至少需要 118 例有效样本，考虑到可能出现的脱落，每组实际需要入组 $118\times120\%\approx142$ 例符合条件的慢性咽炎患者。

2. 计量资料 在优效性研究中，如果主要终点指标为计量指标，当试验组和对照组为 1∶1 比例的两组完全随机设计时，则可根据以下公式计算每组的样本量。

$$n=2\times\left[\frac{(u_{1-\alpha/2}+u_{1-\beta})\sigma}{\delta}\right]^2 \tag{16.2}$$

其中，n 为每组的样本量；σ 为预期的总体的标准差，可用样本的合并标准差或取两样本标准差中较大的一个进行估计；δ 为容许误差，即总体均数有临床意义差别的临界值，或取两均数之差；$u_{1-\alpha/2}$ 为 $1-\alpha/2$ 对应的标准正态分布曲线的分位数，一般取双侧 $\alpha=0.05$，此时 $u_{1-\alpha/2}=1.96$；$u_{1-\beta}$ 为 $1-\beta$ 对应的标准正态分布曲线的分位数，$u_{1-\beta}$ 取单侧界值。检验效能即为 $1-\beta$，一般检验效能不能低于 80%，即 β 不能超过 0.20。

例 16.5 在饮食中降低盐能否降低血压值的研究中，将研究对象随机分为两个组别（低盐饮食组与普通用盐饮食组），预试验结果为两组收缩压的降低幅度的标准差分别为 11mmHg 和 12mmHg，取 $\alpha=0.05$，$\beta=0.10$，两组收缩压的降低幅度的差值为 4mmHg 时为有临床意义，欲得出两组降压效果有差别的结论，至少需多大的样本？

解 根据题意，δ=4，取较大的标准差 σ=12，有

$$n=2\times\left[\frac{(u_{1-\alpha/2}+u_{1-\beta})\sigma}{\delta}\right]^2=2\times\left[\frac{(1.96+1.28)\times12}{4}\right]^2\approx190$$

每组至少需要 190 例，考虑到可能出现的脱落，每组实际需要入组 $190\times120\%=228$ 例研究对象。

16.6.2 非劣效性试验样本量计算方法

1. 分类资料 在非劣效研究中，如果主要终点指标为分类指标，当试验组和对照组为 1∶1 比例的两组完全随机设计时，则可根据以下公式计算每组的样本量。

$$n=\frac{\left[u_{1-\alpha/2}\sqrt{2\overline{p}(1-\overline{p})}+u_{1-\beta}\sqrt{p_T(1-p_T)+p_C(1-p_C)}\right]^2}{[\Delta+(p_T-p_C)]^2} \tag{16.3}$$

其中，n 为每组的样本量，T 代表试验组，C 代表对照组，p_T 为试验组的预期发生率，p_C 为对照组的预期发生率，$\overline{p}=(p_T+p_C)/2$。这里假定评价指标为高优指标。

Δ 为临床非劣效界值，Δ 通常不能超过对照组预期发生率的 1/10。$u_{1-\alpha/2}$ 为 $1-\alpha/2$ 对应的标准正态分布曲线的分位数，$u_{1-\beta}$ 为 $1-\beta$ 对应的标准正态分布曲线的分位数。

例 16.6　在一项临床试验中欲研究肌腱韧带防粘连膜在防止术后肌腱及组织的粘连的有效性，预考察该产品的临床治愈率是否不差于对照产品，即设定为非劣效性试验，试验组与对照组按 1∶1 的比例安排病例数，评价指标采用临床治愈率。根据以往的治疗经验，试验组与对照组的临床治愈率可达 94%，非劣效界值 Δ 可取 10%，试问两组至少需要入组多少例研究对象。

解　取 $\alpha=0.05$，$\beta=0.20$

$$\begin{aligned}n&=\frac{\left[u_{1-\alpha/2}\sqrt{2\overline{p}(1-\overline{p})}+u_{1-\beta}\sqrt{p_T(1-p_T)+p_C(1-p_C)}\right]^2}{[\Delta+(p_T-p_C)]^2}\\&=\frac{\left[1.96\times\sqrt{2\times0.94\times(1-0.94)}+0.84\times\sqrt{0.94\times(1-0.94)+0.94\times(1-0.94)}\right]^2}{[0.10+(0.94-0.94)]^2}\\&\approx 89\end{aligned}$$

每组至少需要 89 例有效样本，考虑到可能出现的脱落，每组实际需要入组 $89\times120\%\approx107$ 例符合条件的研究对象。

2. 计量资料　在非劣效研究中，如果主要终点指标为计量指标，当试验组和对照组为 1∶1 比例的两组完全随机设计时，则可根据以下公式计算每组的样本量。

$$n=2\times\left[\frac{(u_{1-\alpha/2}+u_{1-\beta})\sigma}{\Delta+(\overline{x}_T-\overline{x}_C)}\right]^2 \tag{16.4}$$

其中，n 为每组的样本量，T 代表试验组，C 代表对照组，$\overline{x}_T$ 为试验组的预期均数，$\overline{x}_C$ 为对照组的预期均数，Δ 为临床非劣效界值，$u_{1-\alpha/2}$ 为 $1-\alpha/2$ 对应的标准正态分布曲线的分位数，$u_{1-\beta}$ 为 $1-\beta$ 对应的标准正态分布曲线的分位数。

例 16.7　在一项临床试验中欲研究胰岛素肠溶胶囊治疗 2 型糖尿病的疗效，以皮下注射胰岛素为对照组，以治疗前后糖化血红蛋白改变量作为主要疗效指标，估计两个治疗组的糖化血红蛋白改变量均可达到 1.5%，标准差为 1.2%，设非劣效界值为 0.5%，取 $\alpha=0.05$，$\beta=0.10$，检验效能为 90%，试问两组至少需要入组多少例 2 型糖尿病患者。

解　根据题意

$$n=2\times\left[\frac{(u_{1-\alpha/2}+u_{1-\beta})\sigma}{\Delta+(\overline{x}_T-\overline{x}_C)}\right]^2=2\times\left[\frac{(1.96+1.28)\times1.2}{0.5+(1.5-1.5)}\right]^2\approx121$$

每组样本量至少为 121 例，考虑到可能的病例脱落，两组各需入组 2 型糖尿病患者 $121\times120\%\approx146$ 例。

16.7 小 结

在实验性研究中研究者主动地对研究对象加以干预措施。

实验设计有三个基本要素：处理因素、研究对象和实验效应；三个基本原则：对照、随机、重复。

设立对照的目的是作为参照衬托实验组的处理因素的效应。在研究中，最好能设置一个平行对照，常用的平行对照有空白对照、安慰剂对照和阳性对照。

随机原则主要包含随机抽样和随机分组两方面：随机抽样是为了保证样本的代表性；随机分组是为了保证实验对象组间均衡一致。常用的随机分组实验设计方法有完全随机设计、随机区组设计、交叉设计和析因设计。

重复是指在相同的实验条件中进行多次实验，以提高实验的准确性和可靠性。

盲法是为了避免研究者和研究对象的主观因素对研究结果的干扰，以控制临床试验过程和解释结果时产生的偏倚。

根据研究目的和设计方法，临床试验可分为三种比较类型：优效试验、非劣效性试验和等效性试验。

在实验性研究中，进行样本量估算时需要考虑的指标有：主要终点指标的估计值及其标准差，临床界值，检验水准和检验效能。

案例讨论

案例 1 某医生欲探讨还原型谷胱甘肽片和阿德福韦酯治疗肝功能异常的效果和交互作用，将研究对象随机分为 3 组，A 组服用阿德福韦酯，B 组服用还原型谷胱甘肽片，C 组同时服用还原型谷胱甘肽片和阿德福韦酯，3 个月后做转氨酶检测，分析还原型谷胱甘肽片和阿德福韦酯的治疗效果及交互作用。你认为该研究方案是否合理，能否达到既定的研究目的，并谈谈你自己的设计方案。

案例 2 注射用胰岛素是治疗 2 型糖尿病较为有效的药物，某药物机构新研发了一种口服的胰岛素胶囊，为此进行了临床研究，研究中 60 名 2 型糖尿病患者按照要求服用胰岛素胶囊，并与另一研究中 80 名患者进行注射用胰岛素治疗的疗效进行比较，经 χ^2 检验比较两组的有效率，p=0.072>0.05，认为两组的疗效没有差异，可用口服的胰岛素胶囊替代注射用胰岛素。你认为该研究方案和分析方法是否合理，能否达到既定的研究目的，并谈谈你自己的设计方案。

案例 3 某项临床研究中，采用某种口腔膜片给 60 名轻、中度口腔溃疡的患者贴在溃疡患处，轻压 5~10 秒，每日 4 次（早餐、午餐、晚餐后和睡前）清洁口腔后使用，每个溃疡处贴 1 片，连用 5 天。以溃疡面积作为主要疗效评价指标，治疗 5 天后发现溃疡面积显著减小，且有统计学显著性，故作出该口腔膜片具有良好的治疗口腔溃疡疗效的结论。你认为该研究方案和结论是否合理，能否达到既定的研究目的，并谈谈你自己的设计方案。

思考与练习

最佳选择题

1. 以下关于盲法的说法错误的是________。
   A. 盲法是为了控制临床试验过程和解释结果时产生的偏倚
   B. 第三方盲法评价主要限制疗效评价者，而病人和研究者均知道治疗分组
   C. 双盲是病人和研究者都不知道治疗分组
   D. 单盲是研究者不知道治疗分组
2. 关于随机化原则的说法错误的是________。

A. 随机抽样是为了保证样本的代表性　　B. 观察性研究不能进行随机分配

C. 随机分配是为了保证实验组和对照组均衡可比　　D. 实验性研究不能进行随机抽样

3. 关于对照的说法错误的是________。

A. 自身对照是历史对照的一种

B. 安慰剂对照必须采用优效性研究

C. 安慰剂对照的主要目的是克服研究者、研究对象的心理因素的影响

D. 对照组的检测、观察方法、诊断标准及随访方式等必须与实验组一致

4. 关于实验设计的说法错误的是________。

A. 交叉设计适用于病情较稳定、病程可以分阶段、短期治疗可见疗效的疾病

B. 随机区组设计一般以主要的非实验因素作为配比条件

C. 完全随机设计一定需要各组样本量相等

D. 析因设计的处理组数等于各因素数的水平数的乘积

5. 实验设计的三个基本要素是________。

A. 研究对象、处理因素和实验效应　　B. 研究对象、处理因素和随机分组

C. 随机、对照和重复原则　　D. 研究对象、对照和随机分组

6. 在某临床试验中，欲探讨某种新药治疗功能性消化不良的效果，对照组为安慰剂，则以下说法不正确的是________。

A. 患者不知道自己接受何种处理　　B. 研究者知道患者接受何种处理

C. 必须采用盲法操作　　D. 必须采用平行对照

7. 某医师研究某种药物治疗轻度失眠症的效果，对照组不采用任何治疗方式，这属于________。

A. 安慰剂对照　　B. 空白对照　　C. 阳性对照　　D. 实验对照

8. 3×5 析因设计表示________。

A. 有 3 个因素，每个因素有 5 个水平　　B. 有 2 个因素，分别有 3 个水平和 5 个水平

C. 有 5 个因素，每个因素有 3 个水平　　D. 有 15 个因素

9. 在下列研究中，研究者可以人为设置处理因素的是________。

A. 队列研究　　B. 随机对照临床试验　　C. 病例对照研究　　D. 横断面研究

10. 在临床研究中，以下哪种方法不能避免系统误差的产生________。

A. 主观评价指标　　B. 盲法

C. 随机分组　　D. 设置合理的对照组

11. 关于临床界值的描述错误的是________。

A. 只要试验组与对照组之间疗效的差异的点估计值不超过该界值，就可认为试验组同对照组是非劣效或等效的

B. 临床界值应不超过临床上能接受的最大差别范围

C. 临床界值应小于阳性对照药对安慰剂的优效性试验所能观察到的差异

D. 临床界值应该由临床医生或该领域的专家给出，不能仅由统计人员选定

12. 在优效研究中进行均数比较时样本量估算不需要的参数是________。

A. Ⅰ类错误概率 α　　B. 总体均数 μ　　C. 标准差 σ　　D. 检验效能 $1-\beta$

13. 在进行样本量估算时主要终点指标的获取的说法不正确的是________。

A. 通过查询文献或根据既往研究、预试验结果获取

B. 分类指标需要收集率或百分比

C. 计量指标需要收集均数和标准差

D. 分类指标还需要率的标准误

第 17 章　诊断试验的评价

学习目标：掌握诊断试验中常用的几类统计评价指标及评价方法。

诊断试验（diagnostic test）是指进行诊断所应用的各种临床资料、理化检查、仪器检测及其他检查方法。广义上，一项好的诊断试验技术既能提供患者身体状况的可靠信息，还能帮助医务工作者制定合理的治疗和康复计划。

目前临床应用的许多诊断方法很难达到 100%的准确性，有些过于昂贵或耗时较长或具有创伤性限制了其广泛应用，所以新的诊断技术日益增多，以期能够无创伤或低创伤地完成诊断并及时、低成本地获得准确的诊断结果。研究和评价这些新的诊断试验，有助于医务工作者正确选用诊断方法，提高诊断水平。本章将系统介绍评价诊断试验的常用的统计学指标和方法。

17.1　诊断试验的准确性评价

一项好的诊断试验必须具有区分不同疾病状态的能力。诊断试验的准确性要从两个方面进行评价：既要具备存在疾病时正确地发现疾病的能力（不漏诊），又要具备不存在疾病时正确地排除疾病的能力（不误诊）。如果在不同的疾病状态下，诊断试验的诊断结果是相同的，则这项诊断试验无诊断参考价值；如果不同疾病状态下的诊断结果无重叠地完全分开，则诊断能力是完美的。事实上多数诊断试验处于两者之间，也就是说无法同时避免误诊和漏诊，因此如何评价诊断试验的准确性是非常重要的。

那么怎样设计诊断试验研究呢？一项诊断试验研究至少需要两个方面，首先是用于与诊断试验结果进行比较的金标准，其次是足够数量的不同疾病状态的研究对象，也就是说不仅需要足够数量的诊断明确的患者，还需要足够数量的诊断明确的非患者。诊断试验研究的基本方法是用金标准将研究对象确诊区分为某病的患者和非患者，再用待评价的诊断方法——盲法测定这些研究对象，通过比较两者的诊断结果，用金标准作为参照水平评价诊断试验的准确性。金标准（gold standard）是用于衬托诊断试验方法的，金标准理论上应该 100%准确，能检测出所有患者，同时又能排除所有非患者，既没有漏诊，也没有误诊。实际上由于种种限制，很难找到 100%准确的金标准方法，通常选用当前医学界公认的最准确的诊断方法，如尸体解剖检查、手术检查、病理学检查等。这些金标准方法通常比其他诊断试验更客观准确，但也有其缺点，有些金标准方法可能更昂贵或更危险或不能及时得到诊断结果，比如冠状动脉造影可用作冠心病诊断的金标准，但其价格比较昂贵；用病理组织切片诊断胃溃疡或胃癌也可视为金标准，但是无法即时获得确诊结果，通常需要两三天的等待时间。正因为如此，新型的、快速的、便捷的、经济的诊断指标、诊断试剂盒、诊断仪器等可以用于临床鉴别诊断或人群筛查的诊断试验方法受到广大医学研究者的青睐。

本节我们将介绍用于评价诊断试验准确性的指标，其中最基本和最重要的评价指标是灵敏度和特异度。在灵敏度和特异度的基础上，我们将进一步介绍一些综合评价指标，包括：Youden 指数、似然比和预测值。

诊断试验结果一般可采用2×2列联表形式表示（表 17.1）。列联表的行反映疾病是否真实存在，列表示诊断试验的结果。

表 17.1　2×2 诊断试验结果计数表

真实情况	诊断试验结果		合计
	阳性（$T=1$）	阴性（$T=0$）	
患病（$D=1$）	a	b	$a+b$
未患病（$D=0$）	c	d	$c+d$
合计	$a+c$	$b+d$	n

表 17.1 中 D 为反映真实情况的指示变量，患病则 $D=1$，未患病则 $D=0$。T 为反映诊断试验结果的指示变量，诊断为阳性，用 $T=1$ 表示；诊断为阴性，用 $T=0$ 表示。a 表示患者中被诊断为阳性的人数，也称真阳性数；b 表示患者中被诊断为阴性的人数，也称假阴性数；c 表示非患者中被诊断为阳性的人数，也称假阳性数；d 表示非患者中被诊断为阴性的人数，也称真阴性数。$a+b$ 为患者总数，$c+d$ 为非患者总数，$a+c$ 为诊断为阳性的总人数，$b+d$ 为诊断为阴性的总人数，这四个数为周边合计值。n 是参与该试验的研究对象总人数，$n=a+b+c+d$。

例 17.1　某项临床研究中，研究者对 500 名疑似冠心病患者分别用冠状动脉造影和核素心肌灌注显像进行诊断，以冠状动脉造影作为冠心病诊断的金标准，将左右冠状动脉主支（左主干、左前降支、左回旋支、右冠状动脉）或其一级分支狭窄≥50%的患者诊断为患有冠心病，对盐酸去甲乌药碱注射液作为心脏负荷试验药物用于核素心肌灌注显像诊断冠心病的诊断价值进行临床研究，试验结果见表 17.2。据此试验数据评价核素心肌灌注显像的诊断准确性。

表 17.2　冠心病诊断试验结果

冠状动脉造影	盐酸去甲乌药碱核素心肌灌注显像		合计
	阳性	阴性	
患病	156	90	246
未患病	23	231	254
合计	179	321	500

17.1.1　灵敏度与特异度

1. 灵敏度与假阴性率　灵敏度（sensitivity，Se）是指患者诊断为阳性的概率 $P(T=1|D=1)$，也称为真阳性率或敏感度，反映正确诊断某种疾病的能力。其估计值为

$$\widehat{\text{Se}}=\frac{a}{a+b}\times 100\% \tag{17.1}$$

如例 17.1 中，灵敏度的估计值 $\widehat{\text{Se}}=\frac{156}{246}\times 100\%=63.41\%$。

假阴性率（false negative rate，FNR）指患者被诊断为阴性的概率 $P(T=0|D=1)$，也称为漏诊率。其估计值为

$$\widehat{\text{FNR}} = 1 - \widehat{\text{Se}} = \frac{b}{a+b} \times 100\% \tag{17.2}$$

如例 17.1 中，假阴性率的估计值 $\widehat{\text{FNR}} = \frac{90}{246} \times 100\% = 36.59\%$。

2. 特异度与假阳性率　特异度（specificity，Sp）是指非患者被诊断为阴性的概率 $P(T=0 \mid D=0)$，也称之为真阴性率，反映了疾病不存在时正确排除疾病的能力。其估计值为

$$\widehat{\text{Sp}} = \frac{d}{c+d} \times 100\% \tag{17.3}$$

如例 17.1 中，特异度的估计值 $\widehat{\text{Sp}} = \frac{231}{254} \times 100\% = 90.94\%$。

假阳性率（false positive rate，FPR）是指非患者被诊断为阳性的概率 $P(T=1 \mid D=0)$，也称为误诊率。其估计值为

$$\widehat{\text{FPR}} = 1 - \widehat{\text{Sp}} = \frac{c}{c+d} \times 100\% \tag{17.4}$$

如例 17.1 中，假阳性率的估计值 $\widehat{\text{FPR}} = \frac{23}{254} \times 100\% = 9.06\%$。

3. 灵敏度与特异度的置信区间　灵敏度和特异度实际上是一种率的指标，其置信区间的估计可参照率的置信区间的计算方法。当样本量较小或灵敏度和特异度接近 0 或 1 时，可用查表法计算置信区间，具体细节可参阅第 6 章率的参数估计部分。当样本量较大时，其标准误的计算可按照正态近似法进行估算。

灵敏度的 $(1-\alpha) \times 100\%$ 近似置信区间为

$$\left[\widehat{\text{Se}} - u_{1-\alpha/2}\sqrt{Var(\widehat{\text{Se}})},\ \widehat{\text{Se}} + u_{1-\alpha/2}\sqrt{Var(\widehat{\text{Se}})}\right] \tag{17.5}$$

其中，$\widehat{\text{Se}}$ 的标准误估计值 $\sqrt{Var(\widehat{\text{Se}})} = \sqrt{\frac{\widehat{\text{Se}}(1-\widehat{\text{Se}})}{a+b}} = \sqrt{\frac{ab}{(a+b)^3}}$。

例 17.1 中，灵敏度的标准误为 $\sqrt{Var(\widehat{\text{Se}})} = \sqrt{\frac{ab}{(a+b)^3}} = \sqrt{\frac{156 \times 90}{(156+90)^3}} = 0.0307$。

故灵敏度 Se 的 95%近似置信区间为

$$\begin{aligned}&[0.6341 - 1.96 \times 0.0307,\ 0.6341 + 1.96 \times 0.0307]\\&= [57.39\%,\ 69.43\%]\end{aligned}$$

同理，特异度的 $(1-\alpha) \times 100\%$ 近似置信区间为

$$\left[\widehat{\text{Sp}} - u_{1-\alpha/2}\sqrt{Var(\widehat{\text{Sp}})},\ \widehat{\text{Sp}} + u_{1-\alpha/2}\sqrt{Var(\widehat{\text{Sp}})}\right] \tag{17.6}$$

其中，$\widehat{\text{Sp}}$ 的标准误估计值 $\sqrt{Var(\widehat{\text{Sp}})} = \sqrt{\frac{\widehat{\text{Sp}}(1-\widehat{\text{Sp}})}{c+d}} = \sqrt{\frac{cd}{(c+d)^3}}$。

例 17.1 中，特异度的标准误为 $\sqrt{Var(\widehat{\text{Sp}})} = \sqrt{\frac{cd}{(c+d)^3}} = \sqrt{\frac{23 \times 231}{(23+231)^3}} = 0.0180$。

故特异度 Sp 的 95%近似置信区间为

$$[0.9094 - 1.96 \times 0.0180,\ 0.9094 + 1.96 \times 0.0180] = [87.41\%,\ 94.47\%]$$

17.1.2 由灵敏度与特异度生成的综合指标

灵敏度只与患者的检测结果有关，特异度只与非患者的检测结果有关。研究对象中患者与非患者的比例对灵敏度和特异度没有影响。但实际工作中，欲比较两个及以上诊断试验的准确性时，有时很难决定何者更优，需要同时考虑灵敏度和特异度，且当诊断试验的检测结果为定量指标或有序分类指标时，取不同的临界值作为诊断界值，诊断试验也将有不同的灵敏度和特异度，此时如果采用一个能够综合考虑灵敏度和特异度的综合指标则更为合适。常用的指标有 Youden 指数、似然比和预测值等。

1. Youden 指数 Youden 指数（Youden's index），通常用符号 J 表示，表示诊断的综合能力，是真阳性率（灵敏度）与假阳性率之差，即灵敏度和特异度之和减 1，公式为

$$J = \text{灵敏度} - \text{假阳性率} = \text{Se} + \text{Sp} - 1 \tag{17.7}$$

J 的取值范围为[−1, 1]，其越接近于 1，说明诊断准确性越高。当 J 为 1 时，说明灵敏度和特异度都等于 1，是最佳诊断效果。$J \leqslant 0$ 时诊断试验没有诊断参考价值。

实践应用中 J 的估计值用 $\hat{J}$ 表示，$\hat{J}=\widehat{\text{Se}}+\widehat{\text{Sp}}-1$。

Youden 指数的 $(1-\alpha)\times 100\%$ 置信区间为

$$\left[\hat{J}-u_{1-\alpha/2}\sqrt{Var(\hat{J})},\ \hat{J}+u_{1-\alpha/2}\sqrt{Var(\hat{J})}\right] \tag{17.8}$$

其中，$\hat{J}$ 的标准误估计值 $\sqrt{Var(\hat{J})}=\sqrt{\dfrac{\widehat{\text{Se}}(1-\widehat{\text{Se}})}{a+b}+\dfrac{\widehat{\text{Sp}}(1-\widehat{\text{Sp}})}{c+d}}$。

例 17.2 某诊断试验采用一种新型试剂盒对 714 名研究对象的鸡蛋过敏情况进行检测，结果见表 17.3。

表 17.3 714 名研究对象鸡蛋过敏情况检测结果

金标准	新型试剂盒（特异性 IgE）						合计
	−	±	+	++	+++	++++	
过敏	2	8	17	24	88	226	365
不过敏	156	72	34	36	33	18	349
合计	158	80	51	60	121	244	714

不同诊断界值的诊断准确性评价见表 17.4。可见当以+++为阳性界值时，灵敏度为 86.0%，特异度为 85.4%，此时的 Youden 指数为 0.714，综合诊断准确性最佳。

表 17.4 诊断界值不同时的诊断准确性评价

诊断界值	灵敏度	特异度	Youden 指数
−	1.000	0.000	0.000
±	0.995	0.447	0.442
+	0.973	0.653	0.626
++	0.926	0.751	0.677
+++	0.860	0.854	0.714
++++	0.619	0.948	0.567
>++++	0.000	1.000	0.000

表 17.4 结果显示，当某项指标越高越倾向于阳性时，随着诊断界值提高，灵敏度降低、漏诊率提高，但特异度提高、误诊率降低；随着诊断界值降低，灵敏度提高、漏诊率降低，但特异度降低、误诊率提高。在临床应用中，必须同时考虑灵敏度和特异度，从两方面综合评价诊断准确性，故通常根据 Youden 指数选择最佳的诊断界值，一般取 Youden 指数最大时的诊断界值作为最佳阈值。如果是用于进行人群筛查等目的，可能要更多地考虑灵敏度更大的诊断界值，以降低假阴性率，减少漏诊；如果是用于最终确诊目的，可能要更多地考虑特异度更大的诊断界值，以降低假阳性率，减少误诊。

2. 似然比　似然比（likelihood ratio，LR）为两个概率之比，包括阳性似然比和阴性似然比，是评价诊断准确性的另一个综合指标。

阳性似然比（positive likelihood ratio）通常用 $\mathrm{LR}(+)$ 表示，为患者诊断结果阳性的概率是非患者诊断结果阳性的概率的倍数，有

$$\mathrm{LR}(+)=\frac{P(T=1\mid D=1)}{P(T=1\mid D=0)}=\frac{\mathrm{Se}}{1-\mathrm{Sp}} \tag{17.9}$$

$\mathrm{LR}(+)$ 可由 $\widehat{\mathrm{Se}}/(1-\widehat{\mathrm{Sp}})=a(c+d)/[c(a+b)]$ 估计。

$\mathrm{LR}(+)$ 的取值为 $[0,\ \infty)$，取值越大，其诊断的准确性越高。$\mathrm{LR}(+)>1$ 表示阳性检测结果出现在患者中的可能性大于非患者中出现的可能性；$\mathrm{LR}(+)<1$ 表示阳性检测结果出现在患者中的可能性小于非患者中出现的可能性；$\mathrm{LR}(+)=1$ 表示阳性检测结果出现在患者中与非患者中的可能性相同，灵敏度和假阳性率相等，意味着在不同的疾病状态下，诊断试验的诊断为阳性的概率是相同的，该诊断试验不具诊断参考价值。

$\widehat{\mathrm{LR}}(+)$ 的抽样分布呈偏态，但 $\ln(\widehat{\mathrm{LR}}(+))$ 近似服从正态分布，其标准误的估计值为

$$\sqrt{Var(\ln(\widehat{\mathrm{LR}}(+)))}=\sqrt{\frac{1-\widehat{\mathrm{Se}}}{a}+\frac{\widehat{\mathrm{Sp}}}{c}} \tag{17.10}$$

$\ln(\mathrm{LR}(+))$ 的 $(1-\alpha)\times100\%$ 置信限（置信区间的上下端点）为

$$\ln\left(\frac{\hat{\mathrm{Se}}}{1-\hat{\mathrm{Sp}}}\right)\pm u_{1-\alpha/2}\sqrt{\frac{1-\widehat{\mathrm{Se}}}{a}+\frac{\widehat{\mathrm{Sp}}}{c}} \tag{17.11}$$

其中，$u_{1-\alpha/2}$ 为标准正态分布下第 $(1-\alpha/2)\times100$ 百分位数。

这样，$\mathrm{LR}(+)$ 的 $(1-\alpha)\times100\%$ 置信限为

$$\exp\left[\ln\left(\frac{\hat{\mathrm{Se}}}{1-\hat{\mathrm{Sp}}}\right)\pm u_{1-\alpha/2}\sqrt{\frac{1-\widehat{\mathrm{Se}}}{a}+\frac{\widehat{\mathrm{Sp}}}{c}}\right] \tag{17.12}$$

阴性似然比（negative likelihood ratio）通常用 $\mathrm{LR}(-)$ 表示，为患者诊断结果阴性的概率是非患者诊断结果阴性的概率的倍数，有

$$\mathrm{LR}(-)=\frac{P(T=0\mid D=1)}{P(T=0\mid D=0)}=\frac{1-\mathrm{Se}}{\mathrm{Sp}} \tag{17.13}$$

$\mathrm{LR}(-)$ 可由 $(1-\widehat{\mathrm{Se}})/\widehat{\mathrm{Sp}}=b(c+d)/[d(a+b)]$ 估计。

阴性似然比的取值也为 $[0,\ \infty)$，阴性似然比越接近于 0，说明诊断准确性越高。$\mathrm{LR}(-)>1$ 表示阴性检测结果出现在患者中的可能性大于非患者中出现的可能性；$\mathrm{LR}(-)<1$ 表示阴性检测结果出现在患者中的可能性小于非患者中出现的可能性；$\mathrm{LR}(-)=1$ 表示阴性检测结果出现在患者中与非患者中的可能性相同，特异度和假阴性率相

等，意味着在不同的疾病状态下，诊断试验的诊断为阴性的概率相同，该诊断试验也没有诊断参考价值。

LR(−) 及其 $(1-\alpha)\times100\%$ 置信限可仿照 LR(+) 进行估计，只是这里

$$\widehat{\mathrm{LR}}(-)=\frac{1-\widehat{\mathrm{Se}}}{\widehat{\mathrm{Sp}}},\quad \sqrt{Var(\ln(\widehat{\mathrm{LR}}(-)))}=\sqrt{\frac{1-\widehat{\mathrm{Sp}}}{d}+\frac{\widehat{\mathrm{Se}}}{b}} \tag{17.14}$$

如例 17.2 中不同诊断界值下的似然比见表 17.5。

表 17.5 不同诊断界值下的评价指标

诊断界值	灵敏度	特异度	Youden 指数	阳性似然比	阴性似然比
−	1.000	0.000	0.000	1.000	—
±	0.995	0.447	0.442	1.799	0.011
+	0.973	0.653	0.626	2.804	0.041
++	0.926	0.751	0.677	3.719	0.099
+++	0.860	0.854	0.714	5.890	0.164
++++	0.619	0.948	0.567	11.904	0.402
>++++	0.000	1.000	0.000	—	1.000

由于 Youden 指数最大值为 1，而似然比无上界，所以进行最佳诊断界值的选择时使用 Youden 指数更为方便。

3. 预测值 某项诊断方法的灵敏度为 80%时意味着一名患者被该方法诊断为阳性的概率为 80%，那么对于用该诊断方法检测为阳性的研究对象，其确为患病的概率是多大呢？同理，如果该诊断方法的特异度为 95%时则意味着一名非患者被该方法诊断为阴性的概率为 95%，那么对于用该诊断方法检测为阴性的研究对象，其确为非患病的概率是多大呢？对于临床医生和患者，知晓这些都是非常重要的。

阳性预测值（positive predictive value），用 PV_+ 表示，其含义为诊断结果为阳性时实际为患者的概率。阴性预测值（negative predictive value），用 PV_- 表示，其含义为诊断结果为阴性时实际为非患者的概率。基于 Bayes 定理和诊断试验结果的一般形式（表 17.1），阳性预测值和阴性预测值的计算公式可表示为

$$\begin{aligned}\mathrm{PV}_+=P(D=1|T=1)&=\frac{P(D=1)P(T=1|D=1)}{P(D=1)P(T=1|D=1)+P(D=0)P(T=1|D=0)}\\&=\frac{P\times\mathrm{Se}}{P\times\mathrm{Se}+(1-P)\times(1-\mathrm{Sp})}\end{aligned} \tag{17.15}$$

$$\begin{aligned}\mathrm{PV}_-=P(D=0|T=0)&=\frac{P(D=0)P(T=0|D=0)}{P(D=0)P(T=0|D=0)+P(D=1)P(T=0|D=1)}\\&=\frac{(1-P)\times\mathrm{Sp}}{(1-P)\times\mathrm{Sp}+P\times(1-\mathrm{Se})}\end{aligned} \tag{17.16}$$

其中，$P=P(D=1)$ 为所检测疾病的人群患病率。

当研究样本为目标人群的随机样本时，检测者中患病者所占的比例 $(a+b)/n$ 即可视为人群患病率，此时可用下面简化公式计算阳性预测值和阴性预测值的估计值。

$$\widehat{PV}_{+}=\frac{a}{a+c}\times 100\% \tag{17.17}$$

$$\widehat{PV}_{-}=\frac{d}{b+d}\times 100\% \tag{17.18}$$

预测值可以像灵敏度和特异度一样反映诊断准确性吗？我们用下例来说明。

例 17.3　继例 15.1，在该项盆底功能障碍性疾病流行病学调查中，研究者采用多阶段整群随机抽样，对全国多个省随机选取数万名调查对象，分别用简易盆底功能障碍问卷和女性盆腔器官脱垂量化分期对调查对象的子宫脱垂患病情况进行诊断，以女性盆腔器官脱垂量化分期为子宫脱垂诊断的金标准，估计了简易盆底功能障碍问卷的诊断准确性情况，表 17.6 中为该调查中获得的北方某省和南方某省各 9000 名调查者的诊断结果。

表 17.6　盆底功能障碍性疾病患病情况的诊断结果

省份	女性盆腔器官脱垂量化分期	简易盆底功能障碍问卷		
		阳性	阴性	合计
北方某省	患病	1456	364	1820
	未患病	359	6821	7180
	合计	1815	7185	9000
南方某省	患病	304	76	380
	未患病	431	8189	8620
	合计	735	8265	9000

由上表可见，在北方省和南方省简易盆底功能障碍问卷的灵敏度均为 80%（1456/1820，304/380），特异度均为 95%（6821/7180，8189/8620）。但是在该北方省份，简易盆底功能障碍问卷诊断为阳性的调查对象患病的概率为 1456/1815=80.2%，而在该南方省份，简易盆底功能障碍问卷诊断为阳性的调查对象患病的概率为 304/735=41.4%。灵敏度和特异度相同，但阳性预测值相差近两倍，为什么？这是因为预测值不仅与试验的灵敏度、特异度有关，还和所调查人群中该研究疾病的患病率有关，此研究中北方省的子宫脱垂的患病率为 1820/9000=20.2%，远远高于南方省（380/9000=4.2%），所以简易盆底功能障碍问卷在北方应用时的阳性预测值也远高于南方。

既然预测值受患病率的影响如此之大，故准确地讲，阳性预测值和阴性预测值并不是诊断试验的固有准确性指标，它们是固有准确性指标（灵敏度与特异度）和患病率的函数，可根据 Bayes 定理推导预测值函数。

例 17.4　已知用血清甲胎蛋白（AFP）检测肝癌的灵敏度为 90%，特异度为 95%。

（1）假设常规健康体检人群中肝癌的检出率约为 0.4%，若某人在常规健康体检中 AFP 检测为阳性，则其实际患肝癌的概率为多少？

$$\widehat{PV}_{+}=\frac{P\times\widehat{Se}}{P\times\widehat{Se}+(1-P)\times(1-\widehat{Sp})}=\frac{0.004\times 0.90}{0.004\times 0.90+(1-0.004)\times(1-0.95)}=0.067$$

（2）已知肝炎患者中肝癌的检出率约为 10%，若某肝炎患者 AFP 检测为阳性，则该患者实际患肝癌的概率是多少？

$$\widehat{PV}_{+}=\frac{P\times\widehat{Se}}{P\times\widehat{Se}+(1-P)\times(1-\widehat{Sp})}=\frac{0.10\times 0.90}{0.10\times 0.90+(1-0.10)\times(1-0.95)}=0.667$$

（3）已知肝硬化患者中肝癌的检出率约为 40%，若某肝硬化患者 AFP 检测为阳性，则该患者实际患肝癌的概率是多少？

$$\widehat{\mathrm{PV}}_{+}=\frac{P\times\widehat{\mathrm{Se}}}{P\times\widehat{\mathrm{Se}}+(1-P)\times(1-\widehat{\mathrm{Sp}})}=\frac{0.40\times0.90}{0.40\times0.90+(1-0.40)\times(1-0.95)}=0.923$$

从上例可以看出来，患病率对预测值的影响很大，因为从医院所获取的样本通常不是目标人群的随机样本，故应基于 Bayes 定理计算预测值，不能直接用简化计算公式。该例同时说明，选择患病率高的人群开展诊断试验可提高阳性预测值。

17.1.3 灵敏度与特异度的比较

灵敏度与特异度均为概率，可以利用率的比较方法进行灵敏度与特异度的比较。进行灵敏度与特异度的比较要注意实验设计的类型，如在完全随机设计时，可根据条件选择大样本 u 检验、χ^2 检验或 Fisher 精确检验；在配对设计时，可选择配对设计 McNemar 检验比较两组的灵敏度和特异度。

1. 配对设计

例 17.5 在例 17.1 中，研究者对 500 名疑似冠心病患者分别用冠状动脉造影和盐酸去甲乌药碱注射液作为心脏负荷试验药物的核素心肌灌注显像进行诊断，以冠状动脉造影作为冠心病诊断的金标准，此外，这 500 名疑似冠心病患者还以腺苷注射液作为心脏负荷试验药物的核素心肌灌注显像进行诊断，结果见表 17.7。

表 17.7 冠心病诊断试验结果

冠状动脉造影	盐酸去甲乌药碱		腺苷		合计
	阳性	阴性	阳性	阴性	
患病	156	90	146	100	246
未患病	23	231	20	234	254
合计	179	321	166	334	500

以盐酸去甲乌药碱注射液作为心脏负荷试验药物的核素心肌灌注显像的灵敏度为 156/246=63.41%，特异度为 231/254=90.94%；以腺苷注射液作为心脏负荷试验药物的核素心肌灌注显像的灵敏度为 146/246=59.35%，特异度为 234/254=92.13%。两种心脏负荷药物的灵敏度和特异度都不相同，差异是否有统计学显著性呢？

当我们进行两种心脏负荷药物的灵敏度和特异度的比较时，首先应看到这是同一组人群分别用两种试验方法进行的诊断，属于配对设计，不是独立样本，为进行比较，先把原始数据整理为配对设计形式的四格表如表 17.8 所示。

表 17.8 两组灵敏度和特异度比较的配对设计数据形式

腺苷	患病			未患病		
	盐酸去甲乌药碱			盐酸去甲乌药碱		
	阳性	阴性	合计	阳性	阴性	合计
阳性	130	16	146	4	16	20
阴性	26	74	100	19	215	234
合计	156	90	246	23	231	254

解　首先在患病组进行灵敏度的比较

H_0 : 两种方法的灵敏度相同

H_1 : 两种方法的灵敏度不同

$\alpha = 0.05$

$$\chi^2 = \frac{(b-c)^2}{(b+c)} = \frac{(16-26)^2}{16+26} = 2.38$$

根据 $v=1$，$\alpha = 0.05$，查 χ_1^2 分布界值（附表 4），有 $\chi^2 < \chi_{1,1-0.05}^2 = 3.84$，故 $p > 0.05$，按 $\alpha = 0.05$ 水准不拒绝 H_0，尚不能认为两种心脏负荷试验药物的核素心肌灌注显像的灵敏度不同。

再在未患病组进行特异度的比较

H_0 : 两种方法的特异度相同

H_1 : 两种方法的特异度不同

$\alpha = 0.05$

$$\chi^2 = \frac{(b-c)^2}{(b+c)} = \frac{(16-19)^2}{16+19} = 0.26$$

根据 $v=1$，$\alpha = 0.05$，查 χ_1^2 分布界值（附表 4），有 $\chi^2 < \chi_{1,1-0.05}^2 = 3.84$，故 $p > 0.05$，按 $\alpha = 0.05$ 水准不拒绝 H_0，尚不能认为两种心脏负荷试验药物的核素心肌灌注显像的特异度不同。

综合而言，两种诊断方法的灵敏度和特异度均无统计学显著性，故尚不能认为两种诊断方法的准确性存在差异。

2. 完全随机设计

例 17.6　在一项临床研究中，186 名肺癌患者中有 135 人的基于 X 线片检查结果诊断为阳性，305 名非肺癌患者中有 16 人的基于 X 线片检查结果诊断为阳性。而在另一项研究中，184 名肺癌患者中有 173 人基于增强 CT 检查结果诊断为阳性，298 名非肺癌患者中有 13 人基于增强 CT 检查结果诊断为阳性。试问 X 线检查和增强 CT 检查的诊断准确性是否有差异？

本例中，X 线检查和增强 CT 检查的诊断准确性评价是分别在两个不同临床研究进行的，可采用两独立样本的 χ^2 检验比较两种检查方法的灵敏度和特异度，见表 17.9。

表 17.9　X 线检查和增强 CT 检查结果

检查	肺癌患者		非肺癌患者	
	阳性	阴性	阳性	阴性
X 线	135	51	16	289
增强 CT	173	11	13	285
合计	308	62	29	574

解　在肺癌患者中进行灵敏度的比较

H_0 : 两种方法的灵敏度相同

H_1 : 两种方法的灵敏度不同

$\alpha = 0.05$

$$\chi^2=\frac{(ad-bc)^2\times n}{(a+b)(c+d)(a+c)(b+d)}=\frac{(135\times 11-51\times 173)^2\times 370}{186\times 184\times 308\times 62}=30.48$$

根据 $\nu=1$，$\alpha=0.05$，查 χ_1^2 分布界值（附表 4），有 $\chi^2>\chi^2_{1,1-0.05}=3.84$，故 $p<0.05$，按 $\alpha=0.05$ 水准拒绝 H_0，接受 H_1，认为两种检查方法诊断肺癌的灵敏度的差异有统计学显著性。增强 CT 检查的灵敏度（173/184=94.02%）高于 X 线检查的灵敏度（135/186=72.58%）。

在非肺癌患者中进行特异度的比较

H_0：两种方法的特异度相同

H_1：两种方法的特异度不同

$\alpha=0.05$

$$\chi^2=\frac{(ad-bc)^2\times n}{(a+b)(c+d)(a+c)(b+d)}=\frac{(16\times 285-289\times 13)^2\times 603}{305\times 298\times 29\times 574}=0.26$$

根据 $\nu=1$，$\alpha=0.05$，查 χ_1^2 分布界值（附表 4），有 $\chi^2<\chi^2_{1,1-0.05}=3.84$，故 $p>0.05$，按 $\alpha=0.05$ 水准不拒绝 H_0，尚不能认为增强 CT 检查的特异度（285/298=95.64%）和 X 线检查的特异度（289/305=94.75%）有差异。

综合而言，两种检查方法特异度的差异无统计学显著性，而灵敏度的差异具有统计学显著性，且增强 CT 检查的灵敏度高于 X 线检查，认为增强 CT 检查的诊断准确性更高。

17.2　观察结果的一致性

灵敏度和特异度是评价诊断试验的固有准确性指标，其计算需要有确切的金标准将研究对象明确地区分为真正的患者和非患者。但是在临床实际应用中，有时没有公认的金标准，则无法按照上一节的方法计算灵敏度和特异度，这种情况，通常用一致性评价指标来间接评价诊断试验的诊断价值。一致性（agreement）用于评价两种测量方法之间的接近程度或测量结果的相似性程度，是比灵敏度和特异度更宽泛的评价指标。本节中，我们将根据观察指标的类型分别介绍分类资料和计量资料的一致性评价方法。

17.2.1　分类指标的一致性评价

研究者有时考虑用 χ^2 检验评价两种检测方法的一致性，认为两种检测方法的阳性检出率无差异就是一致的，这是否合理？我们先看以下例子。

例 17.7　某临床研究中，甲、乙两名医生分别对 98 名甲状腺肿瘤患者基于 X 线检查进行诊断，资料见表 17.10。试评价两医生诊断的一致性。

表 17.10　甲、乙两名医生基于 X 线检查的诊断结果

乙医生	甲医生		合计
	恶性	良性	
恶性	18（a）	25（b）	43
良性	22（c）	33（d）	55
合计	40	58	98（n）

如选用配对设计 χ^2 检验，$\chi^2=\frac{(b-c)^2}{b+c}=\frac{(25-22)^2}{25+22}=0.19$，$p>0.05$，认为甲、乙两医生的诊断结果一致性非常好。然而，从表中可见，甲、乙两医生共同评价为恶性的为 18 人，占 18.37%；共同评价为良性的为 33 人，占 33.67%；而两医生评价不一致者为 47 人，占 47.96%。也就是说，甲、乙两医生对接近一半患者的诊断结果是不一致的，所以用配对 χ^2 检验对差异进行的显著性检验不能等同于一致性评价。

常用的一致性评价指标有：

（1）符合率（concordance rate）：指研究对象中两诊断试验的诊断结果相同的例数占总例数的比例，也称为总符合率、总一致率、观察一致率等。

$$符合率=\frac{检测结果相同的例数}{总检测例数}=\frac{a+d}{n}\times 100\% \tag{17.19}$$

（2）阳性符合率（positive concordance rate）：是指两诊断方法均诊断为阳性的例数占对照方法诊断为阳性数的比例，也称之为阳性一致率。

$$阳性符合率=\frac{两诊断方法均诊断为阳性例数}{对照方法诊断为阳性例数}=\frac{a}{a+c}\times 100\% \tag{17.20}$$

（3）阴性符合率（negative concordance rate）：是指两诊断方法均诊断为阴性的例数占对照方法诊断为阴性数的比例，也称之为阴性一致率。

$$阴性符合率=\frac{两诊断方法均诊断为阴性例数}{对照方法诊断为阴性例数}=\frac{d}{b+d}\times 100\% \tag{17.21}$$

例 17.8　某临床研究用某种特异性过敏原检测套组（试验组）对过敏患者的过敏原进行检测，试验中选用已上市的 Immuno CAP 检测试剂盒作为标准对照，对 1199 名患者的无爪螨过敏情况检测结果见表 17.11。

表 17.11　两组无爪螨过敏情况诊断结果

试验组	对照组		合计
	阳性	阴性	
阳性	512 (*a*)	87 (*b*)	599
阴性	74 (*c*)	526 (*d*)	600
合计	586	613	1199(*n*)

解　根据表 17.11 结果，试验组和对照组的

$$符合率=(a+d)/n=(512+526)/1199=86.57\%$$

$$阳性符合率=a/(a+c)=512/586=87.37\%$$

$$阴性符合率=d/(b+d)=526/613=85.81\%$$

（4）Kappa 系数（Kappa coefficient）：可用符号 κ 表示，是评价分类资料一致性的重要指标，常用来衡量两种测量方法的一致性，计算公式为

$$\kappa=\frac{P_o-P_e}{1-P_e} \tag{17.22}$$

当检测结果为二分类指标时，P_o 表示两次检测结果的观察一致性（observed agreement），其估计值 $\hat{P}_o=(a+d)/n$；P_e 表示两次检测结果的机遇一致性（agreement by chance），其估计值 $\hat{P}_e=[(a+b)(a+c)+(c+d)(b+d)]/n^2$，$P_o-P_e$ 表示实际一致性。Kappa

系数扣除了机遇一致性的影响。

Kappa 系数的取值范围为[−1, 1]。$\kappa=1$时，表示两次检测结果完全一致；$\kappa=-1$时，表示两次检测结果完全不一致；$\kappa=0$时，表示观察一致性等于机遇一致性，一致性完全由机遇造成，没有实际一致性；$\kappa<0$时，表示观察一致性小于机遇一致性，无实际意义；$\kappa>0$时，表示观察一致性大于机遇一致性，有实际意义，但实际意义有多大，要根据具体指标的临床意义进行判定。一般而言，当$\kappa>0.7$时，即可认为两方法的检测结果具有较好的一致性。

在例 17.8 中，

$$\hat{P}_o=\frac{(a+d)}{n}=\frac{512+526}{1199}=0.8657$$

$$\hat{P}_e=\frac{(a+b)(a+c)+(c+d)(b+d)}{n^2}=0.5000$$

$$\hat{\kappa}=\frac{\hat{P}_o-\hat{P}_e}{1-\hat{P}_e}=\frac{0.8657-0.5000}{1-0.5000}=0.7314$$

由于$\hat{\kappa}=0.7314$，可见特异性过敏原检测套组和已上市的 Immuno CAP 检测试剂盒对无爪螨过敏情况检测结果具有较好的一致性。

当观察结果为多分类检测结果时，资料表示成表 17.12 的形式。

表 17.12　两组多分类检测结果的描述

试验检测结果	对照检测结果				合计
	1	2	…	k	
1	a_{11}	a_{12}	…	a_{1k}	$n_{1\cdot}$
2	a_{21}	a_{22}	…	a_{2k}	$n_{2\cdot}$
…	…	…	…	…	…
k	a_{k1}	a_{k2}	…	a_{kk}	$n_{k\cdot}$
合计	$n_{\cdot 1}$	$n_{\cdot 2}$	…	$n_{\cdot k}$	n

此时

$$\hat{P}_o=\frac{\sum_{i=1}^{k}a_{ii}}{n}=\frac{a_{11}+a_{22}+\cdots+a_{kk}}{n} \tag{17.23}$$

$$\hat{P}_e=\frac{\sum_{i=1}^{k}n_{i\cdot}n_{\cdot i}}{n^2}=\frac{n_{1\cdot}n_{\cdot 1}+n_{2\cdot}n_{\cdot 2}+\cdots+n_{k\cdot}n_{\cdot k}}{n^2} \tag{17.24}$$

例 17.9　某临床研究中，甲乙两名医生分别基于增强 CT 对 311 名乳腺肿瘤患者进行诊断，结果见表 17.13，两医生评价的一致性如何？

表 17.13　甲、乙两名医生分别对同组增强 CT 的评价结果

乙医生	甲医生			合计
	良性	可疑恶性	恶性	
良性	58	14	5	77
可疑恶性	9	12	6	27
恶性	3	8	196	207
合计	70	34	207	311

解 据题意，有

$$\hat{P}_o = \frac{a_{11} + a_{22} + a_{33}}{n} = \frac{58 + 12 + 196}{311} = 0.8553$$

$$\hat{P}_e = \frac{n_{1\cdot}n_{\cdot 1} + n_{2\cdot}n_{\cdot 2} + n_{3\cdot}n_{\cdot 3}}{n^2} = \frac{77 \times 70 + 27 \times 34 + 207 \times 207}{311^2} = 0.5082$$

$$\hat{\kappa} = \frac{\hat{P}_o - \hat{P}_e}{1 - \hat{P}_e} = \frac{0.8553 - 0.5082}{1 - 0.5082} = 0.7058$$

可见甲、乙两名医生基于乳腺肿瘤患者增强 CT 片的诊断结果具有较好的一致性。

需要注意的是，$\hat{\kappa}$ 为样本统计量，在给出结论时需要进行假设检验。

17.2.2 计量指标的一致性评价

某医疗器械公司研发了一种新型的白细胞分化抗原 CD8 检测试剂盒，是否可以替代临床上正在使用的传统 CD8 检测试剂盒？一种新型的电子血压计的检测结果是否和水银血压计相同？CD8 和血压的检测结果都是计量指标，如何进行一致性评价？

对于计量指标的一致性评价有些常见的错误认识，比如有研究者认为可以进行配对 t 检验对两组计量资料的差异进行比较，如果无差异则可以代表两检测结果一致。这样是不合理的，配对 t 检验仅能反映整体测量误差，而忽略了个体层面的测量差异，所以 $p > 0.05$ 仅说明两种检测结果的差异无统计学意义，但不能代表二者是一致的。此外，还有研究者认为可对两种检测结果进行相关分析，如果 Pearson 相关系数或 Spearman 相关系数足够大，则可认为两检测结果是一致的。这样做也是不合理的，因为相关系数是用于表示两资料相关关系的密切程度，而非一致性，即便是相关系数约等于 1 也未必一致，如图 17.1 所示，几乎所有的散点都紧密分布在直线的两侧，Pearson 相关系数 $r = 0.999$，但是仔细观察该散点图可见，几乎每一个散点对应的横坐标都是纵坐标的两倍左右，并不一致。

可以说，如果两检测结果是一致的，则在临床意义上无差异，但在统计学上相关不等于一致。那么，如何进行一致性评价呢？最简单可行的方法就是线性回归分析，经假设检验，回归系数接近 1，截距接近 0，说明两检测结果的一致性比较好。图 17.1 中回归系数 $\hat{\beta} = 0.5$ 与 1 的差异有统计学显著性，不能认为 x 与 y 的检测结果是一致的。

例 17.10 在一项新型电子血压计的一致性评价中，电子血压计检测结果和水银血压计的检测结果的散点图见图 17.2，请进行评价。

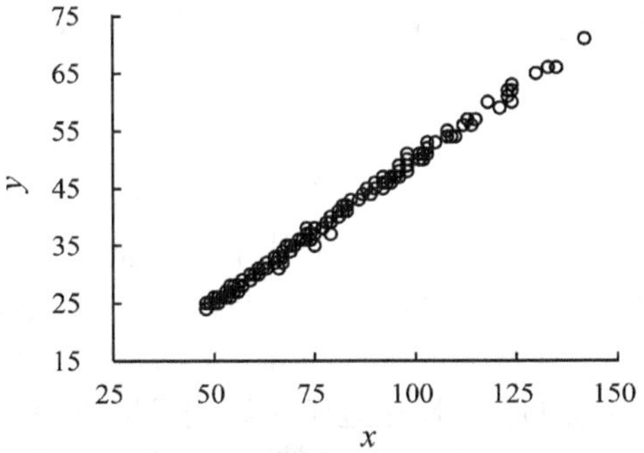

图 17.1 相关性与一致性示意图

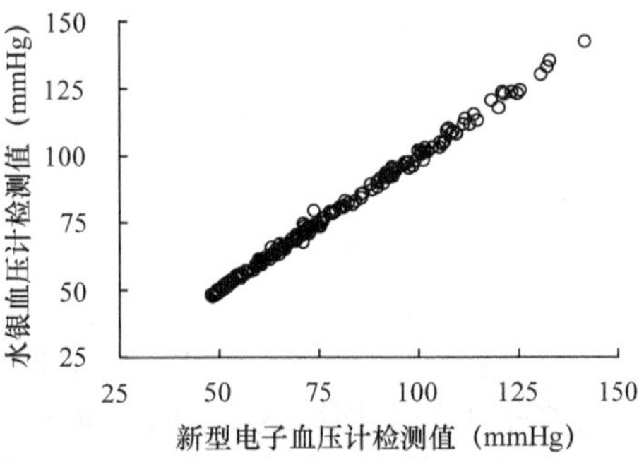

图 17.2 两血压计血压检测结果

解 将新型电子血压计检测结果 x 和水银血压计的检测结果 y 进行线性回归分析，得

到回归方程 $\hat{y}=0.485+0.992x$，回归系数的估计值 $\hat{\beta}=0.992$，95%置信区间为[0.985,1.000]，包含 1；截距的估计值 $\hat{\alpha}=0.485$，95%置信区间为[−0.134,1.103]，包含 0，故可以认为两检测结果是一致的。

有些情况下，考虑到临床应用的需要，也可以将计量指标转换为分类指标来评价其一致性。此外，组内相关系数、Bland-Altman 图法、Deming 回归、Passing-Bablok 回归等也可用于计量指标的一致性分析，可参阅相关书籍。

17.3　诊断试验的 ROC 分析

当诊断试验的检测结果为计量指标或有序分类指标时，往往可以获得多个诊断界值，随着诊断界值的提高或降低，灵敏度和特异度也会发生变化，势必影响两检测方法的诊断准确性的比较。为了全面地评价检测方法的诊断价值，可以采用 ROC 分析。

17.3.1　ROC 曲线

ROC 分析起源于二战时期对雷达接收信号正确性的评价，后由拉斯特德(L. B. Lusted)于 1971 年将其引入医学中用于诊断试验性能的评价。ROC 分析综合计算所有诊断界值的灵敏度和特异度，给出受试者工作特征（receiver operating characteristic，ROC)曲线，可以对诊断试验的准确性进行综合评价。ROC 曲线是以假阳性率（1–特异度）为横坐标，以灵敏度为纵坐标绘制而成的曲线。

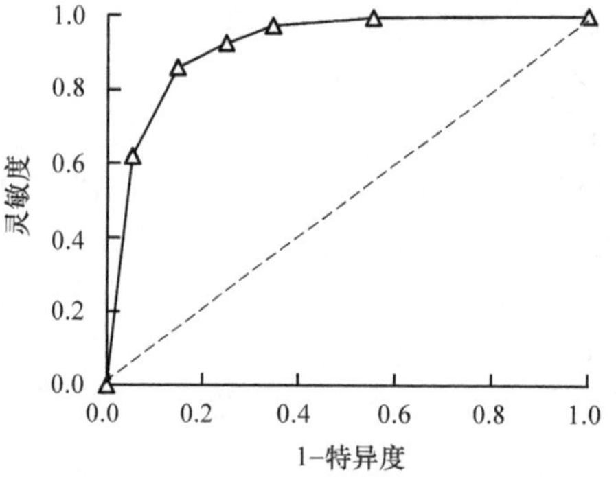

图 17.3　某试剂盒诊断鸡蛋过敏情况的 ROC 曲线

如对例 17.2 中 714 名研究对象的鸡蛋过敏情况进行诊断时各个诊断界值所产生的灵敏度和特异度绘制的 ROC 曲线，见图 17.3。曲线下从原点到右上角的对角线称为机会线（chance line)，在机会线上无论取何诊断界值，灵敏度=1–特异度，即真阳性率=假阳性率，也就是说无论患者还是非患者都有相同的“机会”被诊断为阳性。

ROC 曲线可以综合评价某种检查方法的灵敏度和特异度，并最终确定临床诊断时的最优诊断界值。一般选择最接近坐标轴左上顶点的 ROC 曲线上的分界点为最优诊断界值。

17.3.2　ROC 曲线下的面积

ROC 曲线下的面积（area under ROC curve，AUC）指由 ROC 曲线下方横轴上方，和 $x=1$ 所包围而成的面积。通常用符号 A 表示。曲线面积常用来反映诊断试验的准确性，ROC 曲线越偏向左上方，ROC 曲线下的面积越大，诊断的准确性越高，它反映了在所有特异度水平下的平均灵敏度。曲线面积 A 的取值为[0, 1]，A 越接近于 1 说明诊断准确性越高；A 越接近于 0.5 说明诊断准确性越差；机会线下面积即 $A<0.5$ 说明与临床意义不符，可能判断阳性的方向有误，比如检测结果应该是越小越倾向于诊断为阳性，但被错误地定义为越大越倾向于阳性，此时应重新定义后再做 ROC 曲线分析。

ROC 曲线下面积 A 的计算方法有参数法和非参数法两种，以下介绍采用 Hanley-McNeil 非参数法计算 A 的估计值 $\hat{A}$ 及其标准误估计值 $\sqrt{Var(\hat{A})}$，具体如下：

设 X 和 Y 分别表示患病组和未患病组的某项检测的检测值，n_1 和 n_0 分别表示患病组和未患病组的检测例数。假定以检测值较大的作为异常，ROC 曲线下面积 A 则可解释为患病组试验结果比未患病组试验结果更有可能怀疑“有病”的概率，即

$$A = P(X > Y)$$

在研究对象中，将每一个 X 与每一个 Y 配对，对于每个对子，根据数量关系分配一个得分，用 $S(X, Y)$ 表示，有

$$S(X,Y) = \begin{cases} 1, & X > Y \\ 1/2, & X = Y \\ 0, & X < Y \end{cases} \tag{17.25}$$

式（17.25）的含义是，对于每个对子，如果患者的检测结果比非患者的检测结果更可疑（即 $X > Y$），则定义分数为 1；如果非患者的检测结果比患者更可疑（即 $X < Y$），则定义分数为 0；如果两者（患者和非患者）具有相同的检测结果（即 $X = Y$），则定义分数为 $1/2$。计算所有可能的配对后，这些分数的总和除以这些对子的数量，就是经验 ROC 曲线下面积的估计值，有

$$\hat{A} = \frac{1}{n_1 n_0} \sum_1^{n_1} \sum_1^{n_0} S(X,Y) \tag{17.26}$$

$\hat{A}$ 的标准误估计值的计算公式为

$$\sqrt{Var(\hat{A})} = \sqrt{\frac{\hat{A}(1-\hat{A}) + (n_1 - 1)(Q_1 - \hat{A}^2) + (n_0 - 1)(Q_2 - \hat{A}^2)}{n_1 n_0}} \tag{17.27}$$

其中，Q_1 和 Q_2 分别为计算过程中的两个中间统计量。Q_1 为两个随机选择的患病者检测结果排列在一个随机选择的未患病者检测结果之前（即有较高检测值）的概率；Q_2 为一个随机选择的患病者检测结果排列在两个随机选择的未患病者检测结果之前的概率。

ROC 曲线下面积 A 的 $(1-\alpha)\times 100\%$ 置信区间为

$$\left[\hat{A} - u_{1-\alpha/2}\sqrt{Var(\hat{A})},\ \hat{A} + u_{1-\alpha/2}\sqrt{Var(\hat{A})}\right] \tag{17.28}$$

对于 ROC 曲线下面积的假设检验，可采用 u 检验比较 A 与 0.5 之间的差异是否有统计学显著性。

检验假设为 $H_0: A = 0.5$；$H_1: A \neq 0.5$；$\alpha = 0.05$

统计量为

$$U = \frac{\hat{A} - 0.5}{\sqrt{Var(\hat{A})}} \tag{17.29}$$

如果 $U > u_{1-\alpha/2}$，则拒绝 H_0，认为此时的 $A > 0.5$ 有统计学显著性，即该诊断方法具有诊断价值。

例 17.11 继例 17.2，计算某诊断试剂盒诊断鸡蛋过敏情况的 ROC 曲线下面积及其 95%置信区间，并对曲线下面积进行假设检验。

解 对于 2×6 列联表（表 17.3）的 $\hat{A}$ 和 $\sqrt{Var(\hat{A})}$ 的计算，可以将表 17.3 的诊断试验

的数据转化表 17.14。表中第（1）行和第（2）行为表 17.3 的原始数据；第（3）行 $\sum_{i=j+1}^{C} n_i^+$ 为病例组诊断分级大于 j 的所有例数之和，如第（3）行第一个数字为 8+17+24+88+226=363；第（4）行 $\sum_{i=1}^{j-1} n_i^-$ 为非病例组诊断分级小于 j 的所有例数之和，如第（4）行第三个数字为 $156+72=228$；第（5）至（7）行根据前四行表中数字计算，如第（5）行第一个数字为 $156\times363+2\times156/2=56784.0$，第（6）行第一个数字为 $2\times(0+0\times156+156^2/3)=16224.0$，第（7）行第一个数字为 $156\times(363^2+363\times2+2^2/3)=20669428.0$。

表 17.14　ROC 曲线下面积及其标准误计算表

行号	计算过程	诊断分级（j）						合计
		1	2	3	4	5	6	
（1）	过敏	2	8	17	24	88	226	365
（2）	不过敏	156	72	34	36	33	18	349
（3）	$\sum_{i=j+1}^{C} n_i^+$	363	355	338	314	226	0	
（4）	$\sum_{i=1}^{j-1} n_i^-$	0	156	228	262	298	331	
（5）	$(2)\times(3)+(1)\times(2)/2$	56 784.0	25 848.0	11 781.0	11 736.0	8910.0	2034.0	117 093.0（T_1）
（6）	$(1)\times\left[(4)^2+(4)\times(2)+(2)^2/3\right]$	16 224.0	298 368.0	1 022 063.7	1 884 192.0	8 712 088.0	26 131 702.0	38 064 636.7（T_2）
（7）	$(2)\times\left[(3)^2+(3)\times(1)+(1)^2/3\right]$	20 669 428.0	9 279 816.0	4 082 935.3	3 827 664.0	2 426 996.0	306 456.0	40 593 295.3（T_3）

利用表 17.14 计算 $\hat{A}$ 和 $\sqrt{Var(\hat{A})}$

$$\hat{A}=\frac{1}{n_1 n_0}\sum_{1}^{n_1}\sum_{1}^{n_0} S(X,Y)=\frac{T_1}{n_1 n_0}=\frac{117\,093.0}{349\times365}=0.919$$

$$Q_1=\frac{T_3}{n_0 n_1^2}=\frac{40\,593\,295.3}{349\times365^2}=0.819$$

$$Q_2=\frac{T_2}{n_0^2 n_1}=\frac{38\,064\,636.7}{349^2\times365}=0.913$$

$$\sqrt{Var(\hat{A})}=\sqrt{\frac{0.919\times(1-0.919)+(365-1)(0.819-0.919^2)+(349-1)(0.913-0.919^2)}{349\times365}}$$

$$=0.011$$

ROC 曲线下面积的 95%置信区间为

$$\left[0.919-1.96\times0.011,\ 0.919+1.96\times0.011\right]$$
$$=\left[0.897, 0.940\right]$$

对 ROC 曲线下面积进行假设检验，过程如下：

$H_0: A=0.5$，$H_1: A\neq0.5$，$\alpha=0.05$

$$u = \frac{\hat{A} - 0.5}{\sqrt{Var(\hat{A})}} = \frac{0.919 - 0.5}{0.011} = 38.09$$

由于$u > u_{1-0.05/2} = 1.96$，有$p < 0.05$，故在$\alpha = 0.05$的检验水准下拒绝H_0，接受H_1，A和 0.5 的差异有统计学显著性，同时由于$\hat{A}$接近 1，可以认为该检验方法具有较高的诊断价值。

17.3.3　ROC 曲线下面积的比较

ROC 曲线最大的优点是可以直观地比较不同 ROC 曲线下的面积，对多个诊断试验方法的综合诊断价值进行比较。ROC 曲线不受试验结果取值范围的影响，不同的诊断试验方法产生的计量指标的取值范围不同时，或者对试验结果进行特定变量变换时，都不影响 ROC 曲线的绘制，不会影响到诊断价值的比较。

可采用u检验进行两样本 ROC 曲线下面积的比较，根据实验设计的类型分为完全随机设计和配对设计两种检验方法。

1. 完全随机设计　在大样本情况下，两诊断方法 ROC 曲线下面积的假设检验公式为

$$U = \frac{\hat{A}_1 - \hat{A}_2}{\sqrt{Var(\hat{A}_1) + Var(\hat{A}_2)}} \tag{17.30}$$

其中，$\hat{A}_1$和$\hat{A}_2$为两检验方法的样本 ROC 曲线下的面积估计值，$Var(\hat{A}_1)$和$Var(\hat{A}_2)$为其各自标准误平方的估计值。

例 17.12　某研究将 1356 名研究对象随机分配到两组，分别用两种诊断试剂盒对鸡蛋过敏进行诊断并绘制 ROC 曲线。第一组 714 名患者$\hat{A}_1 = 0.919$，$Var(\hat{A}_1) = 0.011^2$，第二组 642 名患者$\hat{A}_2 = 0.847$，$Var(\hat{A}_2) = 0.026^2$。试问哪种诊断试剂盒对鸡蛋过敏情况的诊断准确性更高？

解　$H_0: A_1 = A_2$，$H_1: A_1 \neq A_2$，$\alpha = 0.05$

$$u = \frac{\hat{A}_1 - \hat{A}_2}{\sqrt{Var(\hat{A}_1) + Var(\hat{A}_2)}} = \frac{0.919 - 0.847}{\sqrt{0.011^2 + 0.026^2}} = 2.55$$

由于$u > u_{1-\alpha/2} = 1.96$，有$p < 0.05$，故在$\alpha = 0.05$的检验水准下拒绝$H_0$，接受$H_1$，两种诊断试剂盒的 ROC 曲线下面积的差异有统计学显著性，第一种诊断试剂盒的曲线下面积更大，具有更高的诊断价值。

2. 配对设计　在大样本情况下，两诊断方法 ROC 曲线下面积的假设检验公式为

$$U = \frac{\hat{A}_1 - \hat{A}_2}{\sqrt{Var(\hat{A}_1) + Var(\hat{A}_2) - 2Cov(\hat{A}_1, \hat{A}_2)}} \tag{17.31}$$

其中，$\hat{A}_1$和$\hat{A}_2$为两检验方法的样本 ROC 曲线下面积的估计值，$Var(\hat{A}_1)$和$Var(\hat{A}_2)$为其各自标准误平方的估计值，$Cov(\hat{A}_1, \hat{A}_2)$为两样本曲线下面积的协方差估计值，由于$Cov = (\hat{A}_1, \hat{A}_2)$的算法较为复杂，通常需要借助软件完成。

例 17.13　某医生用甲和乙两种诊断试剂分别对已经确诊的 164 名猫毛过敏患者和 1026 名不对猫毛过敏的研究对象进行盲法检测，甲和乙两种诊断试剂的检测结果共有 7 个等级（0~6 级），检测结果见表 17.15。试比较甲和乙两种诊断试剂的诊断准确性。

表 17.15　甲、乙两种诊断试剂的检测结果

			乙试剂							总计
			0	1	2	3	4	5	6	
非猫毛过敏	甲试剂	0	900	11	19	3	0	0	0	933
		1	1	5	6	7	0	0	0	19
		2	2	6	15	8	0	0	0	31
		3	0	6	12	5	0	0	0	23
		4	0	0	9	1	2	0	0	12
		5	0	2	1	1	3	1	0	8
		6	0	0	0	0	0	0	0	0
		总计	903	30	62	25	5	1	0	1026
猫毛过敏	甲试剂	0	26	7	24	9	0	0	0	66
		1	0	0	10	6	0	0	0	16
		2	0	1	8	15	1	0	0	25
		3	0	1	7	0	5	0	0	13
		4	0	0	4	4	4	2	0	14
		5	0	0	0	3	7	4	0	14
		6	0	0	0	0	2	6	8	16
		总计	26	9	53	37	19	12	8	164

图 17.4 为甲、乙两种诊断试剂的 ROC 曲线。

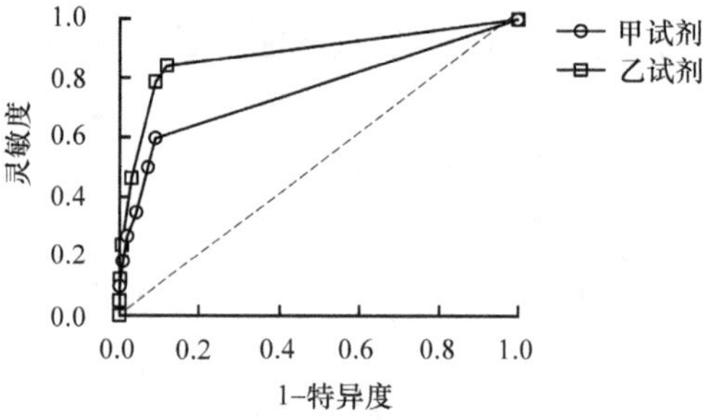

图 17.4　甲、乙两试剂过敏情况检测结果的 ROC 曲线

解　$H_0: A_1 = A_2$，$H_1: A_1 \neq A_2$，$\alpha = 0.05$

甲试剂的 ROC 曲线下面积 $\hat{A}_1 = 0.760$，$Var(\hat{A}_1) = 0.0201^2$，乙试剂的 ROC 曲线下面积 $\hat{A}_2 = 0.881$，$Var(\hat{A}_2) = 0.0157^2$，两样本曲线下面积的协方差 $Cov(\hat{A}_1, \hat{A}_2) = 0.0002$。代入式（17.31），有

$$u = \frac{\hat{A}_1 - \hat{A}_2}{\sqrt{Var(\hat{A}_1) + Var(\hat{A}_2) - 2Cov(\hat{A}_1, \hat{A}_2)}} = \frac{0.760 - 0.881}{\sqrt{0.0201^2 + 0.0157^2 - 2 \times 0.0002}} = -7.65$$

由于 $|u| > u_{1-\alpha/2} = 1.96$，有 $p < 0.05$，故在 $\alpha = 0.05$ 的水准下拒绝 H_0，接受 H_1，可认为甲、乙两种诊断试剂的 ROC 曲线下面积的差异有统计学显著性，乙诊断试剂的曲线下面积更大，具有更高的诊断价值。

17.4 小　结

评价诊断试验准确性的最基本和最重要的评价指标是灵敏度和特异度，灵敏度是指真实患者被诊断为阳性的概率，反映了疾病存在时正确诊断疾病的能力。特异度是指非患者被诊断为阴性的概率，反映了疾病不存在时正确排除疾病的能力。灵敏度和特异度不受患病率的影响，是反映诊断试验准确性的固有指标。

Youden 指数和似然比是综合反映诊断试验准确性的指标。Youden 指数是真阳性率（灵敏度）与假阳性率之差，即灵敏度和特异度之和减 1，Youden 指数越大，说明诊断准确性越高。阳性似然比表示患者诊断结果阳性的概率是非患者诊断结果阳性的概率的倍数。阴性似然比表示患者诊断结果阴性的概率是非患者诊断结果阴性的概率的倍数。

阳性预测值是指诊断结果为阳性时实际为患者的概率，阴性预测值是指诊断结果为阴性时实际为非患者的概率。阳性预测值和阴性预测值受患病率影响，故其并不是诊断试验的固有准确性指标。预测值是固有准确性指标灵敏度和特异度与患病率的函数。

常用的一致性评价指标是符合率和 Kappa 系数。符合率指研究对象中诊断结果相同的例数占总例数的比例。Kappa 系数是实际一致性和非机遇一致性的比值，Kappa 系数的取值范围为[−1, 1]。

ROC 曲线是以假阳性率（1 − 特异度）为横坐标，以灵敏度为纵坐标，将所有诊断界值所产生的灵敏度和假阳性率在坐标图上进行描点，将所有点连接绘制而成的曲线。ROC 曲线下面积反映了在所有特异度水平下的平均灵敏度，可用符号 A 表示，A 的取值范围为[0, 1]。ROC 曲线最大的优点是可以直观地比较不同 ROC 曲线下面积，对多个诊断试验方法的综合诊断价值进行比较。

案 例 讨 论

案例 1　目前对肺癌的诊断主要依靠影像学和病理学诊断技术。某研究者研发了一种新的肺癌快速诊断方法，为探讨该诊断方法的诊断准确性开展了一项临床研究。据以往资料得知某地区前 5 年人群肺癌患病率为 7/万，容许误差 δ 取 0.007%，α=0.05，经估算至少需要调查 54 876 人，考虑到脱落，需要调查 65 851 人，算法见下式。

$$n=\frac{u_{1-\alpha/2}^{2}\pi(1-\pi)}{\delta^{2}}=\frac{1.96^{2}\times0.0007\times(1-0.0007)}{0.00007^{2}}=54876$$

试回答下列问题：

（1）本研究的目的是什么？研究设计是否合理？为什么？若否，应如何改进？请你综合设计一个评价方案。

（2）筛查试验和诊断试验的人群和检验目的是否一样？统计评价指标和评价方法是否一样？

案例 2　某医生用甲、乙两种方法检测血钾水平，共检测 10 份血样，数据见表 17.16。经分析，Pearson 相关系数 $r=0.925$，$p<0.001$，认为两法检测结果密切相关，无差别，两法用于检测血钾水平结果一致，可以互相替代。

表 17.16　甲、乙两种方法检测血钾结果（mmol/L）

血样	1	2	3	4	5	6	7	8	9	10
甲方法	3.74	4.09	4.54	5.76	5.05	4.88	4.36	4.55	4.98	5.16
乙方法	3.68	4.10	4.24	5.18	4.87	4.19	4.14	4.44	4.78	5.06

试回答下列问题：

（1）本研究的目的是什么？该分析方法和结论是否正确？为什么？

（2）是否可用配对样本 t 检验来评价测量指标的一致性，为什么？

（3）如何评价两种方法检测结果的一致性，给出你的建议。

思考与练习

一、最佳选择题

1. 下列说法错误的是________。
   A. Kappa 系数的取值范围为 [−1, 1]
   B. 两个定量指标的相关系数为 0.985，说明两指标一致
   C. 观察一致性的取值范围为 [0, 1]
   D. Kappa 系数等于 0，即为观察一致性等于机遇一致性
2. 下列说法正确的是________。
   A. Kappa 系数的取值范围为 [0, 1]
   B. Youden 指数的取值范围为 [−1, 1]
   C. 阳性预测值的取值范围为 [0, +∞)
   D. 阳性似然比的取值范围为 [0, 1]

二、填空题

1. 用甲胎蛋白法诊断肝癌：如果研究对象患有肝癌，那么研究对象被诊断出肝癌的概率为 0.95，如果研究对象没有患有肝癌，那么被诊断出不是肝癌的概率为 0.90。假设人群中肝癌的患病率为 0.005，若某人在体检中被血清甲胎蛋白法诊断为患有肝癌，则其实际患有肝癌的概率是________。

2. 某医院以骨髓穿刺为金标准诊断缺铁性贫血，对病例组与对照组各 100 例采用血液化验方法得到下列诊断结果见表 17.17，则采用血液化验方法的灵敏度为________，阳性似然比为________。

表 17.17　病例组和对照组血液化验结果

骨髓穿刺	血液化验	
	阳性	阴性
病例组	66	34
对照组	11	89

3. 某研究采用 A 、B 两种检测方法诊断 HIV，共检测 246 人，其结果见表 17.18。若以 A 方法为金标准，则 B 方法的灵敏度为________，假阳性率为________，Youden 指数为________，阴性似然比为________。

表 17.18　两种方法诊断 HIV 结果

A 方法	B 方法	
	阳性	阴性
阳性	48	24
阴性	16	158

4. ROC 曲线的纵轴为__________，机会线下的面积为________。

5. 某研究用两种 ELISA 试剂盒对 85 例疑似新型冠状病毒感染患者进行病毒检测，结果见表 17.19。则两种试剂盒检测的符合率为________，Kappa 系数为________。

表 17.19　两种 ELISA 试剂盒检测新型冠状病毒结果

A 试剂盒	B 试剂盒	
	阳性	阴性
阳性	37	12
阴性	4	32

三、计算分析题

1. 为研究乳胶凝集法和常规培养法的细菌检出效果是否相同，分别用两种方法对 180 份乳品进行检查，结果为乳胶凝集法的细菌检出率为 30%，常规培养法的细菌检出率为 35%，两法同时检出细菌的样品数为 25 份。试分析两种诊断方法的一致性。

2. 某医生用 A 、B 两种方法分别检测门诊就诊者是否患有功能性消化不良，结果见表 17.20。

（1）给出 A 、B 两种方法的一致性评价结果并进行解读。

（2）如果 B 方法为金标准，那么 A 方法的灵敏度和假阳性率各是多少？分别给出 95%置信区间？

表 17.20　两种方法诊断功能性消化不良结果

A 方法	B 方法	例数
阳性	阳性	129
阳性	阴性	12
阴性	阳性	16
阴性	阴性	369

3. 分别采用血液检测法和唾液检测法对某一高危人群进行 HIV 检测，以血液检测法作为金标准，检测结果见表 17.21。试问：唾液检测法的灵敏度、特异度和符合率分别是多少？

表 17.21　血液和唾液检测法诊断 HIV 结果

唾液检测法	血液检测法	
	阳性	阴性
阳性	358	2
阴性	10	886

4. 某研究者用点刺诊断试剂盒对研究对象是否过敏进行诊断，研究中共用该试剂盒对 72 名研究对象进行了桦树花粉过敏检测，对 77 名研究对象进行了洋白蜡花粉过敏检测，检测结果以风团直径（mm）为判断标准，此后这两组研究对象再用过敏原 sIgE 检测结果作为金标准区分为过敏或不过敏（1＝过敏，2＝不过敏），检测结果见表 17.22。分别绘制该点刺诊断试剂盒用于桦树花粉过敏诊断时和用于洋白蜡花粉过敏诊断时的 ROC 曲线，计算其各自的 ROC 曲线下面积并进行检验。

表 17.22　花粉过敏情况诊断结果

桦树花粉				洋白蜡花粉			
sIgE（1）	点刺试剂（2）	sIgE（3）	点刺试剂（4）	sIgE（1）	点刺试剂（2）	sIgE（3）	点刺试剂（4）
1	6	2	1.5	2	2	1	4
1	27	1	2.5	1	3	1	6
2	1.5	1	9	2	2.5	2	1
2	1	1	8.5	1	3	1	3
1	13	2	3.5	1	7.5	1	5.5
1	12	1	17	1	12	1	6

续表

桦树花粉				洋白蜡花粉			
sIgE（1）	点刺试剂（2）	sIgE（3）	点刺试剂（4）	sIgE（1）	点刺试剂（2）	sIgE（3）	点刺试剂（4）
1	16	1	3.5	1	7	1	5
1	1.5	1	3.5	1	9	2	2
1	13.5	2	3	2	1	2	3.5
2	2	1	6	1	9	2	2.5
1	9.5	1	8	1	7.5	1	5
1	13.5	1	15	1	2.5	2	0.5
1	5.5	1	2.5	2	1	2	1.5
1	17	2	2	1	6.5	2	3
1	9	1	13.5	1	1.5	2	3.5
1	7.5	2	2.5	1	5	2	1
1	10.5	1	5.5	1	0.5	2	3
1	17.5	1	9	1	5	2	3
1	11.5	1	3.5	1	4.5	2	1.5
1	12	1	6	1	3.5	1	7
1	17.5	1	9.5	1	3	1	5
2	1	1	11	1	6.5	2	3.5
1	9	1	3.5	2	2	2	1
1	12.5	2	2.5	1	10	1	5.5
1	11	2	1.5	2	1	2	2
1	1	2	2.5	1	10	1	8
1	17	2	1	2	2	1	3
1	2.5	1	12	1	5.5	2	2
1	9.5	1	8	2	2	1	4
1	3.5	2	2.5	1	8	2	1
2	2	1	10	2	4	1	1.5
2	8.5	1	10	1	9.5	1	4.5
1	5	1	4.5	1	4.5	1	5.5
1	3.5	2	1.5	1	7.5	1	5.5
1	7	1	3.5	1	9	2	3
2	1.5	2	2.5	2	4	2	4.5
				2	2	2	1
				2	3.5	2	2
						2	1.5

第 18 章　生存分析基础

学习目标：了解生存数据的特点，掌握生存分析的基本方法及其应用。

在生物医学研究中，有时候观察结果在短期不能确定，此时研究者不仅仅关心事件是否发生（如冠心病是否发病、肿瘤是否复发等），还同样关心事件发生所经历的时间，此时的数据就同时具有了“结局”和“发生结局所经历的时间”两种信息。然而，在随访研究中，常因为研究对象失访等情况导致无法获得结局发生的准确时间，要对此类数据进行分析，需要有特定的统计学方法。

生存分析（survival analysis）是可以综合考虑事件的结局及其发生结局所经历时间的一类统计分析方法，近年来发展迅速，已形成了一套较为完善的理论体系。本章仅对其基本概念和基础方法进行介绍，包括生存资料的特点、生存过程的描述，以及生存过程的比较等，进一步的介绍将在《医学统计学》（多元篇）中进行。

18.1　生存分析概述

18.1.1　生存分析基本概念

我们首先介绍生存分析中的几个基本概念。

（1）起始事件与终点事件：起始事件（initial event）是标志研究对象生存过程开始的特征事件，如接受手术、疾病确诊或首次用药等。终点事件（terminal event）又称失效事件（failure event），指研究者所关心的研究对象的特定结局，如死亡、疾病复发等。二者主要依据研究目的而定，需在研究设计时就明确规定并在研究过程中严格遵守。

（2）生存时间：从起始事件到终点事件所经历的时间称为生存时间（survival time），也称失效时间（failure time）。注意生存分析中所涉及的“生存”概念并不一定意味着现实意义中的生存或死亡，而与依研究目的而定的终点事件有关。

例 18.1　某研究为探讨原发性食管癌患者手术后预后不良（复发或死亡）的危险因素，在患者手术出院后进行定期随访调查，部分资料见表 18.1。

表 18.1　5 例食管癌患者术后出院随访记录

患者编号	性别	年龄（岁）	出院日期	观察终止日期	结局	生存时间（月）
1	男	53	2011-07-08	2014-08-23	失访	37.5
2	男	62	2011-07-01	2015-03-10	死亡	44.3
3	女	75	2011-07-16	2013-08-25	死亡	25.3
4	男	73	2011-08-18	2013-02-20	复发	18.1
5	女	61	2011-10-10	2016-07-01	生存	56.7

该研究中的起始事件是患者术后出院，终点事件是患者死亡/复发。研究者观察并记录了每位患者的出院日期、观察终止日期和结局状态，其中生存时间为出院日期和观察终止日期的间隔。

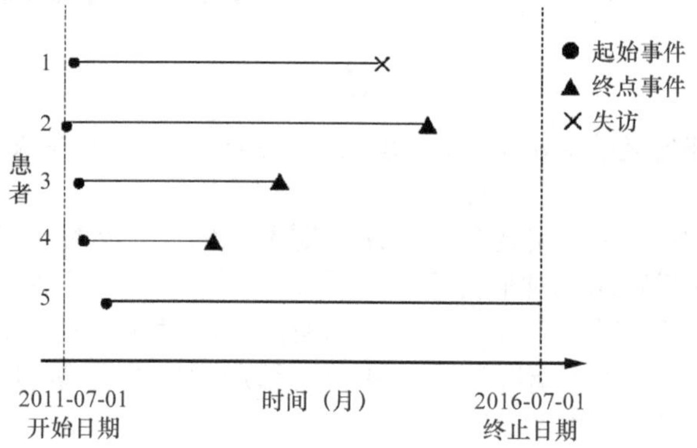

图 18.1　5 例食管癌患者术后出院随访资料示意图

图 18.1 显示生存数据可以分为以下两种类型：

（1）完全数据（complete data）：如果终点事件发生在研究结束前，并且能够得到准确的生存时间，这类数据称为完全数据，它为研究提供完整的生存时间信息，如图 18.1 中第 2、3 号患者在研究结束前死亡，第 4 号患者在研究结束前复发，他们的生存时间数据是完整的。

（2）删失数据（censored data）：如果由于某种原因未能观察到研究对象的终点事件，无法获知研究对象的确切生存时间，这种现象称为删失。删失数据只提供了部分信息，因此也称为不完全数据（incomplete data）。删失常分为右删失和左删失两种情况。右删失（right censored）是指从时间轴上看，终点事件发生在最后一次随访时间之后，即个体的真实生存时间长于观察到的生存时间；相反，左删失（left censored）是指个体的真实生存时间短于观察到的生存时间。由于医学观察资料最普遍发生的是右删失，故本章仅介绍右删失资料的分析方法。

右删失的原因主要有三种：① 失访（loss to follow-up），指失去联系（研究对象主动退出、无应答等）或由于其他原因死亡而未观察到规定的终点事件，如图 18.1 中第 1 号患者研究结束前失访；② 患者的生存时间超过了预先设定的研究终止期，如图 18.1 中第 5 号患者在研究结束时依然未能观察到终点事件；③ 在实验研究中，有时预先规定当有多少个研究对象发生了终点事件就终止实验，当研究停止时，还仍有一部分研究对象尚未发生终点事件，也属于删失数据。

本章余下内容所涉及的删失均为右删失，并在删失值的右上角标记符号“+”以示区别。

如果删失在整个观察过程中的发生是随机的，则称为随机删失。一般情况下如果删失的比例不过大，则不影响对终点事件评价的有效性。

生存时间和结局变量是构成生存资料的基本要素。生存资料常常含有删失值，生存时间的分布也并非正态分布，这些特点解释了为什么生存分析成为独立于经典统计学的一个分支。

18.1.2　生存时间函数

生存时间 T（$T>0$）是一个连续的随机变量。在介绍生存分析具体方法之前，我们首先介绍三个重要的生存时间函数，它们是密度函数、生存函数和风险函数。

（1）密度函数：假设生存时间 T 服从参数未知的某种分布，密度函数表示为 $f(t)$，具体形式为

$$\begin{aligned} f(t) &= \lim_{\Delta t \to 0} \frac{P(t \leqslant T < t + \Delta t)}{\Delta t} \\ &= \lim_{\Delta t \to 0} \frac{P(\text{个体在}[t, t + \Delta t)\text{内发生终点事件})}{\Delta t} \end{aligned} \tag{18.1}$$

其中，Δt 是指一个非常小的时间段。生存时间的密度函数的含义为在某时刻 t 终点事件发生的瞬时速率。

（2）生存函数：密度函数 $f(t)$ 的累积形式称为生存函数（survival function），又称累积生存概率或生存率。生存函数用 $S(t)$ 表示，含义为个体生存时间 T 超过 t 时刻的可能性，其数学表达式为

$$S(t) = P(T > t) = \int_t^{\infty} f(u)\mathrm{d}u \tag{18.2}$$

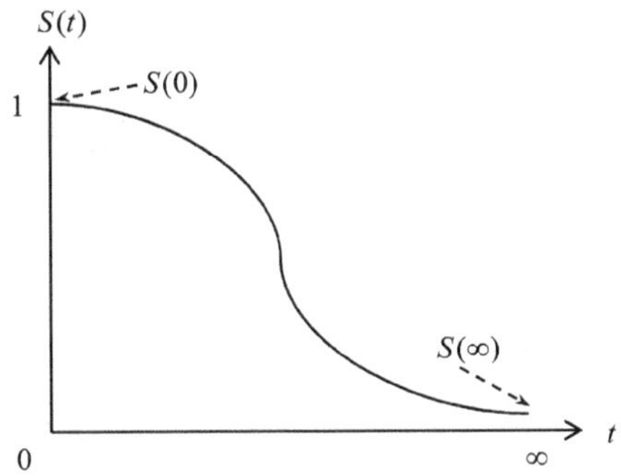

图 18.2 生存曲线示意图

$S(t)$ 是对生存过程的描述，表示没有发生终点事件（即生存）的累积概率，是生存分析中非常重要的基本函数。生存函数随时间 t 的增加而减小，有 $S(0)=1$，$S(\infty)=0$。见图 18.2。

实际计算时，$S(t)$ 一般按下式进行估计

$$S(t) = \frac{\text{生存时间}T > t\text{ 的个体数}}{\text{随访个体总数}} \tag{18.3}$$

以生存时间 t 为横轴，以 $S(t)$ 为纵轴，将各个时间点所对应的生存率连接在一起绘制而成的曲线，称为生存曲线（survival curve）。理论上，生存曲线是一条平滑曲线（图 18.2），但由于在实际数据分析中常采用非参数方法估计生存率，当观察数量较小时曲线是以阶梯形状呈现的。

（3）风险函数（risk function）：指研究对象在 t 时刻仍存活的情况下，在 t 到 $t+\Delta t$ 很短时间内终点事件发生概率与 Δt 之比的极限，一般用 $h(t)$ 表示。计算公式为

$$h(t) = \lim_{\Delta t \to 0} \frac{P\left(t \leqslant T < t + \Delta t \mid T \geqslant t\right)}{\Delta t} \tag{18.4}$$

其含义为生存时间已达 t 的个体在 t 时刻发生终点事件的瞬时风险率，它反映速率的快慢而非概率值。由于这个“瞬时”的性质，风险率也常被称为“瞬时风险”。

在实践中，$h(t)$ 常用来反映某疾病对生命的影响过程，一般按下式进行估计

$$h(t) = \frac{\text{在}[t, t + \Delta t)\text{内发生终点事件的个体数}}{\text{在 }t\text{时刻尚存活的个体数} \times \Delta t} \tag{18.5}$$

$h(t)$ 的取值范围是 $[0, \infty)$，既可以是常量，也可以是增函数或减函数，甚至是更为复杂的函数形式。实践中，很多事件发生的规律可以用 $h(t)$ 来进行描述，见图 18.3。

图 18.3 中，$h_1(t)$ 所示的风险函数值为常数，不随时间 t 改变，如身体健康的中青年的死亡风险稳定在同一水平不变；$h_2(t)$ 所示的风险函数值随时间增大而增加，如老年人的死亡风险逐渐增大；$h_3(t)$ 所示的风险函数值随时间增加而减小，如意外发生车祸抢救成功后的死亡风险将逐渐减小；$h_4(t)$ 所示的风险函数呈“U”形，开始时终点事件发生的风险较大，随后逐渐降低并稳定在一个较低的风险水平，最后风险又逐渐升高，如人类的一生所

经受的死亡风险的变化就是这样一种情况；$h_5(t)$ 所示的风险函数呈山峰形，开始时终点事件发生的风险随时间增加而增大，达到最大风险后逐渐降低，如结核病人，开始时死亡风险增高，有效治疗后其风险逐渐下降。风险函数形状的识别有助于生存时间数据拟合所适合的数学模型。

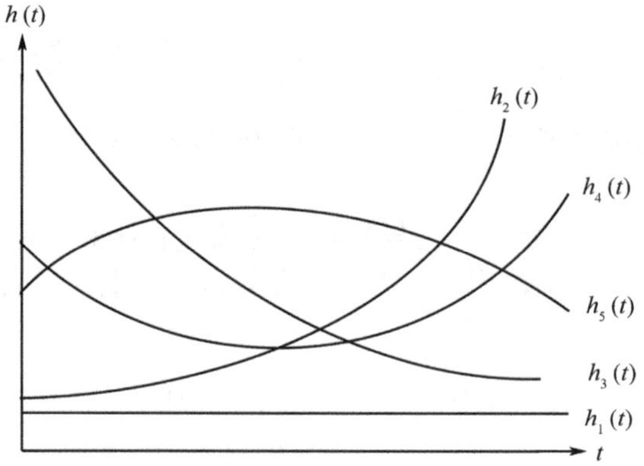

图 18.3　风险函数常见类型示意图

实际上，前面介绍的 3 个函数 $f(t)$ 、$S(t)$ 和 $h(t)$ 之间是存在紧密联系的，通过对 $h(t)$ 进行数学变换，有

$$\begin{aligned} h(t) &= \lim_{\Delta t \to 0} \frac{P\,(t \leqslant T < t + \Delta t \mid T \geqslant t)}{\Delta t} \\ &= \lim_{\Delta t \to 0} \frac{P\,(t \leqslant T < t + \Delta t \,\&\, T \geqslant t)}{\Delta t \cdot P(T \geqslant t)} \\ &= \lim_{\Delta t \to 0} \frac{S(t) - S(t + \Delta t)}{\Delta t \cdot S(t)} \\ &= -\frac{\mathrm{d}(\ln S(t))}{\mathrm{d}t} \end{aligned} \tag{18.6}$$

再对式（18.6）两侧同时求积分，可得

$$S(t) = \mathrm{e}^{-\int_0^t h(u)\mathrm{d}u} \tag{18.7}$$

式（18.7）实现了 $S(t)$ 和 $h(t)$ 之间的转换。

可以证明 $\Delta t \to 0$ 时，

$$\begin{aligned} h(t)\Delta t = P(t \leqslant T < t + \Delta t \mid T \geqslant t) &= \frac{P(t \leqslant T < t + \Delta t \,\&\, T \geqslant t)}{P(T \geqslant t)} \\ &= \frac{P(t \leqslant T < t + \Delta t)}{P(T \geqslant t)} = \frac{f(t)\Delta t}{S(t)} \end{aligned}$$

即 $f(t)$，$h(t)$，$S(t)$ 三者之间的关系可以表示为

$$f(t) = h(t)S(t) \tag{18.8}$$

结合式（18.7）和式（18.8），即可实现 $f(t)$，$h(t)$，$S(t)$ 之间的相互转换。

18.2　生存数据的描述方法

在获得生存数据后首先需要对其进行描述性分析，包括参数方法和非参数方法。参数

方法常假设生存时间服从某特定分布，这样就可以借助现有的理论分布来描述样本生存时间，如指数分布、Weibull分布、Gamma分布、对数正态分布等。然而，由于随访资料中生存时间的分布大多难以确定，并且经常存在删失数据，这就限制了参数方法在实践中的应用。相对而言，下面介绍的非参数方法在生存资料的描述中更为方便实用。

18.2.1 乘积极限法

乘积极限法（product limit method）是1958年卡普兰（E. L. Kaplan）与迈耶（P. Meier）提出的针对随机删失数据估计生存函数的非参数方法，故又称为Kaplan-Meier法，简称KM法，应用于未分组资料特别是小样本情形。

乘积极限法的基本原理是利用条件概率的乘积来估计生存率。假设一个含有n个个体的样本，有n个潜在的生存时间直到所有感兴趣的终点事件（如死亡）发生，将这些生存时间从小到大排序有

$$t_1 \leqslant t_2 \leqslant t_3 \leqslant \cdots \leqslant t_n$$

其中，t_i（$i=1, 2, 3, \cdots, n$）表示个体i发生了终点事件或删失的时间。如果观察对象的生存时间没有“结”，那么，全部生存时间的数目就相应等于观察者的数目，生存时间将有序表达为

$$t_1 < t_2 < t_3 < \cdots < t_n$$

而事实上，由于“结”的存在，全部生存时间的数目将小于观察者的数目n。

假设n_i为t_i时刻暴露于某事件风险下的生存者人数，有$n_1 \geqslant n_2 \geqslant n_3 \geqslant \cdots \geqslant n_n$，假设$d_i$表示$t_i$时刻发生终点事件的人数（如果在$t_i$没有结，则$d_i=1$），那么，生存率在时间$t$上的KM估计量的计算公式为

$$\hat{S}(t) = \prod_{t_i \leqslant t} \frac{n_i - d_i}{n_i} \tag{18.9}$$

尽管没有特殊注明，式（18.9）同样包含了有删失的情况。事实上删失值的出现并不影响上述公式的有效性。例如，如果从t_{i-1}到t_i，$d_i=0$，此时$n_i = n_{i-1} - 1$，生存的条件概率从t_{i-1}到t_i的值为1。

KM估计量是一个阶梯函数，终点事件发生的时间点处是其跳跃间断点。以上计算的样本生存率是总体生存率的点估计值，生存率的$(1-\alpha)\times 100\%$置信限计算公式为

$$\hat{S}(t) \pm u_{1-\alpha/2}\sqrt{Var[\hat{S}(t)]} \tag{18.10}$$

其中，$\hat{S}(t)$的方差常采用格林伍德（Greenwood）法估计，其近似计算公式为

$$Var[\hat{S}(t)] \approx \hat{S}(t)^2 \sum_{t_i \leqslant t} \frac{d_i}{n_i(n_i - d_i)} \tag{18.11}$$

以例18.1中的5名食管癌患者术后出院随访调查数据为例，说明乘积极限法估计生存率的计算过程见表18.2。

（1）首先将发生终点事件和发生删失的患者的生存时间由小到大排序。

（2）列出t_i时刻的终点事件发生数d_i，如第18.1个月只有4号患者复发，则$d_1=1$。

（3）列出t_i时刻的期初个体数n_i，如第44.3个月之前，已经有2位患者发生终点事件，1位患者失访，因此第44.3个月的期初个体数是2。

（4）根据式（18.9）和式（18.11）t_i时刻的生存率估计值$\hat{S}(t_i)$和方差$Var[\hat{S}(t_i)]$。

采用乘积极限法估计生存率及标准误的计算过程见表 18.2，其最终结果见表 18.3。

表 18.2　乘积极限法估计生存率计算过程

序号 i (1)	时间 t_i (2)	终点事件发生数 d_i (3)	期初个体数 n_i (4)	生存率估计 $\hat{S}(t_i)$ (5)	$\sum_i \frac{d_i}{n_i(n_i-d_i)}$ (6)	方差估计 $Var[\hat{S}(t_i)]$ (7)
1	18.1	1	5	$1-\frac{1}{5}=0.8$	$\frac{1}{5\times4}=0.05$	$0.8^2\times0.05=0.032$
2	25.3	1	4	$0.8\times\left(1-\frac{1}{4}\right)=0.6$	$0.05+\frac{1}{4\times3}=0.13$	$0.6^2\times0.13=0.047$
3	37.5^+	0	3	$0.6\times\left(1-\frac{0}{3}\right)=0.6$	$0.13+\frac{0}{3\times3}=0.13$	$0.6^2\times0.13=0.047$
4	44.3	1	2	$0.6\times\left(1-\frac{1}{2}\right)=0.3$	$0.13+\frac{1}{2\times1}=0.63$	$0.3^2\times0.63=0.057$
5	56.7^+	0	1	$0.3\times\left(1-\frac{0}{1}\right)=0.3$	$0.63+\frac{0}{1\times1}=0.63$	$0.3^2\times0.63=0.057$

注：符号“＋”表示删失。

表 18.3　乘积极限法估计生存率及标准误

时间 t	生存率 $\hat{S}(t)$	标准误 $\sqrt{Var[\hat{S}(t)]}$
$0\leqslant t<18.1$	1.0	0.000
$18.1\leqslant t<25.3$	0.8	0.179
$25.3\leqslant t<44.3$	0.6	0.217
$44.3\leqslant t<56.7$	0.3	0.239

对于生存资料，应用图形展示生存过程会更加直观，如上述例子的结果以生存时间为横坐标，生存率为纵坐标绘制生存曲线，见图 18.4。

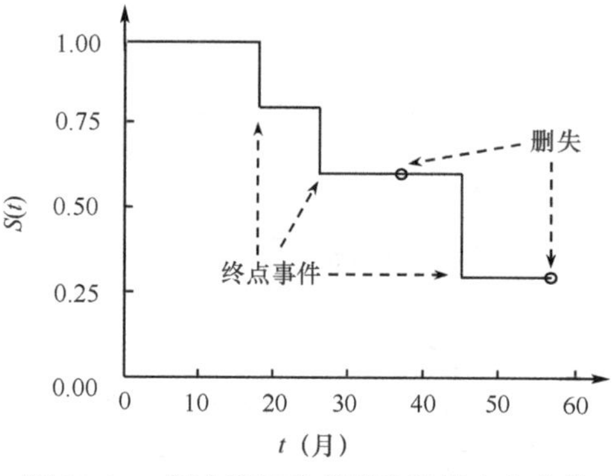

图 18.4　5 例食管癌患者随访资料生存曲线

生存曲线的每一级阶梯代表终点事件的发生，图 18.4 中的三个阶梯依次代表了第 4、3 和 2 号患者的死亡/复发事件，阶梯对应得横坐标为终点事件发生的时间点，阶梯变化得越快，曲线越陡峭，表示终点事件的发生人数越多，其生存率越低。在删失时间点无阶梯，如图 18.4 中的圆圈依次表示第 1 号和第 5 号患者删失，其对应的横坐标为删失时间点。本例数据中最大的生存时间点是删失数据，因此生存曲线不与横轴相交，否则生存曲线在最大生存时间点处与横轴相交。由于随着观察时间的增加，观察例数越来越少，因此一般曲线尾部显示的生存率估计的稳定性较差。

生存时间一般不符合正态分布，故实践中常用生存时间的中位数而不用算术平均数来描述生存时间的平均水平。中位生存时间（median survival time）又称半数生存期。由于生存数据中总伴随有删失数据的存在，而对于失访的人，是无法判断他是死亡还是生存的，故我们不能简单地将中位生存时间定义为当且仅当 50%的个体存活时的时间，更准确的定义应该是生存率 $S(t)=0.5$ 的时候所对应的时间 t 。

18.2.2　寿命表法

当样本量较大时，可将生存时间的观察值范围划分成若干小区间，采用寿命表法（life table method）计算生存函数。但小区间的划分结果不同，寿命表法计算结果也会不同。

例 18.2　表 18.4 给出了 352 例因急性冠脉综合征入院治疗患者的预后随访资料，随访期为半年，其中，性别（1=男，0=女），患者结局（1 = 复发，0 = 未复发、失访或其他死因）试用寿命表法估计其“生存”率。

表 18.4　352 例急性冠脉综合征患者预后随访资料

编号	性别	年龄（岁）	结局	生存时间（天）
1	0	74	1	53
2	1	67	0	105
3	0	77	0	137
4	1	65	1	111
5	0	69	0	140
6	1	79	0	50
7	1	71	0	105
8	0	72	0	151
9	1	73	0	88
10	1	71	1	25
⋮	⋮	⋮	⋮	⋮

寿命表法计算过程见表 18.5。

（1）将全部随访对象的生存时间划分为以“月”为单位的小区间 $[t_{i-1}, t_i)(i=1,2,\cdots)$，然后将患者随访资料整理成频数表，计算各时间区间上的终点事件人数 d_i 和删失人数 c_i，见第（3）、（4）列。

（2）计算各区间期初的观察人数，$n_i = n_{i-1} - d_{i-1} - c_{i-1}$，见第（5）列。

（3）由于存在删失数据，且删失数据中包含患者生存过程的部分信息，因此，需要对期初的暴露人数进行校正。假定删失的发生在区间内分布均匀，故从起初观察人数中减去 $c_i/2$，即各区间期初的有效人数 $n_i^* = n_i - c_i/2$，见第（6）列。

（4）计算各区间生存概率 $p_i = (n_i^* - d_i)/n_i^*$，见第（7）列。

（5）计算各时点生存率的估计值 $\hat{S}(t_i) = p_1 \times p_2 \times \cdots \times p_i$，见第（8）列。

表 18.5　352 例急性冠脉综合征患者预后寿命表法计算过程

序号 i （1）	生存时间（月） $[t_{i-1}, t_i)$ （2）	终点事件人数 d_i （3）	删失人数 c_i （4）	期初人数 n_i （5）	期初有效人数 $n_i^* = n_i - c_i/2$ （6）	生存概率 $p_i = (n_i^* - d_i)/n_i^*$ （7）	生存率 $\hat{S}(t_i)$ （8）
1	0~	11	0	352	352	0.968750	0.969
2	1~	7	41	341	320.5	0.978159	0.948
3	2~	10	48	293	269	0.962825	0.912
4	3~	8	54	235	208	0.961538	0.877
5	4~	6	80	173	133	0.954887	0.838
6	5~	2	85	87	44.5	0.955056	0.800

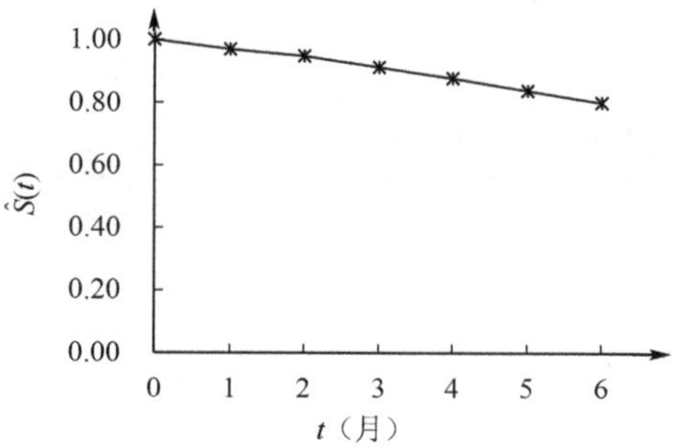

图 18.5　352 例急性冠脉综合征患者预后生存曲线

乘积极限法与寿命表法的本质相同，都是通过一系列条件概率的乘积来计算生存概率。二者差别在于寿命表法是在小区间上估计条件概率，而乘积极限法则将观察到的时间点视为小区间的极限，在观察点上估计条件概率。从这个角度，乘积极限法可视为寿命表法的推广。

由于多数生存分析方法都是在对生存时间进行排序的基础上进行的统计分析，尤其对于小样本数据，即使是很小的舍入误差，也可能导致生存时间的排序结果改变而影响分析结果（图 18.5）。因此，一般情况下使用较小的时间单位准确性更高。

18.3　生存过程的比较

生存曲线能够直观地展现生存过程，在实践中经常会对两组或多组生存曲线进行比较。由于抽样误差的影响，还需对其进行假设检验。检验方法有多种，以下主要介绍常用的时序检验法。

18.3.1　时序检验

时序检验，也称 log-rank 检验，由曼特尔（N. Mantel）等于 1966 年提出，是最常用于比较两组生存曲线的方法。该检验属于非参数方法，比较的是整个生存时间的分布，即整个生存曲线，而不是比较某个时间点上的生存率。

时序检验的原假设 H_0：两组生存曲线相同；备择假设 H_1：两组生存曲线不同。时序检验的本质是大样本 χ^2 检验，其基本思想是：计算不同时间点上两组的期初观察人数及终点事件发生人数，并在 H_0 条件下分别计算出两组在该时间点的期望终点事件发生人数，此时，实际值与期望值不会相差很大；一旦相差过大，则有理由认为这个差异不仅仅由抽样误差造成，即原假设不成立，两个总体生存曲线的差异有统计学显著性。

例 18.3　某病毒感染性疾病 20 例患者随机分配到 A、B 两治疗组，以治疗后获得病毒抑制（<20IU/mL）为结局（1 表示获得病毒抑制，0 表示未获得病毒抑制），随访至第 60 个月。随访资料如表 18.6 所示，试对两组治疗预后结果进行时序检验。

表 18.6　20 例某病毒感染性疾病患者的预后资料

编号	治疗组	病毒抑制	生存时间（月）	编号	治疗组	病毒抑制	生存时间（月）
1	B	1	30	11	B	1	18
2	A	1	12	12	A	1	6
3	B	0	48	13	B	1	60
4	A	1	12	14	A	1	6
5	A	1	36	15	A	1	6
6	A	0	48	16	A	1	6
7	B	0	36	17	B	1	12
8	A	1	6	18	B	1	6
9	B	0	60	19	A	1	6
10	B	1	48	20	B	1	6

时序检验的统计量计算过程如下：

（1）H_0 成立时，两组生存曲线相同，因此可以将两组数据合并，并按生存时间从小到大排序；

（2）计算出每组在第 j 个终点事件发生时间点上的期望事件发生数，分别表示为

$$\mathrm{e}_{1j} = \left(\frac{n_{1j}}{n_{1j}+n_{2j}}\right) \times (m_{1j}+m_{2j})$$

$$\mathrm{e}_{2j} = \left(\frac{n_{2j}}{n_{1j}+n_{2j}}\right) \times (m_{1j}+m_{2j})$$

其中，m_{ij} 表示第 i（$i=1, 2$）组第 j 时刻发生终点事件的个体数，n_{ij} 表示第 i 组在第 j 个时刻的期初观察个体数；

（3）对所有时间点实际终点事件发生数与期望终点事件发生数之差求和

$$O_i - E_i = \sum_j (m_{ij} - \mathrm{e}_{ij}) \quad (i=1,\ 2)$$

同时求其方差估计，表达式为

$$\widehat{Var}(O_i - E_i) = \sum_j \frac{n_{1j} n_{2j} (m_{1j}+m_{2j})(n_{1j}+n_{2j}-m_{1j}-m_{2j})}{(n_{1j}+n_{2j})^2 (n_{1j}+n_{2j}-1)} \quad (i=1,\ 2) \tag{18.12}$$

（4）计算时序检验统计量

$$\chi^2 = \frac{(O_1 - E_1)^2}{\widehat{Var}(O_1 - E_1)} \quad 或 \quad \chi^2 = \frac{(O_2 - E_2)^2}{\widehat{Var}(O_2 - E_2)} \tag{18.13}$$

二者均服从自由度 $\nu=1$ 的 χ^2 分布。

时序检验统计量还可以通过下式近似估计

$$\chi^2 = \sum_{i=1}^{2} \frac{(O_i - E_i)^2}{E_i} \sim \chi^2(\nu) \tag{18.14}$$

其中，自由度 $\nu = 1$。

式（18.14）计算简便，但其结果与精确法（一般统计软件均输出精确法的结果）相比较偏保守。

根据例 18.3 两组患者的生存资料，时序检验的计算过程见表 18.7。

表 18.7　20 例某病毒感染性疾病患者时序检验计算表

j	t_j	发生终点事件的个体数		期初观察个体数		期望数		实际数 – 期望数	
		m_{1j}	m_{2j}	n_{1j}	n_{2j}	e_{1j}	e_{2j}	$m_{1j}-e_{1j}$	$m_{2j}-e_{2j}$
1	6	6	2	10	10	(10/20)×8	(10/20)×8	2.00	−2.00
2	12	2	1	4	8	(4/12)×3	(8/12)×3	1.00	−1.00
3	18	0	1	2	7	(2/9)×1	(7/9)×1	−0.22	0.22
4	30	0	1	2	6	(2/8)×1	(6/8)×1	−0.25	0.25
5	36	1	0	2	5	(2/7)×1	(5/7)×1	0.71	−0.71
6	48	0	1	1	4	(1/5)×1	(4/5)×1	−0.20	0.20
7	60	0	1	0	2	(0/2)×1	(2/2)×1	0.00	0.00
合计	—	9	7	—	—	5.96	10.04	3.04	−3.04

采用时序检验统计量的近似估计

$$\chi^2 = \frac{(9-5.96)^2}{5.96} + \frac{(7-10.04)^2}{10.04} = 2.47$$

根据 $\nu = 1$，$\alpha = 0.05$，查 χ_1^2 分布界值（附表 4）得，$\chi^2 < \chi_1^2 = 3.84$，故 $p>0.05$，按 $\alpha = 0.05$ 检验水准不拒绝 H_0，尚不能认为两组的生存曲线不同，即不能认为两治疗组预后存在差异。两组患者生存曲线见图 18.6。

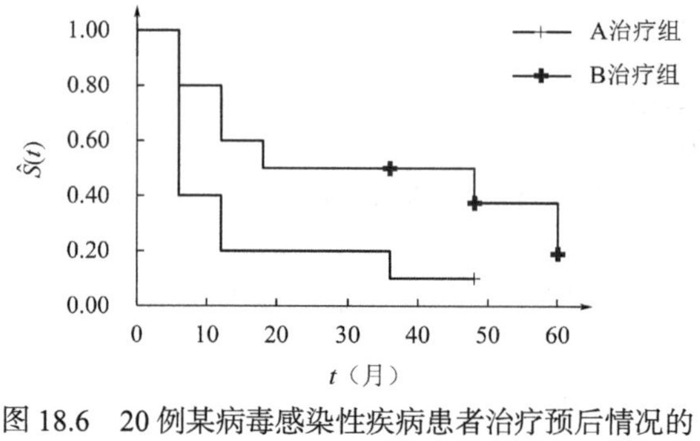

图 18.6　20 例某病毒感染性疾病患者治疗预后情况的生存曲线

当时序检验用于三组或多组生存曲线的比较时，其原假设 H_0 为：多组生存曲线分布相同。统计量的计算方法类似，按不同时间点各组期初观察人数分别计算期望数及其总和，检验统计量

$$\chi^2 = \sum_{i=1}^{k} \frac{(O_i - E_i)^2}{E_i} \tag{18.15}$$

近似服从自由度为 $\nu = k-1$ 的 χ^2 分布，其中 k 为比较组数。

18.3.2　生存曲线比较的其他方法

生存曲线的假设检验，除 log-rank 检验外，还有 Wilcoxon 检验（在 SPSS 软件中称 Breslow 检验）、Tarone-Ware 检验、Peto 检验等，它们的区别在于各时间点上对终点事件发生数实际值和期望值之差赋予的权重不同。以两组生存曲线比较为例，检验统计量的一般形式为

$$\chi^2 = \frac{\left(\sum_j w(t_j)(m_{ij} - \mathrm{e}_{ij})\right)^2}{\widehat{Var}\left(\sum_j w(t_j)(m_{ij} - \mathrm{e}_{ij})\right)} \tag{18.16}$$

其中，$w(t_j)$ 为权重，t_j 代表观察时刻。由此可以看出，对于时序检验，$w(t_j)=1$，即各时间点上终点事件发生数实际值和期望值的差赋予相同的权重，当两总体风险函数曲线成比例时，检验效能最大。对于 Wilcoxon 检验，$w(t_j)=n_j$，由于早期观察个体数更多，所以该方法赋予早期差别更大的权重。几种常用检验统计量的权重如表 18.8 所示。

表 18.8　几种常用检验统计量的权重

检验统计量	权重 $w(t_j)$	检验统计量	权重 $w(t_j)$
log-rank 检验	1	Tarone-Ware 检验	$\sqrt{n_j}$
Wilcoxon 检验	n_j	Peto 检验	$\hat{S}(t_j)$

上述这些方法属于单因素分析，若要综合考虑多种预后因素的影响，需借助多因素生存分析方法，这将在《医学统计学》（多元篇）中进一步介绍。

18.4　小　　结

本章中，我们介绍了生存数据的基本特征、生存时间函数，生存曲线的估计及比较的非参数方法。

生存分析是将终点事件及其经历时间综合考虑的一类统计分析方法。

当终点事件的发生随时间有很大的变化时，生存率是最适宜描述这个过程的重要统计量。本章分别介绍了小样本下的乘积极限法和基于频数表资料的寿命表法，事实上这两种方法的本质是相同的，都是通过一系列条件概率的乘积来计算生存率，乘积极限法可视为寿命表法的推广。

生存曲线是描述生存过程最直观的方法，本章重点介绍了基于大样本 χ^2 检验的时序检验法，用于两组或多组生存曲线的比较。

案例讨论

案例　在一项比较不同化疗方案对卵巢癌术后患者疗效的研究中，对 19 名在手术后接受 A 和 B 两

种不同化疗方案治疗的卵巢癌患者进行了随访，并记录了其年龄、生存时间、结局状态（1 = 死亡，0 = 生存），数据如表 18.9 所示。

表 18.9　19 名卵巢癌患者的生存资料

编号	年龄（岁）	化疗方案	结局状态	生存时间（月）	编号	年龄（岁）	化疗方案	结局状态	生存时间（月）
1	53	A	0	42	11	58	A	1	63
2	69	A	1	14	12	61	A	0	56
3	61	A	0	20	13	77	B	1	66
4	52	A	0	46	14	56	B	1	54
5	46	A	1	22	15	55	B	0	67
6	55	A	0	12	16	75	B	1	28
7	62	A	0	26	17	43	B	0	55
8	53	A	1	44	18	69	B	1	39
9	70	A	0	57	19	59	B	0	101
10	48	A	1	42					

为比较两种化疗方案的疗效，甲医生以生存状态作为评价指标，将以上数据整理成四格表并采用 Fisher 精确检验法得到了 p=0.6499，因此认为两种化疗方案的疗效并不存在显著性差异；而乙医生则分别计算了两组患者的生存时间的均数，$\bar{x}_A = 37.0, \bar{x}_B = 58.6$，并采用了 t 检验法比较了两组患者的生存时间的均数，得到 p=0.0353，认为两种化疗方案的疗效存在显著性差异，B 方案要好于 A 方案。这两位医生的分析方法是否合理？为什么？你认为应如何对这组数据进行分析？

思考与练习

一、最佳选择题

1. 生存资料的特点是________。
   A. 有起始事件与终点事件　　B. 有起始事件不必有终点事件
   C. 有生存时间　　D. A 与 C 正确
2. 生存时间 T ________。
   A. 是服从正态分布的随机变量　　B. 是服从正偏态分布的随机变量
   C. 服从负偏态分布的随机变量　　D. 它的分布形式往往未知
3. 生存曲线________。
   A. 反映了生存函数随时间变化的特征　　B. 以纵坐标 1.0 开始，并随时间递减
   C. 通常有阶梯或曲线两种形式　　D. 以上都正确
4. 下列关于删失数据的说法，错误的是________。
   A. 信息只是部分丢失　　B. 删失常分为右删失和左删失两种情况
   C. 失访造成的删失属于右删失　　D. 删失数据在分析过程中不参与计算
5. 时序检验用于两个或多个生存曲线的比较，它________。
   A. 仅对所讨论的时间段范围有效，其结果不能外延
   B. 能比较任意时刻的生存函数的信息
   C. 不能用于大样本的比较
   D. 可用于有交叉的生存曲线的比较

二、思考题

1. 生存函数的估计值 $\hat{S}(t)$ 是生存分析中重要的描述统计量，它与前述章节描述统计量的区别与联系是什么？

2. 当疾病发生率不随时间而改变，此时是否需要采用生存分析，为什么？

3. 怎样理解对于小样本数据观察时间的划分应该尽量的小，其作用是什么？

4. 本章所列几种生存曲线的比较方法均基于 χ^2 检验的原理，请思考共同点是什么？

三、计算分析题

某医生观察了 56 例肾上腺样瘤患者不同治疗方案的预后情况，收集了患者生存时间、结局（死亡=1，生存=0）、治疗方式（化疗和免疫治疗=1，其他=2），数据见表 18.10。

表 18.10　56 例肾上腺样瘤患者的预后资料

编号	治疗方式	结局状态	生存时间（月）	编号	治疗方式	结局状态	生存时间（月）	编号	治疗方式	结局状态	生存时间（月）
1	1	0	77	20	1	1	10	39	2	0	25
2	1	1	18	21	1	1	36	40	2	1	40
3	1	1	8	22	1	1	6	41	2	1	16
4	1	1	68	23	1	1	9	42	2	1	8
5	1	1	35	24	1	1	12	43	2	0	70
6	1	1	8	25	1	0	5	44	2	1	6
7	1	1	26	26	1	0	104	45	2	1	8
8	1	1	84	27	1	1	6	46	2	1	12
9	1	1	17	28	1	1	115	47	2	1	20
10	1	1	52	29	1	1	9	48	2	1	8
11	1	1	26	30	1	1	21	49	2	1	12
12	1	0	108	31	1	1	14	50	2	0	181
13	1	1	18	32	1	1	52	51	2	1	20
14	1	1	72	33	1	1	9	52	2	1	14
15	1	1	38	34	1	1	48	53	2	1	26
16	1	1	9	35	1	1	15	54	2	1	16
17	1	1	56	36	1	1	5	55	2	1	30
18	1	1	36	37	2	0	28	56	2	1	20
19	1	1	108	38	2	0	25				

（1）采用乘积极限方法估计两种治疗方式的生存函数，并绘制生存曲线。

（2）比较两种治疗方式的生存过程，并对结果进行解读。

（3）两种治疗方式下患者的中位生存期是多少？生存时间均数和中位生存期的区别是什么？

参 考 文 献

范福仁. 2000. 生物统计学. 2 版. 南京：江苏科技出版社.
方积乾, 陆盈. 2015. 现代医学统计学. 2 版. 北京：人民卫生出版社.
方积乾. 2007. 生物医学研究的统计方法. 北京：高等教育出版社.
费宇. 2007. 应用数理统计——基本概念与方法. 北京：科学出版社.
高惠璇. 2001. 实用统计方法与 SAS 系统. 北京：北京大学出版社.
郭海强，康素明，曲波，等. 2005. 两因素重复测量资料的方差分析及其 SAS 程序实现. 中国医科大学学报，34（4）：323-331.
贺佳, 陆健. 2002. 医学统计学中的 SAS 统计分析. 上海：第二军医大学出版社.
金丕焕, 陈锋. 2009. 医用统计方法. 3 版. 上海：教育科学出版社.
李春喜. 2000. 生物统计学. 2 版. 北京：科学出版社.
李晓松. 2008. 医学统计学. 2 版. 北京：高等教育出版社.
刘桂芬. 2007. 医学统计学. 2 版. 北京：中国协和医科大学出版社.
刘来福, 程书肖. 1988. 生物统计. 北京：北京师范大学出版社.
刘勤, 金丕焕. 2002. 分类数据的统计分析及 SAS 编程. 上海：复旦大学出版社.
柳青. 2004. 中国医学统计百科全书. 多元统计分册. 北京：人民卫生出版社.
陆守曾, 陈锋. 2007. 医学统计学. 2 版. 北京：中国统计出版社.
罗纳斯·伯纳德. 2004. 生物统计学基础. 5 版. 孙尚拱，译. 北京：科学出版社.
罗天娥. 2009. 医学统计学学习指导. 2 版. 北京：中国协和医科大学出版社.
施侣元. 2001. 流行病学辞典. 北京：科学出版社.
孙振球. 2006. 医学统计学. 北京：人民卫生出版社.
孙振球, 徐勇勇. 2007. 医学统计学. 2 版. 北京：人民卫生出版社.
颜虹. 2010. 医学统计学. 2 版. 北京：人民卫生出版社.
余松林. 2002. 医学统计学. 北京：人民卫生出版社.
宇传华. 2014. SPSS 与统计分析. 北京：电子工业出版社.
张文彤, 邝春伟. 2011. SPSS 统计分析基础教程. 2 版. 北京：高等教育出版社.
赵耐青, 尹平. 2014. 医学数据分析. 上海：复旦大学出版社.
Armitage P, Colton T. 2005. Encyclopedia of biostatistics. 8 volume set. 2nd Edition. Wiley.
Belle G V, Fisher L D, Heagerty P J, et al. 2004. Biostatistics: A Methodology for the Health Sciences. 2nd Edition. Hoboken: Wiley-Interscience..
Campbell M J. 2007. Medical statistics. 5th Edition. Hoboken: John Wiley & Sons..
Chow S C, Shao J, Wang H. 2008. Sample size calculations in clinical research. New York: Taylor & Francis..
D' Agostino R, Sullivan L M, Beiser A. 2005. Introductory applied biostatistics. Boston: Cengage Learning.
Dallal G E. 2001. Little handbook of statistical practice. 2nd Edition. Hoboken: Wiley-Interscience..
David G. Kleinbaum, Mitchel Klein. 2005. Survival analysis a self-learning text. 2nd Edition. New York: Springer.
Johnston G. 2012. Statistical models and methods for lifetime data. Technometrics, 45(3): 264-265.
Newman S C. 2001. Biostatistical methods in epidemiology. Hoboken: John Wiley & Sons..
Novitski C E. 2004. Revision of Fisher’s analysis of Mendel's garden pea experiments. Genetics, 166（3）:1139-1140.
Rosner B. 2011. Foundamentals of biostatistics. 7th Edition. Boston: Cengage Learning.
Woodward M. 2000. Epidemiology study design and data analysis. Boca Raton: Chapman & Hall/CRC.

附　　录

附表1　随机数字表

编号	1~10	11~20	21~30	31~40	41~50
1	22 17 68 65 81	68 95 23 92 35	87 02 22 57 51	61 09 43 95 06	58 24 82 03 47
2	19 36 27 59 46	13 79 93 37 55	39 77 32 77 09	85 52 05 30 62	47 83 51 62 74
3	16 77 23 02 77	09 61 87 25 21	28 06 24 25 93	16 71 13 59 78	23 05 47 47 25
4	78 43 76 71 61	20 44 90 32 64	97 67 63 99 61	46 38 03 93 22	69 81 21 99 21
5	03 28 28 26 08	73 37 32 04 05	69 30 16 09 05	88 69 58 28 99	35 07 44 75 47
6	93 22 53 64 39	07 10 63 76 35	87 03 04 79 88	08 13 13 85 51	55 34 57 72 69
7	78 76 58 54 74	92 38 70 96 92	52 06 79 79 45	82 63 18 27 44	69 66 92 19 09
8	23 68 35 26 00	99 53 93 61 28	52 70 05 48 34	56 65 05 61 86	90 92 10 70 80
9	15 39 25 70 99	93 86 52 77 65	15 33 59 05 28	22 87 26 07 47	86 96 98 29 06
10	58 71 96 30 24	18 46 23 34 27	85 13 99 24 44	49 18 09 79 49	74 16 32 23 02
11	57 35 27 33 72	24 53 63 94 09	41 10 76 47 91	44 04 95 49 66	39 60 04 59 81
12	48 50 86 54 48	22 06 34 72 52	82 21 15 65 20	33 29 94 71 11	15 91 29 12 03
13	61 96 48 95 03	07 16 39 33 66	98 56 10 56 79	77 21 30 27 12	90 49 22 23 62
14	36 93 89 41 26	29 70 83 63 51	99 74 20 52 36	87 09 41 15 09	98 60 16 03 03
15	18 87 00 42 31	57 90 12 02 07	23 47 37 17 31	54 08 01 88 63	39 41 88 92 10
16	88 56 53 27 59	33 35 72 67 47	77 34 55 45 70	08 18 27 38 90	16 95 86 70 75
17	09 72 95 84 29	49 41 31 06 70	42 38 06 45 18	64 84 73 31 65	52 53 37 97 15
18	12 96 88 17 31	65 19 69 02 83	60 75 86 90 68	24 64 19 35 51	56 61 87 39 12
19	85 94 57 24 16	92 09 84 38 76	22 00 27 69 85	29 81 94 78 70	21 94 47 90 12
20	38 64 43 59 98	98 77 87 68 07	91 51 67 62 44	40 98 05 93 78	23 32 65 41 18
21	53 44 09 42 72	00 41 86 79 79	68 47 22 00 20	35 55 31 51 51	00 83 63 22 55
22	40 76 66 26 84	57 99 99 90 37	36 63 32 08 58	37 40 13 68 97	87 64 81 07 83
23	02 17 79 18 05	12 59 52 57 02	22 07 90 47 03	28 14 11 30 79	20 69 22 40 98
24	95 17 82 06 53	31 51 10 96 46	92 06 88 07 77	56 11 50 81 69	40 23 72 51 39
25	35 76 22 42 92	96 11 83 44 80	34 68 35 48 77	33 42 40 90 60	73 96 53 97 86
26	26 29 31 56 41	85 47 04 66 08	34 72 57 59 13	82 43 80 46 15	38 26 61 70 04
27	77 80 20 75 82	72 82 32 99 90	63 95 73 76 63	89 73 44 99 05	48 67 26 43 18
28	46 40 66 44 52	91 36 74 43 53	30 82 13 54 00	78 45 63 98 35	55 03 36 67 68
29	37 56 08 18 09	77 53 84 46 47	31 91 18 95 58	24 16 74 11 53	44 10 13 85 57
30	61 65 61 68 66	37 27 47 39 19	84 83 70 07 48	53 21 40 06 71	95 06 79 88 54
31	93 43 69 64 07	34 18 04 52 35	56 27 09 24 86	61 85 53 83 45	19 90 70 99 00
32	21 96 60 12 99	11 20 99 45 18	48 13 93 55 34	18 37 79 49 90	65 97 38 20 46
33	95 20 47 97 97	27 37 83 28 71	00 06 41 41 74	45 89 09 39 84	51 67 11 52 49
34	97 86 21 78 73	10 65 81 92 59	58 76 17 14 97	04 76 62 16 17	17 95 70 45 80
35	69 92 06 34 13	59 71 74 17 32	27 55 10 24 19	23 71 82 13 74	63 52 52 01 41
36	04 31 17 21 56	33 73 99 19 87	26 72 39 27 67	53 77 57 68 93	60 61 97 22 61

续表

编号	1~10	11~20	21~30	31~40	41~50
37	61 06 98 03 91	87 14 77 43 96	43 00 65 98 50	45 60 33 01 07	98 99 46 50 47
38	85 93 85 86 88	72 87 08 62 40	16 06 10 89 20	23 21 34 74 97	76 38 03 29 63
39	21 74 32 47 45	73 96 07 94 52	09 65 90 77 47	25 76 16 19 33	53 05 70 53 30
40	15 69 53 82 80	79 96 23 53 10	65 39 07 16 29	45 33 02 43 70	02 87 40 41 45
41	02 89 08 04 49	20 21 14 68 86	87 63 93 95 17	11 29 01 95 80	35 14 97 35 33
42	87 18 15 89 79	85 43 01 72 73	08 61 74 51 69	89 74 39 82 15	94 51 33 41 67
43	98 83 71 94 22	59 97 50 99 52	08 52 85 08 40	87 80 61 65 31	91 51 80 32 44
44	10 08 58 21 66	72 68 49 29 31	89 85 84 46 06	59 73 19 85 23	65 09 29 75 63
45	47 90 56 10 08	88 02 84 27 83	42 29 72 23 19	66 56 45 65 79	20 71 53 20 25
46	22 85 61 68 90	49 64 92 85 44	16 40 12 89 88	50 14 49 81 06	01 82 77 45 12
47	67 80 43 79 33	12 83 11 41 16	25 58 19 68 70	77 02 54 00 52	53 43 37 15 26
48	27 62 50 96 72	79 44 61 40 15	14 53 40 65 39	27 31 58 50 28	11 39 03 34 25
49	33 78 80 87 15	38 30 06 38 21	14 47 47 07 26	54 96 87 53 32	40 36 40 96 76
50	13 13 92 66 99	47 24 49 57 74	32 25 43 62 17	10 97 11 69 84	99 63 22 32 98

附表 2　随机排列表

编号	1	2	3	4	5	6	7	8	9	10	11	12	13	14	15	16	17	18	19	20
1	8	6	19	13	5	18	12	1	4	3	9	2	17	14	11	7	16	15	10	0
2	8	19	7	6	11	14	2	13	5	17	9	12	0	16	15	1	4	10	18	3
3	18	1	10	13	17	2	0	3	8	15	7	4	19	12	5	14	9	11	6	16
4	6	19	1	5	18	12	4	0	13	10	16	17	7	14	11	15	8	3	9	2
5	1	2	7	4	18	0	15	13	5	12	19	10	9	14	16	8	6	11	3	17
6	11	19	2	15	14	10	8	12	1	17	4	3	0	9	16	6	13	7	18	5
7	14	3	16	7	9	2	15	12	11	4	13	19	8	1	18	6	0	5	17	10
8	3	2	16	6	1	13	17	19	8	14	0	15	9	18	11	5	4	10	7	12
9	16	9	10	3	15	0	11	2	1	5	18	8	19	13	6	12	17	4	7	14
10	4	11	18	6	0	8	12	16	17	3	2	9	5	7	19	10	15	13	14	1
11	5	15	18	13	7	3	10	14	16	1	8	2	17	6	9	4	0	12	19	11
12	0	18	10	15	11	12	3	13	14	1	17	2	6	9	16	4	7	8	19	5
13	10	9	14	18	12	17	15	3	5	2	11	19	8	0	1	4	7	13	6	16
14	11	9	13	0	14	12	18	7	2	10	4	17	19	6	5	8	3	15	1	16
15	17	1	0	16	9	12	2	4	5	18	14	15	7	19	6	8	11	3	10	13
16	17	1	5	2	8	12	15	13	19	14	7	16	6	3	9	10	4	11	0	18
17	5	16	15	7	18	10	12	9	11	6	13	17	14	1	0	4	3	2	19	8
18	16	19	0	8	6	10	13	17	4	3	15	18	11	1	12	9	5	7	2	14
19	13	9	17	12	15	4	3	1	16	2	10	18	8	6	7	19	14	11	0	5
20	11	12	8	16	3	19	14	17	9	7	4	1	10	0	18	15	6	5	13	2
21	19	12	13	8	4	15	16	7	0	11	1	5	14	18	3	6	10	9	2	17
22	2	18	8	14	6	11	1	9	15	0	17	10	4	7	13	3	12	5	16	19
23	9	16	17	18	5	7	12	2	4	10	0	13	8	3	14	15	6	11	1	19
24	15	0	14	6	1	2	9	8	18	4	10	17	3	12	16	11	19	13	7	5
25	7	16	2	11	9	17	15	5	14	3	12	13	6	20	1	4	8	18	10	19

附表 3 标准正态分布 $\Phi(u)$ 表（u 分布界值表）

u	0.00	0.01	0.02	0.03	0.04	0.05	0.06	0.07	0.08	0.09
−3.0	0.0013	0.0013	0.0013	0.0012	0.0012	0.0011	0.0011	0.0011	0.0010	0.0010
−2.9	0.0019	0.0018	0.0018	0.0017	0.0016	0.0016	0.0015	0.0015	0.0014	0.0014
−2.8	0.0026	0.0025	0.0024	0.0023	0.0023	0.0022	0.0021	0.0021	0.0020	0.0019
−2.7	0.0035	0.0034	0.0033	0.0032	0.0031	0.0030	0.0029	0.0028	0.0027	0.0026
−2.6	0.0047	0.0045	0.0044	0.0043	0.0041	0.0040	0.0039	0.0038	0.0037	0.0036
−2.5	0.0062	0.0060	0.0059	0.0057	0.0055	0.0054	0.0052	0.0051	0.0049	0.0048
−2.4	0.0082	0.0080	0.0078	0.0075	0.0073	0.0071	0.0069	0.0068	0.0066	0.0064
−2.3	0.0107	0.0104	0.0102	0.0099	0.0096	0.0094	0.0091	0.0089	0.0087	0.0084
−2.2	0.0139	0.0136	0.0132	0.0129	0.0125	0.0122	0.0119	0.0116	0.0113	0.0110
−2.1	0.0179	0.0174	0.0170	0.0166	0.0162	0.0158	0.0154	0.0150	0.0146	0.0143
−2.0	0.0228	0.0222	0.0217	0.0212	0.0207	0.0202	0.0197	0.0192	0.0188	0.0183
−1.9	0.0287	0.0281	0.0274	0.0268	0.0262	0.0256	0.0250	0.0244	0.0239	0.0233
−1.8	0.0359	0.0351	0.0344	0.0336	0.0329	0.0322	0.0314	0.0307	0.0301	0.0294
−1.7	0.0446	0.0436	0.0427	0.0418	0.0409	0.0401	0.0392	0.0384	0.0375	0.0367
−1.6	0.0548	0.0537	0.0526	0.0516	0.0505	0.0495	0.0485	0.0475	0.0465	0.0455
−1.5	0.0668	0.0655	0.0643	0.0630	0.0618	0.0606	0.0594	0.0582	0.0571	0.0559
−1.4	0.0808	0.0793	0.0778	0.0764	0.0749	0.0735	0.0721	0.0708	0.0694	0.0681
−1.3	0.0968	0.0951	0.0934	0.0918	0.0901	0.0885	0.0869	0.0853	0.0838	0.0823
−1.2	0.1151	0.1131	0.1112	0.1093	0.1075	0.1056	0.1038	0.1020	0.1003	0.0985
−1.1	0.1357	0.1335	0.1314	0.1292	0.1271	0.1251	0.1230	0.1210	0.1190	0.1170
−1.0	0.1587	0.1562	0.1539	0.1515	0.1492	0.1469	0.1446	0.1423	0.1401	0.1379
−0.9	0.1841	0.1814	0.1788	0.1762	0.1736	0.1711	0.1685	0.1660	0.1635	0.1611
−0.8	0.2119	0.2090	0.2061	0.2033	0.2005	0.1977	0.1949	0.1922	0.1894	0.1867
−0.7	0.2420	0.2389	0.2358	0.2327	0.2296	0.2266	0.2236	0.2206	0.2177	0.2148
−0.6	0.2743	0.2709	0.2676	0.2643	0.2611	0.2578	0.2546	0.2514	0.2483	0.2451
−0.5	0.3085	0.3050	0.3015	0.2981	0.2946	0.2912	0.2877	0.2843	0.2810	0.2776
−0.4	0.3446	0.3409	0.3372	0.3336	0.3300	0.3264	0.3228	0.3192	0.3156	0.3121
−0.3	0.3821	0.3783	0.3745	0.3707	0.3669	0.3632	0.3594	0.3557	0.3520	0.3483
−0.2	0.4207	0.4168	0.4129	0.4090	0.4052	0.4013	0.3974	0.3936	0.3897	0.3859
−0.1	0.4602	0.4562	0.4522	0.4483	0.4443	0.4404	0.4364	0.4325	0.4286	0.4247
−0.0	0.5000	0.4960	0.4920	0.4880	0.4840	0.4801	0.4761	0.4721	0.4681	0.4641

附表 4　χ^2 分布界值表

自由度 ν	$1-\alpha$												
	0.005	0.010	0.025	0.050	0.100	0.250	0.500	0.750	0.900	0.950	0.975	0.990	0.995
1					0.02	0.10	0.45	1.32	2.71	3.84	5.02	6.63	7.88
2	0.01	0.02	0.05	0.10	0.21	0.58	1.39	2.77	4.61	5.99	7.38	9.21	10.60
3	0.07	0.11	0.22	0.35	0.58	1.21	2.37	4.11	6.25	7.81	9.35	11.34	12.84
4	0.21	0.30	0.48	0.71	1.06	1.92	3.36	5.39	7.78	9.49	11.14	13.28	14.86
5	0.41	0.55	0.83	1.15	1.61	2.67	4.35	6.63	9.24	11.07	12.83	15.09	16.75
6	0.68	0.87	1.24	1.64	2.20	3.45	5.35	7.84	10.64	12.59	14.45	16.81	18.55
7	0.99	1.24	1.69	2.17	2.83	4.25	6.35	9.04	12.02	14.07	16.01	18.48	20.28
8	1.34	1.65	2.18	2.73	3.49	5.07	7.34	10.22	13.36	15.51	17.53	20.09	21.95
9	1.73	2.09	2.70	3.33	4.17	5.90	8.34	11.39	14.68	16.92	19.02	21.67	23.59
10	2.16	2.56	3.25	3.94	4.87	6.74	9.34	12.55	15.99	18.31	20.48	23.21	25.19
11	2.60	3.05	3.82	4.57	5.58	7.58	10.34	13.70	17.28	19.68	21.92	24.72	26.76
12	3.07	3.57	4.40	5.23	6.30	8.44	11.34	14.85	18.55	21.03	23.34	26.22	28.30
13	3.57	4.11	5.01	5.89	7.04	9.30	12.34	15.98	19.81	22.36	24.74	27.69	29.82
14	4.07	4.66	5.63	6.57	7.79	10.17	13.34	17.12	21.06	23.68	26.12	29.14	31.32
15	4.60	5.23	6.26	7.26	8.55	11.04	14.34	18.25	22.31	25.00	27.49	30.58	32.80
16	5.14	5.81	6.91	7.96	9.31	11.91	15.34	19.37	23.54	26.30	28.85	32.00	34.27
17	5.70	6.41	7.56	8.67	10.09	12.79	16.34	20.49	24.77	27.59	30.19	33.41	35.72
18	6.26	7.01	8.23	9.39	10.86	13.68	17.34	21.60	25.99	28.87	31.53	34.81	37.16
19	6.84	7.63	8.91	10.12	11.65	14.56	18.34	22.72	27.20	30.14	32.85	36.19	38.58
20	7.43	8.26	9.59	10.85	12.44	15.45	19.34	23.83	28.41	31.41	34.17	37.57	40.00
21	8.03	8.90	10.28	11.59	13.24	16.34	20.34	24.93	29.62	32.67	35.48	38.93	41.40
22	8.64	9.54	10.98	12.34	14.04	17.24	21.34	26.04	30.81	33.92	36.78	40.29	42.80
23	9.26	10.20	11.69	13.09	14.85	18.14	22.34	27.14	32.01	35.17	38.08	41.64	44.18
24	9.89	10.86	12.40	13.85	15.66	19.04	23.34	28.24	33.20	36.42	39.36	42.98	45.56
25	10.52	11.52	13.12	14.61	16.47	19.94	24.34	29.34	34.38	37.65	40.65	44.31	46.93
26	11.16	12.20	13.84	15.38	17.29	20.84	25.34	30.43	35.56	38.89	41.92	45.64	48.29
27	11.81	12.88	14.57	16.15	18.11	21.75	26.34	31.53	36.74	40.11	43.19	46.96	49.64
28	12.46	13.56	15.31	16.93	18.94	22.66	27.34	32.62	37.92	41.34	44.46	48.28	50.99
29	13.12	14.26	16.05	17.71	19.77	23.57	28.34	33.71	39.09	42.56	45.72	49.59	52.34
30	13.79	14.95	16.79	18.49	20.60	24.48	29.34	34.80	40.26	43.77	46.98	50.89	53.67
40	20.71	22.16	24.43	26.51	29.05	33.66	39.34	45.62	51.81	55.76	59.34	63.69	66.77
50	27.99	29.71	32.36	34.76	37.69	42.94	49.33	56.33	63.17	67.50	71.42	76.15	79.49
60	35.53	37.48	40.48	43.19	46.46	52.29	59.33	66.98	74.40	79.08	83.30	88.38	91.95
70	43.28	45.44	48.76	51.74	55.33	61.70	69.33	77.58	85.53	90.53	95.02	100.43	104.21
80	51.17	53.54	57.15	60.39	64.28	71.14	79.33	88.13	96.58	101.88	106.63	112.33	116.32
90	59.20	61.75	65.65	69.13	73.29	80.62	89.33	98.65	107.57	113.15	118.14	124.12	128.30
100	67.33	70.06	74.22	77.93	82.36	90.13	99.33	109.14	118.50	124.34	129.56	135.81	140.17

附表 5　t 分布界值表

自由度 ν	α										
	单侧	0.25	0.20	0.10	0.05	0.025	0.01	0.005	0.0025	0.001	0.0005
	双侧	0.50	0.40	0.20	0.10	0.05	0.02	0.01	0.005	0.002	0.001
1		1.000	1.376	3.078	6.314	12.706	31.821	63.657	127.321	318.309	636.619
2		0.816	1.061	1.886	2.920	4.303	6.965	9.925	14.089	22.327	31.599
3		0.765	0.978	1.638	2.353	3.182	4.541	5.841	7.453	10.215	12.924
4		0.741	0.941	1.533	2.132	2.776	3.747	4.604	5.598	7.173	8.610
5		0.727	0.920	1.476	2.015	2.571	3.365	4.032	4.773	5.893	6.869
6		0.718	0.906	1.440	1.943	2.447	3.143	3.707	4.317	5.208	5.959
7		0.711	0.896	1.415	1.895	2.365	2.998	3.499	4.029	4.785	5.408
8		0.706	0.889	1.397	1.860	2.306	2.896	3.355	3.833	4.501	5.041
9		0.703	0.883	1.383	1.833	2.262	2.821	3.250	3.690	4.297	4.781
10		0.700	0.879	1.372	1.812	2.228	2.764	3.169	3.581	4.144	4.587
11		0.697	0.876	1.363	1.796	2.201	2.718	3.106	3.497	4.025	4.437
12		0.695	0.873	1.356	1.782	2.179	2.681	3.055	3.428	3.930	4.318
13		0.694	0.870	1.350	1.771	2.160	2.650	3.012	3.372	3.852	4.221
14		0.692	0.868	1.345	1.761	2.145	2.624	2.977	3.326	3.787	4.140
15		0.691	0.866	1.341	1.753	2.131	2.602	2.947	3.286	3.733	4.073
16		0.690	0.865	1.337	1.746	2.120	2.583	2.921	3.252	3.686	4.015
17		0.689	0.863	1.333	1.740	2.110	2.567	2.898	3.222	3.646	3.965
18		0.688	0.862	1.330	1.734	2.101	2.552	2.878	3.197	3.610	3.922
19		0.688	0.861	1.328	1.729	2.093	2.539	2.861	3.174	3.579	3.883
20		0.687	0.860	1.325	1.725	2.086	2.528	2.845	3.153	3.552	3.850
21		0.686	0.859	1.323	1.721	2.080	2.518	2.831	3.135	3.527	3.819
22		0.686	0.858	1.321	1.717	2.074	2.508	2.819	3.119	3.505	3.792
23		0.685	0.858	1.319	1.714	2.069	2.500	2.807	3.104	3.485	3.768
24		0.685	0.857	1.318	1.711	2.064	2.492	2.797	3.091	3.467	3.745
25		0.684	0.856	1.316	1.708	2.060	2.485	2.787	3.078	3.450	3.725
26		0.684	0.856	1.315	1.706	2.056	2.479	2.779	3.067	3.435	3.707
27		0.684	0.855	1.314	1.703	2.052	2.473	2.771	3.057	3.421	3.690
28		0.683	0.855	1.313	1.701	2.048	2.467	2.763	3.047	3.408	3.674
29		0.683	0.854	1.311	1.699	2.045	2.462	2.756	3.038	3.396	3.659
30		0.683	0.854	1.310	1.697	2.042	2.457	2.750	3.030	3.385	3.646
31		0.682	0.853	1.309	1.696	2.040	2.453	2.744	3.022	3.375	3.633
32		0.682	0.853	1.309	1.694	2.037	2.449	2.738	3.015	3.365	3.622
33		0.682	0.853	1.308	1.692	2.035	2.445	2.733	3.008	3.356	3.611
34		0.682	0.852	1.307	1.691	2.032	2.441	2.728	3.002	3.348	3.601
35		0.682	0.852	1.306	1.690	2.030	2.438	2.724	2.996	3.340	3.591
36		0.681	0.852	1.306	1.688	2.028	2.434	2.719	2.990	3.333	3.582
37		0.681	0.851	1.305	1.687	2.026	2.431	2.715	2.985	3.326	3.574
38		0.681	0.851	1.304	1.686	2.024	2.429	2.712	2.980	3.319	3.566
39		0.681	0.851	1.304	1.685	2.023	2.426	2.708	2.976	3.313	3.558
40		0.681	0.851	1.303	1.684	2.021	2.423	2.704	2.971	3.307	3.551
50		0.679	0.849	1.299	1.676	2.009	2.403	2.678	2.937	3.261	3.496
60		0.679	0.848	1.296	1.671	2.000	2.390	2.660	2.915	3.232	3.460
70		0.678	0.847	1.294	1.667	1.994	2.381	2.648	2.899	3.211	3.435
80		0.678	0.846	1.292	1.664	1.990	2.374	2.639	2.887	3.195	3.416
90		0.677	0.846	1.291	1.662	1.987	2.368	2.632	2.878	3.183	3.402
100		0.677	0.845	1.290	1.660	1.984	2.364	2.626	2.871	3.174	3.390
200		0.676	0.843	1.286	1.653	1.972	2.345	2.601	2.839	3.131	3.340
500		0.675	0.842	1.283	1.648	1.965	2.334	2.586	2.820	3.107	3.310
1000		0.675	0.842	1.282	1.646	1.962	2.330	2.581	2.813	3.098	3.300
∞		0.6745	0.8416	1.2816	1.6449	1.9600	2.3263	2.5758	2.8070	3.0902	3.2905

附表 6　*F* 分布界值表（方差分析用）

$\alpha = 0.10$

ν_2	ν_1																	
	1	2	3	4	5	6	7	8	9	10	15	20	30	50	100	200	500	∞
1	39.9	49.5	53.6	55.8	57.2	58.2	58.9	59.4	59.9	60.2	61.2	61.7	62.3	62.7	63.0	63.2	63.3	63.3
2	8.53	9.00	9.16	9.24	9.29	9.33	9.35	9.37	9.38	9.39	9.42	9.44	9.46	9.47	9.48	9.49	9.49	9.49
3	5.54	5.46	5.39	5.34	5.31	5.28	5.27	5.25	5.24	5.23	5.20	5.18	5.17	5.15	5.14	5.14	5.14	5.13
4	4.54	4.32	4.19	4.11	4.05	4.01	3.98	3.95	3.94	3.92	3.87	3.84	3.82	3.80	3.78	3.77	3.76	3.76
5	4.06	3.78	3.62	3.52	3.45	3.40	3.37	3.34	3.32	3.30	3.24	3.21	3.17	3.15	3.13	3.12	3.11	3.10
6	3.78	3.46	3.29	3.18	3.11	3.05	3.01	2.98	2.96	2.94	2.87	2.84	2.80	2.77	2.75	2.73	2.73	2.72
7	3.59	3.26	3.07	2.96	2.88	2.83	2.78	2.75	2.72	2.70	2.63	2.59	2.56	2.52	2.50	2.48	2.48	2.47
8	3.46	3.11	2.92	2.81	2.73	2.67	2.62	2.59	2.56	2.54	2.46	2.42	2.38	2.35	2.32	2.31	2.30	2.29
9	3.36	3.01	2.81	2.69	2.61	2.55	2.51	2.47	2.44	2.42	2.34	2.30	2.25	2.22	2.19	2.17	2.17	2.16
10	3.29	2.92	2.73	2.61	2.52	2.46	2.41	2.38	2.35	2.32	2.24	2.20	2.16	2.12	2.09	2.07	2.06	2.06
11	3.23	2.86	2.66	2.54	2.45	2.39	2.34	2.30	2.27	2.25	2.17	2.12	2.08	2.04	2.01	1.99	1.98	1.97
12	3.18	2.81	2.61	2.48	2.39	2.33	2.28	2.24	2.21	2.19	2.10	2.06	2.01	1.97	1.94	1.92	1.91	1.90
13	3.14	2.76	2.56	2.43	2.35	2.28	2.23	2.20	2.16	2.14	2.05	2.01	1.96	1.92	1.88	1.86	1.85	1.85
14	3.10	2.73	2.52	2.39	2.31	2.24	2.19	2.15	2.12	2.10	2.01	1.96	1.91	1.87	1.83	1.82	1.80	1.80
15	3.07	2.70	2.49	2.36	2.27	2.21	2.16	2.12	2.09	2.06	1.97	1.92	1.87	1.83	1.79	1.77	1.76	1.76
16	3.05	2.67	2.46	2.33	2.24	2.18	2.13	2.09	2.06	2.03	1.94	1.89	1.84	1.79	1.76	1.74	1.73	1.72
17	3.03	2.64	2.44	2.31	2.22	2.15	2.10	2.06	2.03	2.00	1.91	1.86	1.81	1.76	1.73	1.71	1.69	1.69
18	3.01	2.62	2.42	2.29	2.20	2.13	2.08	2.04	2.00	1.98	1.89	1.84	1.78	1.74	1.70	1.68	1.67	1.66
19	2.99	2.61	2.40	2.27	2.18	2.11	2.06	2.02	1.98	1.96	1.86	1.81	1.76	1.71	1.67	1.65	1.64	1.63
20	2.97	2.59	2.38	2.25	2.16	2.09	2.04	2.00	1.96	1.94	1.84	1.79	1.74	1.69	1.65	1.63	1.62	1.61
21	2.96	2.57	2.36	2.23	2.14	2.08	2.02	1.98	1.95	1.92	1.83	1.78	1.72	1.67	1.63	1.61	1.60	1.59
22	2.95	2.56	2.35	2.22	2.13	2.06	2.01	1.97	1.93	1.90	1.81	1.76	1.70	1.65	1.61	1.59	1.58	1.57
23	2.94	2.55	2.34	2.21	2.11	2.05	1.99	1.95	1.92	1.89	1.80	1.74	1.69	1.64	1.59	1.57	1.56	1.55
24	2.93	2.54	2.33	2.19	2.10	2.04	1.98	1.94	1.91	1.88	1.78	1.73	1.67	1.62	1.58	1.56	1.54	1.53
25	2.92	2.53	2.32	2.18	2.09	2.02	1.97	1.93	1.89	1.87	1.77	1.72	1.66	1.61	1.56	1.54	1.53	1.52
26	2.91	2.52	2.31	2.17	2.08	2.01	1.96	1.92	1.88	1.86	1.76	1.71	1.65	1.59	1.55	1.53	1.51	1.50
27	2.90	2.51	2.30	2.17	2.07	2.00	1.95	1.91	1.87	1.85	1.75	1.70	1.64	1.58	1.54	1.52	1.50	1.49
28	2.89	2.50	2.29	2.16	2.06	2.00	1.94	1.90	1.87	1.84	1.74	1.69	1.63	1.57	1.53	1.50	1.49	1.48
29	2.89	2.50	2.28	2.15	2.06	1.99	1.93	1.89	1.86	1.83	1.73	1.68	1.62	1.56	1.52	1.49	1.48	1.47
30	2.88	2.49	2.28	2.14	2.05	1.98	1.93	1.88	1.85	1.82	1.72	1.67	1.61	1.55	1.51	1.48	1.47	1.46
40	2.84	2.44	2.23	2.09	2.00	1.93	1.87	1.83	1.79	1.76	1.66	1.61	1.54	1.48	1.43	1.41	1.39	1.38
50	2.81	2.41	2.20	2.06	1.97	1.90	1.84	1.80	1.76	1.73	1.63	1.57	1.50	1.44	1.39	1.36	1.34	1.33
60	2.79	2.39	2.18	2.04	1.95	1.87	1.82	1.77	1.74	1.71	1.60	1.54	1.48	1.41	1.36	1.33	1.31	1.29
70	2.78	2.38	2.16	2.03	1.93	1.86	1.80	1.76	1.72	1.69	1.59	1.53	1.46	1.39	1.34	1.30	1.28	1.27
80	2.77	2.37	2.15	2.02	1.92	1.85	1.79	1.75	1.71	1.68	1.57	1.51	1.44	1.38	1.32	1.28	1.26	1.24
100	2.76	2.36	2.14	2.00	1.91	1.83	1.78	1.73	1.69	1.66	1.56	1.49	1.42	1.35	1.29	1.26	1.23	1.21
200	2.73	2.33	2.11	1.97	1.88	1.80	1.75	1.70	1.66	1.63	1.52	1.46	1.38	1.31	1.24	1.20	1.17	1.14
500	2.72	2.31	2.09	1.96	1.86	1.79	1.73	1.68	1.64	1.61	1.50	1.44	1.36	1.28	1.21	1.16	1.12	1.09
∞	2.71	2.30	2.08	1.94	1.85	1.77	1.72	1.67	1.63	1.60	1.49	1.42	1.34	1.26	1.18	1.13	1.08	1.00

$\alpha = 0.05$ 续表

ν_2	ν_1														
	1	2	3	4	5	6	7	8	9	10	11	12	13	14	15
1	161.5	199.5	215.7	224.6	230.2	234.0	236.8	238.9	240.5	241.9	243.0	243.9	244.7	245.4	246.0
2	18.51	19.00	19.16	19.25	19.30	19.33	19.35	19.37	19.38	19.40	19.40	19.41	19.42	19.42	19.43
3	10.13	9.55	9.28	9.12	9.01	8.94	8.89	8.85	8.81	8.79	8.76	8.74	8.73	8.71	8.70
4	7.71	6.94	6.59	6.39	6.26	6.16	6.09	6.04	6.00	5.96	5.94	5.91	5.89	5.87	5.86
5	6.61	5.79	5.41	5.19	5.05	4.95	4.88	4.82	4.77	4.74	4.70	4.68	4.66	4.64	4.62
6	5.99	5.14	4.76	4.53	4.39	4.28	4.21	4.15	4.10	4.06	4.03	4.00	3.98	3.96	3.94
7	5.59	4.74	4.35	4.12	3.97	3.87	3.79	3.73	3.68	3.64	3.60	3.57	3.55	3.53	3.51
8	5.32	4.46	4.07	3.84	3.69	3.58	3.50	3.44	3.39	3.35	3.31	3.28	3.26	3.24	3.22
9	5.12	4.26	3.86	3.63	3.48	3.37	3.29	3.23	3.18	3.14	3.10	3.07	3.05	3.03	3.01
10	4.96	4.10	3.71	3.48	3.33	3.22	3.14	3.07	3.02	2.98	2.94	2.91	2.89	2.86	2.85
11	4.84	3.98	3.59	3.36	3.20	3.09	3.01	2.95	2.90	2.85	2.82	2.79	2.76	2.74	2.72
12	4.75	3.89	3.49	3.26	3.11	3.00	2.91	2.85	2.80	2.75	2.72	2.69	2.66	2.64	2.62
13	4.67	3.81	3.41	3.18	3.03	2.92	2.83	2.77	2.71	2.67	2.63	2.60	2.58	2.55	2.53
14	4.60	3.74	3.34	3.11	2.96	2.85	2.76	2.70	2.65	2.60	2.57	2.53	2.51	2.48	2.46
15	4.54	3.68	3.29	3.06	2.90	2.79	2.71	2.64	2.59	2.54	2.51	2.48	2.45	2.42	2.40
16	4.49	3.63	3.24	3.01	2.85	2.74	2.66	2.59	2.54	2.49	2.46	2.42	2.40	2.37	2.35
17	4.45	3.59	3.20	2.96	2.81	2.70	2.61	2.55	2.49	2.45	2.41	2.38	2.35	2.33	2.31
18	4.41	3.55	3.16	2.93	2.77	2.66	2.58	2.51	2.46	2.41	2.37	2.34	2.31	2.29	2.27
19	4.38	3.52	3.13	2.90	2.74	2.63	2.54	2.48	2.42	2.38	2.34	2.31	2.28	2.26	2.23
20	4.35	3.49	3.10	2.87	2.71	2.60	2.51	2.45	2.39	2.35	2.31	2.28	2.25	2.22	2.20
21	4.32	3.47	3.07	2.84	2.68	2.57	2.49	2.42	2.37	2.32	2.28	2.25	2.22	2.20	2.18
22	4.30	3.44	3.05	2.82	2.66	2.55	2.46	2.40	2.34	2.30	2.26	2.23	2.20	2.17	2.15
23	4.28	3.42	3.03	2.80	2.64	2.53	2.44	2.37	2.32	2.27	2.24	2.20	2.18	2.15	2.13
24	4.26	3.40	3.01	2.78	2.62	2.51	2.42	2.36	2.30	2.25	2.22	2.18	2.15	2.13	2.11
25	4.24	3.39	2.99	2.76	2.60	2.49	2.40	2.34	2.28	2.24	2.20	2.16	2.14	2.11	2.09
26	4.23	3.37	2.98	2.74	2.59	2.47	2.39	2.32	2.27	2.22	2.18	2.15	2.12	2.09	2.07
27	4.21	3.35	2.96	2.73	2.57	2.46	2.37	2.31	2.25	2.20	2.17	2.13	2.10	2.08	2.06
28	4.20	3.34	2.95	2.71	2.56	2.45	2.36	2.29	2.24	2.19	2.15	2.12	2.09	2.06	2.04
29	4.18	3.33	2.93	2.70	2.55	2.43	2.35	2.28	2.22	2.18	2.14	2.10	2.08	2.05	2.03
30	4.17	3.32	2.92	2.69	2.53	2.42	2.33	2.27	2.21	2.16	2.13	2.09	2.06	2.04	2.01
32	4.15	3.29	2.90	2.67	2.51	2.40	2.31	2.24	2.19	2.14	2.10	2.07	2.04	2.01	1.99
34	4.13	3.28	2.88	2.65	2.49	2.38	2.29	2.23	2.17	2.12	2.08	2.05	2.02	1.99	1.97
36	4.11	3.26	2.87	2.63	2.48	2.36	2.28	2.21	2.15	2.11	2.07	2.03	2.00	1.98	1.95
38	4.10	3.24	2.85	2.62	2.46	2.35	2.26	2.19	2.14	2.09	2.05	2.02	1.99	1.96	1.94
40	4.08	3.23	2.84	2.61	2.45	2.34	2.25	2.18	2.12	2.08	2.04	2.00	1.97	1.95	1.92
42	4.07	3.22	2.83	2.59	2.44	2.32	2.24	2.17	2.11	2.06	2.03	1.99	1.96	1.94	1.91
44	4.06	3.21	2.82	2.58	2.43	2.31	2.23	2.16	2.10	2.05	2.01	1.98	1.95	1.92	1.90
46	4.05	3.20	2.81	2.57	2.42	2.30	2.22	2.15	2.09	2.04	2.00	1.97	1.94	1.91	1.89
48	4.04	3.19	2.80	2.57	2.41	2.29	2.21	2.14	2.08	2.03	1.99	1.96	1.93	1.90	1.88
50	4.03	3.18	2.79	2.56	2.40	2.29	2.20	2.13	2.07	2.03	1.99	1.95	1.92	1.89	1.87
100	3.94	3.09	2.70	2.46	2.31	2.19	2.10	2.03	1.97	1.93	1.89	1.85	1.82	1.79	1.77
125	3.92	3.07	2.68	2.44	2.29	2.17	2.08	2.01	1.96	1.91	1.87	1.83	1.80	1.77	1.75
150	3.90	3.06	2.66	2.43	2.27	2.16	2.07	2.00	1.94	1.89	1.85	1.82	1.79	1.76	1.73
200	3.89	3.04	2.65	2.42	2.26	2.14	2.06	1.98	1.93	1.88	1.84	1.80	1.77	1.74	1.72
300	3.87	3.03	2.63	2.40	2.24	2.13	2.04	1.97	1.91	1.86	1.82	1.78	1.75	1.72	1.70
500	3.86	3.01	2.62	2.39	2.23	2.12	2.03	1.96	1.90	1.85	1.81	1.77	1.74	1.71	1.69
1000	3.85	3.00	2.61	2.38	2.22	2.11	2.02	1.95	1.89	1.84	1.80	1.76	1.73	1.70	1.68
∞	3.84	3.00	2.60	2.37	2.21	2.10	2.01	1.94	1.88	1.83	1.79	1.75	1.72	1.69	1.67

$\alpha = 0.05$　　　　　　　　　　　　　　　　　　　　续表

ν_2	ν_1														
	16	18	20	25	30	35	40	45	50	100	200	300	400	500	∞
1	246.5	247.3	248.0	249.3	250.1	250.7	251.1	251.5	251.8	253.0	253.7	253.9	254.0	254.1	254.3
2	19.43	19.44	19.45	19.46	19.46	19.47	19.47	19.47	19.48	19.49	19.49	19.49	19.49	19.49	19.50
3	8.69	8.67	8.66	8.63	8.62	8.60	8.59	8.59	8.58	8.55	8.54	8.54	8.53	8.53	8.53
4	5.84	5.82	5.80	5.77	5.75	5.73	5.72	5.71	5.70	5.66	5.65	5.64	5.64	5.64	5.63
5	4.60	4.58	4.56	4.52	4.50	4.48	4.46	4.45	4.44	4.41	4.39	4.38	4.38	4.37	4.36
6	3.92	3.90	3.87	3.83	3.81	3.79	3.77	3.76	3.75	3.71	3.69	3.68	3.68	3.68	3.67
7	3.49	3.47	3.44	3.40	3.38	3.36	3.34	3.33	3.32	3.27	3.25	3.24	3.24	3.24	3.23
8	3.20	3.17	3.15	3.11	3.08	3.06	3.04	3.03	3.02	2.97	2.95	2.94	2.94	2.94	2.93
9	2.99	2.96	2.94	2.89	2.86	2.84	2.83	2.81	2.80	2.76	2.73	2.72	2.72	2.72	2.71
10	2.83	2.80	2.77	2.73	2.70	2.68	2.66	2.65	2.64	2.59	2.56	2.55	2.55	2.55	2.54
11	2.70	2.67	2.65	2.60	2.57	2.55	2.53	2.52	2.51	2.46	2.43	2.42	2.42	2.42	2.40
12	2.60	2.57	2.54	2.50	2.47	2.44	2.43	2.41	2.40	2.35	2.32	2.31	2.31	2.31	2.30
13	2.51	2.48	2.46	2.41	2.38	2.36	2.34	2.33	2.31	2.26	2.23	2.23	2.22	2.22	2.21
14	2.44	2.41	2.39	2.34	2.31	2.28	2.27	2.25	2.24	2.19	2.16	2.15	2.15	2.14	2.13
15	2.38	2.35	2.33	2.28	2.25	2.22	2.20	2.19	2.18	2.12	2.10	2.09	2.08	2.08	2.07
16	2.33	2.30	2.28	2.23	2.19	2.17	2.15	2.14	2.12	2.07	2.04	2.03	2.02	2.02	2.01
17	2.29	2.26	2.23	2.18	2.15	2.12	2.10	2.09	2.08	2.02	1.99	1.98	1.98	1.97	1.96
18	2.25	2.22	2.19	2.14	2.11	2.08	2.06	2.05	2.04	1.98	1.95	1.94	1.93	1.93	1.92
19	2.21	2.18	2.16	2.11	2.07	2.05	2.03	2.01	2.00	1.94	1.91	1.90	1.89	1.89	1.88
20	2.18	2.15	2.12	2.07	2.04	2.01	1.99	1.98	1.97	1.91	1.88	1.86	1.86	1.86	1.84
21	2.16	2.12	2.10	2.05	2.01	1.98	1.96	1.95	1.94	1.88	1.84	1.83	1.83	1.83	1.81
22	2.13	2.10	2.07	2.02	1.98	1.96	1.94	1.92	1.91	1.85	1.82	1.81	1.80	1.80	1.78
23	2.11	2.08	2.05	2.00	1.96	1.93	1.91	1.90	1.88	1.82	1.79	1.78	1.77	1.77	1.76
24	2.09	2.05	2.03	1.97	1.94	1.91	1.89	1.88	1.86	1.80	1.77	1.76	1.75	1.75	1.73
25	2.07	2.04	2.01	1.96	1.92	1.89	1.87	1.86	1.84	1.78	1.75	1.73	1.73	1.73	1.71
26	2.05	2.02	1.99	1.94	1.90	1.87	1.85	1.84	1.82	1.76	1.73	1.71	1.71	1.71	1.69
27	2.04	2.00	1.97	1.92	1.88	1.86	1.84	1.82	1.81	1.74	1.71	1.70	1.69	1.69	1.67
28	2.02	1.99	1.96	1.91	1.87	1.84	1.82	1.80	1.79	1.73	1.69	1.68	1.67	1.67	1.65
29	2.01	1.97	1.94	1.89	1.85	1.83	1.81	1.79	1.77	1.71	1.67	1.66	1.66	1.65	1.64
30	1.99	1.96	1.93	1.88	1.84	1.81	1.79	1.77	1.76	1.70	1.66	1.65	1.64	1.64	1.62
32	1.97	1.94	1.91	1.85	1.82	1.79	1.77	1.75	1.74	1.67	1.63	1.62	1.61	1.61	1.59
34	1.95	1.92	1.89	1.83	1.80	1.77	1.75	1.73	1.71	1.65	1.61	1.60	1.59	1.59	1.57
36	1.93	1.90	1.87	1.81	1.78	1.75	1.73	1.71	1.69	1.62	1.59	1.57	1.57	1.56	1.55
38	1.92	1.88	1.85	1.80	1.76	1.73	1.71	1.69	1.68	1.61	1.57	1.55	1.55	1.54	1.53
40	1.90	1.87	1.84	1.78	1.74	1.72	1.69	1.67	1.66	1.59	1.55	1.54	1.53	1.53	1.51
42	1.89	1.86	1.83	1.77	1.73	1.70	1.68	1.66	1.65	1.57	1.53	1.52	1.51	1.51	1.49
44	1.88	1.84	1.81	1.76	1.72	1.69	1.67	1.65	1.63	1.56	1.52	1.51	1.50	1.49	1.48
46	1.87	1.83	1.80	1.75	1.71	1.68	1.65	1.64	1.62	1.55	1.51	1.49	1.49	1.48	1.46
48	1.86	1.82	1.79	1.74	1.70	1.67	1.64	1.62	1.61	1.54	1.49	1.48	1.47	1.47	1.45
50	1.85	1.81	1.78	1.73	1.69	1.66	1.63	1.61	1.60	1.52	1.48	1.47	1.46	1.46	1.44
100	1.75	1.71	1.68	1.62	1.57	1.54	1.52	1.49	1.48	1.39	1.34	1.32	1.31	1.31	1.28
125	1.73	1.69	1.66	1.59	1.55	1.52	1.49	1.47	1.45	1.36	1.31	1.29	1.28	1.27	1.25
150	1.71	1.67	1.64	1.58	1.54	1.50	1.48	1.45	1.44	1.34	1.29	1.27	1.26	1.25	1.22
200	1.69	1.66	1.62	1.56	1.52	1.48	1.46	1.43	1.41	1.32	1.26	1.24	1.23	1.22	1.19
300	1.68	1.64	1.61	1.54	1.50	1.46	1.43	1.41	1.39	1.30	1.23	1.21	1.20	1.19	1.15
500	1.66	1.62	1.59	1.53	1.48	1.45	1.42	1.40	1.38	1.28	1.21	1.18	1.17	1.16	1.11
1000	1.65	1.61	1.58	1.52	1.47	1.43	1.41	1.38	1.36	1.26	1.19	1.16	1.14	1.13	1.08
∞	1.64	1.60	1.57	1.51	1.46	1.42	1.39	1.37	1.35	1.24	1.17	1.14	1.12	1.11	1.00

$\alpha = 0.01$ 续表

ν_2	ν_1														
	1	2	3	4	5	6	7	8	9	10	12	14	16	18	20
1	4052	5000	5403	5625	5764	5859	5928	5981	6022	6056	6106	6143	6170	6192	6209
2	98.50	99.00	99.17	99.25	99.30	99.33	99.36	99.37	99.39	99.40	99.42	99.43	99.44	99.44	99.45
3	34.12	30.82	29.46	28.71	28.24	27.91	27.67	27.49	27.35	27.23	27.05	26.92	26.83	26.75	26.69
4	21.20	18.00	16.69	15.98	15.52	15.21	14.98	14.80	14.66	14.55	14.37	14.25	14.15	14.08	14.02
5	16.26	13.27	12.06	11.39	10.97	10.67	10.46	10.29	10.16	10.05	9.89	9.77	9.68	9.61	9.55
6	13.75	10.92	9.78	9.15	8.75	8.47	8.26	8.10	7.98	7.87	7.72	7.60	7.52	7.45	7.40
7	12.25	9.55	8.45	7.85	7.46	7.19	6.99	6.84	6.72	6.62	6.47	6.36	6.28	6.21	6.16
8	11.26	8.65	7.59	7.01	6.63	6.37	6.18	6.03	5.91	5.81	5.67	5.56	5.48	5.41	5.36
9	10.56	8.02	6.99	6.42	6.06	5.80	5.61	5.47	5.35	5.26	5.11	5.01	4.92	4.86	4.81
10	10.04	7.56	6.55	5.99	5.64	5.39	5.20	5.06	4.94	4.85	4.71	4.60	4.52	4.46	4.41
11	9.65	7.21	6.22	5.67	5.32	5.07	4.89	4.74	4.63	4.54	4.40	4.29	4.21	4.15	4.10
12	9.33	6.93	5.95	5.41	5.06	4.82	4.64	4.50	4.39	4.30	4.16	4.05	3.97	3.91	3.86
13	9.07	6.70	5.74	5.21	4.86	4.62	4.44	4.30	4.19	4.10	3.96	3.86	3.78	3.72	3.66
14	8.86	6.51	5.56	5.04	4.69	4.46	4.28	4.14	4.03	3.94	3.80	3.70	3.62	3.56	3.51
15	8.68	6.36	5.42	4.89	4.56	4.32	4.14	4.00	3.89	3.80	3.67	3.56	3.49	3.42	3.37
16	8.53	6.23	5.29	4.77	4.44	4.20	4.03	3.89	3.78	3.69	3.55	3.45	3.37	3.31	3.26
17	8.40	6.11	5.18	4.67	4.34	4.10	3.93	3.79	3.68	3.59	3.46	3.35	3.27	3.21	3.16
18	8.29	6.01	5.09	4.58	4.25	4.01	3.84	3.71	3.60	3.51	3.37	3.27	3.19	3.13	3.08
19	8.18	5.93	5.01	4.50	4.17	3.94	3.77	3.63	3.52	3.43	3.30	3.19	3.12	3.05	3.00
20	8.10	5.85	4.94	4.43	4.10	3.87	3.70	3.56	3.46	3.37	3.23	3.13	3.05	2.99	2.94
21	8.02	5.78	4.87	4.37	4.04	3.81	3.64	3.51	3.40	3.31	3.17	3.07	2.99	2.93	2.88
22	7.95	5.72	4.82	4.31	3.99	3.76	3.59	3.45	3.35	3.26	3.12	3.02	2.94	2.88	2.83
23	7.88	5.66	4.76	4.26	3.94	3.71	3.54	3.41	3.30	3.21	3.07	2.97	2.89	2.83	2.78
24	7.82	5.61	4.72	4.22	3.90	3.67	3.50	3.36	3.26	3.17	3.03	2.93	2.85	2.79	2.74
25	7.77	5.57	4.68	4.18	3.85	3.63	3.46	3.32	3.22	3.13	2.99	2.89	2.81	2.75	2.70
26	7.72	5.53	4.64	4.14	3.82	3.59	3.42	3.29	3.18	3.09	2.96	2.86	2.78	2.72	2.66
27	7.68	5.49	4.60	4.11	3.78	3.56	3.39	3.26	3.15	3.06	2.93	2.82	2.75	2.68	2.63
28	7.64	5.45	4.57	4.07	3.75	3.53	3.36	3.23	3.12	3.03	2.90	2.79	2.72	2.65	2.60
29	7.60	5.42	4.54	4.04	3.73	3.50	3.33	3.20	3.09	3.00	2.87	2.77	2.69	2.63	2.57
30	7.56	5.39	4.51	4.02	3.70	3.47	3.30	3.17	3.07	2.98	2.84	2.74	2.66	2.60	2.55
32	7.50	5.34	4.46	3.97	3.65	3.43	3.26	3.13	3.02	2.93	2.80	2.70	2.62	2.55	2.50
34	7.44	5.29	4.42	3.93	3.61	3.39	3.22	3.09	2.98	2.89	2.76	2.66	2.58	2.51	2.46
36	7.40	5.25	4.38	3.89	3.57	3.35	3.18	3.05	2.95	2.86	2.72	2.62	2.54	2.48	2.43
38	7.35	5.21	4.34	3.86	3.54	3.32	3.15	3.02	2.92	2.83	2.69	2.59	2.51	2.45	2.40
40	7.31	5.18	4.31	3.83	3.51	3.29	3.12	2.99	2.89	2.80	2.66	2.56	2.48	2.42	2.37
42	7.28	5.15	4.29	3.80	3.49	3.27	3.10	2.97	2.86	2.78	2.64	2.54	2.46	2.40	2.34
44	7.25	5.12	4.26	3.78	3.47	3.24	3.08	2.95	2.84	2.75	2.62	2.52	2.44	2.37	2.32
46	7.22	5.10	4.24	3.76	3.44	3.22	3.06	2.93	2.82	2.73	2.60	2.50	2.42	2.35	2.30
48	7.19	5.08	4.22	3.74	3.43	3.20	3.04	2.91	2.80	2.71	2.58	2.48	2.40	2.33	2.28
50	7.17	5.06	4.20	3.72	3.41	3.19	3.02	2.89	2.78	2.70	2.56	2.46	2.38	2.32	2.27
60	7.08	4.98	4.13	3.65	3.34	3.12	2.95	2.82	2.72	2.63	2.50	2.39	2.31	2.25	2.20
80	6.96	4.88	4.04	3.56	3.26	3.04	2.87	2.74	2.64	2.55	2.42	2.31	2.23	2.17	2.12
100	6.90	4.82	3.98	3.51	3.21	2.99	2.82	2.69	2.59	2.50	2.37	2.27	2.19	2.12	2.07
125	6.84	4.78	3.94	3.47	3.17	2.95	2.79	2.66	2.55	2.47	2.33	2.23	2.15	2.08	2.03
150	6.81	4.75	3.91	3.45	3.14	2.92	2.76	2.63	2.53	2.44	2.31	2.20	2.12	2.06	2.00
200	6.76	4.71	3.88	3.41	3.11	2.89	2.73	2.60	2.50	2.41	2.27	2.17	2.09	2.03	1.97
300	6.72	4.68	3.85	3.38	3.08	2.86	2.70	2.57	2.47	2.38	2.24	2.14	2.06	1.99	1.94
500	6.69	4.65	3.82	3.36	3.05	2.84	2.68	2.55	2.44	2.36	2.22	2.12	2.04	1.97	1.92
1000	6.66	4.63	3.80	3.34	3.04	2.82	2.66	2.53	2.43	2.34	2.20	2.10	2.02	1.95	1.90
∞	6.63	4.61	3.78	3.32	3.02	2.80	2.64	2.51	2.41	2.32	2.18	2.08	2.00	1.93	1.88

$\alpha = 0.01$　　　　续表

ν_2	ν_1														
	22	24	26	28	30	35	40	45	50	60	80	100	200	500	∞
1	6223	6235	6245	6253	6261	6276	6287	6296	6303	6313	6326	6334	6350	6360	6366
2	99.45	99.46	99.46	99.46	99.47	99.47	99.47	99.48	99.48	99.48	99.49	99.49	99.49	99.50	99.50
3	26.64	26.60	26.56	26.53	26.50	26.45	26.41	26.38	26.35	26.32	26.27	26.24	26.18	26.15	26.13
4	13.97	13.93	13.89	13.86	13.84	13.79	13.75	13.71	13.69	13.65	13.61	13.58	13.52	13.49	13.46
5	9.51	9.47	9.43	9.40	9.38	9.33	9.29	9.26	9.24	9.20	9.16	9.13	9.08	9.04	9.02
6	7.35	7.31	7.28	7.25	7.23	7.18	7.14	7.11	7.09	7.06	7.01	6.99	6.93	6.90	6.88
7	6.11	6.07	6.04	6.02	5.99	5.94	5.91	5.88	5.86	5.82	5.78	5.75	5.70	5.67	5.65
8	5.32	5.28	5.25	5.22	5.20	5.15	5.12	5.09	5.07	5.03	4.99	4.96	4.91	4.88	4.86
9	4.77	4.73	4.70	4.67	4.65	4.60	4.57	4.54	4.52	4.48	4.44	4.41	4.36	4.33	4.31
10	4.36	4.33	4.30	4.27	4.25	4.20	4.17	4.14	4.12	4.08	4.04	4.01	3.96	3.93	3.91
11	4.06	4.02	3.99	3.96	3.94	3.89	3.86	3.83	3.81	3.78	3.73	3.71	3.66	3.62	3.60
12	3.82	3.78	3.75	3.72	3.70	3.65	3.62	3.59	3.57	3.54	3.49	3.47	3.41	3.38	3.36
13	3.62	3.59	3.56	3.53	3.51	3.46	3.43	3.40	3.38	3.34	3.30	3.27	3.22	3.19	3.17
14	3.46	3.43	3.40	3.37	3.35	3.30	3.27	3.24	3.22	3.18	3.14	3.11	3.06	3.03	3.00
15	3.33	3.29	3.26	3.24	3.21	3.17	3.13	3.10	3.08	3.05	3.00	2.98	2.92	2.89	2.87
16	3.22	3.18	3.15	3.12	3.10	3.05	3.02	2.99	2.97	2.93	2.89	2.86	2.81	2.78	2.75
17	3.12	3.08	3.05	3.03	3.00	2.96	2.92	2.89	2.87	2.83	2.79	2.76	2.71	2.68	2.65
18	3.03	3.00	2.97	2.94	2.92	2.87	2.84	2.81	2.78	2.75	2.70	2.68	2.62	2.59	2.57
19	2.96	2.92	2.89	2.87	2.84	2.80	2.76	2.73	2.71	2.67	2.63	2.60	2.55	2.51	2.49
20	2.90	2.86	2.83	2.80	2.78	2.73	2.69	2.67	2.64	2.61	2.56	2.54	2.48	2.44	2.42
21	2.84	2.80	2.77	2.74	2.72	2.67	2.64	2.61	2.58	2.55	2.50	2.48	2.42	2.38	2.36
22	2.78	2.75	2.72	2.69	2.67	2.62	2.58	2.55	2.53	2.50	2.45	2.42	2.36	2.33	2.31
23	2.74	2.70	2.67	2.64	2.62	2.57	2.54	2.51	2.48	2.45	2.40	2.37	2.32	2.28	2.26
24	2.70	2.66	2.63	2.60	2.58	2.53	2.49	2.46	2.44	2.40	2.36	2.33	2.27	2.24	2.21
25	2.66	2.62	2.59	2.56	2.54	2.49	2.45	2.42	2.40	2.36	2.32	2.29	2.23	2.19	2.17
26	2.62	2.58	2.55	2.53	2.50	2.45	2.42	2.39	2.36	2.33	2.28	2.25	2.19	2.16	2.13
27	2.59	2.55	2.52	2.49	2.47	2.42	2.38	2.35	2.33	2.29	2.25	2.22	2.16	2.12	2.10
28	2.56	2.52	2.49	2.46	2.44	2.39	2.35	2.32	2.30	2.26	2.22	2.19	2.13	2.09	2.06
29	2.53	2.49	2.46	2.44	2.41	2.36	2.33	2.30	2.27	2.23	2.19	2.16	2.10	2.06	2.03
30	2.51	2.47	2.44	2.41	2.39	2.34	2.30	2.27	2.25	2.21	2.16	2.13	2.07	2.03	2.01
32	2.46	2.42	2.39	2.36	2.34	2.29	2.25	2.22	2.20	2.16	2.11	2.08	2.02	1.98	1.96
34	2.42	2.38	2.35	2.32	2.30	2.25	2.21	2.18	2.16	2.12	2.07	2.04	1.98	1.94	1.91
36	2.38	2.35	2.32	2.29	2.26	2.21	2.18	2.14	2.12	2.08	2.03	2.00	1.94	1.90	1.87
38	2.35	2.32	2.28	2.26	2.23	2.18	2.14	2.11	2.09	2.05	2.00	1.97	1.90	1.86	1.84
40	2.33	2.29	2.26	2.23	2.20	2.15	2.11	2.08	2.06	2.02	1.97	1.94	1.87	1.83	1.80
42	2.30	2.26	2.23	2.20	2.18	2.13	2.09	2.06	2.03	1.99	1.94	1.91	1.85	1.80	1.78
44	2.28	2.24	2.21	2.18	2.15	2.10	2.07	2.03	2.01	1.97	1.92	1.89	1.82	1.78	1.75
46	2.26	2.22	2.19	2.16	2.13	2.08	2.04	2.01	1.99	1.95	1.90	1.86	1.80	1.76	1.73
48	2.24	2.20	2.17	2.14	2.12	2.06	2.02	1.99	1.97	1.93	1.88	1.84	1.78	1.73	1.70
50	2.22	2.18	2.15	2.12	2.10	2.05	2.01	1.97	1.95	1.91	1.86	1.82	1.76	1.71	1.68
60	2.15	2.12	2.08	2.05	2.03	1.98	1.94	1.90	1.88	1.84	1.78	1.75	1.68	1.63	1.60
80	2.07	2.03	2.00	1.97	1.94	1.89	1.85	1.82	1.79	1.75	1.69	1.65	1.58	1.53	1.49
100	2.02	1.98	1.95	1.92	1.89	1.84	1.80	1.76	1.74	1.69	1.63	1.60	1.52	1.47	1.43
125	1.98	1.94	1.91	1.88	1.85	1.80	1.76	1.72	1.69	1.65	1.59	1.55	1.47	1.41	1.37
150	1.96	1.92	1.88	1.85	1.83	1.77	1.73	1.69	1.66	1.62	1.56	1.52	1.43	1.38	1.33
200	1.93	1.89	1.85	1.82	1.79	1.74	1.69	1.66	1.63	1.58	1.52	1.48	1.39	1.33	1.28
300	1.89	1.85	1.82	1.79	1.76	1.70	1.66	1.62	1.59	1.55	1.48	1.44	1.35	1.28	1.22
500	1.87	1.83	1.79	1.76	1.74	1.68	1.63	1.60	1.57	1.52	1.45	1.41	1.31	1.23	1.16
1000	1.85	1.81	1.77	1.74	1.72	1.66	1.61	1.58	1.54	1.50	1.43	1.38	1.28	1.19	1.11
∞	1.83	1.79	1.76	1.72	1.70	1.64	1.59	1.55	1.52	1.47	1.40	1.36	1.25	1.15	1.00

附表 7　*F* 分布界值表（方差齐性检验用）

$\alpha = 0.10$

ν_2	ν_1														
	1	2	3	4	5	6	7	8	9	10	11	12	13	14	15
1	161.4	199.5	215.7	224.6	230.2	234.0	236.8	238.9	240.5	241.9	243.0	243.9	244.7	245.4	245.9
2	18.51	19.00	19.16	19.25	19.30	19.33	19.35	19.37	19.38	19.40	19.40	19.41	19.42	19.42	19.43
3	10.13	9.55	9.28	9.12	9.01	8.94	8.89	8.85	8.81	8.79	8.76	8.74	8.73	8.71	8.70
4	7.71	6.94	6.59	6.39	6.26	6.16	6.09	6.04	6.00	5.96	5.94	5.91	5.89	5.87	5.86
5	6.61	5.79	5.41	5.19	5.05	4.95	4.88	4.82	4.77	4.74	4.70	4.68	4.66	4.64	4.62
6	5.99	5.14	4.76	4.53	4.39	4.28	4.21	4.15	4.10	4.06	4.03	4.00	3.98	3.96	3.94
7	5.59	4.74	4.35	4.12	3.97	3.87	3.79	3.73	3.68	3.64	3.60	3.57	3.55	3.53	3.51
8	5.32	4.46	4.07	3.84	3.69	3.58	3.50	3.44	3.39	3.35	3.31	3.28	3.26	3.24	3.22
9	5.12	4.26	3.86	3.63	3.48	3.37	3.29	3.23	3.18	3.14	3.10	3.07	3.05	3.03	3.01
10	4.96	4.10	3.71	3.48	3.33	3.22	3.14	3.07	3.02	2.98	2.94	2.91	2.89	2.86	2.85
11	4.84	3.98	3.59	3.36	3.20	3.09	3.01	2.95	2.90	2.85	2.82	2.79	2.76	2.74	2.72
12	4.75	3.89	3.49	3.26	3.11	3.00	2.91	2.85	2.80	2.75	2.72	2.69	2.66	2.64	2.62
13	4.67	3.81	3.41	3.18	3.03	2.92	2.83	2.77	2.71	2.67	2.63	2.60	2.58	2.55	2.53
14	4.60	3.74	3.34	3.11	2.96	2.85	2.76	2.70	2.65	2.60	2.57	2.53	2.51	2.48	2.46
15	4.54	3.68	3.29	3.06	2.90	2.79	2.71	2.64	2.59	2.54	2.51	2.48	2.45	2.42	2.40
16	4.49	3.63	3.24	3.01	2.85	2.74	2.66	2.59	2.54	2.49	2.46	2.42	2.40	2.37	2.35
17	4.45	3.59	3.20	2.96	2.81	2.70	2.61	2.55	2.49	2.45	2.41	2.38	2.35	2.33	2.31
18	4.41	3.55	3.16	2.93	2.77	2.66	2.58	2.51	2.46	2.41	2.37	2.34	2.31	2.29	2.27
19	4.38	3.52	3.13	2.90	2.74	2.63	2.54	2.48	2.42	2.38	2.34	2.31	2.28	2.26	2.23
20	4.35	3.49	3.10	2.87	2.71	2.60	2.51	2.45	2.39	2.35	2.31	2.28	2.25	2.22	2.20
21	4.32	3.47	3.07	2.84	2.68	2.57	2.49	2.42	2.37	2.32	2.28	2.25	2.22	2.20	2.18
22	4.30	3.44	3.05	2.82	2.66	2.55	2.46	2.40	2.34	2.30	2.26	2.23	2.20	2.17	2.15
23	4.28	3.42	3.03	2.80	2.64	2.53	2.44	2.37	2.32	2.27	2.24	2.20	2.18	2.15	2.13
24	4.26	3.40	3.01	2.78	2.62	2.51	2.42	2.36	2.30	2.25	2.22	2.18	2.15	2.13	2.11
25	4.24	3.39	2.99	2.76	2.60	2.49	2.40	2.34	2.28	2.24	2.20	2.16	2.14	2.11	2.09
26	4.23	3.37	2.98	2.74	2.59	2.47	2.39	2.32	2.27	2.22	2.18	2.15	2.12	2.09	2.07
27	4.21	3.35	2.96	2.73	2.57	2.46	2.37	2.31	2.25	2.20	2.17	2.13	2.10	2.08	2.06
28	4.20	3.34	2.95	2.71	2.56	2.45	2.36	2.29	2.24	2.19	2.15	2.12	2.09	2.06	2.04
29	4.18	3.33	2.93	2.70	2.55	2.43	2.35	2.28	2.22	2.18	2.14	2.10	2.08	2.05	2.03
30	4.17	3.32	2.92	2.69	2.53	2.42	2.33	2.27	2.21	2.16	2.13	2.09	2.06	2.04	2.01
32	4.15	3.29	2.90	2.67	2.51	2.40	2.31	2.24	2.19	2.14	2.10	2.07	2.04	2.01	1.99
34	4.13	3.28	2.88	2.65	2.49	2.38	2.29	2.23	2.17	2.12	2.08	2.05	2.02	1.99	1.97
36	4.11	3.26	2.87	2.63	2.48	2.36	2.28	2.21	2.15	2.11	2.07	2.03	2.00	1.98	1.95
38	4.10	3.24	2.85	2.62	2.46	2.35	2.26	2.19	2.14	2.09	2.05	2.02	1.99	1.96	1.94
40	4.08	3.23	2.84	2.61	2.45	2.34	2.25	2.18	2.12	2.08	2.04	2.00	1.97	1.95	1.92
42	4.07	3.22	2.83	2.59	2.44	2.32	2.24	2.17	2.11	2.06	2.03	1.99	1.96	1.94	1.91
44	4.06	3.21	2.82	2.58	2.43	2.31	2.23	2.16	2.10	2.05	2.01	1.98	1.95	1.92	1.90
46	4.05	3.20	2.81	2.57	2.42	2.30	2.22	2.15	2.09	2.04	2.00	1.97	1.94	1.91	1.89
48	4.04	3.19	2.80	2.57	2.41	2.29	2.21	2.14	2.08	2.03	1.99	1.96	1.93	1.90	1.88
50	4.03	3.18	2.79	2.56	2.40	2.29	2.20	2.13	2.07	2.03	1.99	1.95	1.92	1.89	1.87
100	3.94	3.09	2.70	2.46	2.31	2.19	2.10	2.03	1.97	1.93	1.89	1.85	1.82	1.79	1.77
125	3.92	3.07	2.68	2.44	2.29	2.17	2.08	2.01	1.96	1.91	1.87	1.83	1.80	1.77	1.75
150	3.90	3.06	2.66	2.43	2.27	2.16	2.07	2.00	1.94	1.89	1.85	1.82	1.79	1.76	1.73
200	3.89	3.04	2.65	2.42	2.26	2.14	2.06	1.98	1.93	1.88	1.84	1.80	1.77	1.74	1.72
300	3.87	3.03	2.63	2.40	2.24	2.13	2.04	1.97	1.91	1.86	1.82	1.78	1.75	1.72	1.70
500	3.86	3.01	2.62	2.39	2.23	2.12	2.03	1.96	1.90	1.85	1.81	1.77	1.74	1.71	1.69
1000	3.85	3.00	2.61	2.38	2.22	2.11	2.02	1.95	1.89	1.84	1.80	1.76	1.73	1.70	1.68
∞	3.84	3.00	2.60	2.37	2.21	2.10	2.01	1.94	1.88	1.83	1.79	1.75	1.72	1.69	1.67

$\alpha = 0.10$　　　　续表

ν_2	ν_1														
	16	18	20	25	30	35	40	45	50	100	200	300	400	500	∞
1	246.5	247.3	248.0	249.3	250.1	250.7	251.1	251.5	251.8	253.0	253.7	253.9	254.0	254.1	254.3
2	19.43	19.44	19.45	19.46	19.46	19.47	19.47	19.47	19.48	19.49	19.49	19.49	19.49	19.49	19.50
3	8.69	8.67	8.66	8.63	8.62	8.60	8.59	8.59	8.58	8.55	8.54	8.54	8.53	8.53	8.53
4	5.84	5.82	5.80	5.77	5.75	5.73	5.72	5.71	5.70	5.66	5.65	5.64	5.64	5.64	5.63
5	4.60	4.58	4.56	4.52	4.50	4.48	4.46	4.45	4.44	4.41	4.39	4.38	4.38	4.37	4.36
6	3.92	3.90	3.87	3.83	3.81	3.79	3.77	3.76	3.75	3.71	3.69	3.68	3.68	3.68	3.67
7	3.49	3.47	3.44	3.40	3.38	3.36	3.34	3.33	3.32	3.27	3.25	3.24	3.24	3.24	3.23
8	3.20	3.17	3.15	3.11	3.08	3.06	3.04	3.03	3.02	2.97	2.95	2.94	2.94	2.94	2.93
9	2.99	2.96	2.94	2.89	2.86	2.84	2.83	2.81	2.80	2.76	2.73	2.72	2.72	2.72	2.71
10	2.83	2.80	2.77	2.73	2.70	2.68	2.66	2.65	2.64	2.59	2.56	2.55	2.55	2.55	2.54
11	2.70	2.67	2.65	2.60	2.57	2.55	2.53	2.52	2.51	2.46	2.43	2.42	2.42	2.42	2.40
12	2.60	2.57	2.54	2.50	2.47	2.44	2.43	2.41	2.40	2.35	2.32	2.31	2.31	2.31	2.30
13	2.51	2.48	2.46	2.41	2.38	2.36	2.34	2.33	2.31	2.26	2.23	2.23	2.22	2.22	2.21
14	2.44	2.41	2.39	2.34	2.31	2.28	2.27	2.25	2.24	2.19	2.16	2.15	2.15	2.14	2.13
15	2.38	2.35	2.33	2.28	2.25	2.22	2.20	2.19	2.18	2.12	2.10	2.09	2.08	2.08	2.07
16	2.33	2.30	2.28	2.23	2.19	2.17	2.15	2.14	2.12	2.07	2.04	2.03	2.02	2.02	2.01
17	2.29	2.26	2.23	2.18	2.15	2.12	2.10	2.09	2.08	2.02	1.99	1.98	1.98	1.97	1.96
18	2.25	2.22	2.19	2.14	2.11	2.08	2.06	2.05	2.04	1.98	1.95	1.94	1.93	1.93	1.92
19	2.21	2.18	2.16	2.11	2.07	2.05	2.03	2.01	2.00	1.94	1.91	1.90	1.89	1.89	1.88
20	2.18	2.15	2.12	2.07	2.04	2.01	1.99	1.98	1.97	1.91	1.88	1.86	1.86	1.86	1.84
21	2.16	2.12	2.10	2.05	2.01	1.98	1.96	1.95	1.94	1.88	1.84	1.83	1.83	1.83	1.81
22	2.13	2.10	2.07	2.02	1.98	1.96	1.94	1.92	1.91	1.85	1.82	1.81	1.80	1.80	1.78
23	2.11	2.08	2.05	2.00	1.96	1.93	1.91	1.90	1.88	1.82	1.79	1.78	1.77	1.77	1.76
24	2.09	2.05	2.03	1.97	1.94	1.91	1.89	1.88	1.86	1.80	1.77	1.76	1.75	1.75	1.73
25	2.07	2.04	2.01	1.96	1.92	1.89	1.87	1.86	1.84	1.78	1.75	1.73	1.73	1.73	1.71
26	2.05	2.02	1.99	1.94	1.90	1.87	1.85	1.84	1.82	1.76	1.73	1.71	1.71	1.71	1.69
27	2.04	2.00	1.97	1.92	1.88	1.86	1.84	1.82	1.81	1.74	1.71	1.70	1.69	1.69	1.67
28	2.02	1.99	1.96	1.91	1.87	1.84	1.82	1.80	1.79	1.73	1.69	1.68	1.67	1.67	1.65
29	2.01	1.97	1.94	1.89	1.85	1.83	1.81	1.79	1.77	1.71	1.67	1.66	1.66	1.65	1.64
30	1.99	1.96	1.93	1.88	1.84	1.81	1.79	1.77	1.76	1.70	1.66	1.65	1.64	1.64	1.62
32	1.97	1.94	1.91	1.85	1.82	1.79	1.77	1.75	1.74	1.67	1.63	1.62	1.61	1.61	1.59
34	1.95	1.92	1.89	1.83	1.80	1.77	1.75	1.73	1.71	1.65	1.61	1.60	1.59	1.59	1.57
36	1.93	1.90	1.87	1.81	1.78	1.75	1.73	1.71	1.69	1.62	1.59	1.57	1.57	1.56	1.55
38	1.92	1.88	1.85	1.80	1.76	1.73	1.71	1.69	1.68	1.61	1.57	1.55	1.55	1.54	1.53
40	1.90	1.87	1.84	1.78	1.74	1.72	1.69	1.67	1.66	1.59	1.55	1.54	1.53	1.53	1.51
42	1.89	1.86	1.83	1.77	1.73	1.70	1.68	1.66	1.65	1.57	1.53	1.52	1.51	1.51	1.49
44	1.88	1.84	1.81	1.76	1.72	1.69	1.67	1.65	1.63	1.56	1.52	1.51	1.50	1.49	1.48
46	1.87	1.83	1.80	1.75	1.71	1.68	1.65	1.64	1.62	1.55	1.51	1.49	1.49	1.48	1.46
48	1.86	1.82	1.79	1.74	1.70	1.67	1.64	1.62	1.61	1.54	1.49	1.48	1.47	1.47	1.45
50	1.85	1.81	1.78	1.73	1.69	1.66	1.63	1.61	1.60	1.52	1.48	1.47	1.46	1.46	1.44
100	1.75	1.71	1.68	1.62	1.57	1.54	1.52	1.49	1.48	1.39	1.34	1.32	1.31	1.31	1.28
125	1.73	1.69	1.66	1.59	1.55	1.52	1.49	1.47	1.45	1.36	1.31	1.29	1.28	1.27	1.25
150	1.71	1.67	1.64	1.58	1.54	1.50	1.48	1.45	1.44	1.34	1.29	1.27	1.26	1.25	1.22
200	1.69	1.66	1.62	1.56	1.52	1.48	1.46	1.43	1.41	1.32	1.26	1.24	1.23	1.22	1.19
300	1.68	1.64	1.61	1.54	1.50	1.46	1.43	1.41	1.39	1.30	1.23	1.21	1.20	1.19	1.15
500	1.66	1.62	1.59	1.53	1.48	1.45	1.42	1.40	1.38	1.28	1.21	1.18	1.17	1.16	1.11
1000	1.65	1.61	1.58	1.52	1.47	1.43	1.41	1.38	1.36	1.26	1.19	1.16	1.14	1.13	1.08
∞	1.64	1.60	1.57	1.51	1.46	1.42	1.39	1.37	1.35	1.24	1.17	1.14	1.12	1.11	1.00

$\alpha = 0.05$　　续表

v_2	v_1														
	1	2	3	4	5	6	7	8	9	10	11	12	13	14	15
1	647.8	799.5	864.2	899.6	921.8	937.1	948.2	956.7	963.3	968.6	973.0	976.7	979.8	982.5	984.9
2	38.51	39.00	39.17	39.25	39.30	39.33	39.36	39.37	39.39	39.40	39.41	39.41	39.42	39.43	39.43
3	17.44	16.04	15.44	15.10	14.88	14.73	14.62	14.54	14.47	14.42	14.37	14.34	14.30	14.28	14.25
4	12.22	10.65	9.98	9.60	9.36	9.20	9.07	8.98	8.90	8.84	8.79	8.75	8.71	8.68	8.66
5	10.01	8.43	7.76	7.39	7.15	6.98	6.85	6.76	6.68	6.62	6.57	6.52	6.49	6.46	6.43
6	8.81	7.26	6.60	6.23	5.99	5.82	5.70	5.60	5.52	5.46	5.41	5.37	5.33	5.30	5.27
7	8.07	6.54	5.89	5.52	5.29	5.12	4.99	4.90	4.82	4.76	4.71	4.67	4.63	4.60	4.57
8	7.57	6.06	5.42	5.05	4.82	4.65	4.53	4.43	4.36	4.30	4.24	4.20	4.16	4.13	4.10
9	7.21	5.71	5.08	4.72	4.48	4.32	4.20	4.10	4.03	3.96	3.91	3.87	3.83	3.80	3.77
10	6.94	5.46	4.83	4.47	4.24	4.07	3.95	3.85	3.78	3.72	3.66	3.62	3.58	3.55	3.52
11	6.72	5.26	4.63	4.28	4.04	3.88	3.76	3.66	3.59	3.53	3.47	3.43	3.39	3.36	3.33
12	6.55	5.10	4.47	4.12	3.89	3.73	3.61	3.51	3.44	3.37	3.32	3.28	3.24	3.21	3.18
13	6.41	4.97	4.35	4.00	3.77	3.60	3.48	3.39	3.31	3.25	3.20	3.15	3.12	3.08	3.05
14	6.30	4.86	4.24	3.89	3.66	3.50	3.38	3.29	3.21	3.15	3.09	3.05	3.01	2.98	2.95
15	6.20	4.77	4.15	3.80	3.58	3.41	3.29	3.20	3.12	3.06	3.01	2.96	2.92	2.89	2.86
16	6.12	4.69	4.08	3.73	3.50	3.34	3.22	3.12	3.05	2.99	2.93	2.89	2.85	2.82	2.79
17	6.04	4.62	4.01	3.66	3.44	3.28	3.16	3.06	2.98	2.92	2.87	2.82	2.79	2.75	2.72
18	5.98	4.56	3.95	3.61	3.38	3.22	3.10	3.01	2.93	2.87	2.81	2.77	2.73	2.70	2.67
19	5.92	4.51	3.90	3.56	3.33	3.17	3.05	2.96	2.88	2.82	2.76	2.72	2.68	2.65	2.62
20	5.87	4.46	3.86	3.51	3.29	3.13	3.01	2.91	2.84	2.77	2.72	2.68	2.64	2.60	2.57
21	5.83	4.42	3.82	3.48	3.25	3.09	2.97	2.87	2.80	2.73	2.68	2.64	2.60	2.56	2.53
22	5.79	4.38	3.78	3.44	3.22	3.05	2.93	2.84	2.76	2.70	2.65	2.60	2.56	2.53	2.50
23	5.75	4.35	3.75	3.41	3.18	3.02	2.90	2.81	2.73	2.67	2.62	2.57	2.53	2.50	2.47
24	5.72	4.32	3.72	3.38	3.15	2.99	2.87	2.78	2.70	2.64	2.59	2.54	2.50	2.47	2.44
25	5.69	4.29	3.69	3.35	3.13	2.97	2.85	2.75	2.68	2.61	2.56	2.51	2.48	2.44	2.41
26	5.66	4.27	3.67	3.33	3.10	2.94	2.82	2.73	2.65	2.59	2.54	2.49	2.45	2.42	2.39
27	5.63	4.24	3.65	3.31	3.08	2.92	2.80	2.71	2.63	2.57	2.51	2.47	2.43	2.39	2.36
28	5.61	4.22	3.63	3.29	3.06	2.90	2.78	2.69	2.61	2.55	2.49	2.45	2.41	2.37	2.34
29	5.59	4.20	3.61	3.27	3.04	2.88	2.76	2.67	2.59	2.53	2.48	2.43	2.39	2.36	2.32
30	5.57	4.18	3.59	3.25	3.03	2.87	2.75	2.65	2.57	2.51	2.46	2.41	2.37	2.34	2.31
32	5.53	4.15	3.56	3.22	3.00	2.84	2.71	2.62	2.54	2.48	2.43	2.38	2.34	2.31	2.28
34	5.50	4.12	3.53	3.19	2.97	2.81	2.69	2.59	2.52	2.45	2.40	2.35	2.31	2.28	2.25
36	5.47	4.09	3.50	3.17	2.94	2.78	2.66	2.57	2.49	2.43	2.37	2.33	2.29	2.25	2.22
38	5.45	4.07	3.48	3.15	2.92	2.76	2.64	2.55	2.47	2.41	2.35	2.31	2.27	2.23	2.20
40	5.42	4.05	3.46	3.13	2.90	2.74	2.62	2.53	2.45	2.39	2.33	2.29	2.25	2.21	2.18
42	5.40	4.03	3.45	3.11	2.89	2.73	2.61	2.51	2.43	2.37	2.32	2.27	2.23	2.20	2.16
44	5.39	4.02	3.43	3.09	2.87	2.71	2.59	2.50	2.42	2.36	2.30	2.26	2.22	2.18	2.15
46	5.37	4.00	3.42	3.08	2.86	2.70	2.58	2.48	2.41	2.34	2.29	2.24	2.20	2.17	2.13
48	5.35	3.99	3.40	3.07	2.84	2.69	2.56	2.47	2.39	2.33	2.27	2.23	2.19	2.15	2.12
50	5.34	3.97	3.39	3.05	2.83	2.67	2.55	2.46	2.38	2.32	2.26	2.22	2.18	2.14	2.11
60	5.29	3.93	3.34	3.01	2.79	2.63	2.51	2.41	2.33	2.27	2.22	2.17	2.13	2.09	2.06
80	5.22	3.86	3.28	2.95	2.73	2.57	2.45	2.35	2.28	2.21	2.16	2.11	2.07	2.03	2.00
100	5.18	3.83	3.25	2.92	2.70	2.54	2.42	2.32	2.24	2.18	2.12	2.08	2.04	2.00	1.97
125	5.15	3.80	3.22	2.89	2.67	2.51	2.39	2.30	2.22	2.15	2.10	2.05	2.01	1.97	1.94
150	5.13	3.78	3.20	2.87	2.65	2.49	2.37	2.28	2.20	2.13	2.08	2.03	1.99	1.95	1.92
200	5.10	3.76	3.18	2.85	2.63	2.47	2.35	2.26	2.18	2.11	2.06	2.01	1.97	1.93	1.90
300	5.07	3.73	3.16	2.83	2.61	2.45	2.33	2.23	2.16	2.09	2.04	1.99	1.95	1.91	1.88
500	5.05	3.72	3.14	2.81	2.59	2.43	2.31	2.22	2.14	2.07	2.02	1.97	1.93	1.89	1.86
1000	5.04	3.70	3.13	2.80	2.58	2.42	2.30	2.20	2.13	2.06	2.01	1.96	1.92	1.88	1.85
∞	5.02	3.69	3.12	2.79	2.57	2.41	2.29	2.19	2.11	2.05	1.99	1.94	1.90	1.87	1.83

$\alpha = 0.05$　　　　续表

ν_2	ν_1 16	18	20	25	30	35	40	45	50	100	200	300	400	500	∞
1	986.9	990.3	993.1	998.1	1001.4	1003.8	1005.6	1007.0	1008.1	1013.2	1015.7	1016.6	1017.0	1017.2	1018.3
2	39.44	39.44	39.45	39.46	39.46	39.47	39.47	39.48	39.48	39.49	39.49	39.49	39.50	39.50	39.50
3	14.23	14.20	14.17	14.12	14.08	14.06	14.04	14.02	14.01	13.96	13.93	13.92	13.92	13.91	13.90
4	8.63	8.59	8.56	8.50	8.46	8.43	8.41	8.39	8.38	8.32	8.29	8.28	8.27	8.27	8.26
5	6.40	6.36	6.33	6.27	6.23	6.20	6.18	6.16	6.14	6.08	6.05	6.04	6.03	6.03	6.02
6	5.24	5.20	5.17	5.11	5.07	5.04	5.01	4.99	4.98	4.92	4.88	4.87	4.87	4.86	4.85
7	4.54	4.50	4.47	4.40	4.36	4.33	4.31	4.29	4.28	4.21	4.18	4.17	4.16	4.16	4.14
8	4.08	4.03	4.00	3.94	3.89	3.86	3.84	3.82	3.81	3.74	3.70	3.69	3.69	3.68	3.67
9	3.74	3.70	3.67	3.60	3.56	3.53	3.51	3.49	3.47	3.40	3.37	3.36	3.35	3.35	3.33
10	3.50	3.45	3.42	3.35	3.31	3.28	3.26	3.24	3.22	3.15	3.12	3.10	3.10	3.09	3.08
11	3.30	3.26	3.23	3.16	3.12	3.09	3.06	3.04	3.03	2.96	2.92	2.91	2.90	2.90	2.88
12	3.15	3.11	3.07	3.01	2.96	2.93	2.91	2.89	2.87	2.80	2.76	2.75	2.74	2.74	2.72
13	3.03	2.98	2.95	2.88	2.84	2.80	2.78	2.76	2.74	2.67	2.63	2.62	2.61	2.61	2.60
14	2.92	2.88	2.84	2.78	2.73	2.70	2.67	2.65	2.64	2.56	2.53	2.51	2.51	2.50	2.49
15	2.84	2.79	2.76	2.69	2.64	2.61	2.59	2.56	2.55	2.47	2.44	2.42	2.42	2.41	2.40
16	2.76	2.72	2.68	2.61	2.57	2.53	2.51	2.49	2.47	2.40	2.36	2.34	2.34	2.33	2.32
17	2.70	2.65	2.62	2.55	2.50	2.47	2.44	2.42	2.41	2.33	2.29	2.27	2.27	2.26	2.25
18	2.64	2.60	2.56	2.49	2.44	2.41	2.38	2.36	2.35	2.27	2.23	2.21	2.21	2.20	2.19
19	2.59	2.55	2.51	2.44	2.39	2.36	2.33	2.31	2.30	2.22	2.18	2.16	2.15	2.15	2.13
20	2.55	2.50	2.46	2.40	2.35	2.31	2.29	2.27	2.25	2.17	2.13	2.11	2.11	2.10	2.09
21	2.51	2.46	2.42	2.36	2.31	2.27	2.25	2.23	2.21	2.13	2.09	2.07	2.06	2.06	2.04
22	2.47	2.43	2.39	2.32	2.27	2.24	2.21	2.19	2.17	2.09	2.05	2.03	2.03	2.02	2.00
23	2.44	2.39	2.36	2.29	2.24	2.20	2.18	2.15	2.14	2.06	2.01	2.00	1.99	1.99	1.97
24	2.41	2.36	2.33	2.26	2.21	2.17	2.15	2.12	2.11	2.02	1.98	1.97	1.96	1.95	1.94
25	2.38	2.34	2.30	2.23	2.18	2.15	2.12	2.10	2.08	2.00	1.95	1.94	1.93	1.92	1.91
26	2.36	2.31	2.28	2.21	2.16	2.12	2.09	2.07	2.05	1.97	1.92	1.91	1.90	1.90	1.88
27	2.34	2.29	2.25	2.18	2.13	2.10	2.07	2.05	2.03	1.94	1.90	1.88	1.88	1.87	1.85
28	2.32	2.27	2.23	2.16	2.11	2.08	2.05	2.03	2.01	1.92	1.88	1.86	1.85	1.85	1.83
29	2.30	2.25	2.21	2.14	2.09	2.06	2.03	2.01	1.99	1.90	1.86	1.84	1.83	1.83	1.81
30	2.28	2.23	2.20	2.12	2.07	2.04	2.01	1.99	1.97	1.88	1.84	1.82	1.81	1.81	1.79
32	2.25	2.20	2.16	2.09	2.04	2.00	1.98	1.95	1.93	1.85	1.80	1.78	1.77	1.77	1.75
34	2.22	2.17	2.13	2.06	2.01	1.97	1.95	1.92	1.90	1.82	1.77	1.75	1.74	1.74	1.72
36	2.20	2.15	2.11	2.04	1.99	1.95	1.92	1.90	1.88	1.79	1.74	1.72	1.71	1.71	1.69
38	2.17	2.13	2.09	2.01	1.96	1.93	1.90	1.87	1.85	1.76	1.71	1.70	1.69	1.68	1.66
40	2.15	2.11	2.07	1.99	1.94	1.90	1.88	1.85	1.83	1.74	1.69	1.67	1.66	1.66	1.64
42	2.14	2.09	2.05	1.98	1.92	1.89	1.86	1.83	1.81	1.72	1.67	1.65	1.64	1.64	1.62
44	2.12	2.07	2.03	1.96	1.91	1.87	1.84	1.82	1.80	1.70	1.65	1.63	1.62	1.62	1.60
46	2.11	2.06	2.02	1.94	1.89	1.85	1.82	1.80	1.78	1.69	1.63	1.62	1.61	1.60	1.58
48	2.09	2.05	2.01	1.93	1.88	1.84	1.81	1.79	1.77	1.67	1.62	1.60	1.59	1.58	1.56
50	2.08	2.03	1.99	1.92	1.87	1.83	1.80	1.77	1.75	1.66	1.60	1.58	1.57	1.57	1.55
60	2.03	1.98	1.94	1.87	1.82	1.78	1.74	1.72	1.70	1.60	1.54	1.52	1.51	1.51	1.48
80	1.97	1.92	1.88	1.81	1.75	1.71	1.68	1.65	1.63	1.53	1.47	1.45	1.43	1.43	1.40
100	1.94	1.89	1.85	1.77	1.71	1.67	1.64	1.61	1.59	1.48	1.42	1.40	1.39	1.38	1.35
125	1.91	1.86	1.82	1.74	1.68	1.64	1.61	1.58	1.56	1.45	1.38	1.36	1.34	1.34	1.30
150	1.89	1.84	1.80	1.72	1.67	1.62	1.59	1.56	1.54	1.42	1.35	1.33	1.32	1.31	1.27
200	1.87	1.82	1.78	1.70	1.64	1.60	1.56	1.53	1.51	1.39	1.32	1.29	1.28	1.27	1.23
300	1.85	1.80	1.75	1.67	1.62	1.57	1.54	1.51	1.48	1.36	1.28	1.25	1.24	1.23	1.18
500	1.83	1.78	1.74	1.65	1.60	1.55	1.52	1.49	1.46	1.34	1.25	1.22	1.20	1.19	1.14
1000	1.82	1.77	1.72	1.64	1.58	1.54	1.50	1.47	1.45	1.32	1.23	1.20	1.17	1.16	1.09
∞	1.80	1.75	1.71	1.63	1.57	1.52	1.48	1.45	1.43	1.30	1.21	1.17	1.14	1.13	1.00

$\alpha = 0.01$　　续表

v_2	v_1														
	1	2	3	4	5	6	7	8	9	10	11	12	13	14	15
1	16211	20000	21615	22500	23056	23437	23715	23925	24091	24224	24334	24426	24505	24572	24630
2	198.5	199.0	199.2	199.2	199.3	199.3	199.4	199.4	199.4	199.4	199.4	199.4	199.4	199.4	199.4
3	55.55	49.80	47.47	46.19	45.39	44.84	44.43	44.13	43.88	43.69	43.52	43.39	43.27	43.17	43.08
4	31.33	26.28	24.26	23.15	22.46	21.97	21.62	21.35	21.14	20.97	20.82	20.70	20.60	20.51	20.44
5	22.78	18.31	16.53	15.56	14.94	14.51	14.20	13.96	13.77	13.62	13.49	13.38	13.29	13.21	13.15
6	18.63	14.54	12.92	12.03	11.46	11.07	10.79	10.57	10.39	10.25	10.13	10.03	9.95	9.88	9.81
7	16.24	12.40	10.88	10.05	9.52	9.16	8.89	8.68	8.51	8.38	8.27	8.18	8.10	8.03	7.97
8	14.69	11.04	9.60	8.81	8.30	7.95	7.69	7.50	7.34	7.21	7.10	7.01	6.94	6.87	6.81
9	13.61	10.11	8.72	7.96	7.47	7.13	6.88	6.69	6.54	6.42	6.31	6.23	6.15	6.09	6.03
10	12.83	9.43	8.08	7.34	6.87	6.54	6.30	6.12	5.97	5.85	5.75	5.66	5.59	5.53	5.47
11	12.23	8.91	7.60	6.88	6.42	6.10	5.86	5.68	5.54	5.42	5.32	5.24	5.16	5.10	5.05
12	11.75	8.51	7.23	6.52	6.07	5.76	5.52	5.35	5.20	5.09	4.99	4.91	4.84	4.77	4.72
13	11.37	8.19	6.93	6.23	5.79	5.48	5.25	5.08	4.94	4.82	4.72	4.64	4.57	4.51	4.46
14	11.06	7.92	6.68	6.00	5.56	5.26	5.03	4.86	4.72	4.60	4.51	4.43	4.36	4.30	4.25
15	10.80	7.70	6.48	5.80	5.37	5.07	4.85	4.67	4.54	4.42	4.33	4.25	4.18	4.12	4.07
16	10.58	7.51	6.30	5.64	5.21	4.91	4.69	4.52	4.38	4.27	4.18	4.10	4.03	3.97	3.92
17	10.38	7.35	6.16	5.50	5.07	4.78	4.56	4.39	4.25	4.14	4.05	3.97	3.90	3.84	3.79
18	10.22	7.21	6.03	5.37	4.96	4.66	4.44	4.28	4.14	4.03	3.94	3.86	3.79	3.73	3.68
19	10.07	7.09	5.92	5.27	4.85	4.56	4.34	4.18	4.04	3.93	3.84	3.76	3.70	3.64	3.59
20	9.94	6.99	5.82	5.17	4.76	4.47	4.26	4.09	3.96	3.85	3.76	3.68	3.61	3.55	3.50
21	9.83	6.89	5.73	5.09	4.68	4.39	4.18	4.01	3.88	3.77	3.68	3.60	3.54	3.48	3.43
22	9.73	6.81	5.65	5.02	4.61	4.32	4.11	3.94	3.81	3.70	3.61	3.54	3.47	3.41	3.36
23	9.63	6.73	5.58	4.95	4.54	4.26	4.05	3.88	3.75	3.64	3.55	3.47	3.41	3.35	3.30
24	9.55	6.66	5.52	4.89	4.49	4.20	3.99	3.83	3.69	3.59	3.50	3.42	3.35	3.30	3.25
25	9.48	6.60	5.46	4.84	4.43	4.15	3.94	3.78	3.64	3.54	3.45	3.37	3.30	3.25	3.20
26	9.41	6.54	5.41	4.79	4.38	4.10	3.89	3.73	3.60	3.49	3.40	3.33	3.26	3.20	3.15
27	9.34	6.49	5.36	4.74	4.34	4.06	3.85	3.69	3.56	3.45	3.36	3.28	3.22	3.16	3.11
28	9.28	6.44	5.32	4.70	4.30	4.02	3.81	3.65	3.52	3.41	3.32	3.25	3.18	3.12	3.07
29	9.23	6.40	5.28	4.66	4.26	3.98	3.77	3.61	3.48	3.38	3.29	3.21	3.15	3.09	3.04
30	9.18	6.35	5.24	4.62	4.23	3.95	3.74	3.58	3.45	3.34	3.25	3.18	3.11	3.06	3.01
32	9.09	6.28	5.17	4.56	4.17	3.89	3.68	3.52	3.39	3.29	3.20	3.12	3.06	3.00	2.95
34	9.01	6.22	5.11	4.50	4.11	3.84	3.63	3.47	3.34	3.24	3.15	3.07	3.01	2.95	2.90
36	8.94	6.16	5.06	4.46	4.06	3.79	3.58	3.42	3.30	3.19	3.10	3.03	2.96	2.90	2.85
38	8.88	6.11	5.02	4.41	4.02	3.75	3.54	3.39	3.26	3.15	3.06	2.99	2.92	2.87	2.82
40	8.83	6.07	4.98	4.37	3.99	3.71	3.51	3.35	3.22	3.12	3.03	2.95	2.89	2.83	2.78
42	8.78	6.03	4.94	4.34	3.95	3.68	3.48	3.32	3.19	3.09	3.00	2.92	2.86	2.80	2.75
44	8.74	5.99	4.91	4.31	3.92	3.65	3.45	3.29	3.16	3.06	2.97	2.89	2.83	2.77	2.72
46	8.70	5.96	4.88	4.28	3.90	3.62	3.42	3.26	3.14	3.03	2.94	2.87	2.80	2.75	2.70
48	8.66	5.93	4.85	4.25	3.87	3.60	3.40	3.24	3.11	3.01	2.92	2.85	2.78	2.72	2.67
50	8.63	5.90	4.83	4.23	3.85	3.58	3.38	3.22	3.09	2.99	2.90	2.82	2.76	2.70	2.65
60	8.49	5.79	4.73	4.14	3.76	3.49	3.29	3.13	3.01	2.90	2.82	2.74	2.68	2.62	2.57
80	8.33	5.67	4.61	4.03	3.65	3.39	3.19	3.03	2.91	2.80	2.72	2.64	2.58	2.52	2.47
100	8.24	5.59	4.54	3.96	3.59	3.33	3.13	2.97	2.85	2.74	2.66	2.58	2.52	2.46	2.41
125	8.17	5.53	4.49	3.91	3.54	3.28	3.08	2.93	2.80	2.70	2.61	2.54	2.47	2.42	2.37
150	8.12	5.49	4.45	3.88	3.51	3.25	3.05	2.89	2.77	2.67	2.58	2.51	2.44	2.38	2.33
200	8.06	5.44	4.41	3.84	3.47	3.21	3.01	2.86	2.73	2.63	2.54	2.47	2.40	2.35	2.30
300	8.00	5.39	4.36	3.80	3.43	3.17	2.97	2.82	2.69	2.59	2.51	2.43	2.37	2.31	2.26
500	7.95	5.35	4.33	3.76	3.40	3.14	2.94	2.79	2.66	2.56	2.48	2.40	2.34	2.28	2.23
1000	7.91	5.33	4.30	3.74	3.37	3.11	2.92	2.77	2.64	2.54	2.45	2.38	2.32	2.26	2.21
∞	7.88	5.30	4.28	3.72	3.35	3.09	2.90	2.74	2.62	2.52	2.43	2.36	2.29	2.24	2.19

$\alpha = 0.01$　　　　续表

ν_2	ν_1														
	16	18	20	25	30	35	40	45	50	100	200	300	400	500	∞
1	24681	24767	24836	24960	25044	25103	25148	25183	25211	25337	25401	25422	25433	25439	25464
2	199.4	199.4	199.4	199.5	199.5	199.5	199.5	199.5	199.5	199.5	199.5	199.5	199.5	199.5	199.5
3	43.01	42.88	42.78	42.59	42.47	42.38	42.31	42.26	42.21	42.02	41.93	41.89	41.88	41.87	41.83
4	20.37	20.26	20.17	20.00	19.89	19.81	19.75	19.70	19.67	19.50	19.41	19.38	19.37	19.36	19.32
5	13.09	12.98	12.90	12.76	12.66	12.58	12.53	12.49	12.45	12.30	12.22	12.20	12.18	12.17	12.14
6	9.76	9.66	9.59	9.45	9.36	9.29	9.24	9.20	9.17	9.03	8.95	8.93	8.92	8.91	8.88
7	7.91	7.83	7.75	7.62	7.53	7.47	7.42	7.38	7.35	7.22	7.15	7.12	7.11	7.10	7.08
8	6.76	6.68	6.61	6.48	6.40	6.33	6.29	6.25	6.22	6.09	6.02	6.00	5.99	5.98	5.95
9	5.98	5.90	5.83	5.71	5.62	5.56	5.52	5.48	5.45	5.32	5.26	5.23	5.22	5.21	5.19
10	5.42	5.34	5.27	5.15	5.07	5.01	4.97	4.93	4.90	4.77	4.71	4.68	4.67	4.67	4.64
11	5.00	4.92	4.86	4.74	4.65	4.60	4.55	4.52	4.49	4.36	4.29	4.27	4.26	4.25	4.23
12	4.67	4.59	4.53	4.41	4.33	4.27	4.23	4.19	4.17	4.04	3.97	3.95	3.94	3.93	3.90
13	4.41	4.33	4.27	4.15	4.07	4.01	3.97	3.94	3.91	3.78	3.71	3.69	3.68	3.67	3.65
14	4.20	4.12	4.06	3.94	3.86	3.80	3.76	3.73	3.70	3.57	3.50	3.48	3.47	3.46	3.44
15	4.02	3.95	3.88	3.77	3.69	3.63	3.58	3.55	3.52	3.39	3.33	3.31	3.29	3.29	3.26
16	3.87	3.80	3.73	3.62	3.54	3.48	3.44	3.40	3.37	3.25	3.18	3.16	3.15	3.14	3.11
17	3.75	3.67	3.61	3.49	3.41	3.35	3.31	3.28	3.25	3.12	3.05	3.03	3.02	3.01	2.98
18	3.64	3.56	3.50	3.38	3.30	3.25	3.20	3.17	3.14	3.01	2.94	2.92	2.91	2.90	2.87
19	3.54	3.46	3.40	3.29	3.21	3.15	3.11	3.07	3.04	2.91	2.85	2.82	2.81	2.80	2.78
20	3.46	3.38	3.32	3.20	3.12	3.07	3.02	2.99	2.96	2.83	2.76	2.74	2.73	2.72	2.69
21	3.38	3.31	3.24	3.13	3.05	2.99	2.95	2.91	2.88	2.75	2.68	2.66	2.65	2.64	2.61
22	3.31	3.24	3.18	3.06	2.98	2.92	2.88	2.84	2.82	2.69	2.62	2.59	2.58	2.57	2.55
23	3.25	3.18	3.12	3.00	2.92	2.86	2.82	2.78	2.76	2.62	2.56	2.53	2.52	2.51	2.48
24	3.20	3.12	3.06	2.95	2.87	2.81	2.77	2.73	2.70	2.57	2.50	2.48	2.46	2.46	2.43
25	3.15	3.08	3.01	2.90	2.82	2.76	2.72	2.68	2.65	2.52	2.45	2.43	2.41	2.41	2.38
26	3.11	3.03	2.97	2.85	2.77	2.72	2.67	2.64	2.61	2.47	2.40	2.38	2.37	2.36	2.33
27	3.07	2.99	2.93	2.81	2.73	2.67	2.63	2.59	2.57	2.43	2.36	2.34	2.32	2.32	2.29
28	3.03	2.95	2.89	2.77	2.69	2.64	2.59	2.56	2.53	2.39	2.32	2.30	2.28	2.28	2.25
29	2.99	2.92	2.86	2.74	2.66	2.60	2.56	2.52	2.49	2.36	2.29	2.26	2.25	2.24	2.21
30	2.96	2.89	2.82	2.71	2.63	2.57	2.52	2.49	2.46	2.32	2.25	2.23	2.21	2.21	2.18
32	2.90	2.83	2.77	2.65	2.57	2.51	2.47	2.43	2.40	2.26	2.19	2.17	2.15	2.15	2.11
34	2.85	2.78	2.72	2.60	2.52	2.46	2.42	2.38	2.35	2.21	2.14	2.11	2.10	2.09	2.06
36	2.81	2.73	2.67	2.56	2.48	2.42	2.37	2.33	2.30	2.17	2.09	2.07	2.05	2.04	2.01
38	2.77	2.70	2.63	2.52	2.44	2.38	2.33	2.29	2.27	2.12	2.05	2.02	2.01	2.00	1.97
40	2.74	2.66	2.60	2.48	2.40	2.34	2.30	2.26	2.23	2.09	2.01	1.99	1.97	1.96	1.93
42	2.71	2.63	2.57	2.45	2.37	2.31	2.26	2.23	2.20	2.06	1.98	1.95	1.94	1.93	1.90
44	2.68	2.60	2.54	2.42	2.34	2.28	2.24	2.20	2.17	2.03	1.95	1.92	1.91	1.90	1.87
46	2.65	2.58	2.51	2.40	2.32	2.26	2.21	2.17	2.14	2.00	1.92	1.89	1.88	1.87	1.84
48	2.63	2.55	2.49	2.37	2.29	2.23	2.19	2.15	2.12	1.97	1.90	1.87	1.85	1.85	1.81
50	2.61	2.53	2.47	2.35	2.27	2.21	2.16	2.13	2.10	1.95	1.87	1.84	1.83	1.82	1.79
60	2.53	2.45	2.39	2.27	2.19	2.13	2.08	2.04	2.01	1.86	1.78	1.75	1.73	1.73	1.69
80	2.43	2.35	2.29	2.17	2.08	2.02	1.97	1.94	1.90	1.75	1.66	1.63	1.61	1.60	1.56
100	2.37	2.29	2.23	2.11	2.02	1.96	1.91	1.87	1.84	1.68	1.59	1.56	1.54	1.53	1.49
125	2.32	2.24	2.18	2.06	1.98	1.91	1.86	1.82	1.79	1.63	1.53	1.50	1.48	1.47	1.42
150	2.29	2.21	2.15	2.03	1.94	1.88	1.83	1.79	1.76	1.59	1.49	1.46	1.44	1.42	1.37
200	2.25	2.18	2.11	1.99	1.91	1.84	1.79	1.75	1.71	1.54	1.44	1.40	1.38	1.37	1.31
300	2.21	2.14	2.07	1.95	1.87	1.80	1.75	1.71	1.67	1.50	1.39	1.35	1.32	1.31	1.25
500	2.19	2.11	2.04	1.92	1.84	1.77	1.72	1.67	1.64	1.46	1.35	1.30	1.28	1.26	1.18
1000	2.16	2.09	2.02	1.90	1.81	1.75	1.69	1.65	1.61	1.43	1.31	1.26	1.24	1.22	1.13
∞	2.14	2.06	2.00	1.88	1.79	1.72	1.67	1.63	1.59	1.40	1.28	1.22	1.19	1.17	1.00

附表 8　百分率的置信区间（上行 95%，下行 99%置信区间）

n	X													
	0	1	2	3	4	5	6	7	8	9	10	11	12	13
1	0~98													
1	0~100													
2	0~84	1~99												
2	0~93	0~100												
3	0~71	1~91	9~99											
3	0~83	0~96	4~100											
4	0~60	1~81	7~93											
4	0~73	0~89	3~97											
5	0~52	1~72	5~85	15~95										
5	0~65	0~81	2~92	8~98										
6	0~46	0~64	4~78	12~88										
6	0~59	0~75	2~86	7~93										
7	0~41	0~58	4~71	10~82	18~90									
7	0~53	0~68	2~80	6~88	12~94									
8	0~37	0~53	3~65	9~76	16~84									
8	0~48	0~63	1~74	5~83	10~90									
9	0~34	0~48	3~60	7~70	14~79	21~86								
9	0~45	0~59	1~69	4~78	9~85	15~91								
10	0~31	0~45	3~56	7~65	12~74	19~81								
10	0~41	0~54	1~65	4~74	8~81	13~87								
11	0~28	0~41	2~52	6~61	11~69	17~77	23~83							
11	0~38	0~51	1~61	3~69	7~77	11~83	17~89							
12	0~26	0~38	2~48	5~57	10~65	15~72	21~79							
12	0~36	0~48	1~57	3~66	6~73	10~79	15~85							
13	0~25	0~36	2~45	5~54	9~61	14~68	19~75	25~81						
13	0~34	0~45	1~54	3~62	6~69	9~76	14~81	19~86						
14	0~23	0~34	2~43	5~51	8~58	13~65	8~71	23~77						
14	0~32	0~42	1~51	3~59	5~66	9~72	13~78	17~83						
15	0~22	0~32	2~41	4~48	8~55	12~62	16~68	21~73	27~79					
15	0~30	0~40	1~49	2~56	5~63	8~69	12~74	16~79	21~84					
16	0~21	0~30	2~38	4~46	7~52	11~59	15~65	20~70	25~75					
16	0~28	0~38	1~46	2~53	5~60	8~66	11~71	15~76	19~81					
17	0~20	0~29	2~36	4~43	7~50	10~56	14~62	18~67	28~72	28~77				
17	0~27	0~36	1~44	2~51	4~57	7~63	10~69	14~74	18~78	22~82				
18	0~19	0~27	1~35	4~41	6~48	10~54	13~59	17~64	22~69	26~74				
18	0~26	0~35	1~42	2~49	4~55	7~61	10~66	13~71	17~75	21~79				
19	0~18	0~26	1~33	3~40	6~46	9~51	13~57	16~62	20~67	24~71	29~76			
19	0~24	0~33	1~40	2~47	4~53	6~58	9~63	12~68	16~73	19~77	23~81			
20	0~17	0~25	1~32	3~38	6~44	9~49	12~54	15~59	19~64	23~69	27~73			
20	0~23	0~32	1~39	2~45	4~51	6~56	9~61	11~66	15~70	18~74	22~78			
21	0~16	0~24	1~30	3~36	5~42	8~47	11~52	15~57	18~62	22~66	26~70	30~74		
21	0~22	0~30	1~37	2~43	3~49	6~54	8~59	11~63	14~68	17~71	21~76	24~80		
22	0~15	0~23	1~29	3~35	5~40	8~45	11~50	14~55	17~59	21~64	24~68	28~72		
22	0~21	0~29	1~36	2~42	3~47	5~52	8~57	10~61	13~66	16~70	20~73	23~77		
23	0~15	0~22	1~28	3~34	5~39	8~44	10~48	13~53	16~57	20~62	23~66	27~69	31~73	
23	0~21	0~28	1~35	2~40	3~45	5~50	7~55	10~59	13~63	15~67	19~71	22~75	25~78	
24	0~14	0~21	1~27	3~32	5~37	7~42	10~47	13~51	16~55	19~59	22~63	26~67	29~71	
24	0~20	0~27	0~33	2~39	3~44	5~49	7~53	9~57	12~61	15~65	18~69	21~73	24~76	
25	0~14	0~20	1~26	3~31	5~36	7~41	9~45	12~49	15~54	18~58	21~61	24~65	28~69	31~72
25	0~19	0~26	0~32	1~37	3~42	5~47	7~51	9~56	11~60	14~63	17~67	20~71	23~74	26~77

续表

n	X													
	0	1	2	3	4	5	6	7	8	9	10	11	12	13
26	0~13	0~20	1~25	2~30	4~35	7~39	9~44	12~48	14~52	17~56	20~60	23~63	27~67	30~70
26	0~18	0~25	0~31	1~36	3~41	4~46	6~50	9~54	11~58	13~62	16~65	19~69	22~72	25~75
27	0~13	0~19	1~24	2~29	4~34	6~38	9~42	11~46	14~50	17~54	19~58	22~61	26~65	29~68
27	0~18	0~24	0~30	1~35	3~40	4~44	6~48	8~52	10~56	13~60	15~63	18~67	21~70	24~73
28	0~12	0~18	1~24	2~28	4~33	6~37	8~41	11~45	13~49	16~52	19~56	22~59	25~63	28~66
28	0~17	0~24	0~29	1~34	3~39	4~43	6~47	8~51	10~55	12~58	15~62	17~65	20~68	23~71
29	0~12	0~18	1~23	2~27	4~32	6~36	8~40	10~44	13~47	15~51	18~54	21~58	24~61	26~64
29	0~17	0~23	0~28	1~33	2~37	4~42	6~46	8~49	10~53	12~57	14~60	17~63	19~66	22~70
30	0~12	0~17	1~22	2~27	4~31	6~35	8~39	10~42	12~46	15~49	17~53	20~56	23~59	26~63
30	0~16	0~22	0~27	1~32	2~36	4~40	5~44	7~48	9~52	1~55	14~58	16~62	19~65	21~68
31	0~11	0~17	1~22	2~26	4~30	6~34	8~38	10~41	12~45	14~48	17~51	19~55	22~58	25~61
31	0~16	0~22	0~27	1~31	2~35	4~39	5~43	7~47	9~50	11~54	13~57	16~60	18~63	20~66
32	0~11	0~16	1~21	2~25	4~29	5~33	7~36	9~40	12~43	14~47	16~50	19~53	21~56	24~59
32	0~15	0~21	0~26	1~30	2~34	4~38	5~42	7~46	9~49	11~52	13~56	15~59	17~62	20~65
33	0~11	0~15	1~20	2~24	3~28	5~32	7~36	9~39	11~42	13~46	16~49	18~52	20~55	23~58
33	0~15	0~20	0~25	1~30	2~34	3~37	5~41	7~44	8~48	10~51	12~54	14~57	17~60	19~63
34	0~10	0~15	1~19	2~23	3~28	5~31	7~35	9~38	11~41	13~44	15~48	17~51	20~54	22~56
34	0~14	0~20	0~25	1~29	2~33	3~36	5~40	6~43	8~47	10~50	12~53	14~56	16~59	18~62
35	0~10	0~15	1~19	2~23	3~27	5~30	7~34	8~37	10~40	13~43	15~46	17~49	19~52	22~55
35	0~14	0~20	0~24	1~28	2~32	3~35	5~39	6~42	8~45	10~49	12~52	14~55	16~57	18~60
36	0~10	0~15	1~18	2~22	3~26	5~29	6~33	8~36	10~39	12~42	14~45	16~48	19~51	21~54
36	0~14	0~19	0~23	1~27	2~31	3~35	5~38	6~41	8~44	9~47	11~50	13~53	15~56	17~59
37	0~10	0~14	1~18	2~22	3~25	5~28	6~32	8~35	10~38	12~41	14~44	16~47	18~50	20~53
37	0~13	0~18	0~23	1~27	2~30	3~34	4~37	6~40	7~43	9~46	11~49	13~52	15~55	17~58
38	0~10	0~14	1~18	2~21	3~25	5~28	6~32	8~34	10~37	11~40	13~43	15~46	18~49	20~51
38	0~13	0~18	0~22	1~26	2~30	3~33	4~36	6~39	7~42	9~45	11~48	12~51	14~54	16~56
39	0~9	0~14	1~17	2~21	3~24	4~27	6~31	8~33	9~36	11~39	13~42	15~45	17~48	19~50
39	0~13	0~18	0~21	1~25	2~29	3~32	4~35	6~38	7~41	9~44	10~47	12~50	14~53	16~55
40	0~9	0~13	1~17	2~21	3~24	4~27	6~30	8~33	9~35	11~38	13~41	15~44	17~47	19~49
40	0~12	0~17	0~21	1~25	2~28	3~32	4~35	5~38	7~40	9~43	10~46	12~49	13~52	15~54
41	0~9	0~13	1~17	2~20	3~23	4~26	6~29	7~32	9~35	11~37	12~40	14~43	16~46	18~48
41	0~12	0~17	0~21	1~24	2~28	3~31	4~34	5~37	7~40	8~42	10~45	11~48	13~50	15~53
42	0~9	0~13	1~16	2~20	3~23	4~26	6~28	7~31	9~34	10~37	12~39	14~42	16~45	18~47
42	0~12	0~17	0~20	1~24	2~27	3~30	4~33	5~36	7~39	8~42	9~44	11~47	13~49	15~52
43	0~9	0~12	1~16	2~19	3~23	4~25	5~28	7~31	8~33	10~36	12~39	14~41	15~44	17~46
43	0~12	0~16	0~20	1~23	2~26	3~30	4~33	5~35	6~38	8~41	9~43	11~46	13~49	14~51
44	0~9	0~12	1~15	2~19	3~22	4~25	5~28	7~30	8~33	10~35	11~38	13~40	15~43	17~45
44	0~11	0~16	0~19	1~23	2~26	2~28	4~32	5~35	6~37	8~40	9~42	11~45	12~47	14~50
45	0~8	0~12	1~15	2~18	3~21	4~24	5~27	7~30	8~32	9~34	11~37	13~39	15~42	16~44
45	0~11	0~15	0~19	1~22	2~25	3~29	4~31	5~34	6~37	8~39	9~42	10~44	12~47	14~49
46	0~8	0~12	1~15	2~18	3~21	4~24	5~26	7~29	8~31	9~34	11~36	13~39	14~41	16~43
46	0~11	0~15	0~19	1~22	2~25	3~28	4~31	5~33	6~36	7~39	9~41	10~43	12~46	13~48
47	0~8	0~12	1~15	2~17	3~20	4~23	5~26	6~28	8~31	9~34	11~36	12~38	14~40	16~43
47	0~11	0~15	0~18	1~21	2~24	2~27	3~30	5~33	6~35	7~38	9~40	10~42	11~45	13~47
48	0~8	0~11	1~14	2~17	3~20	4~22	5~25	6~28	8~30	9~33	11~35	12~37	14~39	15~42
48	0~10	0~14	0~18	1~21	2~24	2~27	3~29	5~32	6~35	7~37	8~40	10~42	11~44	13~47
49	0~8	0~11	1~14	2~17	2~20	4~22	5~25	6~27	7~30	9~32	10~34	12~37	13~39	15~41
49	0~10	0~14	0~17	1~20	1~24	2~26	3~29	4~32	6~34	7~36	8~39	9~41	11~44	12~46
50	0~7	0~11	1~14	2~17	2~19	3~22	5~24	6~26	7~29	9~31	10~34	11~36	13~38	15~41
50	0~10	0~14	0~17	1~20	1~23	2~26	3~28	4~31	5~33	7~36	8~38	9~40	11~43	12~45

续表

n	X											
	14	15	16	17	18	19	20	21	22	23	24	25
27	32~71											
27	27~76											
28	31~69											
28	26~74											
29	30~68	33~71										
29	25~72	28~75										
30	28~66	31~69										
30	24~71	27~74										
31	27~64	30~67	33~70									
31	23~69	26~72	28~75									
32	26~62	29~65	32~68									
32	22~67	25~70	27~73									
33	26~61	28~64	31~67	34~69								
33	21~66	24~69	26~71	29~74								
34	25~59	27~62	30~65	32~68								
34	21~64	23~67	25~70	28~82								
35	24~58	26~61	29~63	31~66	34~69							
35	20~63	22~66	24~68	27~71	29~73							
36	23~57	26~59	28~62	30~65	33~67							
36	19~62	22~64	23~67	26~69	28~72							
37	23~55	25~58	27~61	30~63	32~66	34~68						
37	19~60	21~63	23~65	25~68	28~70	30~73						
38	22~54	24~57	26~59	29~62	31~64	33~67						
38	18~59	20~61	22~64	25~66	27~69	29~71						
39	21~53	23~55	26~58	28~60	30~63	32~65	35~68					
39	18~58	20~60	22~63	24~65	26~68	28~70	30~72					
40	21~52	23~54	25~57	27~59	29~62	32~64	34~66					
40	17~57	19~59	21~61	23~64	25~66	27~68	30~71					
41	20~51	22~53	24~56	26~58	29~60	31~63	33~65	36~67				
41	17~55	19~58	21~60	23~63	25~65	27~67	29~69	31~71				
42	20~50	22~52	24~54	26~57	28~59	30~61	32~64	34~66				
42	16~54	18~57	20~59	22~61	24~64	26~66	28~67	30~70				
43	19~49	21~51	23~53	25~56	27~58	29~60	31~62	33~65	36~67			
43	16~53	18~56	19~58	21~60	23~62	25~65	27~66	29~69	31~71			
44	19~48	21~50	22~52	24~55	26~57	28~59	30~61	33~63	35~65			
44	15~52	17~55	19~57	21~59	23~61	25~63	26~65	28~68	30~70			
45	18~47	20~49	22~51	24~54	26~56	28~58	30~60	32~62	34~64	36~66		
45	15~51	17~54	19~56	20~58	22~60	24~62	26~64	28~66	30~68	32~70		
46	18~46	20~48	21~50	23~53	25~55	27~57	29~59	31~61	33~63	35~65		
46	15~50	16~53	18~55	20~57	22~59	23~61	25~63	27~65	29~67	31~69		
47	18~45	19~47	21~49	23~52	25~54	26~56	28~58	30~60	32~62	34~64	36~66	
47	14~19	16~52	18~54	19~56	21~58	23~60	25~62	26~64	28~66	30~68	32~70	
48	17~44	19~46	21~48	22~51	24~53	26~55	28~57	30~59	31~61	33~63	35~65	
48	14~49	16~51	17~53	19~55	21~57	22~59	24~61	26~63	28~65	29~67	31~69	
49	17~43	18~45	20~47	22~50	24~52	25~54	27~56	29~58	31~60	33~62	34~64	36~66
49	14~48	15~50	17~52	19~54	20~56	22~58	23~60	25~62	27~64	29~66	31~68	32~70
50	16~43	18~45	20~47	21~49	23~51	25~53	26~55	28~57	30~59	32~61	34~63	36~65
50	14~47	15~49	17~51	18~53	20~55	21~57	23~59	25~61	26~63	28~65	30~67	32~68

附表 9 q 界值表（Student-Newman-Keuls 检验用）

自由度 v	组数，a								
	2	3	4	5	6	7	8	9	10
$\alpha=0.05$									
1	17.97	26.98	32.82	37.08	40.41	43.12	45.40	47.36	49.07
2	6.08	8.33	9.80	10.88	11.74	12.44	13.03	13.54	13.99
3	4.50	5.91	6.82	7.50	8.04	8.48	8.86	9.18	9.46
4	3.93	5.04	5.76	6.29	6.71	7.05	7.35	7.60	7.83
5	3.64	4.60	5.22	5.67	6.03	6.33	6.58	6.80	6.99
6	3.46	4.34	4.90	5.30	5.63	5.90	6.12	6.32	6.49
7	3.34	4.16	4.68	5.06	5.36	5.61	5.82	6.00	6.16
8	3.26	4.04	4.53	4.89	5.17	5.40	5.60	5.77	5.92
9	3.20	3.95	4.41	4.76	5.02	5.24	5.43	5.59	5.74
10	3.15	3.88	4.33	4.65	4.91	5.12	5.30	5.46	5.60
11	3.11	3.82	4.26	4.57	4.82	5.03	5.20	5.35	5.49
12	3.08	3.77	4.20	4.51	4.75	4.95	5.12	5.27	5.39
13	3.06	3.73	4.15	4.45	4.69	4.88	5.05	5.19	5.32
14	3.03	3.70	4.11	4.41	4.64	4.83	4.99	5.13	5.25
15	3.01	3.67	4.08	4.37	4.59	4.78	4.94	5.08	5.20
16	3.00	3.65	4.05	4.33	4.56	4.74	4.90	5.03	5.15
17	2.98	3.63	4.02	4.30	4.52	4.70	4.86	4.99	5.11
18	2.97	3.61	4.00	4.28	4.49	4.67	4.82	4.96	5.07
19	2.96	3.59	3.98	4.25	4.47	4.65	4.79	4.92	5.04
20	2.95	3.58	3.96	4.23	4.45	4.62	4.77	4.90	5.01
30	2.89	3.49	3.85	4.10	4.30	4.46	4.60	4.72	4.82
40	2.86	3.44	3.79	4.04	4.23	4.39	4.52	4.63	4.73
60	2.83	3.40	3.74	3.98	4.16	4.31	4.44	4.55	4.65
120	2.80	3.36	3.68	3.92	4.10	4.24	4.36	4.47	4.56
∞	2.77	3.31	3.63	3.86	4.03	4.17	4.29	4.39	4.47
$\alpha=0.01$									
1	90.03	135.0	164.3	185.6	202.2	215.8	227.2	237.0	245.6
2	14.04	19.02	22.29	24.72	26.63	28.20	29.53	30.68	31.69
3	8.26	10.62	12.17	13.33	14.24	15.00	15.64	16.20	16.69
4	6.51	8.12	9.17	9.96	10.58	11.10	11.55	11.93	12.27
5	5.70	6.98	7.80	8.42	8.91	9.32	9.67	9.97	10.24
6	5.24	6.33	7.03	7.56	7.97	8.32	8.61	8.87	9.10
7	4.95	5.92	6.54	7.01	7.37	7.68	7.94	8.17	8.37
8	4.75	5.64	6.20	6.62	6.96	7.24	7.47	7.68	7.86
9	4.60	5.43	5.96	6.35	6.66	6.91	7.13	7.33	7.49
10	4.48	5.27	5.77	6.14	6.43	6.67	6.87	7.05	7.21
11	4.39	5.15	5.62	5.97	6.25	6.48	6.67	6.84	6.99
12	4.32	5.05	5.50	5.84	6.10	6.32	6.51	6.67	6.81
13	4.26	4.96	5.40	5.73	5.98	6.19	6.37	6.53	6.67
14	4.21	4.89	5.32	5.63	5.88	6.08	6.26	6.41	6.54
15	4.17	4.84	5.25	5.56	5.80	5.99	6.16	6.31	6.44
16	4.13	4.79	5.19	5.49	5.72	5.92	6.08	6.22	6.35
17	4.10	4.74	5.14	5.43	5.66	5.85	6.01	6.15	6.27
18	4.07	4.70	5.09	5.38	5.60	5.79	5.94	6.08	6.20
19	4.05	4.67	5.06	5.33	5.55	5.73	5.89	6.02	6.14
20	4.02	4.64	5.02	5.29	5.51	5.69	5.84	5.97	6.09
30	3.89	4.45	4.80	5.05	5.24	5.40	5.54	5.65	5.76
40	3.82	4.37	4.70	4.93	5.11	5.26	5.39	5.50	5.60
60	3.76	4.28	4.59	4.82	4.99	5.13	5.25	5.36	5.45
120	3.70	4.20	4.50	4.71	4.87	5.01	5.12	5.21	5.30
∞	3.64	4.12	4.40	4.60	4.76	4.88	4.99	5.08	5.16

续表

自由度 ν	组数，a									
	11	12	13	14	15	16	17	18	19	20
$\alpha=0.05$										
1	50.59	51.96	53.20	54.33	55.36	56.32	57.22	58.04	58.83	59.56
2	14.39	14.75	15.08	15.38	15.65	15.91	16.14	16.37	16.57	16.77
3	9.72	9.95	10.15	10.35	10.53	10.69	10.84	10.98	11.11	11.24
4	8.03	8.21	8.37	8.52	8.66	8.79	8.91	9.03	9.13	9.23
5	7.17	7.32	7.47	7.60	7.72	7.83	7.93	8.03	8.12	8.21
6	6.65	6.79	6.92	7.03	7.14	7.24	7.34	7.43	7.51	7.59
7	6.30	6.43	6.55	6.66	6.76	6.85	6.94	7.02	7.10	7.17
8	6.05	6.18	6.29	6.39	6.48	6.57	6.65	6.73	6.80	6.87
9	5.87	5.98	6.09	6.19	6.28	6.36	6.44	6.51	6.58	6.64
10	5.72	5.83	5.93	6.03	6.11	6.19	6.27	6.34	6.40	6.47
11	5.61	5.71	5.81	5.90	5.98	6.06	6.13	6.20	6.27	6.33
12	5.51	5.61	5.71	5.80	5.88	5.95	6.02	6.09	6.15	6.21
13	5.43	5.53	5.63	5.71	5.79	5.86	5.93	5.99	6.05	6.11
14	5.36	5.46	5.55	5.64	5.71	5.79	5.85	5.91	5.97	6.03
15	5.31	5.40	5.49	5.57	5.65	5.72	5.78	5.85	5.90	5.96
16	5.26	5.35	5.44	5.52	5.59	5.66	5.73	5.79	5.84	5.90
17	5.21	5.31	5.39	5.47	5.54	5.61	5.67	5.73	5.79	5.84
18	5.17	5.27	5.35	5.43	5.50	5.57	5.63	5.69	5.74	5.79
19	5.14	5.23	5.31	5.39	5.46	5.53	5.59	5.65	5.70	5.75
20	5.11	5.20	5.28	5.36	5.43	5.49	5.55	5.61	5.69	5.71
30	4.92	5.00	5.08	5.15	5.21	5.27	5.33	5.38	5.43	5.47
40	4.82	4.90	4.98	5.04	5.11	5.16	5.22	5.27	5.31	5.36
60	4.73	4.81	4.88	4.94	5.00	5.06	5.11	5.15	5.20	5.24
120	4.64	4.71	4.78	4.84	4.90	4.95	5.00	5.04	5.09	5.13
∞	4.55	4.62	4.68	4.74	4.80	4.85	4.89	4.93	4.97	5.01
$\alpha=0.01$										
1	253.2	260.0	266.2	271.8	277.0	281.8	286.3	290.4	294.3	298.0
2	32.59	33.40	34.13	34.81	35.43	36.00	35.53	37.03	37.50	37.95
3	17.13	17.53	17.86	18.22	18.52	18.81	19.07	19.32	19.55	19.77
4	12.57	12.84	13.09	13.32	13.53	13.73	13.91	14.08	14.24	14.40
5	10.48	10.70	10.89	11.08	11.24	11.40	11.55	11.68	11.81	11.93
6	9.30	9.48	9.65	9.81	9.95	10.08	10.21	10.32	10.43	10.54
7	8.55	8.71	8.86	9.00	9.12	9.24	9.35	9.46	9.55	9.65
8	8.03	8.18	8.31	8.44	8.55	8.66	8.76	8.85	8.94	9.03
9	7.65	7.78	7.91	8.03	8.13	8.23	8.33	8.41	8.49	8.57
10	7.36	7.49	7.60	7.71	7.81	7.91	7.99	8.08	8.15	8.23
11	7.13	7.25	7.36	7.46	7.56	7.65	7.73	7.81	7.88	7.95
12	6.94	7.06	7.17	7.26	7.36	7.44	7.52	7.69	7.67	7.73
13	6.79	6.90	7.01	7.10	7.19	7.27	7.35	7.42	7.48	7.55
14	6.66	6.77	6.87	6.96	7.05	7.13	7.20	7.27	7.33	7.39
15	6.55	6.66	6.76	6.84	6.93	7.00	7.07	7.14	7.20	7.26
16	6.46	6.56	6.66	6.74	6.82	6.90	6.97	7.03	7.09	7.15
17	6.38	6.48	6.57	6.66	6.73	6.81	6.87	6.94	7.00	7.05
18	6.31	6.41	6.50	6.58	6.65	6.73	6.79	6.85	6.91	6.97
19	6.25	6.34	6.43	6.51	6.58	6.65	6.72	6.78	6.84	6.89
20	6.19	6.28	6.37	6.45	6.52	6.59	6.65	6.71	6.77	6.82
30	5.85	5.93	6.01	6.08	6.14	6.20	6.26	6.31	6.36	6.41
40	5.69	5.76	5.83	5.90	5.96	6.02	6.07	6.12	6.16	6.21
60	5.53	5.60	5.67	5.73	5.78	5.84	5.89	5.93	5.97	6.01
120	5.37	5.44	5.50	5.56	5.61	5.66	5.71	5.75	5.79	5.83
∞	5.23	5.29	5.35	5.40	5.45	5.49	5.54	5.57	5.61	5.65

附表 10　q'界值表（Dunnett-t 检验用）

单侧

自由度 v	处理组数（包括对照组）a								
	2	3	4	5	6	7	8	9	10
$\alpha=0.05$									
5	2.02	2.44	2.68	2.85	2.98	3.08	3.16	3.24	3.30
6	1.94	2.34	2.56	2.71	2.83	2.92	3.00	3.07	3.12
7	1.89	2.27	2.48	2.62	2.73	2.82	2.89	2.95	3.01
8	1.86	2.22	2.42	2.55	2.66	2.74	2.81	2.87	2.92
9	1.83	2.18	2.37	2.50	2.60	2.68	2.75	2.81	2.86
10	1.81	2.15	2.34	2.47	2.56	2.64	2.70	2.76	2.81
11	1.80	2.13	2.31	2.44	2.53	2.60	2.67	2.72	2.77
12	1.78	2.11	2.29	2.41	2.50	2.58	2.64	2.69	2.74
13	1.77	2.09	2.27	2.39	2.48	2.55	2.61	2.66	2.71
14	1.76	2.08	2.25	2.37	2.46	2.53	2.59	2.64	2.69
15	1.75	2.07	2.24	2.36	2.44	2.51	2.57	2.62	2.67
16	1.75	2.06	2.23	2.34	2.43	2.50	2.56	2.61	2.65
17	1.74	2.05	2.22	2.33	2.42	2.49	2.54	2.59	2.64
18	1.73	2.04	2.21	2.32	2.41	2.48	2.53	2.58	2.62
19	1.73	2.03	2.20	2.31	2.40	2.47	2.52	2.57	2.61
20	1.72	2.03	2.19	2.30	2.39	2.46	2.51	2.56	2.60
24	1.71	2.01	2.17	2.28	2.36	2.43	2.48	2.53	2.57
30	1.70	1.99	2.15	2.25	2.33	2.40	2.45	2.50	2.54
40	1.68	1.97	2.13	2.23	2.31	2.37	2.42	2.47	2.51
60	1.67	1.95	2.10	2.21	2.28	2.35	2.39	2.44	2.48
120	1.66	1.93	2.08	2.18	2.26	2.32	2.37	2.41	2.45
∞	1.64	1.92	2.06	2.16	2.23	2.29	2.34	2.38	2.42
$\alpha=0.01$									
5	3.37	3.90	4.21	4.43	4.60	4.73	4.85	4.94	5.03
6	3.14	3.61	3.88	4.07	4.21	4.33	4.43	4.51	4.59
7	3.00	3.42	3.66	3.83	3.96	4.07	4.15	4.23	4.30
8	2.90	3.29	3.51	3.67	3.79	3.88	3.96	4.03	4.09
9	2.82	3.19	3.40	3.55	3.66	3.75	3.82	3.89	3.94
10	2.76	3.11	3.31	3.45	3.56	3.64	3.71	3.78	3.83
11	2.72	3.06	3.25	3.38	3.48	3.56	3.63	3.69	3.74
12	2.68	3.01	3.19	3.32	3.42	3.50	3.56	3.62	3.67
13	2.65	2.97	3.15	3.27	3.37	3.44	3.51	3.56	3.61
14	2.62	2.94	3.11	3.23	3.32	3.40	3.46	3.51	3.56
15	2.60	2.91	3.08	3.20	3.29	3.36	3.42	3.47	3.52
16	2.58	2.88	3.05	3.17	3.26	3.33	3.39	3.44	3.48
17	2.57	2.86	3.03	3.14	3.23	3.30	3.36	3.41	3.45
18	2.55	2.84	3.01	3.12	3.21	3.27	3.33	3.38	3.42
19	2.54	2.83	2.99	3.10	3.18	3.25	3.31	3.36	3.40
20	2.53	2.81	2.97	3.08	3.17	3.23	3.29	3.34	3.38
24	2.49	2.77	2.92	3.03	3.11	3.17	3.22	3.27	3.31
30	2.46	2.72	2.87	2.97	3.05	3.11	3.16	3.21	3.24
40	2.42	2.68	2.82	2.92	2.99	3.05	3.10	3.14	3.18
60	2.39	2.64	2.78	2.87	2.94	3.00	3.04	3.08	3.12
120	2.36	2.60	2.73	2.82	2.89	2.94	2.99	3.03	3.06
∞	2.33	2.56	2.68	2.77	2.84	2.89	2.93	2.97	3.00

双侧 续表

自由度 ν	处理组数（包括对照组）a								
	2	3	4	5	6	7	8	9	10
$\alpha=0.05$									
5	2.57	3.03	3.29	3.48	3.62	3.73	3.82	3.90	3.97
6	2.45	2.86	3.10	3.26	3.39	3.49	3.57	3.64	3.71
7	2.36	2.75	2.97	3.12	3.24	3.33	3.41	3.47	3.53
8	2.31	2.67	2.88	3.02	3.13	3.22	3.29	3.35	3.41
9	2.26	2.61	2.81	2.95	3.05	3.14	3.20	3.26	3.32
10	2.23	2.57	2.76	2.89	2.99	3.07	3.14	3.19	3.24
11	2.20	2.53	2.72	2.84	2.94	3.02	3.08	3.14	3.19
12	2.18	2.50	2.68	2.81	2.90	2.98	3.04	3.09	3.14
13	2.16	2.48	2.65	2.78	2.87	2.94	3.00	3.06	3.10
14	2.14	2.46	2.63	2.75	2.84	2.91	2.97	3.02	3.07
15	2.13	2.44	2.61	2.73	2.82	2.89	2.95	3.00	3.04
16	2.12	2.42	2.59	2.71	2.80	2.87	2.92	2.97	3.02
17	2.11	2.41	2.58	2.69	2.78	2.85	2.90	2.95	3.00
18	2.10	2.40	2.56	2.68	2.76	2.83	2.89	2.94	2.98
19	2.09	2.39	2.55	2.66	2.75	2.81	2.87	2.92	2.96
20	2.09	2.38	2.54	2.65	2.73	2.80	2.86	2.90	2.95
24	2.06	2.35	2.51	2.61	2.70	2.76	2.81	2.86	2.90
30	2.04	2.32	2.47	2.58	2.66	2.72	2.77	2.82	2.86
40	2.02	2.29	2.44	2.54	2.62	2.68	2.73	2.77	2.81
60	2.00	2.27	2.41	2.51	2.58	2.64	2.69	2.73	2.77
120	1.98	2.24	2.38	2.47	2.55	2.60	2.65	2.69	2.73
∞	1.96	2.21	2.35	2.44	2.51	2.57	2.61	2.65	2.69
$\alpha=0.01$									
5	4.03	4.63	4.98	5.22	5.41	5.56	5.69	5.80	5.89
6	3.71	4.21	4.51	4.71	4.87	5.00	5.10	5.20	5.28
7	3.50	3.95	4.21	4.39	4.53	4.64	4.74	4.82	4.89
8	3.36	3.77	4.00	4.17	4.29	4.40	4.48	4.56	4.62
9	3.25	3.63	3.85	4.01	4.12	4.22	4.30	4.37	4.43
10	3.17	3.53	3.74	3.88	3.99	4.08	4.16	4.22	4.28
11	3.11	3.45	3.65	3.79	3.89	3.98	4.05	4.11	4.16
12	3.05	3.39	3.58	3.71	3.81	3.89	3.96	4.02	4.07
13	3.01	3.33	3.52	3.65	3.74	3.82	3.89	3.94	3.99
14	2.98	3.29	3.47	3.59	3.69	3.76	3.83	3.88	3.93
15	2.95	3.25	3.43	3.55	3.64	3.71	3.78	3.83	3.88
16	2.92	3.22	3.39	3.51	3.60	3.67	3.73	3.78	3.83
17	2.90	3.19	3.36	3.47	3.56	3.63	3.69	3.74	3.79
18	2.88	3.17	3.33	3.44	3.53	3.60	3.66	3.71	3.75
19	2.86	3.15	3.31	3.42	3.50	3.57	3.63	3.68	3.72
20	2.85	3.13	3.29	3.40	3.48	3.55	3.60	3.65	3.69
24	2.80	3.07	3.22	3.32	3.40	3.47	3.52	3.57	3.61
30	2.75	3.01	3.15	3.25	3.33	3.39	3.44	3.49	3.52
40	2.70	2.95	3.09	3.19	3.26	3.32	3.37	3.41	3.44
60	2.66	2.90	3.03	3.12	3.19	3.25	3.29	3.33	3.37
120	2.62	2.85	2.97	3.06	3.12	3.18	3.22	3.26	3.29
∞	2.58	2.79	2.92	3.00	3.06	3.11	3.15	3.19	3.22

附表 11　Pearson 相关系数 *r* 界值表

自由度 v		α								
	单侧	0.25	0.10	0.05	0.025	0.01	0.005	0.0025	0.001	0.0005
	双侧	0.50	0.20	0.10	0.05	0.02	0.01	0.005	0.002	0.001
1		0.707	0.951	0.988	0.997	1.000	1.000	1.000	1.000	1.000
2		0.500	0.800	0.900	0.950	0.980	0.990	0.995	0.998	0.999
3		0.404	0.687	0.805	0.878	0.934	0.959	0.974	0.986	0.991
4		0.347	0.608	0.729	0.811	0.882	0.917	0.942	0.963	0.974
5		0.309	0.551	0.669	0.755	0.833	0.875	0.906	0.935	0.951
6		0.281	0.507	0.621	0.707	0.789	0.834	0.870	0.905	0.925
7		0.260	0.472	0.582	0.666	0.750	0.798	0.836	0.875	0.898
8		0.242	0.443	0.549	0.632	0.715	0.765	0.805	0.847	0.872
9		0.228	0.419	0.521	0.602	0.685	0.735	0.776	0.820	0.847
10		0.216	0.398	0.497	0.576	0.658	0.708	0.750	0.795	0.823
11		0.206	0.380	0.476	0.553	0.634	0.684	0.726	0.772	0.801
12		0.197	0.365	0.457	0.532	0.612	0.661	0.703	0.750	0.780
13		0.189	0.351	0.441	0.514	0.592	0.641	0.683	0.730	0.760
14		0.182	0.338	0.426	0.497	0.574	0.623	0.664	0.711	0.742
15		0.176	0.327	0.412	0.482	0.558	0.606	0.647	0.694	0.725
16		0.170	0.317	0.400	0.468	0.542	0.590	0.631	0.678	0.708
17		0.165	0.308	0.389	0.456	0.529	0.575	0.616	0.662	0.693
18		0.160	0.299	0.378	0.444	0.515	0.561	0.602	0.648	0.679
19		0.156	0.291	0.369	0.433	0.503	0.549	0.589	0.635	0.665
20		0.152	0.284	0.360	0.423	0.492	0.537	0.576	0.622	0.652
21		0.148	0.277	0.352	0.413	0.482	0.526	0.565	0.610	0.640
22		0.145	0.271	0.344	0.404	0.472	0.515	0.554	0.599	0.629
23		0.141	0.265	0.337	0.396	0.462	0.505	0.543	0.588	0.618
24		0.138	0.260	0.330	0.388	0.453	0.496	0.534	0.578	0.607
25		0.136	0.255	0.323	0.381	0.445	0.487	0.524	0.568	0.597
26		0.133	0.250	0.317	0.374	0.437	0.479	0.515	0.559	0.588
27		0.131	0.245	0.311	0.367	0.430	0.471	0.507	0.550	0.579
28		0.128	0.241	0.306	0.361	0.423	0.463	0.499	0.541	0.570
29		0.126	0.237	0.301	0.355	0.416	0.456	0.491	0.533	0.562
30		0.124	0.233	0.296	0.349	0.409	0.449	0.484	0.526	0.554
31		0.122	0.229	0.291	0.344	0.403	0.442	0.477	0.518	0.546
32		0.120	0.225	0.287	0.339	0.397	0.436	0.470	0.511	0.539
33		0.118	0.222	0.283	0.334	0.392	0.430	0.464	0.504	0.532
34		0.116	0.219	0.279	0.329	0.386	0.424	0.458	0.498	0.525
35		0.115	0.216	0.275	0.325	0.381	0.418	0.452	0.492	0.519
36		0.113	0.213	0.271	0.320	0.376	0.413	0.446	0.486	0.513
37		0.111	0.210	0.267	0.316	0.371	0.408	0.441	0.480	0.507
38		0.110	0.207	0.264	0.312	0.367	0.403	0.435	0.474	0.501
39		0.108	0.204	0.261	0.308	0.362	0.398	0.430	0.469	0.495
40		0.107	0.202	0.257	0.304	0.358	0.393	0.425	0.463	0.490
41		0.106	0.199	0.254	0.301	0.354	0.389	0.420	0.458	0.484
42		0.104	0.197	0.251	0.297	0.350	0.384	0.416	0.453	0.479
43		0.103	0.195	0.248	0.294	0.346	0.380	0.411	0.449	0.474
44		0.102	0.192	0.246	0.291	0.342	0.376	0.407	0.444	0.469
45		0.101	0.190	0.243	0.288	0.338	0.372	0.403	0.439	0.465
46		0.100	0.188	0.240	0.285	0.335	0.368	0.399	0.435	0.460
47		0.099	0.186	0.238	0.282	0.331	0.365	0.395	0.431	0.456
48		0.098	0.184	0.235	0.279	0.328	0.361	0.391	0.427	0.451
49		0.097	0.182	0.233	0.276	0.325	0.358	0.387	0.423	0.447
50		0.096	0.181	0.231	0.273	0.322	0.354	0.384	0.419	0.443

附表 12　Spearman 相关系数 r_s 界值表

自由度 v	α									
	单侧	0.25	0.1	0.05	0.025	0.01	0.005	0.0025	0.001	0.0005
	双侧	0.50	0.20	0.10	0.05	0.02	0.01	0.005	0.002	0.001
4		0.600	1.000	1.000						
5		0.500	0.800	0.900	1.000	1.000				
6		0.371	0.657	0.829	0.886	0.943	1.000	1.000		
7		0.321	0.571	0.714	0.786	0.893	0.929	0.964	1.000	1.000
8		0.310	0.524	0.643	0.738	0.833	0.881	0.905	0.952	0.976
9		0.267	0.483	0.600	0.700	0.783	0.833	0.867	0.917	0.933
10		0.248	0.455	0.564	0.648	0.745	0.794	0.830	0.879	0.903
11		0.236	0.427	0.536	0.618	0.709	0.755	0.800	0.845	0.873
12		0.217	0.406	0.503	0.587	0.678	0.727	0.769	0.818	0.846
13		0.209	0.385	0.484	0.560	0.648	0.703	0.747	0.791	0.824
14		0.200	0.367	0.464	0.538	0.626	0.679	0.723	0.771	0.802
15		0.189	0.354	0.446	0.521	0.604	0.654	0.700	0.750	0.779
16		0.182	0.341	0.429	0.503	0.582	0.635	0.679	0.729	0.762
17		0.176	0.328	0.414	0.485	0.566	0.615	0.662	0.713	0.748
18		0.170	0.317	0.401	0.472	0.550	0.600	0.643	0.695	0.728
19		0.165	0.309	0.391	0.460	0.535	0.584	0.628	0.677	0.712
20		0.161	0.299	0.380	0.447	0.520	0.570	0.612	0.662	0.696
21		0.156	0.292	0.370	0.435	0.508	0.556	0.599	0.648	0.681
22		0.152	0.284	0.361	0.425	0.496	0.544	0.586	0.634	0.667
23		0.148	0.278	0.353	0.415	0.486	0.532	0.573	0.622	0.654
24		0.144	0.271	0.344	0.406	0.476	0.521	0.562	0.610	0.642
25		0.142	0.265	0.337	0.398	0.466	0.511	0.551	0.598	0.630
26		0.138	0.259	0.331	0.390	0.457	0.501	0.541	0.587	0.619
27		0.136	0.255	0.324	0.382	0.448	0.491	0.531	0.577	0.608
28		0.133	0.250	0.317	0.375	0.440	0.483	0.522	0.567	0.598
29		0.130	0.245	0.312	0.368	0.433	0.475	0.513	0.558	0.589
30		0.128	0.240	0.306	0.362	0.425	0.467	0.504	0.549	0.580
31		0.126	0.236	0.301	0.356	0.418	0.459	0.496	0.541	0.571
32		0.124	0.232	0.296	0.350	0.412	0.452	0.489	0.533	0.563
33		0.121	0.229	0.291	0.345	0.405	0.446	0.482	0.525	0.554
34		0.120	0.225	0.287	0.340	0.399	0.439	0.475	0.517	0.547
35		0.118	0.222	0.283	0.335	0.394	0.433	0.468	0.510	0.539
36		0.116	0.219	0.279	0.330	0.388	0.427	0.462	0.504	0.533
37		0.114	0.216	0.275	0.325	0.383	0.421	0.456	0.497	0.526
38		0.113	0.212	0.271	0.321	0.378	0.415	0.450	0.491	0.519
39		0.111	0.210	0.267	0.317	0.373	0.410	0.444	0.485	0.513
40		0.110	0.207	0.264	0.313	0.368	0.405	0.439	0.479	0.507
41		0.108	0.204	0.261	0.309	0.364	0.400	0.433	0.473	0.501
42		0.107	0.202	0.257	0.305	0.359	0.395	0.428	0.468	0.495
43		0.105	0.199	0.254	0.301	0.355	0.391	0.423	0.463	0.490
44		0.104	0.197	0.251	0.298	0.351	0.386	0.419	0.458	0.484
45		0.103	0.194	0.248	0.294	0.347	0.382	0.414	0.453	0.479
46		0.102	0.192	0.246	0.291	0.343	0.378	0.410	0.448	0.474
47		0.101	0.190	0.243	0.288	0.340	0.374	0.405	0.443	0.469
48		0.100	0.188	0.240	0.285	0.336	0.370	0.401	0.439	0.465
49		0.098	0.186	0.238	0.282	0.333	0.366	0.397	0.434	0.460
50		0.097	0.184	0.235	0.279	0.329	0.363	0.393	0.430	0.456

附表 13　T 界值表（配对比较的秩和检验用）

n		α			
	单侧：	0.05	0.025	0.01	0.005
	双侧：	0.10	0.05	0.02	0.01
5		0	0		
6		2	0		
7		3	2	0	
8		5	3	1	0
9		8	5	3	1
10		10	8	5	3
11		13	10	7	5
12		17	13	9	7
13		21	17	12	9
14		25	21	15	12
15		30	25	19	15
16		35	29	23	19
17		41	34	27	23
18		47	40	32	27
19		53	46	37	32
20		60	52	43	37
21		67	58	49	42
22		75	65	55	48
23		83	73	62	54
24		91	81	69	61
25		100	89	76	68
26		110	98	84	75
27		119	107	92	83
28		130	116	101	91
29		140	126	110	100
30		151	137	120	109
31		163	147	130	118
32		175	159	140	128
33		187	170	151	138
34		200	182	162	148
35		213	195	173	159
36		227	208	185	171
37		241	221	198	182
38		256	235	211	194
39		271	249	224	207
40		286	264	238	220
41		302	279	252	233
42		319	294	266	247
43		336	310	281	261
44		353	327	296	276
45		371	343	312	291
46		389	361	328	307
47		407	378	345	322
48		426	396	362	339
49		446	415	379	355
50		466	434	397	373

附表 14 *T* 界值表（两独立样本比较的秩和检验用）

	单侧	双侧
第 1 行	$\alpha = 0.050$	$\alpha = 0.10$
第 2 行	$\alpha = 0.025$	$\alpha = 0.05$
第 3 行	$\alpha = 0.010$	$\alpha = 0.02$
第 4 行	$\alpha = 0.005$	$\alpha = 0.01$

n_1	n_2-n_1										
	0	1	2	3	4	5	6	7	8	9	10
2				3~13	3~15	3~17	4~18	4~20	4~22	4~24	5~25
							3~19	3~21	3~23	3~25	4~26
3	6~15	6~18	7~20	8~22	8~25	9~27	10~29	10~32	11~34	11~37	12~39
			6~21	7~23	7~26	8~28	8~31	9~33	9~36	10~38	10~41
					6~27	6~30	7~32	7~35	7~38	8~40	8~43
							6~33	6~36	6~39	7~41	7~44
4	11~25	12~28	13~31	14~34	15~37	16~40	17~43	18~46	19~49	20~52	21~55
	10~26	11~29	12~32	13~35	14~38	14~42	15~45	16~48	17~51	18~54	19~57
		10~30	11~33	11~37	12~40	13~43	13~47	14~50	15~53	15~57	16~60
			10~34	10~38	11~41	11~45	12~48	12~52	13~55	13~59	14~62
5	19~36	20~40	21~44	23~47	24~51	26~54	27~58	28~62	30~65	31~69	33~72
	17~38	18~42	20~45	21~49	22~53	23~57	24~61	26~64	27~68	28~72	29~76
	16~39	17~43	18~47	19~51	20~55	21~59	22~63	23~67	24~71	25~75	26~79
	15~40	16~44	16~49	17~53	18~57	19~61	20~65	21~69	22~73	22~78	23~82
6	28~50	29~55	31~59	33~63	35~67	37~71	38~76	40~80	42~84	44~88	46~92
	26~52	27~57	29~61	31~65	32~70	34~74	35~79	37~83	38~88	40~92	42~96
	24~54	25~59	27~63	28~68	29~73	30~78	32~82	33~87	34~92	36~96	37~101
	23~55	24~60	25~65	26~70	27~75	28~80	30~84	31~89	32~94	33~99	34~104
7	39~66	41~71	43~76	45~81	47~86	49~91	52~95	54~100	56~105	58~110	61~114
	36~69	38~74	40~79	42~84	44~89	46~94	48~99	50~104	52~109	54~114	56~119
	34~71	35~77	37~82	39~87	40~93	42~98	44~103	45~109	47~114	49~119	51~124
	32~73	34~78	35~84	37~89	38~95	40~100	41~106	43~111	44~117	45~122	47~128
8	51~85	54~90	56~96	59~101	62~106	64~112	67~117	69~123	72~128	75~133	77~139
	49~87	51~93	53~99	55~105	58~110	60~116	62~122	65~127	67~133	70~138	72~144
	45~91	47~97	49~103	51~109	53~115	56~120	58~126	60~132	62~138	64~144	66~150
	43~93	45~99	47~105	49~111	51~117	53~123	54~130	56~136	58~142	60~148	62~154
9	66~105	69~111	72~117	75~123	78~129	81~135	84~141	87~147	90~153	93~159	96~165
	62~109	65~115	68~121	71~127	73~134	76~140	79~146	82~152	84~159	87~165	90~171
	59~112	61~119	63~126	66~132	68~139	71~145	73~152	76~158	78~165	81~171	83~178
	56~115	58~122	61~128	63~135	65~142	67~149	69~156	72~162	74~169	76~176	78~183
10	82~128	86~134	89~141	92~148	96~154	99~161	103~167	106~174	110~180	113~187	117~193
	78~132	81~139	84~146	88~152	91~159	94~166	97~173	100~180	103~187	107~193	110~200
	74~136	77~143	79~151	82~158	85~165	88~172	91~179	93~187	96~194	99~201	102~208
	71~139	73~147	76~154	79~161	81~169	84~176	86~184	89~191	92~198	94~206	97~213

附表 15　*H* 界值表（三独立样本比较的秩和检验用）

n	n_1	n_2	n_3	α		n	n_1	n_2	n_3	α	
				0.05	0.01					0.05	0.01
7	3	2	2	4.71			5	3	2	5.25	6.91
	3	3	1	5.14			5	4	1	4.99	6.96
8	3	3	2	5.36		11	4	4	3	5.60	7.14
	4	2	2	5.33			5	3	3	5.65	7.08
	4	3	1	5.21			5	4	2	5.27	7.20
	5	2	1	5.00			5	5	1	5.13	7.31
9	3	3	3	5.60	7.20	12	4	4	4	5.69	7.65
	4	3	2	5.44	6.44		5	4	3	5.66	7.48
	4	4	1	4.97			5	5	2	5.34	7.39
	5	2	2	5.16	6.53	13	5	4	4	5.66	7.76
	5	3	1	4.96			5	5	3	5.71	7.58
10	4	3	3	5.79	7.00	14	5	5	4	5.67	7.82
	4	4	2	5.45	7.04	15	5	5	5	5.78	8.00

附表 16　*M* 界值表（随机区组设计的 Friedman 秩和检验用）

区组数 b	$k=3$		$k=4$		$k=5$		$k=6$	
	$\alpha=0.05$	$\alpha=0.01$	$\alpha=0.05$	$\alpha=0.01$	$\alpha=0.05$	$\alpha=0.01$	$\alpha=0.05$	$\alpha=0.01$
2			6.000		7.600	8.000	9.143	9.714
3	6.000		7.400	9.000	8.533	10.13	9.857	11.76
4	6.500	8.000	7.800	9.600	8.800	11.20	10.29	12.71
5	6.400	8.400	7.800	9.960	8.960	11.68	10.49	13.23
6	7.000	9.000	7.600	10.20	9.067	11.87	10.57	13.62
7	7.143	8.857	7.800	10.54	9.143	12.11	10.67	13.86
8	6.250	9.000	7.650	10.50	9.200	12.30	10.71	14.00
9	6.222	8.667	7.667	10.73	9.244	12.44	10.78	14.14
10	6.200	9.600	7.680	10.68	9.280	12.48	10.80	14.23
11	6.545	9.455	7.691	10.75	9.309	12.58	10.84	14.32
12	6.500	9.500	7.700	10.80	9.333	12.60	10.86	14.38
13	6.000	9.385	7.800	10.85	9.354	12.68	10.89	14.45
14	6.143	9.000	7.714	10.89	9.371	12.74	10.90	14.49
15	6.400	8.933	7.720	10.92	9.387	12.80	10.92	14.54
16	6.500	9.375	7.800	10.95	9.400	12.80	10.96	14.57
17	6.118	9.294	7.800	11.05	9.412	12.85	10.95	14.61
18	6.333	9.000	7.733	10.93	9.422	12.89	10.95	14.63
19	6.421	9.579	7.863	11.02	9.432	12.88	11.00	14.67
20	6.300	9.300	7.800	11.10	9.400	12.92	11.00	14.66
21	6.095	9.238	7.800	11.06				
22	6.091	9.091	7.800	11.07				
23	6.348	9.391						
24	6.250	9.250						
25	6.080	8.960						
30	6.200	9.267						
35	6.171	9.314						
40	6.050	9.150						
45	6.178	9.244						
50	6.040	9.160						
∞	5.991	9.210						

（Martin 1993）

中英文对照

Ⅱ类错误　type Ⅱ error
Ⅰ类错误　type Ⅰ error

A

安全性分析集　safety set，SS
安慰剂对照　placebo control

B

百分比　percentage
百分条图　percentage bar chart
百分位数　percentile
半对数线图　semi-logarithmic line graph
备择假设　alternative hypothesis
比　ratio
必然事件　certain event
变量　variable
变异　variation
变异系数　coefficient of variation
标化发病比　standardized incidence ratio，SIR
标化率　standardized rate
标准差　standard deviation
标准化残差　standardized residual
标准误　standard error, SE
标准正态分布　standard normal distribution
饼图　pie chart
病例对照研究　case-control study
泊松分布　Poisson distribution
不拒绝域　non-rejection region
不可能事件　impossible event
不完全数据　incomplete data

C

参数　parameter
残差　residual
残差分析　residual analysis
残差平方和　residual sum of squares
残差图　residual plots
乘积极限法　product limit method
尺度参数　scale parameter
充分统计量　sufficient statistic
重复　replication
重复测量　repeated measures
抽样　sampling
抽样框　sampling frame
抽样误差　sampling error
处理　treatment
处理效应　treatment effect
处理因素　treatment factor

D

单侧检验　one-sided test
单独效应　simple effect
单盲　single blind
单因素方差分析　one-way ANOVA
等比例分层随机抽样　proportional allocation with stratified random sampling
等效性试验　equivalence trial
典型调查　typical survey
点估计　point estimation
动物实验　animal experiment
独立性检验　test of independence
对立事件　complementary events
队列研究　cohort study
对照　control
多阶段抽样　multistage sampling
多项分布　multinomial distribution
多重比较　multiple comparison

E

二项分布　binomial distribution

F

方差　variance
方差分析　analysis of variance，ANOVA
方差齐性检验　test for equal variance
非参数统计法　non-parametric statistical methods
非劣效性试验　non-inferiority trial
费希尔精确概率法　Fisher’s exact test
分布函数　distribution function
分层抽样　stratified sampling
分类资料　categorical data
峰度　kurtosis
风险函数　risk function
符合方案集　perprotocol set，PPS

符合率 concordance rate
复合表 combinative table
复合事件 composite event

G

概率 probability
概率分布 probability distribution
个体 individual
构成比 proportion
估计量 estimator
关联性检验 test of association
观察性研究 observational study
观察一致性 observed agreement
归纳 induction

H

行边际 row margin
盒式图 boxplots
横断面研究 cross-sectional study
后验概率 posterior probability
互不相容事件 mutually exclusive events
回归平方和 regression sum of squares
回归系数 regression coefficient

J

机会线 chance line
机遇一致性 agreement by chance
基本事件 elementary event
极差 range, R
集中趋势 central tendency
几何均数 geometric mean
计量资料 measurement data
假设检验 hypothesis testing
假阳性率 false positive rate, FPR
假阴性率 false negative rate, FNR
检验水准 significance level
检验统计量 test statistic
检验效能 power of a test
简单表 simple table
简单随机抽样 simple random sampling
简单随机样本 simple random sample
简单线性相关 simple linear correlation
交叉设计 cross-over design
交互效应 interaction effect
结 tie
结转到试验最终 last observation carried forward，LOCF
截距 intercept
解释变量 explanatory variable
金标准 gold standard
茎叶图 stem-and-leaf plots
拒绝域 rejection region
决定系数 coefficient of determination
均方 mean square

K

开放性试验 open-label trial
可靠度 reliability
可数 countable
空白对照 blank control

L

拉丁方设计 Latin square design
累积分布函数 cumulative distribution function
累积频率 cumulative relative frequency
离散趋势 dispersion
离散型随机变量 discrete random variable
历史对照 historical control
连续型随机变量 continuous random variable
连续性校正 continuity correction
列边际 column margin
列联表 contingency table
临床试验 clinical trial
灵敏度 sensitivity，Se
零假设 null hypothesis
率 rate

M

盲法 blind method
盲法分析 blind analysis
密度函数 density function
描述性统计学 descriptive statistics
名义变量 nominal variable

N

拟合优度 goodness of fit
拟合优度检验 goodness of fit test

P

配对 *t* 检验 paired *t*-test
偏度 skewness
偏倚 bias
频率 frequency
频数总和 grand total
平均数 average
普查 census

Q

起始事件 initial event